Dieter Wettig
Med 3.0

Handbuch für Kranke und Noch-Gesunde

D1697258

# DIETER WETTIG

# MED 3.0

Handbuch für Kranke
und Noch-Gesunde

Re Di Roma-Verlag

Bibliografische Information der Deutschen Nationalbibliothek: Die Deutsche Nationalbibliothek verzeichnet diese Publikation in der Deutschen Nationalbibliografie; detaillierte bibliografische Daten sind im Internet über http://dnb.ddb.de abrufbar.

1. Auflage Januar 2012
© 2012 Re Di Roma-Verlag, Remscheid

Satz und Umschlag: Charlie Hoffmann
(www.charlie-hoffmann.de)
Umschlagabbildung: ©iStockphoto.com, Shutterworx Studio
Autorenportrait, S. 297: ©Albrecht Fuchs

Alle Rechte beim Autor
www.wettig.de
www.rediroma-verlag.de

ISBN 978-3-86870-367-2
14,95 Euro (D)

Ich bedanke mich bei meiner Frau Marianne Hoffmann (www.marianne-hoffmann.de) für die kritische und fachliche Durchsicht des Manuskripts und für ihre hilfreichen und konstruktiven Anregungen, bei meiner Stieftochter Charlie Hoffmann für hilfreiche Anregungen und die Gestaltung des Buches und bei Herrn Bieter vom Re Di Roma-Verlag für die vertrauensvolle und gute Zusammenarbeit und sein umfassendes, professionelles Lektorat.

**Die Lektüre dieses Buches ersetzt in keinem Fall die Konsultation eines Arztes oder Psychotherapeuten. Es werden keine konkreten Ratschläge zur Selbsthilfe gegeben, die ohne Rücksprache mit einem Arzt, Psychotherapeuten oder Apotheker alleine durchgeführt werden dürfen.**
**Für jegliche Informationen oder Daten in diesem Buch wird keinerlei Gewähr gegeben und keinerlei Haftung übernommen.**

# Inhalt

# Vorwort

Heutzutage ist für die meisten Menschen der Gang zum Arzt eine Selbstverständlichkeit geworden, für viele ist der eigentliche Grund eines Arztbesuchs gar der soziale Austausch mit dem Mediziner oder anderen Patienten. Warum eine leichte Grippe oder einen verstauchten Fuß selbst ausheilen lassen? Die Behandlung zahlt ja die Krankenkasse, fällig werden allenfalls die Praxisgebühr und die Zuzahlung für Medikamente. Eingenommen wird in der Regel alles, was verordnet wird, der Hausarzt des Vertrauens wird schon wissen, was er da verschreibt. Warum Wechselwirkungen von Medikamenten selbst prüfen? Man ist ja selbst kein Mediziner und zumindest der Apotheker wird doch eine Arzneimittelkombination nicht ungeprüft weitergeben. Oder etwa doch?

Selbstverständlich wäre es unsinnig, das Vertrauen in den Arzt pauschal in Frage zu stellen. Med 3.0 schürt jedoch ein gesundes Misstrauen, das man durchaus mitbringen sollte, wenn einem das kostbare Gut Gesundheit am Herzen liegt, nicht nur als unmittelbar Betroffener, sondern oft auch als Angehöriger und Verantwortlicher.

Dieses Buch erörtert Fragen, deren Antworten viele zu kennen glauben. Es gibt Hilfestellung im Umgang mit dem Gesundheitswesen und zeigt Missstände auf, derer sich kaum jemand bewusst ist.

Remscheid, Januar 2012, Daniel Bieter (Verleger)

# Einleitung

**Für die Hälfte aller chronischen Erkrankungen gilt: Die Lebenszeit und -qualität, die Patienten durch die medizinische und psychotherapeutische Behandlung ihrer Erkrankungen gewinnen, entspricht in etwa der Zeit und Lebensqualität, die den Ärzten und Therapeuten während ihrer Arbeitszeit (Behandlung) verloren geht und die den Beitragszahlern durch diejenige Arbeit verloren geht, die sie leisten müssen, um die kompletten Kosten und Folgekosten der Krankenbehandlung über ihre Versicherungsbeiträge aufzubringen.**

**Dieses Buch will Ihnen helfen, bei allem, was mit Gesundheit und Krankheit zu tun hat, Geld und Zeit zu sparen, Schäden und weitere Krankheiten zu vermeiden und gesünder zu werden.**

## I. Fragwürdige Bilanz von Medizin und Psychotherapie.

Mit einem ungeheuren Aufwand von über 234 Mrd. Euro im Jahr *[Was Krankheit kostet. Deutsches Ärzteblatt (abgekürzt: ÄB), 19. September 2008, S. 102; Angaben des statistischen Bundesamtes, 2006]* wird in Deutschland ein gigantisches Gesundheitssystem am Leben gehalten, das den gesetzlich versicherten Patienten durchschnittlich 16 oder mehr Arzt- und Psychotherapeutenkontakte im Jahr bezahlt. Hausärzte werden mit jährlich knapp sieben Kontakten am häufigsten aufgesucht. *[Bei Arztbesuchen sind die Deutschen Weltmeister, Ärztliche Praxis (abgekürzt: ÄP), 21. November 2006, S. 18]* Dabei sind die Behandlungen beim Zahnarzt und in Krankenhäusern, Rehakliniken oder beim Unfallarzt der BG oder bei der Betriebsärztin noch gar nicht mitgezählt. *[Ärzte-Zeitung (abgekürzt: ÄZ), 10./11. November 2006, S. 1: »16 Arztbesuche pro Jahr«]* Trotzdem sind die Deutschen deswegen nicht gesünder als ihre Nachbarn, sie leben nicht länger als die Griechen *[http://de.wikipedia.org/wiki/-Datei:Lebenserwartung_Europa_M_2006.jpg]* ... und zahlen doch mehr als diese. *[www.oecd.org/document/30/0,333,en_2649_34631_12968734_1_1_1_37407,00.html]* Sie sind auch nicht kränker und bräuchten vielleicht deswegen so viele Behandlungen. Es ist einfach nur eine schlechte Angewohnheit, die durch die Flatrate »Praxisgebühr« gefördert wird und die Schaden erzeugt. Denn viele Behandlungen, Untersuchungen und Medikamente bringen keinerlei Nutzen, garantieren aber unerwünschte Wirkungen, die immer mit einer bestimmten statistischen Wahrscheinlichkeit eintreten.

Zudem gehen die Deutschen, egal, ob gesetzlich oder privat versichert, noch zu weiteren Behandlern: zu Heilpraktikerinnen und Lebensberaterinnen, zum Handauflegen, zu Wellness, Spezialmassagen und Zusatzkuren. Dieser zusätzliche Gesundheitsmarkt, oft durch Schwarzgelder gespeist, dürfte weitere 50 Mrd. Euro oder mehr im Jahr ausmachen. Man stelle sich nur vor, wie viele Knochen für über 300 Mrd. Euro geschunden werden müssen, um dieses Geld zu verdienen: Bei einem durchschnittlichen Stundenverdienst (ohne Arbeitgeberabgaben) von 20 Euro in Deutschland müssen 15 Mrd. Arbeitsstunden erbracht werden, um 300 Mrd. Euro aufzubringen. Das sind 430 Mio.

Arbeitswochen zu je 35 Stunden (35 Stunden ist die durchschnittliche Wochenarbeitszeit in Deutschland). Oder 8,6 Mio. Arbeitsjahre. Mit anderen Worten: 8,6 Mio. Menschen müssen ein ganzes Jahr ihre ganze bezahlte Arbeitskraft geben, um das deutsche Gesundheitswesen am Laufen zu halten.
Bei etwa vierzig Millionen Beschäftigten in Deutschland *[Statistisches Bundesamt Deutschland, Pressemitteilung Nr.065 vom 26.02.2009]* erscheint dies als krasses Missverhältnis. Das Ganze ist ein schlechter Witz. Besonders, wenn man bedenkt, wie miserabel das Resultat ist: Jedes Jahr sterben etwa 210.000 Menschen in Deutschland an Krebs *[http://www.rki.de/nn_225840/DE/Content/GBE/DachdokKrebs/Broschuere/kid2006.html__nnn=true]*, in Deutschland findet sich die höchste Hypertonie-Prävalenz in Europa *[Zitiert nach Hochdrucktherapie in Deutschland kurieren, Medical Tribune (MT), 26. Januar 2007, S. 24]*, von über 20 Mio. Menschen, die in Deutschland unter Hypertonie leiden, werden nur 10 % der Männer und 21 % der Frauen richtig behandelt *[Versorgungslage unbefriedigend, MMM-Fortschr. Med Nr. 49-50/2007 (149. Jg.), S. 6, zitiert nach Rump, Lars-Christian, Präsident der Hochdruckliga- Tagung 2007 in Bochum]* Zwar würden 75 % der hypertonen Diabetiker behandelt, aber nur 7,5 % erreichten den Zielwert von unter 130/80 mmHg *[a.a.O.]*. In Deutschland ist die Situation kaum besser als in Österreich: Dort wissen nur ca. 50 % über ihren Blutdruck Bescheid – im Gegensatz zu den USA, wo 70 % der Befragten ihre Blutdruckwerte kennen. In Österreich sind gut 1 Million Hypertoniker bekannt. Somit kann dort von einer weiteren Million ausgegangen werden, die als Hypertoniker unerkannt leben. Allerdings sind auch von den bekannten Hochdruckpatienten in Österreich nur ca. 30 % in Behandlung. Von diesen ist wiederum nur ein kleinerer Teil so eingestellt, dass von einem befriedigenden Ergebnis gesprochen werden kann, wogegen die behandelnden Ärzte der Meinung sind, 55 % der Patienten gut eingestellt zu haben *[http://de.wikipedia.org/w/index.php?title=Arterielle_Hypertonie&oldid=39868556]*. Der Rest erleidet durch die unzureichende oder ausbleibende Behandlung Schäden, zum Beispiel kaputte Nieren, Schlaganfall oder Herzinfarkt. Ein Großteil der chronischen Nierenschäden bleibt allerdings auch wieder unerkannt und, wenn erkannt, wird oft inadäquat behandelt. Einfachste Maßnahmen jedoch, wie zum Beispiel die wichtigen Auffrischimpfungen gegen Wundstarrkrampf oder Diphtherie, werden zu selten durchgeführt, weil viele Ärzte keine Zeit haben, nach dem Impfstatus ihrer Patienten zu fragen: Ein Großteil der Senioren hat in Deutschland einen unzureichenden Impfschutz.

Die Hälfte der Bilanz der Medizin ist aber gar nicht so schlecht. Die meisten Erkrankungen, die das Leben so mit sich bringt, lassen sich zwar oft nicht heilen oder nur mit einem Defekt heilen, aber sie sind doch einigermaßen in den Griff zu bekommen. Man nennt den Zustand dann oft: Der Patient ist gut eingestellt. Damit meint man: Der Bluthochdruck oder die Zuckerkrankheit oder die Fettstoffwechselstörung oder das Rheuma oder die Schmerzen sind zwar nicht geheilt worden, sind aber mittels Medikamenten im grünen Bereich. Oft müssen diese Medikamente dann das ganze Leben lang eingenommen werden.
Genau das Gleiche gilt auch für die Behandlung der Hypertonie: Oft muss diese Behandlung zwar sein, aber geheilt wird durch Blutdrucktabletten niemand, nur mehr oder weniger gut »eingestellt«, was – zugegeben – für viele Hypertoniker (Hochdruckkranke) ein Fortschritt ist. Für die meisten aber ist die Behandlung nur ein willkommenes Alibi, um weiterzumachen wie bisher. Der Lebensstil wird nicht geändert, wozu auch, man

bekommt ja Tabletten, von denen alle Ärzte und Fachärzte sagen, dass sie gut für einen sind. Dann muss das ja wohl auch so sein.
In den USA wird erwartet, dass die Kosten für die Untersuchung und Behandlung von Herzkreislauferkrankungen bis zum Jahr 2030 von 200 Mrd. Euro im Jahr 2010 auf 590 Mrd. Euro steigen könnten. Das Gesundheitssystem müsse daher den Fokus stärker auf Prävention und frühe Intervention legen *[Abgewandelt zitiert nach ÄZ, 1.2.2011, S. 1]*.
Von Arbeitenden mit einem durchschnittlichen Alter von Mitte 40 hatten nur 35 % einen normalen Blutdruck und von den Bluthochdruckkranken hatten nur 7,5 % unter blutdrucksenkender Therapie normale Blutdruckwerte während der Arbeit. Das zeigten Blutdrucklangzeitmessungen während der Arbeit, die über 5 Jahre hinweg immer wieder gemacht wurden *[zitiert nach ÄZ, 22. November 2006, S. 1]*. Die Zielwerte für Blutdruck werden in Deutschland oft nicht erreicht: Nur maximal jeder fünfte Hypertonie-Patient in Deutschland hat einen Blutdruck unter 140/90 oder bei erhöhtem Risiko (z. B. Diabetes) unter 130/80 mmHg *[Nach Rump, Lars-Christian aus ÄZ, 26. November 2007, S. 4, Zielwerte für Blutdruck oft nicht erreicht]*. Wie man selbst dazu beitragen kann seinen erhöhten Blutdruck dauerhaft zu senken, erfahren Sie in diesem Buch.
Die Innere Medizin senkt bei einigen Erkrankten mittels Medikamenten den Blutdruck, die Blutfette, den Blutzucker, killt Bakterien mittels Antibiotika, aber sie heilt regelmäßig nicht die Krankheit an sich. Wenn man den Blutdruck mit Tabletten gesenkt hat, ist er zwar niedriger, aber die Krankheit »Bluthochdruck« ist ja dadurch nicht geheilt worden, sondern ist immer noch da.
Die Abhängigkeit von Tabak und Alkohol kostet die deutsche Volkswirtschaft über 60 Mrd. Euro pro Jahr. Für medizinische Behandlung fallen bei Rauchern 8,7 Mrd. Euro an, die indirekten Kosten betragen jedoch 24,9 Mrd. Euro durch Produktivitätsausfälle, frühzeitige Verrentung und Kosten der Krankenversicherung für zum Beispiel Krankentagegeld. Die direkten Kosten bei Alkoholsucht (Behandlungskosten der verursachten Krankheiten) werden auf 10 Mrd. Euro geschätzt, die Folgekosten (Arbeitsausfall, Frührente, Krankentagegeld) belaufen sich auf 16,7 Mrd. Euro. Weder die Medizin noch die Psychotherapie haben wirksame Mittel in der Hand, um die Menschen von der Sucht Alkohol oder Tabak zu befreien. Letzten Endes läuft es auf gut gemeinte Appelle an die Süchtigen hinaus. Gegen-Medikamente erzeugen viele Nebenwirkungen, heilen die Menschen aber nicht von ihrer Sucht. Auch Verhaltenstherapie, Tiefenpsychologie oder Psychoanalyse hilft nicht richtig, kostet nur unnötig Geld und Zeit.
Die gesetzlichen Krankenversicherungen wenden jährlich fast 125 Mio. Euro für die Behandlung gastrointestinaler (Magen-Darm-) Nebenwirkungen von Mitteln wie ASS und Diclofenac auf. 1.100 bis 2.200 Menschen sterben in Deutschland jährlich an den Nebenwirkungen von Antirheumatika wie Voltaren (Diclofenac), Aspirin (ASS) oder Ibuprofen und verwandten Mitteln. Die Dunkelziffer dürfte deutlich höher liegen *[Zitiert nach »Reduziert den Schmerz, schont die Organe«, Der Allgemeinarzt 9/2007, S. 39] [Zitiert nach »tNSAR versus Coxibe: Was ist gesichert?«« – Rund 2.200 Tote jährlich durch Komplikationen im GI-Trakt, ÄP, 22, 29. Mai 2007, S. 8]*. Oft erwischt es hier auch die Migranten, die nicht oder nicht richtig Deutsch sprechen und noch seltener Deutsch lesen können. Beipackzettel (BPZ) wandern da noch öfters als bei Deutschen ungelesen in den Müll und Antirheumatika werden trotz Bauchweh oder Asthma eingenommen.
Wer liest schon die folgenden Hinweise zu den Gegenanzeigen (Kontraindikationen) von Diclofenac (»Diclo«) oder Voltaren® Tabletten oder Zäpfchen? Viele Ausländer

können sie nicht lesen, BPZ liegen fast immer nur auf Deutsch bei. Im Krankenhaus bekommt man fast nie den BPZ zu Gesicht:

*Diese Arzneimittel dürfen nicht angewendet werden – bei bekannter Überempfindlichkeit gegen den Wirkstoff Diclofenac oder einen der sonstigen Bestandteile des Arzneimittels – bei ungeklärten Blutbildungs- und Blutgerinnungsstörungen – bei Magen- und Darmgeschwüren – bei gastrointestinalen, zerebrovaskulären oder anderen aktiven Blutungen – in der Schwangerschaft im letzten Drittel.*
*Gegenanzeigen bei Kindern und Jugendlichen*
*Kinder und Jugendliche unter 18 Jahren dürfen Diclofenac 75, Diclofenac retard 100, Diclofenac uno und Diclofenac 100 Zäpfchen nicht anwenden, da der Wirkstoffgehalt zu hoch ist. Kinder und Jugendliche unter 15 Jahren dürfen Diclofenac 25 Tabletten/ Diclofenac 50 Tabletten sowie Diclofenac 25 Zäpfchen/ gar nicht anwenden, da keine ausreichenden Erfahrungen vorliegen [Aus der Fachinformation zu Diclofenac].*

Zum Vergleich: Im deutschen Straßenverkehr sterben immer weniger Menschen. Zuletzt waren es im Jahr 2009 hochgerechnet 4.100 *[http://www.motorsport-total.com/auto/news/2009/12/Niedrigster_Stand_der_Verkehrstoten_seit_1950_09122902.html].* Früher war es ein Mehrfaches und bereits im Jahre 1929 wurden in Deutschland 5.867 Verkehrstote gezählt, obwohl es damals sehr viel weniger Autos gab als heute *[Artikel auf welt.de vom 3. August 2007, 16:00 Uhr].* Zu Recht hat man sich über die vielen Verkehrstoten und -verletzten aufgeregt und immer neue Techniken wie Gurt oder ABS oder Regulierungen wie Geschwindigkeitsbeschränkungen gefordert und eingeführt. Was aber ist mit der immensen und zunehmenden Zahl an unerwünschten Wirkungen, Schäden, Verletzten und Toten durch medizinische und psychotherapeutische Anwendungen? In diesem Buch erfahren Sie, wie Sie sich besser vor Schäden durch Psychotherapie oder Medizin schützen können.Tausende Menschen sterben hierzulande im Jahr an unerwünschten medizinischen Ereignissen, die Hälfte davon wäre vermeidbar *[Der Allgemeinarzt 9/2007, S. 39; ÄP, 22, 29. Mai 2007, S. 8; Der Hausarzt, 20/06, S. 34 nach Kommunikationsplattform im Gesundheitswesen, Mai 2001; Lancet, Bd. 374, S. 1945]*

Jedes Jahr erleiden rund sieben Millionen Patienten weltweit Komplikationen durch einen chirurgischen Eingriff. Eine US-Studie für die WHO, in welcher erstmals die Gesamtzahl aller operativen Eingriffe weltweit ermittelt wurde, kommt zu dem Schluss, dass die Hälfte dieser Fälle vermeidbar gewesen wäre. *[Nach »Weltweit eine Viertelmilliarde Op pro Jahr« ÄZ, 25. Juni 2008, S. 5, nach »The Lancet« online]*

## II. Krankheiten werden oft nur verwaltet statt sie zu heilen.

Wer definiert eigentlich, was gute Medizin und Psychotherapie in Deutschland ist? Die Mediziner? Die Psychotherapeuten? Die Kranken oder die Noch-Gesunden? Die Politiker oder Ärztefunktionäre oder die Wissenschaftler? Genau weiß man das nicht. Die Meinungen über den Zustand des deutschen Gesundheitswesens gehen weit auseinander, sind auch tagesaktuellen Schwankungen unterworfen. Wenn der Dienstwagen von Gesundheitsministerin Schmidt im Juli 2009 in Spanien geklaut wurde, heißt es von

Betroffenen (Beitragszahlern der gesetzlichen Krankenkassen) in einem Leserbrief in einer Boulevardzeitung: »Skandal! So geht Frau Schmidt mit Steuergeldern um, während wir für jeden Euro Fahrtkostenersatz bei der Krankenkasse kämpfen müssen!« *[BILD]* Also ein Beispiel über den schlechten Zustand des Gesundheitswesens. Wenn es um die Versorgung von Kranken mit Ersatzteilen geht (zum Beispiel künstlichen Kniegelenken) hieß in der gleichen Zeitung – als Beispiel für die sehr gute Qualität des Gesundheitswesens: »Qualität und Versorgungsgrad mit künstlichen Gelenken machen Deutschland zum Spitzenreiter in der Welt!« *[BILD]* Insider vermuten aber, dass viel zu viele künstliche Gelenke in Deutschland eingesetzt werden – des Geldes wegen.

Dass einige das deutsche Gesundheitswesen für völlig überdreht halten und verkommen zu einem herz- und hirnlosen Massenkonsum ärztlicher, psychotherapeutischer und pharmazeutischer Leistungen, geht in dieser Diskussion oft unter. Zu sehr sind die Ärzte an möglichst vielen Patienten in ihren Praxen und in den Krankenhäusern interessiert, auf der Jagd nach Geld und Punkten: Fallpauschalen, Quartalspauschalen, ungedeckelte (nicht budgetierte) Vorsorgeleistungen (z. B. Gesundheitsuntersuchung, Krebsvorsorge). Oder, wenn es um Psychotherapeuten geht: Diese sind auf der Jagd nach psychisch Kranken, aber am besten sollten diese nicht schwer psychisch krank sein, denn die machen zu viel Arbeit und sind vom Ergebnis her eher frustran. Am besten sind weitgehend Gesunde, denen die Psychotherapeuten eine »Anpassungsstörung« andichten können. Wenn dann noch eine leicht gestörte biografische Anamnese als Begründung herhält, um weitere 25 Therapiestunden von der Kasse bewilligt zu bekommen: perfekt! Wenn Psychotherapeuten sich immer mehr mit Lebensberatung statt mit Krankenbehandlung abgeben, ist das nicht gut, sondern ein Beispiel für die Überdrehtheit unseres Gesundheitssystems: zu viel Aufwand, zu hohe Kosten und zu wenige Resultate. Die schwer psychisch Kranken bleiben auf der Strecke und finden keinen Therapieplatz, werden von Hausärzten und Psychiatern medikamentös »eingestellt«.
Aber es ist nunmal einfacher, einen weitgehend körperlich und psychisch gesunden jungen Mann, der sich Sorgen wegen seiner Existenzgründung macht, stundenlang zu beraten und ihm Mut zuzusprechen, als ernsthaft psychisch Kranke zu behandeln.
Folgender Ausriss aus einem Arztbrief, den mir ein psychologischer Psychotherapeut geschickt hat, beschreibt die »Behandlung« eines gesunden jungen Mannes, der sich als Maler und Tapezierer selbstständig machen will:

*Ich berichte kurz über o.g. Patienten, der sich bei mir seit 18.05.2009 in Behandlung befindet. Die Symptomatik hat sich gebessert. Die Therapie wird fortgesetzt. Es handelt sich um eine tiefenpsychologisch fundierte Psychotherapie; bisher fanden insgesamt 113 Sitzungen statt. Der Pat. beschäftigt sich derzeit mit dem Aufbau seiner Selbständigkeit.*

Auch hier gibt es keinerlei finanzielle Anreize für die Patienten, darüber nachzudenken, ob das alles sinnvoll ist, was der Therapeut macht. Offenbar muss es sinnvoll sein, denken sie, denn die Krankenkasse zahlt ja alles.
Die Apotheker runden dieses schräge Bild ab mit ihrer Gier nach Rezepten, am besten natürlich mit vielen einzelnen verschreibungspflichtigen Medikamenten, die – bei einem Kassenpatienten – für jedes einzelne Mittel eine Beratungspauschale auslösen, die die Apotheke auch dann bekommt, wenn sie keinerlei Beratung durchführt. Dass die

werdende Mutter, die man auch als Apothekerin am Kugelbauch der Hochschwangeren erkennen kann, kein ASS nehmen sollte und der Senior nicht Marcumar mit Diclofenac kombinieren sollte, auch wenn vom Arzt so verschrieben, geht dann schon mal unter: Die Hochschwangere bekommt von der Apothekerin ihr ASS und der Senior sein verschriebenes Marcumar und Diclofenac. Beides kann lebensbedrohliche Schäden hervorrufen: Das ASS kann das ungeborene Kind schädigen, der Senior an dieser Medikamentenkombination durch unerwünschte Wechselwirkungen verbluten.

Immer mehr Arzt- und Psychotherapeutenkontakte, immer höhere Medikamentenkosten bei gesetzlich und Privatversicherten, aber eine grundlegende Besserung des Gesundheitszustandes ist nicht in Sicht. Im Gegenteil: Es gibt eine stete Zunahme von chronischen Erkrankungen wie Diabetes, Bluthochdruck, Übergewicht, Arthrose. Wie kann das sein? Klar, technisch Machbares wird meist gut erledigt, dafür haben wir zum Glück Ärztinnen und Ärzte, die immer besser und feiner operieren und flicken können. Wenn die Gallenblase so kaputt ist, dass sie raus muss, dann geschieht das oft endoskopisch, minimalinvasiv. Ein echter Fortschritt. Wenn der Schneidezahn bei der 15-jährigen ausgeschlagen wurde, dann kann man ihn oft wieder dauerhaft einsetzen. Und selbst schlimme Unfallverletzungen, egal, ob zu Hause, im Verkehr oder im Betrieb, werden oft erstaunlich gut wieder repariert. Aber warum bleiben fast zwei Drittel der Bluthochdruckkranken in Deutschland unerkannt und die erkannten zu beinahe zwei Dritteln unzulänglich behandelt? Warum kriegen Psychotherapeuten fast nichts von den ernsteren psychischen und psychosomatischen Erkrankungen in den Griff: Übergewicht durch psychisch bedingte Essstörungen nimmt zu statt ab, auch wenn die Betroffenen 100 und nicht nur 25 Stunden zum Psychotherapeuten gegangen sind. Alkohol, Nikotin, Essstörungen (egal, ob zu viel oder zu wenig gegessen wird), Zwang, Angst, Depression, Schlafstörungen, Nervosität und Unruhe: Die heilende Wirkung der Psychotherapie sucht man vergeblich.
Statt dessen »behandeln« Psychotherapeuten lieber Gesunde mit Weltschmerz oder Liebeskummer, Existenzgründer in Nöten oder Menschen mit Beziehungsproblemen und führen Lebensberatungen durch. Haben Sie schon mal von einem Betroffenen gehört, der durch Psychotherapie wirklich geheilt worden wäre? Oder auch nur bedeutsam und dauerhaft gebessert? Richtig, solche Meldungen haben Seltenheitswert. Und wenn eine Besserung zustande gekommen war, dann wäre sie höchstwahrscheinlich auch ohne Psychotherapie erfolgt, nämlich einfach nur dadurch, dass der oder die Betroffene in seinem oder ihrem Leben etwas ernsthaft ändern wollte. Dieser Wunsch zur Veränderung führte dann unter anderem auch zur Therapeutin. Diese wiederum schreibt sich dann später die Besserung der Krankheit unberechtigterweise auf ihre Fahnen.
Patienten hören meistens nicht auf ihren Arzt, wenn er ihnen sagt, dass sie unbedingt abnehmen und auf Zigaretten und übermäßigen Alkoholgenuss verzichten müssen. Sie essen immer weiter, werden noch dicker und kaufen sich schon bald ein zweites Päckchen Zigaretten am Tag. Auch gegen den ausdrücklichen Rat ihres Arztes sitzen sie weiter nur zu Hause herum mit Trash-Sendungen im Fernsehen, Dauerberieselung durch Radio oder Stereoanlage, MP3-Player oder I-Pod.
Die liebste Freizeitbeschäftigung der Deutschen ist das Fernsehen. 97 % der Bundesbürger schalten mindestens einmal in der Woche ihr Fernsehgerät ein *[ÄZ, 30.8.11, S. 5]*. Sechs Stunden täglicher Fernsehkonsum verkürzt das Leben im Mittel um fünf Jahre

*[ÄZ, 17.8.11, dort nach Brit J Sports Med online 15.8.11].* Eine Stunde TV-Konsum verkürzt das Leben um 22 Minuten, eine Zigarette um 11 Minuten *[ÄZ a.a.O. nach BJSM a.a.O.]* Ärzte verordnen Patienten Bewegung, aber die Kranken machen es nicht. Keine Spur von sportlicher Betätigung oder gar täglichem Konditionstraining. Weiter wird sich auf die Couch gelegt und TV geschaut. Sorgsamer und liebevoller Umgang mit der Familie und mit Freunden, obwohl jeder weiß, dass das wichtig ist, wird ebenso vernachlässigt wie die eigene Innenschau oder Ausgleichsübungen wie Dauerlauf, Yoga, Feldenkrais oder Meditation. Es wird gegen den ausdrücklichen ärztlichen Rat weiter geraucht und getrunken. Und wenn das Kind in den Brunnen gefallen ist, wird nach dem Arzt als Reparateur oder Installateur gerufen. Er oder sie soll jetzt wieder das richten, was nicht mehr zu richten ist. Die Leber streikt und die Pumpe hat einen Knacks und wird nie mehr so arbeiten wie früher, sondern nur noch mühsam über Wasser gehalten mit einem Stent oder einem Schrittmacher oder drei mal täglich Herztabletten. Oder Bypässe, die aber nicht mehr das bringen, was ein gesundes Herz bringen würde. Es ist ein Sterben auf Raten, eigentlich ein Siechtum mit modernen Hilfsmitteln. Alleine aber die Aussicht auf diese Reparaturen durch Chirurgie und Pharmakotherapie hält viele Patienten davon ab, ihren krankmachenden Lebensstil zu ändern.

**Fazit: Die Medizin selbst mit ihren Heilsversprechungen trägt also dazu bei, dass die Menschen krank werden und bleiben.**

Die Medizin, die alle diese Wundertaten anbietet, schafft sich ihren eigenen Bedarf, ihre eigene Nachfrage. Denn es ist doch klar, dass viele Menschen nur deshalb ungebremst mit ihrer Gesundheit Raubbau betreiben, weil sie – zumindest in den meisten Industriestaaten wie Deutschland – davon ausgehen können, dass moderne Hilfe in Form von Ersatzteilen oder Wundertabletten jederzeit bereitsteht. Der nächste Rettungswagen oder Notarzt ist in den meisten Gegenden nicht weiter als 5-10 Minuten entfernt, auf dem Land können es auch mal 15 Minuten sein. Auch der Helikopter bestätigt dieses Sicherheitsgefühl: Zur Not kommt Rettung aus der Luft in weniger als 15 Minuten, modernste Technik an Bord mit einer Fachärztin dabei. Dadurch wird man und frau verleitet, es weniger genau mit den natürlichen Maßnahmen der Vorbeugung und Gesunderhaltung zu nehmen, dies lässt gelassener jene Krankheiten entstehen, die dann hochtechnisch und mit enormen Kosten und Manpower behandelt werden müssen.
Ein 43-jähriger Patient von mir raucht seit über 25 Jahren eine Packung Zigaretten am Tag und trinkt seit 20 Jahren jeden Tag eine Flasche Wein. Er ist übergewichtig, treibt kaum Sport, hat hohen Blutdruck und schläft schlecht, auch deswegen, weil er schnarcht. Er ging ins Schlaflabor und dort wurde ihm ein Beatmungsgerät gegen die Atemaussetzer verschrieben, die sein Schnarchen mit sich bringt. Er kann nun wieder besser schlafen, ist tagsüber ausgeruhter und leistungsfähiger und sieht keinerlei Veranlassung, die eigentlich krankmachenden Faktoren Rauchen, Alkohol, Übergewicht und Bewegungsmangel abzustellen. Damit würde er grundsätzlich geheilt. Aber nun hat er diesen teuren Apparat, Krankenkasse zahlt, und er braucht nichts an seinem ungesunden Leben zu ändern. Ich mailte seinem behandelnden Schlaflabor-Arzt:

*Sehr geehrter Kollege …,*
*danke für den Arztbrief zu o.g. Pat.!*

*Sicher profitiert d. Pat. nun von der vorgeschlagenen Bilevel-Therapie.*
*Sicher aber wird sie auch ein Alibi für ihn sein, so weiterzumachen wie bisher: rauchen, nicht abnehmen, zu viel Alkohol.*
*Profitiert er also wirklich langfristig von diesen teuren Untersuchungen und Behandlungen? Oder richten diese sogar Schaden an?*
*Was kostet das alles? Wer muss dafür wie viel arbeiten gehen und wird dann davon krank?*

Der Kollege schrieb mir nach drei Wochen zurück, dass die Behandlung notwendig sei, um weitere Herzkreislauferkrankungen zu vermeiden und dass es sicher richtig sei, diese Behandlung in ein Gesamtkonzept einzubetten.
Es gibt aber für diesen Patienten vom Schlaflabor kein Gesamtkonzept, sondern nur die Beatmungsmaschine, und meine Bemühungen ihm das Rauchen mit einem Nikotinrezeptorenblocker (Champix®) abzugewöhnen, quittierte der Patient nach drei Wochen mit dem Satz: »Es hat nicht geklappt und die Tabletten sind mir auch zu teuer.« (Denn das Mittel »Champix®« musste er selbst bezahlen). Er ist seit Jahren in Psychotherapie, die aus meiner Sicht keinerlei Effekt hat, die er aber fortführt, weil sie kostenlos ist.

Wie aber sieht es mit dem Heilen, dem Ausheilen von Krankheiten wie zum Beispiel Diabetes aus? Wie sieht es mit den meisten chronischen Krankheiten, den »Zivilisationskrankheiten«, aus?
Diabetes: Bei einer der verbreitetesten Krankheiten in Deutschland ist keine echte und dauerhafte Abhilfe in Sicht. Trotz dauernder Arztbesuche, Tabletten, Spritzen und Reha-Maßnahmen gibt es immer mehr Diabetiker (»Zuckerkranke«): 2006 gab es nach Angaben der WHO in Deutschland acht Millionen Diabetiker, bis 2010 war diese Zahl wohl auf zehn Millionen gestiegen, so Schätzungen *[Deutsche Diabetes-Union: Gesundheitsbericht Diabetes 2007]*. Weltweit sind 366 Mio. Menschen an Diabetes erkrankt, bis 2032 sollen fast 600 Mio. Menschen betroffen sein. Weltweit seien 4,6 Mio. Todesfälle auf Diabetes zurückzuführen. *[ÄZ, 15.9.11, S. 4 nach International Diabetes Federation]* Der Anteil der Diabetiker in der deutschen Bevölkerung steigt schnell an: Waren es 1960 noch 0,6 %, so wurden Ende der 1980er-Jahre bereits 4,1 % gezählt. Eine Hochrechnung für 2001 ergab 6,9 %, für 2004 schon 7,6 % Diabetiker in der Gesamtbevölkerung *[a. a. O., zitiert nach http://de.wikipedia.org/w/index.php?title=Diabetes_mellitus&oldid=68984893]*.
In Deutschland wird bereits ein sehr großer Anteil der Ausgaben der gesetzlichen (und privaten) Krankenversicherungen und der Rentenversicherung (Reha) für die Behandlung des Diabetes und seiner Begleit- und Folgeerkrankungen aufgewendet. Die Ausgaben für die Behandlung der Zuckerkrankheit und ihrer Folgen beliefen sich 2005 auf rund 25 Milliarden Euro. Sie war bis 2010 wohl auf etwa 40 Milliarden Euro gestiegen *[a. a. O. zitiert nach http://de.wikipedia.org/w/index.php?title=Diabetes_mellitus&oldid=68984893]*.
Diabetes (Typ 1 und 2) ist einer der häufigsten Beratungsanlässe in allgemeinmedizinischen Praxen *[Nach W. Fink, G. Haidinger: Die Häufigkeit von Gesundheitsstörungen in 10 Jahren Allgemeinpraxis. Z. Allg. Med. 83 (200) 102-108. Zitiert nach »Womit sich Hausärzte hauptsächlich beschäftigen, MMW-Fortschr. Med. Nr. 16 / 2007 (149. Jg.)]*.
Es ist offensichtlich, dass alle Bemühungen von Ärzten, Ernährungsberatern und Psychotherapeuten, die auch Diabetiker behandeln, nicht von Erfolg gekrönt sind. Ein Experte kritisiert die Masseninsulinisierung und vermutet anscheinend, dass der Schuss oder die Injektion nach hinten losgehen könnte:

Kritik an Diabetes-Therapie
Ein Diabetologe prangert die »Masseninsulinisierung« an.
Nach Ansicht des Düsseldorfer Diabetologen Prof. St. Martin ist die Behandlung der Typ-2-Diabetiker in Deutschland derzeit einseitig auf die Arzneimitteltherapie mit Insulin ausgerichtet.
Nicht-medikamentöse Therapieoptionen wie eine Ernährungsumstellung würden zurzeit gleich zugunsten einer medikamentösen Einstellung mit Insulin übersprungen, sagte der Ärztliche Direktor des Westdeutschen Diabetes- und Gesundheitszentrums des Sana-Krankenhauses Gerresheim. …
Die strukturierten Behandlungsprogramme, in die über drei Millionen Diabetiker eingeschrieben sind, haben nach Ansicht Martins in erster Linie zu einer »Masseninsulinisierung der Bevölkerung« geführt. Die Fallpauschalen an den Kliniken sorgten wiederum dafür, dass Patienten aus monetären Gründen möglichst schnell und damit oft schlecht medikamentös eingestellt entlassen würden, so Martin … *[Abgewandelt und gekürzt zitiert nach Ärzte Zeitung, 02.12.2009]*

Dabei wäre eine Vorbeugung oder Heilung von Hypertonie und Diabetes in vielen Fällen möglich:
»Eine Lebensstiländerung mit Gewichtsreduktion durch Ernährungsumstellung und Sport senkt nicht nur den Blutdruck, sondern vermindert … auch deutlich die linksventrikuläre Muskelmasse. …
Bei jedem zweiten Patienten sinkt der Blutdruck mit dem Gewicht.
… Der Blutzucker hingegen sinkt bei jedem Patienten, der Übergewicht abbaut, prozentual im Mittel deutlicher als der Blutdruck. Etwa die Hälfte aller neu diagnostizierten Diabetiker erreichen durch eine Gewichtsabnahme von 10 kg eine Remission (normaler Nüchternblutzucker). Diesen Erkenntnissen zum Trotz wird in Deutschland eine Lebensstiländerung zu selten erwogen, geschweige denn realisiert. …« *[Gekürzt zitiert nach A. Wirth, Sonnenhang, 0-49214 Bad Rothenfelde, MMW, Nr. 22 /2010, S. 41e]*

»Nichtrauchen, regelmäßige körperliche Aktivität, gesunde Ernährung, mäßiger Alkoholgenuss und normaler Body-Mass-Index: Jeder dieser Lebensstilfaktoren beugt Typ-2-Diabetes vor … Eine Kombination aus allen fünf Maßnahmen ließ das Diabetesrisiko im Vergleich zur übrigen Kohorte um 72 % (Männer) bzw. um 84 % (Frauen) sinken.« *[MMW, 37 / 2011, S. 1, nach Ann Intern Med 2011; 155: 292-9]*

Körpergewicht, Insulinresistenz und HbA1c werden durch Diät positiv beeinflußt. Diät wirkt. *[Nach MMW 38 / 2011, S. 24, dort nach RC Andrews et al., Lancet 378 (2011) 9786, 129-39]*

Vielen Menschen wäre auch schon geholfen, wenn man ihnen keine Medikamente geben würde, die einen Diabetes mit erzeugen können (Thiazide, Betablocker, Zentrale Alphablocker, Kortison, Antidepressiva (=> Gewichtszunahme), Antipsychotika (Dito), Immunsuppressiva u.a..

Natürlich kann man viele andere chronische Erkrankungen auch wieder wegbekommen, also praktisch »heilen«, aber wann geschieht schon noch Heilung? Wenn sich Bluthochdruck, Diabetes, Angst, Depression und Übergewicht ab dem dritten Lebensjahrzehnt bei vielen Patienten aufbauen, gibt es noch gute Chancen, ohne Medikamente diese Krankheiten zu heilen. Die Chancen werden fast immer vergeben. Stattdessen wird fast schon reflexartig gegen erhöhte Blutzuckerspiegel ein blutzuckersenkendes Medikament verschrieben. Als ich einer Verwandten vor einigen Jahren erklärte, dass das Medikament Metformin, das sie von ihrem Hausarzt gegen erhöhte Zuckerwerte verschrieben bekommen hatte, laut Fachinformation *[z. B. www.fachinfo.de (Zugang nur für Ärzte) oder Arzneimittelkompendium der Schweiz®, Zugang für jeden: http://www.kompendium.ch/Search.aspx?lang=de]* gar nicht empfohlen wird, wenn der Behandlung nicht ein ernsthafter diätetischer Behandlungsversuch vorausgegangen war, hatte sie nicht verstanden, was ich ihr sagen wollte. Ich verwies auf einen BPZ, auf dem das auch so stand (2009):

*Anwendungsgebiete von Metformin:*
*Therapie des Diabetes mellitus Typ 2; insbesondere bei übergewichtigen Patienten, bei denen allein durch Diät und körperliche Betätigung keine ausreichende Einstellung des Blutzuckerspiegels erreicht wurde.*

Sie hatte den BPZ nicht gelesen und wollte das nun nachholen. Eine Woche später fragte ich danach, aber sie meinte, sie verstehe das alles nicht richtig und habe ihren Hausarzt aber so verstanden, dass das Mittel gut für sie sei. Außerdem habe er eine Zusatzqualifikation in Diabetologie, was ihr ihre Krankenkasse bestätigt habe. Diese habe auch gesagt, es sei eine gute Idee, sich in das DMP (Disease Management Programm) Diabetes einzuschreiben, und das hatte ihr ihr Hausarzt ja auch schon angeboten. Mittlerweile habe sie das getan und habe ein gutes Gefühl dabei, in so einem Programm, das auch ihre Kasse befürworte, drin zu sein.
Ich dachte: Wieder mal schief gelaufen! Denn sie hatte 15 kg Übergewicht und machte keinerlei Sport. Sport wäre aber auch für sie aus anderen Gründen eine gute Idee gewesen, denn sie hat Schmerzen am ganzen Körper und auch leicht erhöhten Blutdruck. Zwar hat sie zwei künstliche Hüften, aber man muss ja nicht immer Joggen gehen. Hanteltraining im Wohnzimmer, Schwimmen oder isometrisches Training tun es ja auch.
»Hat dich dein Hausarzt mal auf Training angesprochen, dir das empfohlen?«
Nein, hat er nicht, zumindest kann sie sich nicht daran erinnern.
»Hat er dir Physiotherapie mit einem Eigenübungsprogramm, Schwerpunkt Muskelaufbau und Kalorienverbrauch, verschrieben?«
Nein, hat er auch nicht. Warum sollte er auch? Wer macht das schon alles? Stattdessen berichtete sie nun über ein weiteres Medikament, »HCT«, Tabletten zur Blutdrucksenkung.
»Hast du den Beipackzettel (BPZ) von HCT gelesen«, frage ich sie.
Nein hat sie auch nicht, schließlich müsse der Hausarzt doch wissen, was er tut.
Im BPZ von HCT hätte sie lesen können:

*HCT Tabletten: Eine besonders sorgfältige Überwachung ist erforderlich bei:*
*... manifestem oder latentem Diabetes mellitus (regelmäßige Kontrolle des Blutzuckers) ...*

Die Blutdrucktabletten vertrage sie gut, genauso wie die Zuckertabletten kosten sie keine Zuzahlung, denn die Krankenkasse habe einen Rabattvertrag mit dem Hersteller geschlossen. Ihre Apothekerin habe ihr das erklärt, und meine Verwandte meinte, dann müsste doch alles in bester Ordnung sein. Auch die Praxisgebühr müsse sie nicht mehr zahlen, wegen der DMP-Teilnahme, und da achte sie jetzt ganz genau drauf, dass sie alles richtig macht: zum Augenarzt gehen, Fußcheck, alle drei Monate einmal zum Hausarzt, dies und das und jenes wird kontrolliert. Sie sei in besten Händen. Sie ist, denke ich, »in den besten Händen der Krankheitsverwalter, und ihr Arzt profitiert von den Sonderzahlungen des DMP-Programms, die Krankenkasse vom Risiko-Struktur-Ausgleich (RSA), den sie von den anderen Krankenkassen erhält, weil sie nun durch das DMP eine Versicherte mit Diabetes nachweisen kann, die Apothekerin verdient an den Medikamenten, meine Verwandte ist happy, denn Blutdruck, Zucker und HBA1c sind jetzt fast im grünen Bereich«. Also alles in Butter? Finde ich nicht, hier ist alles schief gelaufen, jetzt hängt wieder jemand am Angelhaken der Ärzte, Apotheker und Krankenkassen. Die Krankheiten Diabetes und Hypertonie wurden nicht geheilt, was durch Gewichtsabnahme, Entspannungsübungen und tägliches körperliches Training wahrscheinlich möglich gewesen wäre. Vielmehr wurden ihre Erkrankungen nun festzementiert, ohne Tabletten geht hier gar nichts mehr. Schlimmer noch: Die Patientin hat jetzt ein Alibi, so weiterzumachen wie vorher: meistens drinnen, statt raus an Luft und Sonne, meistens auf dem Sofa oder im Sessel, statt im Training. Gut essen, das ist ihr wichtig, statt weniger essen und abnehmen. Das könne sie auch gar nicht, klagt sie, da werde ihr schlecht, wenn sie weniger esse.

Natürlich haben viele Menschen keine Lust, aktiv etwas für ihre Gesundheit zu tun, wenn das irgendwie in Anstrengung ausartet, aber die medikamentöse Dauertherapie fördert diese Haltung ja geradezu.

Weniger wäre hier also auch deswegen mehr, weil weniger Rundum-Sorglos-Pakete und Hochtechnik-Medizin auf lange Sicht weniger Krankheiten nach sich ziehen würden, denn die Menschen wären wieder mehr bemüht, vorzubeugen. Dieser Zusammenhang wird oft nicht richtig gesehen und er ist auch politisch nicht gerade die »korrekte« Sicht der Dinge.

Wir brauchen eine Rückbesinnung auf uralte menschliche Werte wie Demut, Fasten, Ruhe, Muße, Träumen, Wasser statt Wein. Alle paar Jahre ein neues Auto, einen größeren Fernseher und ein noch größeres Haus, Urlaub auf einem anderen Kontinent. Ja, die sogenannten Subprimekredite (faule Kredite) haben das zumindest in USA bis ins Jahr 2008 für viele Menschen möglich gemacht – nur um sie dann abstürzen zu lassen, es war ja nicht nur die Gier der Banker, sondern auch die der einfachen Leute.

## III. Ein Beispiel für Verschwendung: Die Dienstwagenaffäre.

Man fühlt sich an die Dienstwagenaffäre vom Juli 2009 der damaligen deutschen Gesundheitsministerin Schmidt erinnert: Frau Schmidt verbrachte ihren Urlaub im spanischen Dénia, 80 km nördlich von Alicante. Weil sie im Urlaub einige dienstliche Termine wahrnehmen wollte, ließ sie ihren schwarzen Dienstmercedes (S420 CDI, etwa 320 PS, Preis laut Liste etwa 90.000 Euro) vom Chauffeur aus Berlin nach Spanien fahren, etwa 2.400 km. Der Chauffeur hätte ihn auch wieder nach Berlin fahren müssen, alles in allem etwa 700 Liter Sprit. Dumm gelaufen: Diebe stahlen das Auto und alles flog auf. Die Ministerin wollte wohl in einem Kulturhaus über die Gesundheitsversor-

gung von Auswanderern reden *[BILD, 27.7.09, S. 2]*. Die Dienstfahrt dort war etwa 25 km lang *[BILD, 28.7.09, S. 2]*. Der Steuerzahlerbund schätzt die Kosten für den Dienstwageneinsatz auf mindestens 9.400 Euro (Sprit, Maut, Abnutzung, Hotel für den Fahrer, Dienstzeit inkl. Überstunden). *[BILD, 28.7.09, S. 2]*
Dazu kommt, dass die Ministerin auch ihre persönliche Referentin an die Costa Blanca bestellt hatte. Diese begleitete ihre Chefin zu einer 75-minütigen Informationsveranstaltung für deutsche Rentner im Kulturhaus von Els Poblets *[BILD, 29.7.09, S. 2]*.
Ein wunderbares Beispiel für Selbstbedienungsmentalität und Verschwendungssucht, Inkompetenz und das schlechte Kosten-Nutzen-Verhältnis im deutschen Gesundheitswesen selbst auf höchster Ebene.
Was die »Chefin der gesetzlichen Krankenversicherung Deutschlands« hier vorexerziert, findet im System der gesetzlichen Krankenversicherung (GKV) selbst täglich im Kleinen und Großen seine traurige Entsprechung: Für Mini-Effekte werden riesige Summen ausgegeben (z. B. Mammographie-Screening), für Mini-Summen (Fahrtkostenersatz für die Taxifahrt einer behinderten Rentnerin, 18 Euro) müssen ganzseitige Formulare ausgefüllt werden, zuweilen wird dann noch wochenlang darüber gestritten, bevor eine Genehmigung durch die Kasse erteilt wird.
So, wie in der Gesundheitspolitik Fehler und Versagen schöngeredet werden, rechnete auch Gesundheitsministerin Schmidt ihre Reisekosten für den Dienstwagengebrauch in Spanien schön: Der Spritverbrauch betrage nur 440 Euro (Berlin-Alicante: 2.400 km), die Mautkosten für die Hin- und Rückfahrt 240 Euro, die Reise- und Unterkunftskosten für den Fahrer 2.520 Euro, Gesamtkosten mithin 3.200 Euro *[BILD, 30.7.09, S. 2]*.

## IV. Brave New World im Krankenhaus: Patienten werden belogen.

Frau Müller (Name geändert) muss ins Krankenhaus. Dort angekommen, ist Frau Müller aber auch nicht unbedingt in besseren Händen als bei den niedergelassenen Ärzten. Auch dort lauern Fallen, die ein Krankenhausarzt in einem Leserbrief für das Deutsche Ärzteblatt so beschrieben hat:

*»Mogelpackung*
*... Krankenhäuser werden heute durchrationalisiert wie Industriebetriebe, Stichwort Ergebniskonferenzen, Kennzahlen, Kontrollvariablen, Medizincontroller, Medizinmanager, OP-Manager, Qualitätsmanager, Auslagerung ganzer Berufsgruppen. Expertenmeinungen, auch wenn sie noch so dünn und durchsichtig sind, werden kaum hinterfragt, ... Der Trend der Zeit geht dahin, Ökonomie, Administration und Controlling einen höheren Stellenwert beizumessen als der ärztlichen und pflegerischen Tätigkeit; ... Der Realität des Faktischen und dem exorbitanten Druck der Souffleure kann man sich kaum noch entziehen, die Kranken geraten zugunsten schwarzer Zahlen zunehmend aus dem Mittelpunkt, dies ist durchaus mehr als anekdotische Erfahrung ... Innerhalb der brave new world of medicine mag es Verbesserungen geben, aber die Kernindikatoren verschlechtern sich, insbesondere die Freude an der Arbeit, die Arbeitsbedingungen, die reale Behandlungsqualität und die Weiterbildung ... Die Patienten ertragen das bislang zwangsläufig, da sie es nicht besser wissen und auch belogen werden, die Ärzte verabschieden sich frei nach den Bremer Stadtmusikanten – etwas Besseres als den Tod findest du überall... Krankenhäuser sind wesentliche Bausteine im sozi-*

*alen Gefüge unseres Landes, das sollte Konsens sein. Nur wenn die Entscheidungsträger in dramatisch kurzer Zeit erkennen, dass man dem Gemeinwohl dienende Einrichtungen nicht primär auf ökonomischer Basis führen kann, gibt es noch eine Chance, aber nur eine hauchdünne …« [Dr. med. Christoph Schottes, Chefarzt der Medizinischen Klinik, Klinikum Emden, Hans-Susemihl-Krankenhaus gGmbH, Bolardusstraße 20,26721 Emden. Aus DÄB, 18.9.2009, S. A 1841]*

Was der Kollege in seinem Beitrag verschwiegen hat ist: Die meisten der beklagten Maßnahmen gelten für Privatpatienten nicht, sondern nur für Kassenpatienten. Nicht alle dieser Maßnahmen müssen nachteilig für einen Kassenpatienten sein, aber einige sind es schon. Um an Kassengelder zu kommen, kann es vorkommen, dass sogar unnötige Prozeduren (Herzkatheter, Operationen, Medikamentenbehandlungen) durchgeführt werden.

## V. Auch mal abwarten statt sofort alles abklären zu wollen.

Paula Kuhn (Name geändert) macht sich Sorgen um ihre Gesundheit, es zwickt seit Tagen unter dem linken Rippenbogen. Nein, Fieber hat sie nicht, kein Erbrechen, keinen Durchfall, und ihrer Arbeit kann sie eigentlich ganz normal nachgehen. Aber wer weiß, was das alles sein könnte. Ein Blick in ihr 600-seitiges Gesundheitsratgeber-Buch offenbart Abgründe: von der Magenschleimhautentzündung, über das Zwölffingerdarmgeschwür bis hin zum arglistigen Krebs der Bauchspeicheldrüse. Den kann man ja so schlecht entdecken, oft lauert er im Verborgenen, und dann ist es auch schon zu spät. Ob hier eine Computertomographie Klarheit schaffen könnte? Sie muss unbedingt zum Arzt, nein, am besten zum Facharzt, zum Gastroenterologen. Das Problem ist aber, dass sie dort 6 Wochen auf einen Termin warten muss, wie ihr ein Anruf in einer der beiden gastroenterologischen Praxen ihrer Stadt verrät. War es nicht der Gesundheitsminister, der alles und jedes in der medizinischen Versorgung für Kassenpatienten begrenzt, budgetiert, beschnitten, eingeschränkt, verboten, vermasselt hat? Sollte Frau Kuhn den Arzt vielleicht privat zahlen? Bekommt man dann schneller einen Termin? Sie ruft noch mal an und erfährt, dass sie als Selbstzahlerin oder Privatpatientin schon in 2 oder 3 Tagen einen Termin erhalten kann. Das findet sie ungerecht. Sie ruft erneut dort an, ob man nichts machen könne, sie sei nun mal Kassenpatientin, aber sehr in Sorge, und erfährt: Schneller ginge es allerdings auch, wenn ihr Hausarzt anrufen und die Dringlichkeit der Behandlung bescheinigen würde. Also, auf zum Hausarzt! Am nächsten Tag kommt sie dort dran, schildert ihr Zwicken und Zwacken unterhalb des linken Rippenbogens, genau dort, wo sie den Magen oder, noch tiefer, die Bauchspeicheldrüse, vermutet. Der Hausarzt beruhigt (»kann auch beim Abtasten nichts Besonderes feststellen«) und schlägt erst mal eine Blutuntersuchung und beobachtendes Abwarten vor. Dafür bekommt sie einen Termin in der nächsten Woche. »Herr Doktor, das dauert aber lang. Geht das nicht schneller? Es dauert ja dann auch noch mal wer weiß wie lange, bis die Ergebnisse da sind, oder nicht?«

Ja, bestätigt ihr Arzt, auch das könnte noch mal eins bis zwei Tage dauern, aber sie solle sich keine Sorgen machen, er vermute sowieso nichts Schlimmes. Woher er die Sicherheit nehme, wollte sie wissen, ob er noch nie von der Heimtücke des Bauchspeicheldrü-

senkrebses gehört habe? Sie habe das im Internet nachgelesen.
Der Arzt schreibt in seinen Computer als Diagnosen: »Verdacht auf Somatisierungsstörung, Verdacht auf Angsterkrankung«. Die Patientin ist spätestens ab jetzt in einer bestimmten Schublade für ihn. Und selbst wenn Patienten das nicht glauben sollten, aber es ist so: Als Arzt erinnert man sich noch viele Jahre später an seine Patientin und sieht sie oft genau wie am ersten Tag vor seinem geistigen Auge. Und in einer bestimmten Kategorie.
Was aber bringt Menschen dazu, so einen Aufruhr zu veranstalten, statt einfach mal abzuwarten? Warum sind immer mehr Menschen voller Angst, sehen in jeder Fliege einen Elefanten und wollen alles »abgeklärt« wissen? Am besten gleich und sofort? Mit allen Mitteln. Koste es (die Krankenkasse), was es wolle.

## VI. Auch Behandler fördern Hypochondrie.

Deutschland und viele andere westliche Industrieländer werden offenbar zunehmend von hypochondrischen und angstbeseelten Menschen bevölkert, die in jeder Regung ihres Körpers, in jedem Lebensumstand eine große Bedrohung ihrer Gesundheit, ja ihres Lebens vermuten.
Eine Flut von Lebens- und Gesundheitsratgebern, frei zugänglichen Informationen jeder Qualitätsstufe im Internet und die frei zugängliche und kostenlose medizinische und psychotherapeutische Versorgung für alle hat dazu beigetragen, die Menschen sich krank fühlen zu lassen und aus jeder Mücke einen Elefanten zu machen.
Eltern, Hebammen, Ärzte, Psychotherapeuten, Heilpraktiker und Physiotherapeuten tragen zu diesem Hype kräftig bei.

## VII. Behandler binden Patienten durch teure Placebosysteme.

Banale Dinge werden unnötig medikalisiert mit Mitteln, die bestenfalls Plazeboeffekte erzielen. Das trifft nicht nur auf Kinder zu, die Medikamente wie Paracetamolzäpfchen gegen Fieber oder homöopathische Fieberzäpfchen oder Hustensaft oder homöopathische Globuli bekommen, gegen Krankheiten, bei denen auch Schonen, Hausmittel und Abwarten genau so gut helfen würden, sondern natürlich auch auf die Behandlung Erwachsener. Selbstverständlich würde die Anwendung von Hausmitteln zum Beispiel durch die umsorgende Mutter auch einen Plazeboeffekt auslösen. Dieser allerdings wäre dann nicht an einen professionellen Behandler (Arzt, Psychotherapeut, Apotheker, Physiotherapeut, Hebamme) gebunden, sondern hausgemacht, was die Eigenständigkeit und das Vertrauen in die Selbstheilungskräfte fördert.
Ganze Placebosysteme in der Medizin, Physiotherapie und Psychotherapie dienen genau dazu, die Patienten an die Behandler zu binden und diesen den Heilerfolg zuzuschreiben: Homöopathie, viele Phytotherapeutika, Aufbauspritzen und die meisten Multivitaminpräparate, das Quaddeln, aber auch die Verschreibung verschreibungspflichtiger Medikamente, wenn diese gar nicht indiziert sind oder außerhalb ihrer Bestimmung (Off-Label) angewandt werden, z. B. Antibiotika bei viraler Sinusitis, viraler Bronchitis oder viraler Halsentzündung.

Viele physiotherapeutische Anwendungen gehen auch nicht über den Plazeboeffekt hinaus, »spezielle« physiotherapeutische Anwendungen, die mehr Geld bringen, wie Bobath oder Schlingentisch oder manuelle Therapie, bringen regelmäßig keine Mehreffekte, sondern bewirken nur, dass die Patienten unselbstständig bleiben. Denn wer hat schon zu Hause einen Schlingentisch? Hebammen legen den Grundstein zu dieser Entwicklung, wenn sie jeden Pups, den Mutter und Kind lassen, homöopathisch »behandeln«, Kinderärzte setzen das dann fort und verschreiben tonnenweise Hustensaft, Paracetamolzäpfchen und Halsmittel gegen Wehwehchen, die noch nicht einmal einen Arztbesuch erfordern würden. Ich selbst hatte jahrelang Homöopathie ausgeübt, bin sogar weiterbildungsermächtigt dafür, habe diese Methode der sehr zeitaufwendigen Einzelmittelrepertorisierung von Hochpotenzen aber weitgehend verlassen. Ich habe gemerkt, dass sie wenig oder keine eigene substanzspezifische Wirkung hat, aber Jung und Alt zu Arztgängern macht. Psychotherapeuten behandeln auch gerne die banalen Störungen, weil es bequem ist, und stellen dann Diagnosen wie »Anpassungsstörung« oder »Depressive Episode«. Beides sind natürlich Krankheiten im Sinne der gesetzlichen- und privaten Krankenversicherung und bringen dem Therapeuten 25 bis 50 Therapiestunden (zu je 80 Euro). In dieser Zeit löst sich eine depressive Episode aber auch meistens von selbst, die Number-Needed-To-Treat (NNT) schätze ich hier auf bestenfalls 10 bis 15. Das bedeutet, dass 10 bis 15 Patienten mit Anpassungsstörung oder Depressiver Episode jeweils 25 bis 50 Stunden lang psychotherapeutisch behandelt werden müssen, damit nur ein Patient von der Behandlung profitiert. Mehr ist es meistens nicht, was bei einer Psychotherapie leichter und mittelschwerer Störungen herauskommt. Den anderen 9 bis 14 Patienten nutzt die Therapie nichts. Geht es ihnen trotzdem besser, wäre das auch ohne die Therapie so gewesen. Das zeigen viele Wirksamkeitsstudien.

Das Ergebnis sind vom Therapeuten oder Arzt abhängig gemachte Patienten, tausende vermeidbarer Todesfälle durch unerwünschte Arzneimittelwirkungen der unnötig angewandten Medikamente (z. B. Magenblutung durch ASS oder Diclo) und neue Schäden, die dadurch auftreten, dass für die vielen unnötig aufgebrachten Milliarden Euro für Versicherungs-Beiträge die Menschen arbeiten gehen müssen und auch dadurch ihre Knochen und ihre Psyche verschleißen.

Bei Schwangeren geht das schon los. Die Hebamme, Symbol der guten und hilfsbereiten Frau, die womöglich Zugang zu uraltem Heilwissen hat, ist die erste Station auf dem langen Weg der Misshandlung und Schädigung Hilfe suchender Menschen, besonders in den reichen Ländern. Viele Hebammen haben nichts Besseres zu tun, als jede normale Lebensregung der ihnen anvertrauten Schwangeren und Säuglinge mit homöopathischen Mitteln (»Das sind Globuli auf homöopathischer Basis. Die helfen dir / Ihnen. Schaden können sie auf keinen Fall. Es ist ja keine Chemie drin!«) zu behandeln, obwohl gar keine besondere Störung vorliegt. Trotzdem wird schon von den Hebammen drauflos behandelt, dass sich die Balken biegen. Homöopathisch behandelt werden vorzugsweise Gesundheitsstörungen, die auch ohne jede medizinische Behandlung von selbst weggegangen wären. Die Schwangeren sind nun schon mal gebahnt oder konditioniert: Jede Blähung braucht ihre Globuli. Die Schwangeren, die Väter, aber auch die Kinder lernen von Anfang an: Jede ungewöhnliche Lebensäußerung muss mit Globuli, Tabletten, Zäpfchen, Säften oder Spritzen behandelt werden. Und wenn sich diese Lebens-

äußerung wieder normalisiert hat, glauben sie: Das war die Behandlung, die Tabletten, ohne sie wären wir noch krank. »Nein, nicht irgendwelche Globuli«, sagt die Hebamme oder der Kinderarzt, »sondern es müssen immer die richtigen, bestimmten, individuellen Mittel gefunden werden«, und, was Blähungen angeht, kann hier sogar der Geruch zur richtigen Mittelwahl führen, also lässt man auch mal den Partner am Düftchen schnuppern (»Sauer? Ekelig? Oder gar nach Veilchen riechend?«) Bei der Mittelwahl könne das eine unverzichtbare Stütze sein, so die Hebamme. »Gleich morgen werden wir unserer Hebamme erzählen, was wir so alles gerochen, gefühlt oder bemerkt haben.« Fortsetzen tut sich diese unheilige Allianz aus Mutter, Hebamme, emanzipiertem Vater und einer Beratungs- und Hilfeliteratur dann spätestens nach der Geburt der lieben Kleinen. Irgendwas schien von Anfang an mit der Kleinen nicht zu stimmen: Entweder schrie sie zu viel, oder an manchen Tagen vielleicht zu wenig? Die Hebamme wusste Rat, empfahl sofort Globuli in der Potenz »D30«, also etwas »Kräftiges«. Gleich ging der besorgte Vater zu seinem Hausarzt, denn ein Termin beim homöopathischen Kinderarzt war vor drei Tagen nicht zu kriegen, und ließ sich vom Hausarzt (»Das kostet keine Praxisgebühr«) die Globuli für sein Kind verschreiben. Auch ohne Rezept hätten die in der Apotheke nur 5,44 Euro gekostet, aber wenn es doch die Kasse zahlt, dann sollte man das auch ausnutzen. Ob sein Hausarzt das für die Kleine empfehlen würde, fragte er erst gar nicht. Der war sowieso in Eile, denn er hatte eine große Praxis mit über tausend Kassenpatienten im Quartal und bemerkte zum Vater nur: »Das bekommen Sie kostenlos in der Apotheke, bis zum 12. Geburtstag zahlt die gesetzliche Krankenkasse auch für alle nichtverschreibungspflichtigen Mittel. Und die private Kasse sowieso.« Und: »Auch in Zukunft können Sie gerne mit der Versichertenkarte Ihrer Tochter zu mir kommen, kein Problem.«
Er brauchte nämlich die sogenannten »Verdünnerscheine«, um auf seine Kosten zu kommen. Verdünnerscheine sind diejenigen Behandlungsfälle in einem Quartal, die außer einem oder zwei Rezepten und vielleicht einigen Überweisungen zu Fachärzten keine weitere Arbeit machen. Diese Patienten sind bei Kassenärzten sehr beliebt, denn auch mit ihnen kann man ohne viel Arbeit das volle Quartalshonorar abstauben. Alle waren happy: Die Mutter, der Vater, die weise Hebamme, der Arzt, der Apotheker, die Kleine vielleicht, vielleicht auch nicht, denn sie schrie immer wieder mal. Mal mehr, mal weniger, wie das kleine Kinder eben tun.

Drei Tage später untersuchte sie der Kinderarzt und fand nichts. Auch er sprach von Globuli, die er in so einem Fall verschreibe: Pulsatilla, die Küchenschelle. Pulsatilla C12 fand aber nicht den Gefallen der Hebamme, die man gleich von zu Hause anrief und über die Verordnung des Kinderarztes informiert, und so gab man der Kleinen weiter Asa foetida, die Dose mit den Pulsatilla Globuli hatte man trotzdem schon in der Apotheke besorgt und stellte sie zu den anderen Döschen der Hausapotheke. Das war gut: Auch beim Kinderarzt fielen keinerlei Kosten an, die Apotheke verlangte keine Rezeptgebühr, gab sogar noch ein Babyjournal mit (»Bezahlt von Ihrer Apotheke«) und wünschte alles Gute. Zehn Tage später schien die Kleine anders zu schreien. Das muss nun die Wirkung der Globuli gewesen sein. Alle waren glücklich. Solch weise Frauen wie die Hebamme braucht Deutschland mehr, dachten die Eltern. Das Schönste: Auch für die Hebamme und ihre guten Ratschläge zahlt die Kasse. Keine Zuzahlung, keine Eigenbeteiligung, nichts.

Es gibt keinerlei Anreize für die Eltern, darüber nachzudenken, ob das alles sinnvoll ist, was die Hebamme oder der Arzt macht. Offenbar muss es sinnvoll sein, denken auch sie, denn die Kasse zahlt ja alles. Keiner hatte Interesse, das Verhalten der Fachleute kritisch zu hinterfragen. Die Mutter zahlte auch keine Beiträge, sie war beitragsfrei beim Mann mitversichert, ebenso wie der zweijährige Sohn. Ja, uns geht's gut in Deutschland.
»Nein, Nachteile haben diese Globuli keine, gar keine«, sagen die Hebammen, Ärzte und Apotheker. Sondern nur Vorteile für diese Berufsgruppen: mehr Verdienst. Eine Wirkung, die über die Plazebowirkung hinausgeht, haben homöopathische Mittel trotzdem nicht. In etwa 100 unabhängigen Studien konnte kein Nachweis für eine Wirksamkeit der Homöopathie erbracht werden. *[http://de.wikipedia.org/w/index.php?title=Hom %C3 %B6opathie&oldid=69192485]*

Meine Erfahrung als langjähriger (ehemaliger) Homöopath mit Weiterbildungsermächtigung in Homöopathie ist: Sie können getrost die Etiketten der Mittel- oder Hochpotenz-Globuli oder Tropfen ganz nach Belieben austauschen: Es funktioniert genau wie vorher. Es ist nämlich egal, welche Hochpotenzmittel dieses reinen Plazebosystems Sie einsetzen. Ausnahme: Niedrige Potenzen (kaum verdünnt) mit Wirkstoffgehalten ähnlich der Phytotherapie (Pflanzenheilkunde).

Tatsächlich hat diese Art von Plazebotherapie große Nachteile: Jetzt ist nicht nur die Mutter, sondern auch das Kind auf der Medizinschiene gelandet, in aktiver Unterstützung durch die weise Hebamme und den fortschrittlichen und alternativen Kinderarzt. Das Kind lernt von klein auf: ohne Arztgang keine Sicherheit, ohne Medikamente keine Besserung oder gar Heilung. So geht das endlos weiter: Hebammen, Kinderärzte, Eltern und Hausärzte gehen Hand in Hand und fügen sich gegenseitig Schaden zu. Die Hebamme und der Kinderarzt pathologisieren jede Lebensregung ihrer kleinen Anvertrauten. Papa als Beitragszahler zahlt für den ganzen Quatsch und leidet. Denn er muss den Buckel krumm machen, um für diesen Unsinn das Geld zu verdienen. Dabei wird er langsam, aber sicher selber krank: Gelenkverschleiß, Mobbingfolgen, Berufskrankheiten, hoher Blutdruck. Jetzt helfen auch keine Globuli mehr. Kaputtes Kreuz ist kaputtes Kreuz. Das ganze hat System, aber kein wirklich logisches. Es basiert auf der Angst der Verängstigten, der Dummheit und Sorglosigkeit der Patienten, auf der Gier der Ärzte und Apotheker, auf geschäftstüchtigen Hebammen und Psychotherapeuten, die auch nach 50 Sitzungen keinen Klienten geheilt haben, sondern sich und die Patientin nur irgendwie über die Runden gebracht haben. In dieser Zeit gehen die Patienten eben zum Psychotherapeuten (»Sie haben eine Anpassungsstörung. Vielleicht auch eine leichte depressive Reaktion, mit Angst gemischt«) und nicht mehr so oft zum Hausarzt. Meine Erfahrung als Arzt seit 1981 ist aber: Nach diesen 25 oder 50 Stunden gehen sie wieder genauso so oft zum Arzt wie vor der Psychotherapie und präsentieren wieder einen bunten Strauß wechselnder hypochondrischer und psychischer Symptome mit mehr oder weniger großem Krankheitswert. Dass Psychotherapie alleine die gesetzliche Krankenversicherung in Deutschland über eine Milliarde Euro pro Jahr kostet *[Fernab vom kranken Gemüt, ÄZ, 3. Juli 2008, S. 5]* und alleine deshalb einen Riesen-Schaden erzeugt, erzählt Ihnen kein Arzt und kein Psychotherapeut. Dass jeder zehnte Patient, der psychotherapeutisch behandelt wird, durch falsche psychologische Diagnostik oder falsche Behandlung bedeutsamen psychischen oder körperlichen Schaden erleidet, erzählt einem auch keiner. Dafür gib es auch, anders als bei Medikamenten in der Apotheke, für die Patienten beim Therapeuten keinen »Beipackzettel«.

## VIII. Immer mehr Menschen geht das Gespür für Körperfunktionen verloren.

Immer mehr Menschen sind nicht in der Lage, einfachste Körperregungen auf einfache Art hinzunehmen oder in Eigenregie zu behandeln. Husten bedeutet für sie sofort zum Arzt zu rasen, statt erst mal abzuwarten, sich auszuruhen und zu inhalieren. Selbst Inhalieren können die meisten nicht selbstständig und nicht ohne vorher ihren Hausarzt um Rat zu fragen: »Mit was soll ich inhalieren? Wie lange? Kann man da auch was falsch machen?«, fragen selbst ältere Patienten, die, man ahnt es schon, mit derartigen Fragen dem Hausarzt die Zeit für ernsthaft Erkrankte rauben und ihm sein karges Budget mit Bagatell-Problemen verwässern. Dem Arzt willkommen sind bei derartigen »Problemfragen« eigentlich nur Privatversicherte, aber die wissen sich am ehesten selbst zu helfen, stellen sich eine Schüssel mit heißem Wasser auf den Tisch, tun etwas Küchensalz hinein und inhalieren mehrmals am Tag für einige Minuten. Dass man die Schüssel oder den Topf gegen Umfallen zu sichern hat und Kinder nicht ohne Aufsicht derartige Dinge tun lässt, versteht sich von selbst. Das sagt ihnen der gesunde Menschenverstand. Für gesetzlich Versicherte ist die Flatrate »Praxisgebühr« eine Freifahrkarte in den diagnostischen und therapeutischen Schwachsinn, in die zunehmende und freiwillig eingegangene Entmündigung. Man geht wegen jedem Mist zum Arzt und raubt diesem den letzten Nerv und auch die Zeit für die wirklich und ernsthaft Kranken. Das Ergebnis: Patienten, die sich selbst zum Idiot machen und immer tiefer in diese Rolle rutschen, Ärzte, die nur noch durch die Praxis hetzen und noch weniger als Dreiminutenmedizin betreiben und ihren Patienten damit schaden. Das wird auch gefördert von der Flatrate »Praxisgebühr«. Einmal bezahlt, öffnet sie das Tor zu allen Ärzten und Psychotherapeuten für 3 Monate. Und einmal bezahlt, sollte sie sich aus Sicht des Patienten auch rentieren, sprich: Man sollte für sein gutes Geld nun auch viele Ärzte konsultieren. Schaden kann das ja nichts. Oder doch? Der Schaden liegt in der fast unbegrenzten Verdummung und Hilflosigkeit der gesetzlich Versicherten, die selbst einfachste Dinge nicht mehr selbst regeln können. Der Schaden liegt in den vielen hunderttausend Fällen von Nebenwirkungen, die ja auch dann eintreten können, wenn das Medikament gar nicht nötig gewesen ist, auch dann, wenn es kontraindiziert ist (also die Anwendung nicht erlaubt war) oder wenn es als »Off-Label«-Medikament eingesetzt worden war (also ohne Zulassung für den eingesetzten Krankheitsfall). Nebenwirkungen sind verantwortlich für viele tausend Tote jedes Jahr alleine in Deutschland und für Hunderttausende Verletzte oder Geschädigte. *[Zitiert nach »tNSAR versus Coxibe: Was ist gesichert?« – Rund 2.200 Tote jährlich durch Komplikationen im GI-Trakt, Ärztlicher Praxis, 22, 29. Mai 2007, S. 8]* Die Hälfte davon ist laut Expertenschätzungen vermeidbar.

Warum kommen Gesunde und Kranke nicht von selbst auf die einfachsten Dinge, brauchen für jede Blähung einen Arzt? Warum haben so viele Menschen das Vertrauen in die Selbstheilung verloren und können bei Banalitäten nicht mal einige Tage zuwarten und sich schonen? Warum wird dem Arzt bei einfachen Beschwerden mehr Gewicht zugemessen als dem gesunden Menschenverstand und der Erfahrung, die eigentlich bei Eltern und Großeltern doch noch vorhandenen war?

Für die meisten Alltagsbeschwerden sollten Menschen eigentlich ein sicheres Gespür haben und selbst damit fertig werden. Wenn man dauernd Kaffee trinkt und dauernd Sodbrennen hat, liegt doch der Schluss nahe, den Kaffee wegzulassen und durch ein Glas Wasser zu ersetzen. Zumindest reduzieren könnte man den Kaffeekonsum doch, oder? Stattdessen geht man zum gehetzten Hausarzt, der nun juristisch in der Pflicht ist, ja keine ernsthafte Krankheit zu übersehen und keinen Fehler zu machen, der ihn die Zulassung und seine Existenz kosten könnte. Er könnte zwar zum Kaffeeverzicht raten, geht aber aus juristischen Gründen auf Nummer sicher und schickt die Kaffeetante zum Gastroenterologen. Dieser schiebt sein Endoskop in den Magen der Patientin, und, wo man schon mal dabei ist, gleich weiter in den Zwölffingerdarm. Meistens tritt nun irgendein »auffälliger Befund« in Erscheinung: Der Magen kontrahiert sich vielleicht etwas zu schnell oder zu langsam, er ist gerötet oder gereizt, die Patientin vielleicht auch übernervös, weil sie Angst hat, mithin psychosomatisch irgendwie auffällig. Im Arztbrief an den Hausarzt steht dann was von Reizmagen und funktionellen Beschwerden. Jetzt hat es der Hausarzt schriftlich: Seine Patientin – und irgendwie wusste der Arzt das ja schon immer – ist psychisch labil (»funktionelle Magenbeschwerden«), der Magen gereizt, das konnte der Kollege mit dem Endoskop sehen. Ein Protonenpumpenblocker muss her, das hat der Gastroenterologe schriftlich empfohlen. Also stellt der fürsorgliche Hausarzt (»Nein, jetzt kann ich Sie beruhigen, Sie haben keinen Krebs!«) ein Rezept für Antra®, Omeprazol-ratiopharm®, Pantoprazol® oder wie sie alle heißen mögen aus. Fachlich korrekt abgeklärt, alle Leitlinien hundertprozentig eingehalten. Alle sind jetzt happy: die Kaffeetante auch, die nun weiter 5 Tassen Bohnenkaffee trinkt, aber im Magen nichts mehr merkt, denn alle Säure produzierenden Zellen dort sind nun lahmgelegt. Der Hausarzt ist auch zufrieden, denn er hat bewiesen, dass nichts Schlimmes vorliegt und die Patientin beruhigt. Der Gastroenterologe auch, denn er hat seine Fallpauschale kassiert. Die Kaffeeindustrie, denn sie hat keine Kundin verloren. Der Gesundheitsminister, denn das System funktioniert offenbar auch bei knappen Ressourcen gut. Die Patientin wird nun zur Dauerkonsumentin von Omeprazol, das bei ihr kein Problem löst, zu keiner Heilung führt, nun aber auf subtile Weise zu einer neuen Abhängigkeit geführt hat. Denn jeder Absetzversuch führt in kurzer Zeit zu erneutem und noch stärkerem Sodbrennen und sie verlangt dann wieder nach den Tabletten. Kaffee wird natürlich weiter getrunken, Fettes weiter gegessen, runter geschlungen und danach noch etwas Süßes. »Die Ernährung ist doch nicht dran schuld, Herr Doktor? Es ist doch der Reizmagen, Herr Doktor!«
»Ja«, sagt dieser, »ich habe Ihnen doch den Befund ausgehändigt. Sie haben es doch schriftlich bekommen« … und schickt sie mit einem neuen Omeprazol-Rezept aus dem Sprechzimmer. Froh, sie los zu sein, irgendwie lästig, diese Patientin, oder? Der Doc weiß es besser, will sich aber keine Zeit nehmen, draußen warten schon die nächsten Patienten. Der Gastroenterologe berät auch nicht, was die Ernährung angeht, denn nach dem Herausziehen des Endoskops geht er zum Computer, diktiert den Arztbrief an den Hausarzt und sieht die Patientin gar nicht mehr. Die Patientin ist noch benommen, muss erst mal aus der Kurznarkose aufwachen.

Für Omeprazol, wie für Hunderte weiterer Mittel, hat ihre gesetzliche Kasse sogenannte Rabattverträge abgeschlossen (Stand 2011). Deshalb muss der Patient dann auch keine Zuzahlung zum Medikament leisten, selbst 5 Euro Mindestgebühr nicht. Es ist vielmehr komplett kostenfrei für ihn und verleitet auch deshalb zum Dauerkonsum. »Die Kasse prüft das doch alles und bezahlt es auch. Da muss das doch in Ordnung sein«, denken viele Patienten. Aber weder bekommt die Krankenkasse den Befund des Gastroenterologen zu Gesicht, noch prüft sie, ob das verschriebene Mittel für den Patienten gut ist. Die Kasse prüft eigentlich gar nichts Inhaltliches in diesem Zusammenhang, sondern höchstens, ob die Apotheke das Rezept richtig abrechnet hat (»Taxe«). Eine reine Formsache.
Natürlich gibt es sie, die Hausärzte, die ihren Patienten schon am Telefon sagen, dass sich ihre einfache Erkältung auch von selbst gibt und sie einfach mal zuwarten sollen. Die ihren Kaffeetanten auf den Kopf zusagen, dass ihr Sodbrennen vom vielen Kaffee komme und da keine weitere Untersuchungen nötig seien, sondern einfach mal ein Kaffee-Auslass-Versuch. Aber diese Hausärzte, die gründlich beraten, die ganze Akte lesen und im Kopf haben, bei jeder Unklarheit prüfen, schauen, den Computer konsultieren: Sie sterben aus, denn es rentiert sich nicht mehr. Der übliche Reflex bei Kassenpatienten ist doch: Magen? Ab zum Spezialisten! Das Knie? Ab zum Orthopäden! Traurig? Ab zum Psychotherapeuten! Verdienstmäßig ist das für den Hausarzt gleich, denn in jedem Fall bekommt er die Fallpauschale pro Kopf (RLV, Regelleistungsvolumen): lange Beratung, kurze Beratung: Das ist egal. Die »sprechende« hausärztliche Medizin lohnt sich bei gesetzlich Versicherten schon lange nicht mehr.

## IX. Viele Patienten sind arzthörig gemacht worden.

Krankengymnastik, das kann doch nicht schaden, wenn es von einer staatlich examinierten Krankengymnastin gemacht wird, oder? Doch, das kann genauso schaden, wie der übrige Medizinbetrieb auch. Zum Beispiel indem man Patienten von einer Krankengymnastikpraxis abhängig macht. Die Krankengymnastin (oder Physiotherapeutin) zeigt ihren Patienten einfach nur diejenigen Übungen gegen ihre Schmerzen, die nicht alleine auf dem Wohnzimmerteppich gemacht werden können, sondern zu denen die Sprossenwand, der riesige Medizinball oder die kompliziert verstellbare Behandlungsliege in der Krankengymnastikpraxis unbedingt erforderlich sind. Übungen, bei denen die Krankengymnastin am Patienten gegenhalten muss, oder Lymphdrainagen oder Schlingentischbehandlungen sind ebenfalls äußerst beliebt – bei den Krankengymnasten. Denn diese Behandlungen kann kein Patient alleine durchführen. Sechs normale Krankengymnastik-Behandlungen reichen eigentlich meistens aus, um Patienten auf die richtige Spur zu bringen (»Eigenübungsprogramm«). Hausärzte und Orthopäden haben nämlich oft in weiser Vorausahnung auf der Verordnung notiert: »Eigenübungsprogramm durchführen!« Sie sollten misstrauisch werden, wenn Physiotherapeuten Ihnen dann erklären, dass Sie Gerätetherapie, Schlingentisch- oder andere Spezialbehandlung brauchen. Meistens stimmt das nicht, sondern dient deren Profitmaximierung.
So geht das endlos weiter: Apotheken klären oft nicht über Nebenwirkungen oder Wechselwirkungen auf (»Keine Zeit, keine Lust«).
Zahnärzte bohren lieber statt Zahnseide vorzuführen, weil auch dort mit sprechender und edukativer Medizin weniger verdient werden kann als mit Bohren, Füllen, Ersetzen.

Viele Patienten sind eigentlich nicht zu dumm zum Lesen und Nachdenken und Nachfragen, lassen sich aber ganz gerne entmündigen, weil sie sich selbst bei einfachsten Dingen unglaublich unsicher fühlen. Weil auch sie kosmetische Reparatur verlangen statt Ursachenbehebung, die ja oft – man ahnt es schon – so viel mehr Eigeninitiative, Kraft und Disziplin abfordert. Dann lieber mehrere Jahre Lebenszeit durch falsche, überdosierte oder unnötige Medikamente einbüßen, aber nicht selbst den Hintern hochkriegen müssen, um etwas an sich und an seinem Leben verändern zu müssen.

Viele Patienten sind Arzt-, Psychologen- und Medikamentenhörig geworden. Eigene Lebenserfahrung scheint nicht mehr zu existieren oder wird systematisch ausgeblendet. Informationen aus Ratgebern, Internet und Presse lösen Ängste aus und das Gefühl, dass man dem eigenen Gefühl nicht mehr trauen kann. Alles wird zu einem unheiligen Gemisch aus Angst, Unsicherheit und dem fortgesetzten Suchen nach dem richtigeren Rat des besseren Arztes. Denn dass Omeprazol ihr Problem Sodbrennen irgendwie nicht ursächlich, nicht dauerhaft und richtig gelöst hat, dieses ungute Gefühl haben doch viele Magenpatienten. Sie pilgern jedes Quartal in die Praxen, um ihr Rezept für ihr Magenmittel abzuholen, ohne dadurch geheilt zu werden. Sie sind jetzt nur abhängig geworden von Magentabletten.

Also strebt man eine »Zweite Meinung« an, zum Beispiel beim homöopathischen Arzt, den die beste Freundin empfohlen hat. Der schlägt wahrscheinlich eine Konstitutionsbehandlung vor. Das ist eine große homöopathische Spezialbehandlung, und als erstes bekommt Frau V. den »Großen Homöopathischen Fragebogen« in die Hand gedrückt, der aus über 700 Fragen zur Lebensgeschichte und dem Befinden besteht. Merkwürdig: Dieser homöopathische Arzt oder Heilpraktiker verlangt nicht nach Kopien sämtlicher Vorbefunde, nicht nach den Laborwerten der letzten zwei Jahre und auch nicht nach den Berichten der bisherigen Psychotherapeuten, geschweige denn nach den Krankenhausberichten oder den Gründen der Krankschreibungen der letzten Zeit. Stattdessen wird gefragt nach »Ziehen in der oberen Körperhälfte«, »Verträglichkeit von rohen Zwiebeln« oder dem »Geruch der abgehenden Darmgase«. Endlich, denkt sich Frau V., endlich nimmt sich mal jemand richtig Zeit für mich, denn die homöopathische Ärztin ist nicht nur nett, die Pflanzen in ihrer kleinen Praxis sind echt und nicht aus Kunststoff und kein Telefon, keine Arzthelferin stört das zweistündige Erstgespräch. Das muss was werden, auch wenn es ihre Krankenkasse nicht zahlt. Die 400 Euro sind gut angelegt, denkt sie. Irrtum: Auch hier wird wieder mit Surrogattherapie gearbeitet, die Patientin wird abhängig gemacht von homöopathischen Mitteln (meist Globuli) und von unzähligen Folgegesprächen und »Nachrepertorisationen«, wie die nette Ärztin oder Heilpraktikerin das pseudo-fachmännisch nennt. Nach vier Jahren waren 2000 Euro zusammengekommen, der Gesundheitszustand von Frau V. hatte sich in keinster Weise geändert, noch immer bekam sie Sodbrennen vom Kaffee, war aber in der Zwischenzeit selber auf die Idee gekommen, dass Wasser oder Kamillentee für sie besser sei. Sie ließ den Kaffee weg und daraufhin ging das Sodbrennen für immer weg.
Komisch, dachte sie, bis zum Schluss wollte die Ärztin ihre ganzen Vorbefunde nicht sehen.
Tipp: Wenn Sie mit einem chronischen Problem zu einem Arzt oder einer Ärztin oder Heilpraktikerin gehen und diese wollen keinen Ihrer Vorbefunde sehen, oder, falls Sie diese schon mitbringen, keinen Blick darauf werfen, sollten Sie sehr misstrauisch wer-

den. Ihr Gegenüber hat entweder keine Ahnung von gründlicher Arbeit oder keine Zeit oder beides.

## X. Nutzlose Disease Management Programme und Hausarztverträge.

Mit immensem Aufwand werden in Deutschland seit Jahren Disease Management Programme (DMPs) für Diabetiker und andere chronisch Erkrankte durchgeführt. Es gibt fast 11.000 solcher Programme, da fast jede Kasse ihr eigenes Süppchen kocht. Für folgende Krankheiten werden DMPs angeboten: Asthma bronchiale, Brustkrebs, COPD (Lungenkrankheit), Diabetes Typ I und II und KHK (Herz). Es nehmen fast 6 Mio. Patienten daran teil. Alleinc in 2009 wurden 1,1 Milliarden (!) Euro nur für das DMP Diabetes II ausgegeben, ohne erkennbaren medizinischen Nutzen. *[http://www.aerzteblatt.de/v4/archiv/artikel.asp?src=suche&p=dmp&id=94303]* Ein Erfolg aller DMPs konnte auch bis September 2011 nicht nachgewiesen werden *[ÄZ, 20.9.11, S. 1]*, denn es existiert keine einzige saubere prospektive und randomisierte Studie dazu. Prospektive und randomisierte Studien weisen zum Beispiel von 1.000 Diabetikern die Hälfte per Zufallsgenerator dem DMP Diabetes zu, die andere Hälfte wird weiter behandelt wie bisher. Dann schaut man nach 5 oder 10 Jahren, ob zwischen beiden Gruppen ein Unterschied zum Beispiel bezüglich der Blutzuckereinstellung und dem Gesundheitszustand besteht. Solche Studien sind aber bisher nie gemacht worden. Man hat sich einfach nur überlegt, dass es gut sein könnte, dieses oder jenes Programm für Diabetiker oder andere chronisch Kranke zu machen. Erfolgsmeldungen zu DMPs entpuppen sich regelmäßig als Resultate nichtssagender Kohortenstudien. Bei einer solchen Kohortenstudie wurden dann eine Zeit lang Diabetiker, die in das DMP für Diabetes aufgenommen worden waren, beobachtet und man stellte fest, dass es ihnen nach zwei oder drei Jahren besser ging als vor der Aufnahme in das Programm. In ein DMP aufgenommen werden aber hauptsächlich die motivierten und interessierten Patienten. Die Unmotivierten, Uninteressierten und auf Tablettentherapie ausgerichteten Diabetiker blieben draußen oder flogen aus dem Programm raus, weil sie nicht kooperierten. Ärzte machen bei DMPs hauptsächlich deswegen mit, weil es für sie dann Extrahonorar gibt. Die Kassen führen DMPs nur deswegen durch, um an das Zusatzgeld für chronisch Kranke aus dem Risikostrukturausgleich (RSA) der Krankenkassen zu kommen. Der RSA bringt einer Kasse mehrere tausend Euro pro Jahr für jeden nachweislich an Diabetes erkrankten Patienten. Um die Erkrankung nachzuweisen, werden die DMPs benötigt. Das ist der einzige Grund. Es geht ums Geld. Die beteiligten Ärzte übermitteln zu diesem Zweck sehr persönliche Daten der Patienten an die Krankenkassen.
»Dilettantischer DMP-Großversuch«, schreibt ein Hausarzt *[Der Hausarzt, 13/11, S. 10]*, ein anderer: »Die meisten Kollegen machen DMPs ausschließlich wegen des Extrahonorars und finden sie völlig überflüssig« *[Der Hausarzt, 13/11, S. 10]*.

Auch Hausarztverträge bringen den Patienten nichts, sie erzeugen nur mehr Bürokratie. Teilnehmende Ärzte bekommen dafür einige Euro mehr. Da dieses Honorar aber aus der Gesamtvergütung der Ärzte genommen wird, bekommen nichtteilnehmende Ärzte weniger Honorar. Ein Nullsummenspiel, das nur dazu dient, den Krankenkassen Daten für den RSA zuzuschaufeln, an die sie sonst nicht gekommen wären.

Ergebnis: Kein Mehr an Gesundheit, kein Mehr an Gesamthonorar für die Ärzte, denn was den einen mehr gegeben wird, wird den anderen wieder abgezogen (denn das Gesamthonorar ist gedeckelt), aber ein Mehr an Verwaltung und Arbeit für die Ärzte und ein Mehr an unnützem Zeitaufwand für Millionen von Patienten, die nichts davon haben.

Patientennutzen und Effizienz von DMP seien nicht zweifelsfrei belegt; 2001 habe man es versäumt, die Ausgangslage für die Durchführung kontrollierter Studien zu schaffen *[Glaeske, G., ÄB, 30.9.2011, S. A 2011]*. Möglicherweise stieg auch durch das DMP Diabetes der Insulinverbrauch bei gesetzlich Versicherten zwischen 1998 und 2009 auf das 2,3-fache *[MT 30.9.11, S. 15]* Bei einer intensivierten Insulintherapie kann es aber auch zu mehr Unterzuckerungen, Todesfällen, Übergewicht und Krebs kommen *[MT a.a.O.; ÄB, 30.9.2011, S. A 2011]*. Deswegen wird auch bei Experten die Forderung laut, die Frage nach Angemessenheit und Wirtschaftlichkeit neu zu stellen *[MT a.a.O]*.
Besser wäre meines Erachtens, die DMPs und Hausarztverträge abzuschaffen, sie bringen keinen medizinischen Nutzen. Stattdessen sollte die Praxisgebühr erhöht werden, um Druck auf die chronisch Kranken aufzubauen, nicht dauernd zum Arzt zu gehen, sondern selbst aktive Lösungen zu suchen. Eine etwas geringere Praxisgebühr sollte auch bei Vorlage einer Überweisung erhoben werden. Rabattierte Medikamente dürfen nicht kostenlos abgegeben werden. Momentan wird Faulheit und krankmachendes Verhalten belohnt. Das ist auch unsolidarisch, denn die Gesunden und Gesundheitsbewussten zahlen voll in die Kassen ein, auch wenn sie nicht zum Arzt gehen. Durch höhere Praxisgebühren wird deshalb auch ein Solidarbeitrag der chronisch Kranken eingefordert, schließlich sind sie diejenigen, die die Kosten verursachen. Gesundheitsbewusstsein hat etwas mit Bewusstsein zu tun, aber auch mit Geld. Wenn das Rauchen in Gaststätten unter Strafe steht, wird dort nicht mehr geraucht und auch generell weniger. Wer jeweils fünf bis zehn Euro für seine Blutdruck-, Diabetes-, und Psychomedikamente alle paar Wochen zahlen muss, fragt sich eher, ob das nicht auch anders – ohne Medikamente – gehen könne. Wenn es die Ärzte nicht hinbekommen, ihre Patienten über einfachste Dinge aufzuklären und zu motivieren (Sport, Training, Nichtrauchen, weniger Essen und Alkohol), dann wäre nichts dagegen einzuwenden, wenn die Krankenkassen den Betroffenen alle drei Monate eine entsprechende Info-Broschüre zuschicken. Beim Zahnarzt ist es ja auch so: Wer nicht mitmacht bei der Vorsorge, zahlt als gesetzlich Versicherter mehr. Wer sein Hörgerät nicht pfleglich behandelt, bekommt nach drei Monaten nicht schon wieder ein neues von der Kasse bezahlt. Wer sein Auto gegen die Wand fährt, muss das auch selbst bezahlen. Wer einen Unfall mit seinem Auto verschuldet, verliert seine Rabattstufe, wer am Steuer telefoniert, bekommt einen Punkt in Flensburg und wer die Heizung zu Hause zu sehr aufdreht, was er natürlich darf, muss höhere Heizkosten zahlen. Nur im GKV-Bereich des angeblich besten Gesundheitssystems der Welt ist alles anders.

**Fazit: Die Kassenärzte sind zu Krankheitsverwaltern geworden mit aktiver Unterstützung der Krankenkassen, der Apotheken, der Pharmahersteller, aber auch der Patienten, die das lieber sehen als aktiv zu werden. Die Ärzte und Psychotherapeuten selbst leiden auch darunter, bei bis zu 18 Arzt- und Psychotherapiekontakten im Jahr kein Wunder, und haben ihr Honorar für die ärztliche Einzelleistung**

**(basierend auf dem sogenannten Punktwert) auch durch eigenes Zutun entwertet. Denn sie sind so organisiert, dass die Menschen immer öfters zum Arzt gelockt werden: Helferinnen sorgen durch gute »Teamleistungen« dafür, dass der Strom an Patienten immer besser und schneller durch die Warte- und Behandlungszimmer fließt. Überweisungen zum Facharzt können telefonisch vorbestellt werden und stapelweise an der Rezeption abgeholt werden. Immer mehr Patienten in kürzerer Zeit ist das Ziel des guten Teams. Als Patient sollten Sie sich nicht in DMPs oder Hausarztverträge einschreiben. Sie vergeuden nur (Ihr) Geld ! Die in 10 Jahren dafür ausgegebenen 50-80 Mrd. Euro hätte man an die 40 Mio. Berufstätigen ausschütten können. Das wären 1.000 bis 2.000 Euro pro Person gewesen: Macht mal einen Monat Pause, legt die Beine hoch !**

## XI. Krankheiten werden »eingestellt« und verwaltet. Z. B. Chronische Schmerzen.

Mediziner stellen fest, dass sie chronischen Schmerz zwar irgendwie behandeln können (Schmerzmittel, Operationen, Psychotherapie), dass er an sich aber meistens nicht mehr weg geht, sondern sogar die Tendenz zeigt, sich sowohl in der Gesellschaft, als auch beim betroffenen Individuum immer mehr auszuweiten. So ist es auch mit dem Übergewicht und dessen schädlichen Folgen: Man kann zwar versuchen, das Übergewicht oder seine Folgen (Erhöhung von Blutdruck, Blutzucker, Blutfett, stärkerer Gelenkverschleiß und erhöhtes Krebsrisiko) zu behandeln, aber die Krankheit an sich tritt trotzdem immer öfter auf und hinterlässt immer öfter schädliche Folgen, bis hin zur vorzeitigen Pflegebedürftigkeit und Tod. Es gibt kein wirksames medizinisches Mittel gegen die Erkrankung Übergewicht, sondern nur eine symptomatische oder kosmetische Behandlung gegen die verschiedenen Begleitkrankheiten, die Übergewicht mit sich bringen kann: Medikamente gegen Diabetes bei Übergewicht heilen weder die Krankheit Diabetes noch die Krankheit Übergewicht, sondern ermöglichen den Betroffenen ein Leben mit etwas niedrigeren Blutzuckerspiegeln und erlauben ihnen im Großen und Ganzen so weiter zu machen wie bisher.
8,3 % der US-Amerikaner sind von Diabetes betroffen. Gut jeder Vierte von ihnen wisse nichts von seiner Erkrankung. Die Hälfte der über 65 Jahre alten Amerikaner habe einen Prädiabetes, gut ein Viertel einen manifesten Diabetes. Diabetes ist die siebthäufigste Todesursache in den USA, die Erkrankung verursacht Kosten von 127 Mrd. Euro pro Jahr, davon sind 85 Mrd. Euro direkte medizinische Ausgaben. 16 % der Indianer leiden unter Diabetes, aber nur 7 % der Weißen *[Nach ÄZ, 28./29.1.2011, S. 11]*. Geändert hat daran kein Diabetes-Programm etwas. Im Gegenteil: Die Diabetes-Epidemie hat noch weiter zugenommen. Denn die Menschen glauben: Wenn ich Diabetes bekomme, kann mir gut geholfen werden, ich muss nur Tabletten nehmen oder Insulin spritzen.
Selbst gefährliche Mittel kommen dafür auf den Markt, koste es, was es wolle: Der Mediator-Skandal in Frankreich legt nahe, dass dieses gefährliche und nebenwirkungsbehaftete (Diabetes-) Medikament »Mediator« (Benfluorex, in Deutschland nicht auf dem Markt) deswegen auf den Markt kommen konnte und trotz vieler Zwischenfälle seine Zulassung behalten konnte, weil es zu einer gefährlichen Verquickung medizinischer, politischer und wirtschaftlicher Interessen gekommen war *[Nach SZ, 1.2.2011, S. 1]*.

Medikamente gegen erhöhte Blutfette bei Übergewicht tun das Gleiche, davon geht aber weder das Übergewicht, noch die Krankheit »Erhöhte Blutfette« weg. Im Gegenteil, die Behandlung verschafft den Betroffenen ein Alibi, so weiter zu essen und sich genau so wenig zu bewegen wie bisher und kostet zudem Zeit und Geld. Beides muss an anderer Stelle wieder aufgebracht werden: Zur Gegenfinanzierung müssen Menschen dafür arbeiten gehen und ihre Knochen und Psyche verschleißen. Patienten verlieren Zeit durch die Arztbesuche, Ärzte müssen Zeit aufwenden, die sie dann für die Behandlung von anderen Patienten nicht haben. Die Behandlung der Begleiterkrankungen des Übergewichtes mit Tabletten ist für die Patienten regelmäßig ein Alibi, um die kausale Behandlung zu unterlassen: Gewichtsabnahme, regelmäßiges Training, weniger Essen, mehr Zeit und Muße für sich selbst und die Familie.

**Fazit: Beim Übergewicht, Diabetes, den Fettstoffwechselstörungen und vielem anderen ist keinerlei Heilung in Sicht, sondern es wird Kosmetik betrieben, die unter dem Strich mehr schadet als nutzt.**
**Das gilt auch für die Behandlung von Schmerzen: Ursächliche Behandlung findet oft zu Gunsten der Verschreibung von Schmerzmitteln nicht mehr statt. Ärzte wollen die Patienten wieder aus dem Sprechzimmer haben, die nächsten warten schließlich schon, das Honorar ist budgetiert, also will man möglichst wenig Arbeit haben mit den Schmerzkranken. Die Schmerzmittel machen aber auf lange Sicht den Körper noch kränker.**

Dabei gäbe es sogar auf der Ebene der Medikamentenverschreibung Alternativen:
Die Wirksamkeit von Schmerzmitteln, die nicht vermieden werden können, kann durch bewusstes Hervorrufen des Placebo-Effektes (durch den Arzt) noch gesteigert werden. Der auf diese Weise optimierte Therapieeffekt beinhaltet den »Nettoeffekt« des Schmerzmittels (etwa ein Drittel der Wirkung) plus den der Placebo-Antwort (etwa zwei Drittel der Wirkung) *[Günther Bernatzky und Rudolf Likar, ÄZ, 27.1.11, S. 16]*.
Selbst wenn man weiß, dass ein Placebo eingesetzt wird, kann Placebo noch besser wirken als gar keine Therapie *[Zitiert nach »Zu wissen, es ist Placebo – selbst dann wirkt Scheinarznei«, ÄZ, 17.1.2011, S. 3]*. Ärzte für Naturheilverfahren, Homöopathie und Akupunktur setzen zuweilen Placebos ein, wenn es ohne Medikamente nicht geht, auch in Form von Injektionen und Infiltrationen. Wenn man – wie ich – seinen Patienten verdünnte (physiologische) Kochsalzlösung spritzt, ist man allerdings auch verpflichtet über dieses Mittel aufzuklären. Dabei will man dem Patienten aber nicht alle Illusionen nehmen (»Sie bekommen ein wirkstofffreies Medikament von mir gespritzt«). Ich löse dieses Dilemma, indem ich den Patienten sage, dass es ein homöopathie-ähnliches Medikament ist, das schon sehr vielen Menschen sehr gut geholfen hat. Das wirkt dann fast immer.

## Placebobehandlung in klinischen Studien

Einer Metaanalyse zufolge ist die Effektstärke der Placeboanalgesie im Labor etwa sechsmal größer als die Effektstärke einer Placebobehandlung in klinischen Studien *[Vase L, Riley JL, Price DD. A comparison of placebo effects in clinical analgesic trials versus studies of placebo analgesia. Pain 99;2002: 443-52 zitiert nach: Prof. Dr. Paul Enck, Med. Nr. 36-37 / 2008 (150. Jg.)]*. Von den Autoren wird das darauf zurückgeführt, dass in

Laborstudien meist eine sichere Medikamentengabe suggeriert wird, um Placeboanalgesie zu erzeugen. Dagegen werden Patienten in klinischen, placebokontrollierten Studien mit der Einverständniserklärung darüber informiert, dass sie eine 50 %ige (oder höhere oder geringere) Chance haben, ein Placebo zu erhalten *[Med. Nr. 36-37 / 2008 (150. Jg.)]*. Diese reduzierte »Sicherheit« der Behandlung mit einem Medikament drückt sich in der reduzierten Placebowirksamkeit aus *[Prof. Dr. Paul Enck, a.a.O.]*. Noch dramatisch geringer waren die Effekte von sowohl Placebo als auch Medikament, wenn die Patienten nicht wussten, ob überhaupt und wann sie ein Schmerzmittel bekommen sollten *[Colloca L, Lopiano L, Lanotte M, Benedetti F. Overt versus covert treatment for pain, anxiety, and Parkinson's disease. Lancet Neurol 3;2004:679-84. Zitiert nach: Prof. Dr. Paul Enck, a.a.O.]*.

Allerdings führt die korrekte und vollständige Aufklärung durch den Arzt über die Möglichkeit von Nebenwirkungen gerade dazu, daß diese Nebenwirkungen häufiger auftreten *[Rief, W., MMW, 39/2011, S. 32]*. In experimentellen Studien zur Behandlung von Prostatahypertrophie zeigte sich: Aufgeklärte Patienten entwickelten dreimal häufiger Nebenwirkungen *[MMW, a.a.O.]*

**Fazit: Wenn eine medikamentöse Behandlung wirklich unumgänglich ist, sollten Sie als Ärztin oder Arzt in geeigneten Fällen zunächst ein pflanzliches oder homöopathisches Komplex-Mittel versuchen oder physiologische Kochsalzlösung spritzen und dem Patient sagen, dass es ein sehr gutes Mittel ist, das schon sehr vielen Patienten sehr gut geholfen habe und dass das Mittel keinerlei Nebenwirkungen habe, wenn man mal von einem möglichen Bluterguss bei einer Injektion absieht.**

Im Gegensatz zu der früher oft vertretenen Ansicht, dass Placebowirkungen in einem Medikamentenversuch nach einigen Wochen nachlassen und dann die therapeutische Überlegenheit des Medikaments sichtbar wird, haben neuere Medikamentenstudien in verschiedenen Anwendungsbereichen gezeigt, dass Placebowirkungen ein Jahr und länger dauern können *[Am J Gastroenterol 99;2004: 2185-220. Und: Cephalalgia 2002;22:633-58. Beide zitiert Enck, a.a.O.]*.
Die Gerac- und ART-Akupunkturstudien zur Wirksamkeit der Akupunktur bei chronischen Knie-, Kreuz-, Kopf- und Migräneschmerzen legen auch nahe, dass die »Super«-Placebo-Therapie Akupunktur auch noch Monate nach der letzten Sitzung wirksam ist *[Ann Intern Med. 2006 Jul 4;145(1):12-20. 2. Arch Intern Med. 2007 Sep 24;167(17): 1892-8. 3. ÄB 103/2006, S.A-187/B-160/C-159. 4. ÄB 103/2006, S.A-196/B-169/C-167]*.

## Nozebo

Wenn Patienten schlechte Auswirkungen eines Medikamentes erwarten, weil sie darüber im BPZ gelesen haben, können diese Auswirkungen oder Nebenwirkungen alleine aus dieser Erwartungshaltung heraus auftreten. In Versuchen hat man nämlich herausgefunden, dass Nebenwirkungen auch dann auftreten, wenn den Patienten (in diesem Fall: den Probanden) wirkungslose Zuckerpillen verabreicht wurden, sie aber im Glauben waren, echte Medizin zu erhalten und zwar diejenige Medizin, zu der sie vorher den BPZ studiert hatten.

»Der Schaden durch Nozebos ist enorm«, wird Manfred Schedlowski von Bartens in der SZ zitiert *[Abgewandelt zitiert nach Bartens, Werner, SZ, 4./5. Juli 2009, Seite 20]*. »Viele Menschen nehmen ihre Medikamente aus Angst vor Nebenwirkungen nicht ein – Ärzte müssen besser darüber aufklären«, sagte Schedlowski, der Psychologe an der Universität Essen ist *[Abgewandelt zitiert nach Bartens, Werner, a.a.O.]*. Es ist deshalb wichtig, die Patienten über Risiken aufzuklären UND ihnen einen alltäglichen Bezug zu diesen Risiken zu nennen *[siehe meine Ausführungen zu Risiken und Wahrscheinlichkeiten, z. B. (Number-Needed-to-Treat (NNT), NNH]*.
Der bekannte amerikanische Kardiologe Lown hat (deshalb) eine Faustregel für Patienten entwickelt: »Je furchteinflößender die Terminologie eines Arztes ist und je düsterer seine Prognosen, desto weniger sollte man seinen Anweisungen glauben.« *[Abgewandelt zitiert nach Bartens, Werner, a.a.O.]*
Wie stark die Macht negativer Gedanken oder Angst sein kann, zeigt das Beispiel einer Lehrerin und ihrer Schüler in Tennessee. Sie hatte Gasgeruch wahrgenommen und vor ihrer Klasse über Übelkeit und Kopfschmerzen geklagt. Sodann berichteten mehr als hundert Schüler und Lehrer von denselben Symptomen, obwohl sich der Geruch als harmlos herausstellte und gar kein Gas ausgeströmt war *[Abgewandelt zitiert nach Bartens, Werner, a.a.O.]*. Ähnliches ereignete sich in Belgien, wo vor einiger Zeit der Geschmack von Cola in Dosen anders als bisher war, denn die Dosen waren mit einer anderen Substanz imprägniert worden. Der Stoff erwies sich als harmlos, doch Dutzende Jugendliche wurden in Krankenhäusern behandelt *[Bartens, a.a.O.]*. Weil aber vor der Gabe von chemischen Schmerzmitteln umfassend aufgeklärt werden muss, rufen gerade diese Mittel viele und erhebliche Nebenwirkungen hervor.
Ein anderes Beispiel: Ein Mann wollte sich nach der Trennung von seiner Freundin das Leben nehmen und schluckte 30 Tabletten eines vermeintlich sehr starken Psychopharmakons, das er deshalb im Haus hatte, weil er gerade an einer Studie zu diesem Mittel teilnahm. Er brach zusammen, kam ins Krankenhaus und auch dort ging es ihm immer schlechter. Bald kam der Arzt vorbei, der die Studie leitete. Dieser sagte, dass der junge Mann in der Kontrollgruppe mit harmlosen Pillen (Placebo) war. Augenblicklich verschwanden alle Symptome, die der junge Mann mit der Kraft schlechter Gedanken heraufbeschworen hatte *[Abgewandelt zitiert nach Bartens, Werner, a.a.O.]*.

## XII. Der Papiertiger Psychotherapie hält Menschen von Selbsthilfe ab.

Auch die große Hoffnung Psychotherapie hat weitgehend nicht das gebracht, was sich viele von ihr erhofft hatten. Auch nach 50 Sitzungen Psychotherapie oder zwei Monaten psychosomatischer Reha kommen die Patienten zum Hausarzt zurück und haben ihre Angst, Depression, Nervosität, Somatisierungsstörung oder Schlafstörung immer noch. Sie sind sie in den meisten Fällen nicht los geworden und das große Versprechen von Freud: »Erkenne den zugrunde liegenden Konflikt und der damit verbundene Affekt löst sich auf«, wurde nie eingelöst, regelmäßig auch von ihm nicht (er war nikotin- und kokainsüchtig – starb an Mundkrebs, hatte ein Verhältnis mit seiner Schwägerin, sein Sohn zeugte mit seiner zweiten Frau ein Kind und vieles mehr). Andere Zeitgenossen von ihm waren auch nicht besser: Jung missbrauchte eine Patientin und redete die Sache mit Hilfe von Freud klein.
Die Psychotherapie ist ein Papiertiger, erst jetzt erkennen das viele, so sehr hat sie uns

fasziniert und geblendet. Die eloquenten Erzählungen von Freud, Jung, Adler, Reich, Ferenczi waren einfach zu toll, zu vereinnahmend, viele glaubten tatsächlich den Schlüssel zur Seele und ihren Krankheiten gefunden zu haben und sie dadurch wirklich heilen zu können. Wie in der Chirurgie und Inneren Medizin erwies sich das als grundlegender Irrtum: Die Chirurgie kann zwar toll reparieren, aber wenn das Bein ab ist, ist es nun mal ab, wenn die Gallenblase oder die Krampfadern raus sind, leben wir nun mal ohne Gallenblase und haben einige Venen weniger. »Heilung« ist das irgendwie schon, aber eben eine »Defektheilung«; um zu gesunden, wird etwas weggeschnitten und nicht heil gemacht. Fortan fehlt uns dieses Organ.
Diese Feststellungen gelten auch für weite Teile der Psychopharmakotherapie: Die Angsterkrankung geht immer weiter um, obwohl es immer mehr und stärkere Medikamente zu ihrer Behandlung gibt und diese in den meisten Industrieländern auch für alle Menschen verfügbar sind. Einfachste Mittel zur Behandlung der Angst werden deshalb nicht mehr propagiert: Ausdauer-Training. Damit lassen sich Angstsymptome eindämmen. Bei der Betrachtung der Sportdauer schnitten Übungszeiten von mindestens 30 Minuten am besten ab. Diese nicht-pharmakologische Behandlung eignet sich auch besonders für Patienten, die Medikamente ablehnen *[Matthew P Herring et al., Arch Int Med 2010; 170: 321-31, zitiert nach MT, 12. März 2010, S. 6]*.

Mit körperlichem Training lassen sich auch Depressionen ganz gut verscheuchen. Zur antidepressiven Wirkung von Sport bei bereits bestehender Depression existieren eine Reihe kontrollierter Studien, die mehrheitlich eindeutig für klinisch bedeutsame antidepressive Wirkungen von regelmäßigem körperlichem Training sprechen, egal, ob Ausdauer- oder Krafttraining *[Hans-Hermann Dickhut, Gernot Badtke: Sportmedizin für Ärzte Lehrbuch auf der Grundlage des Weiterbildungssystems der deutschen Gesellschaft für Sportmedizin und Prävention (DGSP). Deutscher Ärzteverlag, 2007, ISBN 3769104722]*.
Ein wichtiger Effekt von Konditionstraining ist auch das verbesserte Selbstwertgefühl und die Endorphinausschüttung im Gehirn. Positive Effekte des Joggings bei Depressionen sind empirisch durch Studien nachgewiesen. 1976 wurde die erste Studie zum stimmungsaufhellenden Effekt des Dauerlaufs unter dem Titel »The joy of Running« *[Thaddeus Kostrubala: The Joy of Running. Lippincott, 1976, ISBN 0397011695]* veröffentlicht. Ebenso wirkt Konditionstraining gegen viele Arten von chronischen Schmerzen.

## XIII. Mehr Schaden als Nutzen durch Medikamente bei chronischen Erkrankungen.

Wie immer stellt sich auch hier die Frage, ob durch Medikamente bei chronischen Erkrankungen nicht mehr Schaden als Nutzen erzeugt wird. Der Anstieg der Erkrankungen an Diabetes, Hypertonie und Fettstoffwechselstörungen ist meines Erachtens auch bedingt durch die immer besseren »Behandlungen« derselben. Alle Kosten und versteckten Kosten berücksichtigt, ergibt sich unter dem Strich kein oder nur ein geringer Benefit (Nutzen). »Was? Das kann nicht sein!«, rufen Sie? Dann sage ich Ihnen: Sie haben nicht alles in der Rechnung berücksichtigt: Das Herstellen der Medikamente und der Schaden, der dabei der Umwelt zugefügt wird. Das Eindringen der Medikamente in die Umwelt, nachdem sie von den Patienten wieder ausgeschieden wurden.

Zum Beispiel: Antidepressiva, die über die Kanalisation in Küstengewässer gelangen, können das Verhalten von Garnelen beeinflussen. Wie eine britische Studie ergeben hat, ändern die Garnelen unter dem Einfluss des Antidepressivums Fluoxetin ihre Schwimmrichtung – hin zum Licht, wo sie von Fischen und Vögeln leichter gefressen werden können *[Aqua-tic Toxicology, 2010, abgewandelt und gekürzt zitiert nach SZ]*. Allein in England und Wales wurden im Jahr 2002 mehr als 26 Millionen Rezepte für Antidepressiva ausgestellt. Von anderen Medikamenten wie beispielsweise Hormonen ist schon länger bekannt, dass diese in Flüsse und Seen gelangen und von den dortigen Lebewesen aufgenommen werden *[Abgewandelt und gekürzt zitiert nach SZ]*.
Medikamente, die kranken Menschen helfen sollen, schaden durch ihren Herstellungs- oder Entsorgungsprozess oft der Umwelt und machen nachfolgende Generationen krank. Das Gleiche gilt für den Herstellungs- und Entsorgungsprozess für medizinische Geräte, die Gebäude, in denen Arztpraxen und Krankenhäuser untergebracht sind, Röntgengeräte und -filme, nuklearmedizinische Geräte und die dafür benötigten radioaktiven Substanzen, Spritzen, Herzkatheter, Krankenwagen, Rettungs-Hubschrauber und den ganzen Treibstoff dafür, die Energie, um alles zu betreiben. Niemand hat sich bisher die Mühe gemacht, eine Gesamtbilanz zu ziehen, so wie das akribisch für den Liter Milch gemacht wurde: Ist die Ökobilanz besser, wenn man die Milch im Tetrapak, im Schlauch oder in der Mehrwegflasche verkauft?

Allein die 3.000 bedeutendsten Unternehmen der Welt verursachen einer UN-Studie zufolge jährliche Umweltschäden von 1,7 Billionen Euro. Eine Studie des UN-Umweltprogramms UNEP kommt zum Ergebnis, dass die Arten heute 100 mal schneller aussterben, als es die Evolution vorgebe. Noch immer stürben täglich 130 Arten aus, Moore verschwänden, Flüsse würden in Beton gezwängt, Berghänge erodierten zur Ödnis. »Die Kosten für Umweltschäden tragen Versicherer, die Bevölkerung und Steuerzahler«, sagte UN-Umweltchef Achim Steiner im Gespräch mit der Süddeutschen Zeitung *[Abgewandelt zitiert nach: »UN fordern grüne Revolution in Chefetagen«, SZ, 13. Juli 2010, S. 15]*.

## XIV. Zuzahlungen erhöhen.

Momentan läuft das Gegenteil: Ärzte in Klinik und Praxis verschreiben Medikamente, statt diese zu verweigern, wenn andere nichtmedikamentöse Behandlungen genauso erfolgversprechend sind. Nur dann – bei einem verweigerten Rezept – würden die Leute aufwachen und selbst aktiv werden.
Rabattierte Mittel gegen psychische und körperliche chronische Erkrankungen werden zuzahlungsfrei abgegeben, statt eine höhere Zuzahlung zu verlangen.
Chronisch Kranken, die gesetzlich versichert sind, wird die Praxisgebühr (PG) erlassen, wenn sie sich in ein DMP einschreiben oder zur Gesundheitsuntersuchung kommen. Richtig wäre, die PG nicht zu erlassen, sondern sie zu erhöhen und zusätzlich fünf Euro auch bei Vorlage eines Überweisungsscheines zu nehmen. Screeningprogramme streuen allen Beteiligten Sand in die Augen.

Alle diese Programme sollten ersatzlos gestrichen werden, denn sie vernichten Geld und beeinträchtigen die Gesundheit der Versicherten. Das dafür ausgegebene Geld wird

natürlich streng genommen nicht »vernichtet«, es wandert nur woanders hin: in die Taschen der beteiligten Ärzte, Apotheker, Hersteller und Sozialversicherungsfachangestellten (SoFa). Auch in die Taschen der Arzthelferinnen, die maßgeblich dazu beitragen, den steten Strom von Patienten möglichst reibungslos durch die Praxen zu schleusen und das Hamsterrad am Laufen zu halten. Nicht viele von den Beteiligten werden mir deswegen Recht geben wollen, obwohl es für die Ärzte gar nicht verkehrt wäre, bei gleichem Gesamthonorar weniger Patientenkontakte zu haben. Oder wünscht jemand noch mehr als 18 Arzt- und Psychotherapeutenbesuche gesetzlich Versicherter in Deutschland pro Jahr?
Die Patienten selbst werden nur zum Nachdenken und Nachfragen zu motivieren sein, wenn Geld ins Spiel kommt. Hierbei muss man das bisherige Nachlassspielchen umdrehen: nicht Erlass der Praxisgebühr hilft, sondern eine höhere. Sie sollte bei 20 Euro liegen und in etwas geringerer Höhe auch bei Vorlage einer Überweisung fällig werden. Alle DMPs, Screeningprogramme und Gesundheitsuntersuchungen gehören gestrichen. Es wäre auch nichts dagegen einzuwenden, wenn gesetzliche oder private Krankenkassen oder Beihilfen ihren Versicherten alle drei Monate maßgeschneiderte Info-Broschüren zuschicken würden.

## XV. Weniger Arzt- und Psychotherapiekontakte durch höhere Selbstbeteiligung.

Die Verantwortung für ihre Gesundheit sollte man den Menschen zurückgeben: Kümmert euch selbst um eure Gesundheit! Und dazu gehört auch, seinen Blutdruck selbst zu messen. Die Ärzte werden dadurch entlastet und haben mehr Zeit für Wesentliches! Wegen Schnupfen oder Fieber zum Arzt? Das sollte der Vergangenheit angehören, es sei denn, das Fieber ist höher als 39 Grad oder hält schon länger als zwei Tage an oder man braucht unbedingt eine Krankmeldung. Aber es ist ja so bequem: Versichertenkarte einlesen lassen und man wird zum Arzt oder Facharzt vorgelassen. Ein kleiner Riegel wurde vorgeschoben durch die zehn Euro Praxisgebühr. Sie hatte die Patientenflut anfangs etwas eingedämmt, bevor sich die Patienten auch daran gewöhnten und die Steuerungswirkung wieder verloren ging.

Ich plädiere deshalb für eine höhere Praxisgebühr und eine weitere Gebühr, die auch bei Vorlage einer Überweisung fällig wird. Zum Beispiel: Sie gehen zum Hausarzt und müssen 20 Euro PG bezahlen. Der überweist Sie zum Röntgen und auch dort wird eine Gebühr fällig, sagen wir 10 Euro. Das weist der ärztlichen Leistung wieder mehr Wert zu und das besinnungslose Konsumieren von Arzt- und Psychotherapeutenleistungen wird abnehmen. Bis zum 18. Geburtstag sollten nach wie vor keine Gebühren anfallen, auch nicht bei der Behandlung von Schwangeren oder sozial Schwachen (Gebührenbefreiung wie bisher). Bisher kam es oft vor, dass Patienten, hatten sie die Praxisgebühr erst einmal bezahlt, weitere Leistungen innerhalb dieser Flatrate haben wollten: zum Beispiel eine Überweisung zum Röntgen der Hüfte (»Meine Hüftarthrose ist schon seit einem Jahr nicht mehr geröntgt worden, Herr Doktor. Es ist mal wieder Zeit«). Routinemäßig bringt das gar nichts und viele werden das erst dann begreifen, wenn auch beim Facharztbesuch mit Überweisung eine zusätzliche Gebühr fällig wird. Sie werden dann dieser Facharztleistung auch innerlich einen finanziellen Wert zumessen und den Hausarzt vorher fragen, ob es auch ohne den Gang zum Facharzt geht.

Wegen einfacher Rückenschmerzen zum Orthopäden! Warum eigentlich? Wegen kurzfristiger herabgesetzter Stimmung zum Psychotherapeuten! Was soll das? Und die Zweifel werden umso realistischer ausfallen, je höher die zu entrichtende Gebühr ausfällt. Schon heute sind psychotherapeutische Praxen überschwemmt mit Patienten mit Lifestyle-Problemen oder »Anpassungsstörungen«. Da findet dann keine echte Krankenbehandlung statt, sondern Lebensberatung. Das gehört nicht zu den Leistungen einer Krankenversicherung und sollte in Zukunft verhindert werden. Noch gehe ich aber nicht so weit zu fordern, dass bei jeder psychotherapeutischen Sitzung eine Selbstbeteiligung erhoben werden sollte. Aber bald werden wir so weit sein. Nur wer nicht alles zum Nulltarif bekommt, wird sich überlegen, ob er kleine Probleme nicht auch eher mal selbst lösen kann.

Höhere Zuzahlungen (Eigenbeteiligungen) wären eine Win-Win-Situation für alle Beteiligten: weniger Stress für die Ärzte durch geringere Patientenzahlen, ohne Einkommensanstieg, denn das Honorarbudget bleibt ja gleich, und die Patienten bekämen pro Arztkontakt mehr Zeit und Zuwendung. Die Qualität der Behandlung würde steigen, die Beiträge der Versicherten könnten sinken, denn mehr Geld flösse direkt, weil Zuzahlungen direkt in bar entrichtet werden.

**Fazit: Zu viele Arztbesuche in Deutschland rauben allen den Nerv: Den Ärzten und auch den Patienten. Profitiert hat bisher keiner davon, aber alle leiden darunter. Deshalb sollten stärkere finanzielle Anreize geschaffen werden, um weniger zum Arzt und Psychotherapeuten zu gehen und die Dinge verstärkt selbst in die Hand zu nehmen.**

## XVI. Entschleunigung.

Dieses Buch ist ein Plädoyer für die Entschleunigung im Leben, im Umgang mit der eigenen Seele und dem eigenen Körper, eine Aufmunterung, auch mal abzuwarten und die Gesundung in die eigenen Hände zu nehmen. Ein Appell nicht bei jedem Mist zum Arzt oder Psychotherapeut zu rennen. Nicht unbesehen Tabletten zu schlucken, sondern BPZ zu lesen und zu analysieren, sich im Internet schlau zu machen und sich Rat in der Familie und bei Freunden oder bei Bekannten zu holen und seinen Lebensstil immer wieder in Frage zu stellen. Sicher, manchmal kann Abwarten auch nachteilig sein, weil man eine wichtige Maßnahme, die sofort geschehen muss, dann deswegen verpasst. Dieser Preis muss aber gezahlt werden, denn nicht abzuwarten und alles gleich zum Arzt und Psychologen zu tragen, erzeugt noch viel größeren Schaden, nämlich durch die vielen Nebenwirkungen eigentlich überflüssiger oder falscher medizinischer oder psychologischer Therapie oder eben durch die immensen Kosten, die diese Untersuchungen und Behandlungen auslösen. Und diese Kosten müssen ja erst mal bezahlt werden, indem gearbeitet werden muss, um die Kassenbeiträge aufzubringen. Durch diese Arbeit für die Kassenbeiträge entsteht ja dann neue körperliche und psychische Krankheit. Die

Menschen verschleißen deswegen schneller und werden krank, erleiden Arbeits- oder Wegeunfälle, weil sie das Geld für das aufgeblähte Gesundheitswesen erarbeiten müssen. Um die jährlich etwa 300 Milliarden Euro Kosten für das deutsche Gesundheitssystem zu erarbeiten, müssen etwa 15 Milliarden Arbeitsstunden geleistet werden. Mit anderen Worten: Etwa 8 Mio. Menschen arbeiten rund ums Jahr, um die Kosten des Gesundheitswesens aufzubringen und werden ihrerseits durch diese Arbeit krank, depressiv, kriegen deswegen Krebs, erleiden Arbeits- und Wegeunfälle. Diese neue Krankheit muss man dem Nutzen des Gesundheitswesens gegenüberstellen: Lohnt sich also die teure »Therapie« des harmlosen Sodbrennens wirklich? Entsteht nicht beim Behandeln vieler Krankheiten durch das Erarbeiten der Kosten nicht genau so viel neue Krankheit? Ein Nullsummenspiel?
Für diese verfahrene Situation in Medizin und Psychotherapie in Deutschland gibt es keine einfache Lösung, die nicht weh tun wird.

**Dieses Buch will Ihnen zeigen, wie Sie am besten aus dem Dilemma heraus kommen, wie Sie die häufigsten Fallgruben vermeiden und für sich und Ihre Familie einen Nutzen ziehen: mehr Gesundheit, weniger Krankheit, Geldersparnis.**

# Der alltägliche Irrsinn

## I. Eigenblutspende mit beinahe schlimmem Ausgang

Frau A. ist 60 Jahre alt und muss sich in Kürze einer größeren geplanten Operation ihrer Brust unterziehen, bei der es zu erheblichem Blutverlust kommen könnte. Sie möchte im Bedarfsfall kein fremdes Blut erhalten, sondern ihr eigenes und muss deshalb einige Wochen vor der OP zweimal Eigenblut spenden. Dieses wird von der Blutbank konserviert und kann ihr dann bei Bedarf während oder nach der Operation retransfundiert werden.

Nach der ersten Eigenblutspende in der Klinik im Januar 2011 von etwa einem halben Liter Blut fährt sie selbst im Auto über 40 km nach Hause, obwohl sie sich schlapp und kaputt fühlt. Sie legt sich zu Hause gleich hin und kommt einen Tag lang nicht mehr hoch. In der Klinik sagte man ihr, sie solle Eisentabletten nehmen und in einer Woche zur nächsten Spende kommen. Das tut sie dann auch und fragt die Krankenschwester gleich zu Beginn, ob sie denn genügend Blut habe, um jetzt schon wieder spenden zu können. Die Krankenschwester nimmt ihr einen Tropfen Blut aus der Fingerspitze ab, bestimmt den Hämoglobinwert (Hb-Wert: Konzentration des roten Blutfarbstoffes im Blut) und sagt ihr, der Wert sei nur knapp über 10 g/dl und wenn sie jetzt trotzdem Blut spende, müsse sie unbedingt sofort danach eine Kochsalzinfusion von mindestens einem halben Liter bekommen, da der Hb-Wert eigentlich viel zu niedrig sei und sie ohne anschließende Kochsalzinfusion kollabieren könne. Dann ruft die Transfusionsärztin Frau A. zu sich herein und sagt ihr, sie könne nun ohne Weiteres Blut spenden. Sie zapft ihr fast einen halben Liter Blut ab und schickt sie ohne anschließende Kochsalzinfusion nach Hause. Sie sagt ihr, sie könne ruhig selbst Auto fahren, müsse sich nicht abholen lassen.

Zitternd und kaltschweißig zu Hause angekommen, legt sich Frau A. gleich hin, erschöpft und kraftlos.

Sie ruft mich als ihren Hausarzt an und fragt um Rat. Ich sage, bei einem Hb-Wert von knapp über 10 hätte man ihr kein Blut abnehmen dürfen. Viel tun außer abwarten könne man nun aber auch nicht, sie müsse sich strikt schonen und viel trinken. Ich trug ihr noch auf, bei der Transfusionszentrale anzurufen und sich alle Blutwerte durchgeben zu lassen.

Wie so oft brachte der Anruf nicht die gewünschten Information. Stattdessen wurde die Patientin unwirsch gefragt: »Was wollen Sie denn? Geht es Ihnen nicht gut? Das ist völliger Quatsch, natürlich war ihr Hb-Wert nicht 10, sondern deutlich über 13. Alles kein Problem.« Aufgelegt.

Das sagte sie mir und ich riet ihr direkt beim Labor der Blutspendezentrale anzurufen und mir die Blutwerte an meine Praxis faxen zu lassen.

Das Faxschreiben zeigte dann zwar, dass sie keine Antikörper gegen HIV u. a. hatte, aber nicht den erhofften Hb-Wert. Ich mailte das Faxschreiben der Patientin und sie kommentierte das so:

»Hier fehlt allerdings der Blutwert, der aus der Fingerspitze genommen wurde. Doch das erübrigt sich ebenfalls, da auch hier der Wert vollkommen »normal« war, laut Aussage der Ärztin, und ich gestern bestimmt »nicht gut gehört habe«.«
Ich riet ihr, per E-Mail noch einmal nachzuhaken, und sie mailte der Blutbank:
»Bitte teilen Sie uns auch die beiden Hämoglobinwerte der ersten und der zweiten Blutentnahme mit. Vielen Dank für Ihre Bemühungen.«
Darauf kam nie eine Antwort.
Die Patientin war nicht verkehrstüchtig gewesen. Man ließ sie trotzdem über 40 km alleine über die Autobahn fahren. Sie hatte Glück, dass sie heil davon kam. Nach zwei Wochen war sie wieder einigermaßen auf dem Damm und die OP konnte wie geplant durchgeführt werden. Die arroganten Antworten und verweigerten schriftlichen Befunde sind nichts Ungewöhnliches, das passiert jeden Tag tausendfach in Deutschlands Praxen und Kliniken. Nach meiner Schätzung bleibt aber jeder zehnte bis zwanzigste Patient nach derartigen schrägen Behandlungen verletzt oder dauerhaft geschädigt zurück, jeder ein- bis zweihundertste stirbt bei so etwas, weil er zum Beispiel einen Verkehrsunfall baut, hinfällt und sich den Kopf aufschlägt oder einen Herzinfarkt erleidet. So gut wie nie wird das dann der falschen ärztlichen Behandlung zugeordnet. Das taucht in keiner Nebenwirkungs-Statistik auf. Die Verantwortlichen werden meistens nicht zur Rechenschaft gezogen. An belastende Unterlagen, oder dem, was davon noch übrig ist, kommt man dann meistens nur per Anwalt oder Staatsanwalt. Oder gar nicht.

**Fazit: Lassen Sie sich nach Möglichkeit alle Befunde gleich schriftlich aushändigen.**

**Abhilfe: Behandler müssen gesetzlich verpflichtet werden, alle Befunde, Blutwerte, Diagnosen, Verschreibungen oder Maßnahmen dem Patienten sofort bei Bekanntwerden schriftlich zu geben, am besten elektronisch auf die Elektronische Gesundheitskarte (eGK) zu übertragen. Deren Ausgabe startete im Oktober 2011. Nur so erlangen die Patienten Hoheit über ihre Befunde. Aber es gibt auch einen Vorteil für die Behandler bei dieser Vorgehensweise: Sie können jederzeit die erfolgte Aufklärung nachweisen und erlangen auch für sich selbst mehr Rechtssicherheit.**
**Auch in der Schweiz setzt man jetzt auf E-Health-Projekte: Der elektronische Impfausweis soll das erste landesweite E-Health-Projekt werden.** *[ÄZ, 14.9.11, S. 14]*

Ärzte, Psychotherapeuten, Hebammen und Physiotherapeuten werden jetzt aufschreien: unverschämt, zu viel Bürokratie. Aber ist es nicht so, dass jeder schon gleich beim Kauf eines Pfundes Suppenfleisch für 2 Euro im Supermarkt zu Recht darauf besteht, dass das Fleisch einen korrekten Aufkleber auf der Verpackung hat, aus dem Herkunft, Bezeichnung, Gewicht, Preis und Haltbarkeit vor dem Kauf hervorgehen? Und nicht erst drei Monate später.
Warum dann das Wehklagen, wenn es um die Behandlung von Menschen geht und diese einfach nur elementare Informationen zeitnah haben möchten?

## II. Fachärztliche Untersuchung mit widersprüchlichen Befunden

Frau B. wurde Anfang 2011 an der Schilddrüse operiert, es bestand sogar der Verdacht auf Schilddrüsenkrebs. Noch fünf Monate später fühlt sie sich schlecht und schwach,

verspürt oft ein Kribbeln, denn die Nebenschilddrüse war auch betroffen. Sie musste sowohl Calcium als auch Schilddrüsenhormon nehmen und geht zur Kontrolle zu einem niedergelassenen Endokrinologen. Über diese Konsultation berichtete sie mir per E-Mail:
*»Bin heute bei Dr. X. gewesen. Den pathologischen Laborwert (Calcitonin), den Dr. Y. gemessen hatte, hält er für einen ernsten Hinweis darauf, dass nicht alles in Ordnung ist, und versteht das beschwichtigende Verhalten von Dr. Y. absolut nicht.*
*Er hat mir deutlich gesagt, dass er mich für nicht geheilt hält durch die Entfernung der Schilddrüse. Mit einer C-Zell-Hyperplasie der Schilddrüse sei schließlich nicht zu spaßen.*
*Ich muss nun bei ihm in der Praxis alle sechs Monate einen Pentagastrintest machen und alle vier Wochen soll in der nächsten Zeit Blut genommen werden.*
*Habe von ihm ein anderes Medikament verschrieben bekommen, höher dosiert. Es dauert nochmal vier Wochen, bis das wirkt, und man muss den Puls und Blutdruck im Auge behalten.*
*Dass es mir so elend geht, kommt zum einen von der Unterfunktion, wobei er meinte, das wäre noch weiter abzuklären. Ein ausführlicher Befund geht Ihnen zu.«*

In diesem ausführlichen Befund (Arztbrief), den ich eine Woche später erhielt, stand dann allerdings von alledem gar nichts drin, sondern dass die Schilddrüsenfunktion gut eingestellt sei mit der Einnahme von 75 ug Schilddrüsenhormon an einem Tag und 100 ug am nächsten. So solle sie das abwechselnd einnehmen. Zur Kontrolle solle sie erst wieder in einem halben Jahr kommen. Anhalt für weitere Störungen oder Erkrankungen bei der Patientin habe er nicht.
Diesen Widerspruch kommentierte mir die Patientin in einer E-Mail so:
*»Ich weiß nicht so ganz, was ich davon halten soll. Der Bericht ist das Gegenteil von dem, was Dr. X. mir gegenüber mündlich geäußert hatte.*

- *Anhand der Blutwerte wäre ihm klar, dass es mir nicht gut geht.*
- *Er war der Meinung, dass ich durch die OP nicht geheilt worden bin.*
- *Auf dem Ultraschall hatte er etwas für ihn nicht genau Definierbares gesehen, was er dafür verantwortlich gemacht hatte, dass der Calzitoninwert so hoch war.*
- *Er hatte die Möglichkeit angesprochen, dass evtl. nachoperiert werden müsse.«*

Weiter schrieb die Patientin:
*»Ich bin zwar froh, dass nichts Schlimmeres bei den Untersuchungen rausgekommen ist, allerdings auch etwas irritiert. Naja, bin eben keine Privatpatientin. Mir geht es ein klein wenig besser mit meinen Beschwerden, aber nicht wirklich besser mit der Müdigkeit. Die Knochenschmerzen sind so hartnäckig wie noch nie. Von einer Besserung kann man noch nicht wirklich reden.«*

Und nach einem erneuten Blutentnahmetermin bei Dr. X. mailte mir Frau B.:
*»Bin gestern nochmal bei Dr. X. gewesen und eigentlich sollte Blut abgenommen werden und er wollte nochmals einen Ultraschall vom Hals machen und den Befund besprechen. Was dann kam, war interessant. Keine Blutabnahme – kein Ultraschall – in zehn Minuten war ich abgefertigt. Den Befund hatte er wohl mit dem einer anderen Patientin gleichen Nachnamens verwechselt. 75er und 100er Novothyral® im Wechsel … steht ja im Befund … das*

*hatte ich mir notiert zu fragen … im Wechsel mit was?*
*Darauf hat er gemeint: »Abwechselnd 75 und 100 Mikrogramm, also einen Tag 100 den anderen 75.« Da hab ich ihn dann aufgeklärt, dass ich das 175er Novothyral nehme und wir von 175 L-Thyroxin auf das 175er Novothyral gewechselt hatten.*
*Im Krankenhaus war ich direkt mit 150 Mikrogramm nach der OP eingestellt worden. Und dann wurde auf 175 Mikrogramm L-Thyroxin erhöht. Er sagte daraufhin: »Ach, stimmt ja.«*
*Dann hat er sich meine Blutwerte eindringlich und länger nochmal angesehen, als ob er hin und her überlegt, und letztendlich gemeint: »Sie sind geheilt.« Alles Weitere mache der Hausarzt: Blutwerte kontrollieren, Rezept ausschreiben. Die Beschwerden würden noch vergehen mit der Einnahme von Novothyral. Müdigkeit und die Knochenschmerzen hätten eine andere Ursache.«*

Am nächsten Tag mailte sie mir ergänzend:
*»Ich denke über alles nach und bin entsetzt, was so alles abläuft.«*

**Fazit: Lassen Sie sich von Ihrer Hausärztin jeden Arztbrief über Sie aushändigen und studieren Sie diesen aufmerksam. Fehlerhafte Arzt- und Krankenhausentlassungsbriefe sind nicht die Ausnahme, vielmehr ist nach meiner langjährigen Beobachtung jeder dritte Brief falsch. Wenn ein Facharzt, Psychotherapeut, Physiotherapeut oder Krankenhaus keinen Bericht über eine Untersuchung oder Behandlung schicken sollte, müssen Sie sich selbst darum kümmern und den Bericht anmahnen, wenn das Ihr Hausarzt nicht für Sie tun mag. Schließlich wissen Sie nicht, ob wirklich alles in bester Ordnung ist.**
**Ist der Bericht fehlerhaft, sollten Sie um einen korrigierten Bericht bitten. Der Bericht mit den falschen Angaben vagabundiert sonst in Ihrer Akte herum und wird ggf. auch so weitergegeben an andere Fachärzte oder Krankenhäuser. Spätere Missverständnisse und Fehlbehandlungen sind so vorprogrammiert.**

Sollte Ihnen die Herausgabe eines Berichtes verweigert werden, könnten Sie folgendes Formschreiben verfassen:

*Sehr geehrte Damen und Herren,*
*mit diesem Schreiben bitte ich um Übersendung von allen Behandlungsunterlagen, sämtlichen ärztlichen Gutachten, Stellungnahmen, Befundberichten und internen Auswertungen an meine oben angeführte Anschrift.*
*Hierzu darf ich Sie auf den § 25 SGB X verweisen. Auf die Unterlagen habe ich sogar nach der Rechtsprechung des Bundesgerichtshofes (NJW 83, 328 ff) einen Rechtsanspruch.*
*Die bloße Übersendung an den behandelnden Arzt erfüllt diesen Anspruch nicht.*
*Die Herausgabe der Unterlagen ist inzwischen weit verbreitete Praxis der Ärzte, Zahnärzte, Krankenhäuser, Rentenversicherungsträger, Versorgungsämter usw.*
*Die Kosten für die Kopien bin ich bereit zu übernehmen.*
*Die Übersendung der Unterlagen mit einer Erklärung über deren Vollständigkeit erbitte ich innerhalb von zwei Wochen ab Datum dieses Schreibens.*

In Zukunft sollten alle diese Berichte auf der Elektronischen Gesundheitskarte gespeichert werden und dem Patienten sofort zugänglich gemacht werden. Fehlerhafte Berichte sollten gelöscht und neu erstellt werden.

## III. Weil Hinweise zum Absetzen fehlen, werden Medikamente sinnlos immer weiter eingenommen

Hausarzt Dr. Sturm schrieb in einem Beitrag *[»Multimedikation nach Krankenhausentlassung – Manchmal hilft Arzneimittelfasten«, Der Allgemeinarzt 2/2008, S. 32]*, dass zuweilen das Absetzen (fast) aller Medikamente hilfreich sein kann. Meine Erfahrung ist das auch. Aber auch, dass oft die Medikation stattdessen immer weitergeführt wird, weil man als Arzt denkt, es sollte immer so weitergehen, schließlich handelt es sich ja um chronische Erkrankungen. Das stimmt aber oft nicht. In vielen Fällen kann nach einiger Zeit ein Mittel abgesetzt oder seine Dosis reduziert werden.
Das steht aber selbst in den Fachinformationen vieler verschreibungspflichtiger Mittel nicht. Zwar gibt es dort regelmäßig das Kapitel »Dosierung, Art und Dauer der Anwendung«, aber in vielen Fachinformationen zu Blutdrucksenkern finde ich keine Hinweise oder Regeln, wie und wann die Blutdrucksenker abzusetzen sind. Eine in BPZ oder Fachinformationen zu findende Regel, die besagt, dass von Zeit zu Zeit (wann?) zu prüfen ist (wie?), ob das Mittel überhaupt noch gebraucht wird, und wenn nicht, wie es dann abzusetzen ist, existiert meines Wissens zu keinem einzigen Antihypertensivum. Diese Problematik wird wohl von den Pharmafirmen auch nicht beforscht.

**Fazit: Fragen Sie Ihren Arzt immer wieder mal, ob Sie Ihre Medikamente so überhaupt noch nehmen müssen. Oft können sie nämlich abgesetzt oder reduziert werden, zu Ihrem Nutzen.**

## IV. Inhalt und Umfang der pharmako-therapeutischen Aufklärung: Fast niemand macht das so.

Im Rahmen der pharmakotherapeutischen Aufklärung sind den Patienten folgende Informationen zu vermitteln:
Art des Medikaments (z. B. Schmerzmittel)
Wirkungsweise
z. B.: »... Ibuprofen 800 Filmtabletten« enthält den Wirkstoff Ibuprofen, ein entzündungshemmendes und schmerzstillendes Arzneimittel (nicht-steroidales Antiphlogistikum/Analgetikum), das vor allem bei Rheuma-Erkrankungen eingesetzt wird ...« *[Gelesen am 31.12.2010 unter http://www.apotheken-umschau.de/Arzneimittel-Check]*
Einnahme und Dosierung
z. B.: »... Zur Therapie rheumatischer Erkrankungen: Ibuprofen wird in Abhängigkeit vom Alter bzw. Körpergewicht sowie dem Schweregrad der Beschwerden dosiert. Der empfohlene Dosisbereich für Erwachsene und Jugendliche ab 15 Jahren liegt zwischen 1200 und 2400 mg Ibuprofen pro Tag. Die maximale Einzel-Dosis sollte höchstens 800 mg Ibuprofen betragen. Kinder ab 6 Jahren und Jugendliche unter 15 Jahren: Zur Behandlung rheumatischer Erkrankungen bei Kindern liegt zur Dosierung kein ausrei-

chendes Erkenntnismaterial vor, daher kann eine begründete Dosisempfehlung derzeit nicht gegeben werden …« *[Gelesen am 31.12.2010 a.a.O.]*
Nebenwirkungen
z. B.: »… Sehr häufig: Magen-Darm-Beschwerden wie Sodbrennen, Bauchschmerzen, Übelkeit, Erbrechen, Blähungen, Durchfall, Verstopfung und geringfügige Magen-Darm-Blutverluste, die in Ausnahmefällen eine Blutarmut (Anämie) verursachen können.
Häufig: Magen/Zwölffingerdarm-Geschwüre (peptische Ulzera), unter Umständen mit Blutung und Durchbruch. Ulzerative Stomatitis, Verstärkung einer Colitis ulzerosa oder eines Morbus Crohn.
Gelegentlich: Magenschleimhautentzündung (Gastritis).
Sehr selten: Entzündung der Speiseröhre (Ösophagitis) und der Bauchspeicheldrüse (Pankreatitis).
Sollten stärkere Schmerzen im Oberbauch, Bluterbrechen, Blut im Stuhl und/oder eine Schwarzfärbung des Stuhls auftreten, so müssen Sie »Ibuprofen 800 Heumann Filmtabletten« absetzen und sofort den Arzt informieren …«
»… Arzneimittel wie »Ibuprofen 800 Filmtabletten« sind möglicherweise mit einem geringfügig erhöhten Risiko für Herzanfälle (»Herzinfarkt«) oder Schlaganfälle verbunden …« *[Gelesen am 31.12.2010 a.a.O.]*
Wechselwirkungen
z. B.: »…

| **Lebensmittel** | **Medikament** |
|---|---|
| Alkohol/Ethanol-haltige Getränke | Ibuprofen 800 Filmtabletten |

…« *[Gelesen a.a.O]*

Individuelle Kontraindikationen
z. B.: »…

| **Vorsicht bei** | **Medikament (Wirkstoff)** |
|---|---|
| Schwangerschaft | Ibuprofen 800 Filmtabletten |

…« *[a.a.O]*

Verhalten bei Komplikationen
z. B.: »… Sollten stärkere Schmerzen im Oberbauch, Bluterbrechen, Blut im Stuhl und/oder eine Schwarzfärbung des Stuhls auftreten, so müssen Sie »Ibuprofen 800 Filmtabletten« absetzen und sofort den Arzt informieren …«
»… Teilen Sie Ihrem Arzt mit, wenn Sie unter Nebenwirkungen leiden. Er wird über eventuelle Maßnahmen entscheiden. Wenn bei Ihnen eine Nebenwirkung plötzlich auftritt oder sich stark entwickelt, informieren Sie umgehend einen Arzt, da bestimmte Arzneimittelnebenwirkungen (z. B. übermäßiger Blutdruckabfall, Überempfindlichkeitsreaktionen) unter Umständen ernsthafte Folgen haben können. Nehmen Sie in solchen Fällen das Arzneimittel nicht ohne ärztliche Anweisung weiter. Informieren Sie Ihren Arzt oder Apotheker, wenn Sie Nebenwirkungen bemerken, die weder hier noch in der

Packungsbeilage aufgeführt sind ...« *[Gelesen am 31.12.2010 a.a.O. Die obigen Zitate sind leicht abgewandelt (Firmenname weggelassen) und nur kleine Auszüge aus einem Text, der wesentlich länger ist]*

Der Gesamttext der Patienten-Information für Ibuprofen 800 ist wesentlich länger und es dauert ungefähr eine halbe bis eine Stunde, um dies alles als Arzt oder Apotheker einem Patienten in der Sprechstunde oder Apotheke zu erklären. So also müsste ein Patient über Ibuprofen 800 aufgeklärt werden, wenn er oder sie noch nichts über das Medikament weiß. Natürlich macht das kaum ein Arzt oder Apotheker so, keine Zeit.

Nach der gängigen Rechtsprechung muss der Patient sogar genug Zeit haben, das Für und Wider der geplanten Therapie und die Risiken abzuschätzen. Dabei darf der Patient nicht so in den Behandlungsablauf eingebunden sein, dass ihm praktisch keine Entscheidungsfreiheit bleibt. Bei der ärztlichen Aufklärung ist auch der Beruf des Patienten, seine soziale Herkunft, die Sprachverständigkeit, das Alter und vieles mehr zu berücksichtigen. Viele Migranten brauchen in der Sprechstunde und im Krankenhaus einen zuverlässigen Übersetzer. Schwerhörige ein Hörgerät. Sehbehinderte mehr Licht und eine Lupe oder Brille. Leicht Verwirrten und Aufgeregten muss man alles drei- oder viermal erklären. Der Vormund muss aufgeklärt werden, wenn der Patient nicht geschäftsfähig ist.

**Fazit: Es wird Ihnen nichts anderes übrig bleiben, als immer wieder hartnäckig nachzufragen und sich auch in der Sprechstunde oder bei der Krankenhausvisite Notizen zu machen. Bestehen Sie darauf, dass Ihnen ein Beipackzettel (BPZ) ausgehändigt wird. Lesen Sie diesen durch, besprechen Sie danach alle offenen Fragen mit dem Arzt oder dem Apotheker, bevor Sie das Medikament einnehmen.**

# In der Arztpraxis

Sie sind krank und suchen Hilfe beim Arzt.
Aber keiner hat richtig Zeit für Sie, Sie werden von einem Arzt zum nächsten überwiesen.

*Eine Französin sagte mir: »Als ich das erste Mal in Deutschland zum Arzt ging, war ich geschockt. Er hatte keine Zeit für mich und hat mich nicht untersucht: Weder die Lunge abgehört, noch in den Hals geschaut, noch Temperatur gemessen. Er hat nur freundlich gefragt, ob ich eine Krankmeldung will.«*

*Eine Amerikanerin sagte: »Das soll euer hochgelobtes Gesundheitssystem sein? Obwohl ich einen Termin hatte, musste ich 3 Stunden warten. Der Orthopäde hat mich nur kurz angeschaut und dann gleich zum Röntgen meiner Hüfte geschickt. Man hat mich noch nicht mal auf die Waage gestellt, obwohl ich übergewichtig bin. Nach dem Röntgen meinte er nur knapp: »You need a new hip.« Keine weiteren Erklärungen, er wirkte gehetzt und ging weiter, die Einweisung ins Krankenhaus stellte mir seine Helferin aus.«*

Was die Ursache Ihrer Erkrankungen ist, erfahren Sie nicht, darüber wird selten geredet. Oder Sie werden abgespeist mit Bemerkungen wie:
»Ihre dauernden Erkältungen kommen von Viren«,
»Für Ihren Bluthochdruck haben wir keine Ursachen gefunden, aber er ist gut eingestellt«,
»Hohe Blutfettwerte haben viele andere Menschen auch, Sie bekommen gute Tabletten dagegen«,
»Ihre Gelenke sind verschlissen, aber die Tabletten sind gut gegen die Schmerzen«.
Heilung darf man da nicht erwarten, außer bei akuten Erkrankungen, die entweder von selbst heilen oder repariert werden (Eingipsen von Knochenbrüchen, Versorgung von Verletzungen, kurzzeitig Medikamente bei akuten Infektionen oder Schmerzen, die von selbst nicht weggehen wollen).
Eine Art von Heilung stellt die Reparatur von einigen chronischen Krankheiten dar: Einbau einer neuen Hüfte bei Hüftarthrose, das Tragen einer Brille bei verschiedenen Sehstörungen, Herzschrittmacher, transplantierte Organe oder ein Hörgerät. Es ist nur deswegen eine »Art von Heilung«, weil ja der ursprüngliche Zustand nicht wieder hergestellt wird, sondern dem Körper mit Ersatzteilen oder dem Entfernen von Organen künstlich auf die Sprünge geholfen wird.
Die eigentlichen Ursachen der meisten chronischen Krankheiten werden aber regelmäßig nicht gesucht. Sondern der Arzt stellt eine Diagnose (»Bluthochdruck« (Hypertonie)) und schreibt eine Tablette auf.
Die meisten chronischen Erkrankungen können auch nicht einfach und auf die Schnelle repariert oder geheilt werden, sondern werden nur »eingestellt« mittels Tabletten oder Spritzen. Da kommt dann schnell mal eine kleine Apotheke zu Hause zusammen:

- ASS 100, um das Blut zu verdünnen
- Ramipril gegen hohen Blutdruck, beide vom Kardiologen empfohlen

- Simvastatin gegen die hohen Blutfette, hat der Hausarzt verschrieben
- Fluoxetin gegen die Depressionen, vom Psychiater
- Regaine® gegen Haarausfall, von der Hautärztin
- L-Thyroxin für die Schilddrüse, von der Nuklearmedizinerin
- Polysept-Salbe® gegen eine vereiterte Wunde, von der Chirurgin
- Amoxicillin gegen die akute Bronchitis, vom Notfalldienst
- Magnesium, Calcium, Johanniskraut und Dulcolax® haben Sie sich selbst im Supermarkt, der Drogerie oder im Internet gekauft.

Ob die Medikamente alle zusammen passen, wissen Sie nicht, es hat auch kein Arzt oder Apotheker gefragt, was Sie alles schon einnehmen. Keiner hat es geprüft.
Nebenbei sei erwähnt, dass es bei den oben genannten Medikamenten sechs negative Wechselwirkungen gibt, eine davon sogar so schwerwiegend, dass Warnstufe sechs auf der sechsteiligen Warnskala ausgegeben wird *[Programm MMI-Pharmindex 2010]*. Über 50 verschiedene unerwünschte Arzneimittelwirkungen können auftreten. Wahrscheinlich wurde auch gegen Gegenanzeigen verstoßen.

Wie Sie mit Ihrem Arzt besser zusammenarbeiten und kommunizieren können, um derartige Probleme zu lösen, zeigt Ihnen dieses Kapitel.

Wie Sie Ihre Medikation selbst überprüfen können hinsichtlich Gegenanzeigen, Wechselwirkungen und unerwünschter Wirkungen, wird im Kapitel »Neben- und Wechselwirkungen« beschrieben.
Meistens läuft das aber so ab: Sie nehmen alle oben genannten Medikamente brav ein und dann kommen auch noch Übelkeit, Schwindel und Schlafstörungen hinzu. Vielleicht sind es Nebenwirkungen der vielen Medikamente? Oder Wechselwirkungen? Sie gehen wieder zum Arzt, aber der verschreibt Ihnen nur ein weiteres Medikament: gegen Schwindel und Übelkeit. Es beschleicht Sie ein ungutes Gefühl, Sie denken, das kann es nicht gewesen sein. Oder Sie sind nicht selbst die Patientin, sondern deren Tochter oder Enkelin, und Sie denken: »Das, was da mit meiner Mutter oder Oma passiert, kann irgendwie nicht gut gehen, aber niemand kümmert sich richtig darum. Was soll ich tun?« Antworten darauf gebe ich weiter unten.

## I. Beim Orthopäden

Der Orthopäde wurde Ihnen empfohlen von einer Freundin, Sie gehen hin, weil Ihr Kreuz weh tut. Er spritzt Ihnen etwas in den Rücken, aber er sagt Ihnen nicht was. Das kennen Sie auch von anderen Ärzten und aus dem Krankenhaus: Es wird etwas gespritzt oder als Infusion gegeben oder geimpft, aber man sagt Ihnen nicht vorher, was. Erst recht nicht bekommen Sie den BPZ der verwendeten Ampulle zu Gesicht, und wenn, ist keine Zeit zum Durchlesen und Nachfragen.
Das Ärztekarussel, die vielen Medikamente, Spritzen, Blutuntersuchungen heilen Sie nicht von Ihren Krankheiten, sondern lindern höchstens etwas, oft erzeugen sie neue Probleme: Medikamenten-Neben- oder Wechselwirkungen, unnötige Kosten, verschwendete Zeit.

## II. Stimmt die Diagnose?

Sie sind krank und gehen zum Arzt, weil Sie Hilfe suchen. Vor jeder Behandlung sollte die genaue Diagnose stehen. Das ist zwar gelegentlich so, aber nicht immer. Wenn Sie sich nicht sicher sind, ob Ihr Arzt weiß, woran Sie leiden, sollten Sie ihn danach fragen. Wenn er Ihnen dann eine Diagnose nennt, fragen Sie ihn nach der Begründung, wie er auf diese Diagnose gekommen ist. Insbesondere dann sollten Sie fragen, bevor es zur Behandlung kommt (Spritze geben, Rücken einrenken, Medikamente oder Krankengymnastik verschreiben usw.).
Nennt er Ihnen die Diagnose, dann muss diese noch lange nicht richtig sein.
Übrigens: Auch auf Ihrer Krankmeldung steht die Diagnose, verschlüsselt als ICD-10 Code.
Beispiel: Auf der Krankmeldung steht »J00«. Das bedeutet »Grippaler Infekt« oder »Erkältung«. Sie können die Bedeutung dieser Codes herausfinden, indem Sie sie googeln.
Privatversicherte erfahren ihre Diagnose spätestens mit der Rechnung, auf der sie als erstes, noch vor den Honorarpositionen, aufgeführt ist.
Damit ein Arzt eine Diagnose stellen kann, sollte er zunächst Befunde erheben: Dazu kann die Befragung des Patienten gehören, das Abhören, Abtasten, Temperaturmessen, Röntgen, Ultraschalluntersuchungen, Blutentnahmen und vieles mehr. Sie sollten stutzig werden, wenn der Arzt Sie noch nie gesehen hat und eine Diagnose ohne jede Untersuchung stellen möchte. Auch das Hinzuziehen aller Vorbefunde sollte selbstverständlich sein, wenn es sich nicht nur um einen Schnupfen handelt. Alle Befunde sollten Ihnen erläutert werden.
Leider sind viele Diagnosen falsch. Da auf ihnen die Behandlung aufbaut, ist auch diese oft falsch, und zwar noch öfter als die Diagnose, denn oft baut auf einer richtigen Diagnose eine falsche Behandlung auf, aber nur selten auf einer falschen Diagnose eine richtige Behandlung. Ich schätze, dass ein Viertel aller Diagnosen in Hausarztpraxen und die Hälfte aller Behandlungen fehlerhaft sind.

## III. Zu viele Arztkontakte, zu wenig Zeit für den Einzelnen.

Bei der Anzahl der Arztbesuche lag ein statistisch durchschnittlicher gesetzlich versicherter Mensch 2005 in Deutschland mit 16,3 pro Jahr laut einer Studie weltweit vorn *[ÄZ, 10./11. November 2006, S. 1: »16 Arztbesuche pro Jahr«]*. Mittlerweile sind es 17 bis 18 Arztkontakte pro Jahr. Hausärzte werden in Deutschland mit jährlich knapp sieben Kontakten am häufigsten aufgesucht *[»Bei Arztbesuchen sind die Deutschen Weltmeister«, ÄP, 21. November 2006, S. 18]* Ähnlich hohe Arztkontaktraten gibt es sonst nur in Japan oder Tschechien *[MMW – Fortschr. Med., Nr. 46 / 2006 (148. Jg), S. 3: »Deutsche gehen besonders oft zum Arzt«]*. In Tschechien hat sich das schlagartig geändert, nachdem eine Zuzahlung bei jedem Arztbesuch fällig wurde. Ohne dass sich dies negativ auf den Gesundheitszustand der Menschen dort auswirkte. Die Ärzte sagen: Jetzt haben wir wieder Zeit für das Wesentliche.

Warum das in Deutschland so überdreht ist, weiß keiner genau, wahrscheinlich ist es

einfach eine dumme Angewohnheit, ein kulturelles Phänomen. Jedenfalls sind die deutschen Kassenversicherten nicht kränker als vergleichbare Bevölkerungsgruppen in anderen Industrieländern. Durch die dauernden Arztbesuche sind sie aber auch nicht gesünder geworden. Die vielen Psychotherapien beim psychologischen oder ärztlichen Psychotherapeuten haben auch den seelischen Zustand der Patienten nicht verbessert, im Gegenteil: Viele Psychotherapeuten behaupten, dass die psychischen Leiden in Deutschland immer mehr zunehmen und sagen: »Wir wissen, dass die Prävalenz von psychischen und auch von psychosomatischen Erkrankungen (in Deutschland) steigt.« *[Interview mit Dieter Best und Jürgen Doebert, Dtsch Arztebl 2011; 108 (28-29): A-1564 / B-1326 / C-1322]* Also die ganze Mühe für die Katz?
Es schafft auch großen Verdruss unter den Kassenärzten in Deutschland, deren einzelne Leistung umso weniger wert ist, je öfter die Kassenpatienten zum Arzt rennen. Denn das Gesamtbudget ist begrenzt. Und je mehr Leistungen dafür erbracht werden müssen, umso geringer wird die Einzelleistung honoriert. Für viele Ärzte ist es ärgerlich, wenn Leute wegen eines Zeckenbisses in die Sprechstunde kommen, um sich die Zecke herausziehen zu lassen. Ärzte fragen sich zu Recht, warum das sein muss. Warum muss jemand zum Blutdruckmessen zum Arzt in die Sprechstunde kommen? Ich weiß es auch nicht. In jeder Apotheke steht ein Messgerät, das kostenlos oder für 50 Cent benutzt werden kann, und für 30 oder 40 Euro kann man ein gutes Oberarmmessgerät kaufen oder es sich sogar auf Kassenrezept verschreiben lassen. Häusliche Eigenmessungen unter verschiedenen Belastungsbedingungen halte ich sowieso für aussagekräftiger als Messungen in der Artpraxis. Die Messergebnisse können die Patienten dann aufschreiben und in der Praxis abgeben oder am besten als Word-Tabelle ihrem Arzt mailen. Sie werden sagen: um Gottes Willen! Dann werden doch jede Menge Hypertoniker übersehen und nicht oder nicht richtig behandelt. Es geht doch nichts über die Messung durch einen Arzt! Das ist Unfug. Die ganze Arztrennerei hat weder dazu geführt, dass alle Hypertoniker erkannt wurden, noch dazu, dass die erkannten Hypertoniker alle ausreichend behandelt werden (siehe Einleitung).

Diese häufige Arztgeherei nützt keinem, sondern führt nur zu noch kürzeren einzelnen Arztkontakten.

Deutsche Primär- (Haus-) Ärzte haben im Schnitt 243 Patienten pro Woche, in anderen in unten genannter Studie untersuchten Industrieländern sind es meist zwischen 102 und 154. Die Zeit pro Patientenkontakt lag international im Mittel zwischen 11 und 19 Minuten, in Deutschland bei unter 8 Minuten. Eine der Ursachen der verbreiteten Unzufriedenheit deutscher Hausärzte könnte in ihrer Belastung durch die höhere Zahl von kürzeren Patientenkontakten liegen *[Koch, Klaus; Gehrmann, Ulrich; Sawicki, Peter T., Primärärztliche Versorgung in Deutschland im internationalen Vergleich: Ergebnisse einer strukturvalidierten Ärztebefragung, German Primary Care in International Comparison: Results of a Survey of Doctors, ÄB 104, Ausgabe 38 vom 21. September 2007, Seite A-2584].*

»Haben Sie schon einmal die 112 gewählt, weil Sie Kopfschmerzen hatten? Gehen Sie in eine Krankenhausambulanz, wenn Sie sich mal durchchecken lassen wollen (»die haben ja die ganzen Geräte«)? Oder suchen Sie am Wochenende die Notaufnahme auf, weil Sie sich seit einigen Tagen schlapp fühlen? Wenn Sie das alles nicht tun, liegt das vielleicht daran, dass Sie Arzt sind und das unpassend fänden.« *[Randnotiz, B. Bibbeler, ÄB, 8.8.11, S. A 1661]*

Am Beispiel einiger Krankengeschichten will ich aufzeigen, welche Möglichkeiten Patienten haben, an ihrer eigenen Behandlung mitzuwirken und diese zu verbessern.

## IV. Herr K.: Hörsturz.

Herr K. erleidet einen Hörsturz und geht zunächst nicht zum HNO-Arzt, obwohl ich ihm gleich eine Überweisung dorthin ausgestellt hatte. Erst zehn Tage später bemüht er sich um einen Termin und erfährt dort, dass ein akuter Hörsturz vorliegt, er solle hochdosiert Kortison nehmen. Er besorgt sich die vom HNO-Arzt verschriebenen Tabletten in der Apotheke, nimmt sie ein, liest den BPZ aber nicht durch. Er leidet unter den Nebenwirkungen Nervosität, Schlafstörungen und Gewichtszunahme durch Wassereinlagerungen. Bei mir bekommt er Akupunktur gegen chronische Kreuzschmerzen, was seine gesetzliche Krankenkasse übernimmt. Ich frage ihn, welches Kortisonpräparat er denn nehme, aber er weiß es nicht. Ob das Mittel überhaupt zur Behandlung eines Hörsturzes zugelassen sei? Auch das weiß er nicht.

Ich sage ihm: Bei jeder Neuanschaffung eines DSL-Routers für 19,50 Euro für zu Hause wird der fünfseitige Produktprospekt vor Abschluss des Vertrages genauestens studiert und doch lieber bei der Konkurrenz gekauft, wenn die zwei Euro billiger sind und der Router eine schönere Farbe hat. Dafür fahren die Leute dann sogar ans andere Ende der Stadt. Aber bei einem Medikament, das das Vielfache kostet und das gegen eine ernsthafte Erkrankung eingesetzt werden soll, wird in den meisten Fällen der BPZ nur in die Hand genommen, wenn er den Zugriff auf die Tablettenblister in der Packung behindert. Komplett durchgelesen wird er fast nie. Prüfen der Kontraindikationen oder Wechselwirkungen durch den Patienten: Fehlanzeige. Arzt und Apotheker machen das aus Zeitmangel aber auch fast nie. Resultat: vermeidbare Nebenwirkungen, unnötige negative Wechselwirkungen, tausende Todesfälle und zehntausende Verletzte alleine in Deutschland jedes Jahr. Vermeidbare Fälle, wohlgemerkt!

Herr K. erzählte mir dann bei seinem nächsten Besuch, dass das Medikament Decortin® heiße und dieses laut BPZ tatsächlich nicht zur Behandlung eines Hörsturzes zugelassen sei. Mich wundert das nicht: Sucht man im Pharma-Programm MMI-Pharmindex® (V13.2, 2011) nach Medikamenten, die zur Behandlung des Hörsturzes (ICD-10 Diagnosecode: »H91.2«) gelistet sind, finden sich nur »AU 4 Ampullen®« und »Trental®« aber nicht Decortin®. Das Programm MMI-Pharmindex ist übrigens (2011) für niedergelassene Ärzte kostenlos erhältlich und verzeichnet praktisch alle Medikamente, die in Deutschland zugelassen sind und praktisch alle Fachinformationen. Es handelt sich bei der Verschreibung von Decortin für Herrn K. also um eine »Off-label«-Anwendung, die eigentlich der ausführlichen vorherigen Aufklärung des Patienten durch den HNO-Arzt bedurft hätte und die möglichst schriftliche Zustimmung des aufgeklärten Patienten vorausgesetzt hätte. »Off-Label«-Anwendung bedeutet, dass das Mittel offiziell nicht für diese Anwendung zugelassen ist.

Darüber hatte bei ihm aber keinerlei Aufklärung stattgefunden. Juristisch gesprochen würde ich das als Körperverletzung bezeichnen. Dies auch deswegen, weil niemand weiß,

ob das Mittel hier überhaupt einen Nutzen bringt. Man kann aber mit Sicherheit sagen, dass es in den meisten Fällen Nebenwirkungen macht, eben auch dann, wenn es nicht die gewünschte Hauptwirkung bringt.
Nur ein kleiner Auszug aus der Fachinformation eines Kortisonpräparates zeigt schon, dass nicht immer Freude nach der Einnahme aufkommen muss:

*Nebenwirkungen: … Folgende Nebenwirkungen können auftreten, die sehr stark von Dosis und Therapiedauer abhängig sind und deren Häufigkeit daher hier nicht angegeben werden kann: Erkrankungen des Blutes, des Lymphsystems und des Immunsystems: mäßige Leukozytose, Lymphopenie, Eosinopenie, Polyglobulie, Schwächung der Immunabwehr, Maskierung von Infektionen, Exazerbation latenter Infektionen, allergische Reaktionen.*
*Erkrankungen des Nervensystems und der Psyche Depressionen, Gereiztheit, Euphorie, Antriebs- und Appetitsteigerung, Psychosen, Schlafstörungen, Pseudotumor cerebri (insbesondere bei Kindern), Manifestation einer latenten Epilepsie und Erhöhung der Anfallsbereitschaft bei manifester Epilepsie …*

Nach 15 Sitzungen Akupunktur ging es Herrn K. besser. Nicht nur seine Kreuzschmerzen waren weitgehend gewichen, sondern auch sein Gehör war vollständig wiedergekehrt. Das hatte meines Erachtens mit der Kortisontherapie nichts zu tun und auch nur wenig mit der Akupunktur. Schon eher mit der Tatsache, dass ich den Patienten für drei Wochen krank geschrieben hatte und ihm riet, mal in Wikipedia zu seinem Krankheitsbild unter Hörsturz nachzulesen. Das tat er und erfuhr, dass weder die Ursachen eines Hörsturzes bekannt sind, noch eine wirkungsvolle pharmakologische Therapie existiert. Vielmehr sei es hilfreich, wenn der Arzt die betroffenen Patienten beruhigt und zur Ruhe kommen lässt. Das ermöglichte ich Herrn K. auf zweierlei Weise. Eine Krankschreibung verschaffte ihm wieder Luft zum Durchatmen, im wörtlichen Sinne: Er konnte endlich wieder spazieren gehen und sich in den Garten in die Sonne legen. Und zweitens kam er fast täglich zur Akupunktur und diese fand wie immer in einem gemütlichen kleinen Raum statt, in dem der Patient alleine gelassen wird, nachdem die Nadeln gesetzt sind. Das Licht wird gelöscht, die Füße sind angenehm warm, denn unter den Füßen liegt ein Heizkissen. Außerdem werden die Patienten zugedeckt und gebeten die Augen zu schließen und sich zu entspannen oder zu schlafen.

## V. Tiefenentspannung und Befundlage klären: der Bankkassierer.

Tiefenentspannung ist die beste Therapie gegen Schmerzen und Stress, sage ich dann immer, wenn ich nach einer halben Stunde wieder hereinkomme, um die Nadeln zu ziehen und die Patienten dann oft tief entspannt, dösend oder sogar schlafend vorfinde. Viele wissen in diesem Moment nicht, wo sie sind und müssen sich erst mal orientieren. So tief waren sie abgetaucht. So groß war der Bedarf nach Entspannung.
In Fällen von Hörsturz, Nervosität, Schlafstörungen, aber natürlich besonders bei chronischen Schmerzen wirkt Akupunktur gut, insbesondere, wenn sie als Einstieg in die psychosomatische Untersuchung und verbale Intervention (»Kleine Psychotherapie«) genutzt wird, was ich praktisch immer so mache.
Und das geht so: Zunächst einmal ist bei chronisch kranken Patienten, die oft schon eine

längere Arzt-, Krankenhaus- und Therapeutenkarriere hinter sich haben, die Befundlage zu klären. Ich erinnere mich gut an einen 48-jährigen Bankkassierer, der in einer Wechselstube eines Hauptbahnhofes nur nachts arbeitete und dabei sehr schnell und sehr korrekt arbeiten musste. Er hatte nicht nur die Wechselstube zu leiten, sondern auch die Tageseinnahmen von etwa 20 Geschäften zu verbuchen. Die Geschäfte brachten ihm das Bargeld in Währungen aus aller Herren Länder abends vorbei und er musste das zählen, umrechnen und gutschreiben. Dabei stand er gerade dann, wenn er am liebsten im Tiefschlaf gewesen wären, nämlich nachts zwischen Mitternacht und 5 Uhr morgens, unter maximalem Stress. Sich verzählen war tabu, größere Fehler konnten ein Grund zur Abmahnung sein. Er hatte Familie und stand unter riesigem Druck. Es war klar, dass hier alle Somatisierungs- und psychosomatischen Beschwerden, die man sich nur vorstellen kann, wie chronische Rückenschmerzen, Druck auf der Brust, der ihm wie ein Herzinfarkt vorkam, Ohrensausen, Schlafstörungen, Verdauungsprobleme, Zwang, Angst, Schwindel usw. nicht ausgeblieben waren. Zu mir kam er, weil sein neuer Hausarzt ihn zu mir zwecks Akupunktur überwiesen hatte. Sein alter Hausarzt war verstorben, er hatte sich einen neuen suchen müssen. Ich bat ihm um Vorlage aller bisherigen Untersuchungsergebnisse, aber er kam mit leeren Händen. Er habe so gut wie keine Unterlagen. Der verstorbene Hausarzt habe wohl einen Nachfolger und dort sei auch seine Akte. Aber seit Wochen bekomme er von diesem Arzt nur zu hören, dass die Akte wegen Abrechnungsarbeiten an der Quartalsabrechnung nicht zugänglich sei. Sein neuer Hausarzt habe erst gar nicht probiert, an die Unterlagen heranzukommen, und ihn auch nie danach gefragt. Ich weiß auch, warum: Das macht nur unerwünschte Zusatzarbeit, die kaum einer machen will. So gehen regelmäßig bei Arztwechseln zentimeterdicke Akten mit wertvollen Befunden und Diagnosen verloren. Angaben zu Medikamentenunverträglichkeiten: weg! Angaben zu Allergien und zur Krankheitsgeschichte: verloren! Angaben zur Medikation von Jahren und Jahrzehnten: weg! Wenn man dann die Patienten fragt, welche Mittel sie nicht gut vertragen oder welche besonders gut gewirkt hatten: Kaum einer weiß es noch. Die neuen Ärzte kümmern sich nicht drum, denken sich: Macht nichts. Ich werde einfach alles noch mal untersuchen, die Kasse zahlt ja. Und was die Medikation angeht: Wir probieren einfach mal dieses und jenes durch. Die Kasse zahlt es ja. Dass dabei Tausende von Menschen auf der Strecke bleiben und unnötig geschädigt werden oder sterben, juckt keinen. Dafür gibt es kein Meldesystem, keine Statistik. Die Insider wissen aber: Das alles ist zum großen Teil vermeidbar, wenn mit medizinischen Unterlagen nicht so umgegangen würde wie mit alten Zeitungen.

**Fazit: Als Patient sollten Sie sich immer Kopien aller Unterlagen geben lassen und sich eine eigene Akte anlegen. Beim Arztwechsel sollten Sie den Arzt erneut bitten, Ihnen alle Unterlagen in Kopie zu geben und Ihnen den Inhalt Ihrer elektronischen Krankenakte (fast alle Ärzte führen Ihre Akte im Computer) auszudrucken. Die Elektronische Gesundheitskarte (eGK) soll Abhilfe schaffen und wurde ab Oktober 2011 allen gesetzlich Versicherten in Deutschland ausgehändigt.**

Ich fragte ihn, wo er denn in den letzten Jahren so gewesen sei, und er antwortete: bei einem Orthopäden, einem HNO-Arzt und sonst eigentlich nirgends. Auf Nachfragen, ob er denn auch bei einem Augenarzt gewesen sei, schließlich trage er ja eine Brille, sagte er: Ja, er sei bei zwei Augenärzten gewesen, da er sich auch noch eine zweite Meinung haben holen wollen. Und da falle ihm auch noch ein, dass er jährlich zu einem Hautarzt gehe, weil eine krebsverdächtige Hautveränderung immer kontrolliert werden müsse. Eigentlich sei er auch deswegen schon mal bei einem anderen Hautarzt gewesen. Stimmt, meinte er dann, wenn man das so sehe, falle ihm noch ein, dass er wegen der Brustschmerzen bei zwei verschiedenen Kardiologen und wegen Verdauungsbeschwerden bei einem Gastroenterologen gewesen sei. Sein neuer Hausarzt sei Internist und auch dort gebe es Befunde und Laborergebnisse, ob ich an denen auch interessiert sei. Ja, war ich. So gesehen, meinte er dann, müsse er mir auch sagen, dass er seit Jahren in Psychotherapie sei und auch zuweilen Psychopharmaka nehme, die ihm ein Nervenarzt verschreibe. Schlussendlich kamen wir auf 14 Fachärzte und ich druckte ihm 14 Befundanforderungsscheine aus.

**Fazit:**

**1. Sie sollten sich eine eigene medizinische Akte anlegen und sie fortlaufend aktualisieren. Aber auch Ihre medizinische Vergangenheit sollten Sie rekonstruieren: Lassen Sie sich von allen bisherigen Haus- und Fachärzten und vielleicht sogar vom Kinderarzt Ihre Unterlagen in Kopie geben. Wichtig: Prüfen Sie, ob die Ärzte Ihnen nicht nur die Fremdbefunde aus der Akte geben, sondern auch alle selbst erstellten Befunde, Diagnosen und verordneten Behandlungen ausgedruckt haben. Auch die Laborwerte gehören dazu.**

**2. Kontaktieren Sie die früher aufgesuchten Fachärzte ggf. direkt und bitten um Ihre Unterlagen, wenn der jetzige oder frühere Hausarzt diese Facharztbefunde nicht hat.**

**3. Besorgen Sie sich auch alle Krankenhausberichte, ggf. direkt von der Klinik.**

**4. Gleiches gilt für Kur- oder Rehaberichte, egal ob stationär oder ambulant.**

**5. Erstellen Sie einen Medikamentenplan, wenn Sie Dauermedikamente nehmen und aktualisieren Sie diesen, wenn sich ein Medikament oder die Dosierung ändert.**

**6. Die Elektronische Gesundheitskarte, die solche Daten (wahrscheinlich erst ab 2014) verfügbar machen könnte, ersetzt Ihre Bemühungen nicht, weil vielleicht nur neue Behandlungen auf ihr eingetragen werden, aber nicht die ganze Vorgeschichte.**

**7. Zu Ihrer Akte gehört auch Ihr Impfausweis, Ihr Vorsorgeheft (U1 bis U9 oder 10) vom Kinderarzt und der Mutterpass, falls Sie schwanger waren. Der Schrittmacherausweis, wenn Sie einen Herzschrittmacher tragen usw.**

**8. Wenn Sie Kopien von Röntgenbildern oder radiologische Untersuchungsergebnissen auf DVD haben (zum Beispiel vom Kernspin oder CT oder Szinti oder Angiographie) gehört das auch in Ihre Akte.**

**9. Unfallberichte (z. B. D-Arzt) oder Versorgungsamtsbescheide oder Bescheide von der Rentenversicherung, die aus medizinischen Gründen ergingen, gehören ebenfalls in die Akte.**

**10. Patientenverfügungen, sofern vorhanden.**

**12. Auf einem Deckblatt sollten Sie alle wichtigen Warnhinweise in roter Schrift eintragen: Allergien, Unverträglichkeiten, Dauerdiagnosen, Hinweise auf vielleicht vorhandene Patientenverfügungen.**

**13. Legen Sie diese Akte bei jedem Arztbesuch vor, es sei denn, der Arzt oder die Ärztin ist bereits voll informiert.**

**14. Legen Sie die Akte griffbereit in den Schrank für den Fall, dass Sie überraschend**

ins Krankenhaus müssen und sagen Sie einer Vertrauensperson, wo sich Ihre Akte befindet, falls diese nachgereicht werden muss (zum Beispiel Verkehrsunfall).

15. Bestehen Sie auf vollständiger Aufklärung vor einer neuen Behandlung: Lassen Sie sich, auch im Krankenhaus, die BPZ von Medikamenten oder Spritzen zeigen und lesen diese komplett vorher durch. Stellen Sie Fragen, wenn Ihnen etwas unklar oder widersprüchlich ist. Tatsache ist, dass ich meinen Beruf als Arzt seit 1981 ausübe und mir bisher erst vier oder fünf Patienten erzählt haben, dass sie im Krankenhaus einen BPZ zu Gesicht bekamen. Vielmehr wurden allen die Tabletten einfach auf den Tisch gestellt, die Spritze oder das Kontrastmittel oder die Impfung einfach gegeben ohne schriftliche Information. Sicher hat die Stationsärztin das eine oder andere Wort darüber mit dem Patienten gewechselt, mehr war aber in der Regel nicht gelaufen. Ja: Auch Spritzen, Kontrastmittel, Impfstoffe oder eingesetzte künstliche Gelenke haben BPZ. Es trifft zwar zu, dass 10er-Packungen von Impfstoffen oder Klinikpackungen von Tabletten nur einen einzigen BPZ in der Schachtel haben (weil er normalerweise fast nie herausgegeben wird), aber wofür gibt es Fotokopierer?

16. Angehörige oder Freunde können bei einer Arztkonsultation dabei sein und Ihnen Rückendeckung geben. Sie können auch als Zeugen nützlich ein, wenn Sie auf Ihrem Recht der umfassenden Aufklärung bestehen und stattdessen von Ärzten als Querulant oder Spinner beleidigt werden.

17. All das wird sicher auch dazu führen, dass weniger Medikamente verordnet werden.

## VI. Frau C. hat unruhige Beine.

Frau C. ist 76 Jahre alt und leidet seit Jahren an unruhigen Beinen (Restless Legs) und Schlafstörungen. Sie nimmt deswegen ein vom Hausarzt verschriebenes Schlafmittel (Zolpidem®), das allerdings nur für den kurzfristigen Gebrauch empfohlen wird. Der Hausarzt sagte ihr, das könne sie ruhig länger nehmen, bei älteren Menschen sei das o.k. Sie ist allerdings beunruhigt und glaubt mittlerweile, davon abhängig zu sein, denn jeder Versuch, es zu reduzieren, schlug bisher fehl. Der Suchtdruck war einfach immer zu groß. Im BPZ und der Fachinformation steht auch keineswegs, dass ältere Menschen das Mittel unbesorgt nehmen könnten, sondern das Gegenteil: Vor den psychischen Auswirkungen und der Abhängigkeit wird ausdrücklich gewarnt. Frau C. ist nur eine von hunderttausenden Patienten, die einfach nicht richtig über ihre Medikation aufgeklärt werden. In diesem Fall wird sogar das Gegenteil der Wahrheit behauptet. Diesen Vorwurf muss man den Ärzten und Apothekern machen, die ihrer gesetzlichen Aufklärungspflicht nicht nachkommen. Den Ärzten, weil sie mehr Patienten in kürzerer Zeit behandeln wollen und keine Zeit und keine Lust haben, ihre Patienten vollständig aufzuklären. Das mindert nämlich den Stundenlohn. Die Apotheker haben ähnliche Motive: Profitmaximierung und sie wollen es sich mit den Ärzten in ihrem Viertel nicht verderben. Stellen Sie sich mal vor, was passieren würde, wenn ein Apotheker seine Kunden wahrheitsgemäß zum Beispiel über Zolpidem aufklären würde (Auszug aus der Fachinformation unten): Die Ärzte würden das mitbekommen, sich bei ihm beschweren und ihren Patienten abraten, in diese Apotheke zu gehen.

Allerdings muss man auch den Patienten den Vorwurf machen, sich nicht zu informieren. Schließlich steht es jedem frei, den BPZ zu lesen und alle Fragen mit dem Apotheker und Arzt zu besprechen. Viele Patienten handeln aber gerne nach dem Motto: Augen zu und durch. Wider besseres Wissen glauben sie, dass Arzt und Apotheker doch nur das Beste für sie wollen. Wider besseres Wissen deswegen, weil bekannt ist, dass sowohl in der Praxis als auch der Apotheke zu wenig Zeit für ordentliche Beratung da ist und weil natürlich auch jedem bekannt ist, dass falsch eingesetzte Medikamente jedes Jahr zehntausende Menschen schädigen oder töten. Dass es dann ausgerechnet »nicht mich trifft«, wie jeder gerne glauben will, ist Unfug. Trotzdem: »Augen zu und durch«. Es ist auch der Wunsch auf Seiten der Kranken nach einfacher Reparatur, der diese irrationale Haltung fördert. An der ganzen Misere gebe ich deswegen Patienten, Ärzten und Apothekern zu gleichen Teilen Schuld.
Ich erklärte Frau C. die Möglichkeit des Entzugs von Zolpidem mittels eines anderen Präparates (ich nenne es hier »XY«), nachdem ich mir alle Hausarzt- und Facharztbefunde besorgt hatte. Dies hatte drei Monate gedauert, erst dann war die Befundlage völlig geklärt. In dieser Zeit führte ich 18 Akupunktursitzungen durch, was ihr bereits gut gegen die chronischen Schmerzen und innere Unruhe half.

*Auszug aus der Fachinformation von Zolpidem:*
*»Abhängigkeit: Die Anwendung kann (auch in therapeutischen Dosen) zur Entwicklung einer physischen Abhängigkeit führen; bei Beenden der Therapie können Entzugs- und Rebound-Phänomene auftreten … Psychische Abhängigkeit kann auftreten. Bei Patienten mit multipler Substanzabhängigkeit ist über Missbrauch berichtet worden.*

Die XY-Tropfen kamen auf Grund besonderer Umstände für sie in Frage. Sie konnte bereits mit der ersten Einnahme von 10 Tropfen »XY« das Schlafmittel absetzen und dann innerhalb von 4 Tagen auf 2 bis 3 Tropfen reduzieren. Sie war beim letzten Besuch zuversichtlich, die »XY«-Tropfen bald ganz absetzen zu können.

**Fazit: Die Behandlung chronischer Erkrankungen und Medikamentenschäden oder -abhängigkeiten setzt die Kenntnis möglichst aller Befunde voraus und erfordert viel Zeit und Mühe. Die Krankenkasse bezahlt das Bemühen des Arztes um die Vorbefunde aber nicht angemessen. Der einfachere Weg für den Arzt ist meistens, sich nicht um Vorbefunde zu kümmern und einfach drauf los zu behandeln. Patienten kann ich nur raten, sich eine komplette Akte mit Ihren Befunden anzulegen und davon nur Kopien herauszugeben.**

## VII. Ursachensuche weiter fassen.

Die Suche nach den Ursachen einer Erkrankung sollte viel weiter gefasst werden und viel tiefer gehen. Fragen Sie doch mal Ihren Hausarzt, ob Ihre Erkrankungen nicht auch auf Überstunden und Stress zurückgeführt werden könnten:

Überstunden: Risikofaktor für Herzerkrankungen.
Die Ergebnisse der Whitehall-Studie zeigen, dass regelmäßige Überstunden das Risiko,

an Koronarer Herzerkrankung (KHK) zu erkranken, stark erhöhen.
Es wurde errechnet, dass Arbeitnehmer, die pro Tag etwa drei bis vier Überstunden machten, im Vergleich zu denen, die keine Überstunden machten, ein um 60 % erhöhtes Risiko hatten, an einer KHK zu erkranken.
Überstunden sind unabhängig von den bekannten Risikofaktoren wie Rauchen, Diabetes, Bewegungsmangel oder Bluthochdruck ein eigenständiger Risikofaktor für Herzerkrankungen *[Zitiert nach: K. Malberg, M. Virtanen et al., Overtime work and incident coronary heart disease: the Whitehall II prospective cohort study. Eur Heart J. Published online May 2010].*

## VIII. Herr V. und die Spritzen des Orthopäden.

Wegen »normaler« Rückenschmerzen ging Herr V. zum Orthopäden. »Normal« an den Rückenschmerzen war nur, dass Herr V. keinen Unfall und keine Verletzung und auch weder Fieber, erhöhte Temperatur, Rötungen, Verkrümmungen oder irgendeine andere Erkrankung hatte, die die Rückenbeschwerden erklären könnten. Nicht ganz normal an seinen Schmerzen war, dass diese bereits seit über einem halben Jahr bestanden (und deshalb bereits als chronisch einzustufen waren). Wer könnte ihm hier besser helfen als ein Facharzt für Orthopädie, dachte sich Herr V. und ging mit seiner Versichertenkarte (gesetzlich versichert) zu einem Orthopäden, den er aus dem Internet hatte. Zudem legte er eine Überweisung seines Hausarztes vor, auf dem eine Diagnose stand: Verdacht auf chr. LWS-S., was auf Deutsch so viel heißt, dass der Hausarzt die chronischen Rückenschmerzen der Lendenwirbelsäule im Verdacht hat, ein chronisches Lendenwirbelsäulensyndrom zu sein. Eine Tautologie, die weiter nichts hergibt, außer der Hilflosigkeit des Hausarztes, einfache Rückenschmerzen selbst behandeln zu wollen oder zu können. Möglicherweise hat er auch keine Lust auf die Behandlung gehabt, weil er die Quartalspauschale für diesen Patienten schon abgerechnet hatte und eine weitere Behandlung in diesem Quartal ihm keinerlei finanziellen Vorteil mehr gebracht hätte, nur Extra-Arbeit. Der schlaue Hausarzt weiß, dass er ohne Mehrarbeit mit diesem Problem fertig werden kann: Er überweist den Patienten zu einem Facharzt. Zum Beispiel zu einem Orthopäden oder zu einem Facharzt für Physikalische Medizin oder zu einem Chirotherapeuten oder einem Akupunkteur. Seit 2007 ist Akupunktur bei chronischen LWS-Schmerzen eine Leistung auch der gesetzlichen Krankenkassen und übrigens auch bei chronischen Knieschmerzen, wenn diesen eine Kniegelenksarthrose zu Grunde liegt. Fall erledigt. Für mindestens drei Monate. Was kriegt ein Hausarzt für die Behandlung von Herrn V. in einem Quartal, wenn er diesen mindestens zweimal sieht? Er bekommt ungefähr 40 Euro dafür. Auch dann, wenn er ihn drei, fünf oder zwanzig mal in der Sprechstunde sieht oder behandelt oder zu Hause besucht, bekommt er im Durchschnitt nicht mehr. Es leuchtet ein, dass für den Arzt die besten Kassenpatienten jene sind, die der Kassenarzt höchstens zweimal im Quartal sieht. Alle anderen wird man als Hausarzt gerne los, sprich, man überweist zu einem Facharzt. Bei komplizierteren Augenkrankheiten oder frauenärztlichen Erkrankungen ist das unvermeidlich. Welcher Hausarzt wollte schon versuchen eine Brille anzupassen oder eine Frau gynäkologisch zu untersuchen? Aber nicht jeder Rückenschmerz oder Hautpilz müsste gleich zum Orthopäden oder Hautarzt geschickt werden.
Es gibt allerdings auch viele Hausärzte mit Sonderqualifikationen, die ihnen zusätzliches

Honorar bringen und ihnen deswegen erlauben, ihre Patienten länger oder intensiver zu behandeln. Um das herauszufinden, geht man am besten auf die offizielle Seite der zuständigen Kassenärztlichen Vereinigung (KV). Die Seite kann man googeln: Geben Sie einfach »Kassenärztliche Vereinigung Hessen« ein, wenn Sie einen Arzt in Hessen suchen. Sie gelangen so zur Seite www.kvhessen.de und rufen dort die »Arztsuche« auf. Dort geben Sie den Namen Ihrer Hausärztin ein und können alle offiziellen Informationen zu ihr aufrufen. Sie erfahren zum Beispiel, dass sie »Fachärztin für Allgemeinmedizin« ist und dass sie eventuell verschiedene Sonderqualifikationen hat. Sie könnte zum Beispiel eine Zusatzbezeichnung haben wie »Chirotherapie«, »Psychotherapie«, »Diabetologie« oder »Akupunktur«. Es kommen noch Dutzende weiterer Qualifikationen in Betracht, die von KV- zu KV-Bezirk auch etwas anders lauten können. »Psychosomatische Grundversorgung« oder »Spezielle Schmerztherapie« könnten zum Beispiel weitere Qualifikationen sein, die eine etwas höhere Quartalspauschale bedingen können.
Sehr viel mehr dürfen Sie sich von einem Arzt mit Zusatzqualifikation als gesetzlich Versicherter aber auch nicht erhoffen. Wenn der Hausarzt auch als »Chirotherapeut« qualifiziert ist, bekommt er gerade mal 88 Cent mehr pro Patient pro Quartal. Wenn er sich Ihnen auch psychologisch-psychosomatisch zuwendet, bekommt er 80 Cent mehr pro Patient pro Quartal *[Qualitätsgebundene Zusatzvolumen (QZV), Hessen. Ende 2010, Hausärzte]*. Das reicht in beiden Fällen gerade mal für weniger als jeweils eine Minute zusätzliche Zuwendung in drei Monaten.

## IX. Auch Hausbesuche sind limitiert.

Frau H. ist eine 76-jährige, schwer kranke Dame, die in einem Wiesbadener Krankenhaus liegt und bald entlassen werden soll. Ihre Tochter ruft mich eines Montags an und fragt, ob ich der neue Hausarzt von ihrer Mutter werden wolle, mit dem bisherigen Hausarzt wolle sie nichts mehr zu tun haben, denn der habe ihre Mutter falsch behandelt und deswegen liege sie jetzt im Krankenhaus. Ob ich denn auch regelmäßige Hausbesuche machen würde. Ich antwortete, dass ich eigentlich nur noch in der engeren Umgebung meiner Praxis Hausbesuche mache. So kann ich zu Fuß oder auf dem Fahrrad zu den Patienten kommen. Früher habe ich in ganz Mainz und Wiesbaden Hausbesuche gemacht, das ist mir aber zu viel geworden. Außerdem haben die gesetzlichen Krankenkassen zunehmend die Leistungen für Hausärzte gedeckelt oder limitiert. Auch Hausbesuche fallen unter dieses Limit und sind betriebswirtschaftlich für den Arzt nicht mehr attraktiv, wenn die Wege länger sind.

## X. Exkurs: Regelleistungsvolumen, Honorarbudget, Limitierungen

Jeder Kassenarzt bekommt eine quartalsmäßige Mitteilung über sein Honorarbudget. Dieser Bescheid über das Regelleistungsvolumen (RLV) zeigt dem Kassenarzt (Vertragsarzt), wie viel Honorar er für die Behandlung seiner Kassenpatienten im kommenden Quartal erwarten darf. Für Hausärzte lag das Honorar 2011 in Hessen bei ungefähr 40 Euro pro Patient und pro Quartal. Hinzu kommen ggf. Zusatzbudgets wie Chirotherapie oder Psychosomatische Grundversorgung oder Akupunktur (siehe oben). Zieht man davon die Betriebsausgaben ab, bleibt der Gewinn aus der Behandlung von gesetzlich Versicherten übrig. Der muss dann noch versteuert werden und auch Ausgaben für die eigene Kranken- und Rentenversicherung sind davon zu zahlen.

Es leuchtet ein, dass damit nicht grenzenlos Leistungen (Untersuchungen, Behandlungen, Hausbesuche, Laboruntersuchungen) für Kassenpatienten erbracht werden können. Pro Patient stehen dem Hausarzt also etwa 40 Euro Honorar im Quartal zu. Diese Summe ist durch zwei Hausbesuche praktisch aufgebraucht, wenn man pro Hausbesuch nur bescheidene 21 Euro ansetzt (Abrechnungsziffer EBM 01414). Würde ich also bei Frau H. zwei Hausbesuche pro Woche machen, wären das 24 im Quartal. Das muss man dann bei anderen Patienten wieder »einsparen«, also bei diesen möglichst keine Hausbesuche oder längere Gespräche erbringen, nur ganz kurz beraten, wenn überhaupt, kein Labor machen, keine Spritzen geben, kein EKG schreiben etc., sonst legt man drauf. Warum sollte ein Arzt da noch zu einem Patienten nach Hause kommen? Alles andere ist einfacher: per Telefon direkt ins Krankenhaus einweisen und einen Krankenwagen hinschicken (Beliebte Begründung: »Das Krankenhaus kann Ihnen jetzt viel besser und schneller als ich helfen. Dort kann gleich ein großes Blutbild gemacht werden. Bei mir kommt das Ergebnis erst am übernächsten Tag an«) oder den Patienten per Krankenwagen in die Praxis bringen lassen, denn die Fahrtkosten belasten nicht das Budget des Arztes.
Lohnend, wenn überhaupt, sind nur noch Massenbesuche im Alters- oder Pflegeheim, denn die können ganz schnell hintereinander abgespult werden. Nur darauf spezialisierte Praxen mit einer großen Altersheimklientel kommen auf 8 bis 20 Patienten in der Stunde. Das wird mit der Ziffer 01413 (Weiterer Hausbesuch) abgerechnet, bringt (im Jahr 2011) etwa 10,50 Euro pro Hausbesuch. Die Fahrtkosten können bei Sammelbesuchen für alle Patienten zusammen dann nur einmal angesetzt werden. Meistens sind nur ein bis zwei Besuche pro Patient im Quartal nötig, die Quartalspauschale fällt trotzdem für jeden Patienten an und klingelt mit 40 Euro in der Kasse und gibt dadurch Raum für weitere Leistungen bei anderen Patienten. Nur so kann ein Hausarzt mit einer großen Massenpraxis noch lukrativ Hausbesuche abspulen.
Sie finden derartige Überlegungen unwürdig für einen ethisch hochstehenden Beruf, in dem es um die Hilfe für notleidende Menschen geht? Es ist aber so. Und es ist die Erklärung dafür, dass viele Ärzte, insbesondere Fachärzte wie Gynäkologen, Urologen, Psychiater, Neurologen oder Hautärzte keine Hausbesuche mehr machen wollen: unrentabel. Da das Gesamtbudget der Kassenärzte limitiert ist, könnte die Abhilfe darin bestehen, die Zahl der Arztkontakte zu verringern. Das hätte den Vorteil, dass pro Arztkontakt wieder mehr Zeit zur Verfügung steht, was für beide Seiten befriedigender wäre. Dies wird man nur dadurch erreichen können, wenn die Selbstbeteiligungen erhöht werden: höhere Praxisgebühr, Gebühr auch bei Vorlage einer Überweisung oder – wie in anderen Ländern – eine Gebühr, die bei jedem Arztkontakt anfällt. In Tschechien hat sich die Lage schlagartig entspannt, als eine Praxisgebühr für jeden einzelnen Arztbesuch eingeführt wurde.

Zum Vergleich: Für den Hausbesuch bei einem Privatpatienten erhält der Arzt 42,89 Euro und 3,58 Euro als Wegegeld bei Entfernungen bis zu 2 km. Für einen Mitbesuch eines weiteren Privatpatienten erhielte er 33,51 Euro und kein weiteres Wegegeld. Auch

das ist sicher weniger, als die meisten Leser gedacht haben mögen, aber immer noch weit lukrativer als Hausbesuche bei einem Kassenpatienten.
Das ist auch der Grund, warum Sie als gesetzlich Versicherter dem Kassenarzt am liebsten als stiller Patient willkommen sind: Sie holen einfach ein Rezept und einige Überweisungen ab und kommen nur selten zu ihm ins Sprechzimmer rein. Er kassiert auch hier die Quartalspauschale, hat aber keine Arbeit mit Ihnen. Eine Praxis braucht also viele Patienten, die möglichst jedes Quartal kommen, aber nur vorne an der Rezeption erscheinen, um ein Rezept oder Überweisungen abzuholen. Dann wird zwar für den Arzt die Quartalspauschale fällig, aber es ist kaum Arbeit dafür zu erbringen.
Das ist auch ein Grund, warum die Hausarztmodelle nicht funktionieren. Da soll der Hausarzt ja Lotse spielen und die Leute von unnötigen Überweisungen zu Fachärzten abhalten. Das tut er aber nicht, denn er will so wenig wie möglich Arbeit mit den Leuten haben. Das wiederum führt zu vielen Facharztkontakten, denn irgendwo wollen sich die Patienten ja die Zuwendung und Diagnostik und Therapie holen.
Nachfolgend steht, was außerhalb des Budgets unlimitiert vergütet wird. Das Erbringen dieser Leistungen ist also betriebswirtschaftlich attraktiv und lukrativ.

*Auszug aus: Leistungen außerhalb der MGV (AMG, »extrabudgetäre Leistungen«):*

1. *Onkologievereinbarung und Sozialpsychiatrievereinbarung*
2. *Schutzimpfungen*
3. *sämtliche belegärztliche Leistungen*
4. *Chlamydienscreening (GOP01816, 01840, 01915)*
5. *Früherkennungsuntersuchung* »U« *für Kinder*
6. *Hautkrebs-Screening und Exzisionen*
7. *Durchführung von kurativen Vakuumstanzbiopsien*
8. *Strahlentherapie*
9. *Phototherapeutische Keratektomie*
10. *Leistungen der künstlichen Befruchtung … [KVH, zur Mitteilung des RLV 4/2011]*

Die meisten dieser Leistungen kann der Hausarzt aber gar nicht erbringen. Für ihn bleiben zum Beispiel die Impfungen (Punkt 3) übrig. übrig. Ein Grund, warum Ihnen Ihr Arzt bei jeder Gelegenheit eine Impfung anbietet: Er verdient daran extra und die Leistung fällt nicht unter die Honorarbegrenzung. Sehr viel kommt dabei aber auch nicht rum: Für eine Impfung erhält der Hausarzt ungefähr 6 bis 8 Euro Honorar zusätzlich zur Quartalspauschale.

## XI. Nochmal: Hausbesuche bei Frau H.

Sie wohnt etwas weiter weg von meiner Praxis und ihre Tochter sagte mir, dass ich der fünfte Arzt sei, den sie wegen der benötigten Hausbesuche anrufe. Ich bat sie, zunächst die Antwort der anderen angerufenen Ärzte abzuwarten und mich zwei Tage später noch mal anzurufen, denn eigentlich gehört der Wohnort ihrer Mutter nicht zu meinem Hausbesuchsgebiet, sondern fällt in das Gebiet zweier anderer Kollegen, die dort, das wußte ich, regelmäßig Hausbesuche machen. Mittwoch vormittags kam ihr Anruf:

Ob ich am Donnerstag zu ihrer Mutter kommen könne, die anderen Ärzte hätten nicht geantwortet, weitere Ärzte von weiter weg hätten gesagt, dass sie »voll« seien.
Ich sagte ihr zu, ihre Mutter am Donnerstag um 14 Uhr besuchen und untersuchen zu wollen und dann zu entscheiden, ob ich sie übernehmen würde. Ich wunderte mich wieder mal, wie einfach am Telefon Angehörige für schwerkranke Verwandte einen ihnen unbekannten Arzt um Weiterbehandlung bitten. Bei jeder Dosenmettwurst im Supermarkt wird die Packung erst mal in die Hand genommen, auf das Etikett und auf die Zusammensetzung und den Preis geschaut, bevor sie in den Einkaufswagen gelegt wird. Und selbst dort hat sie keinen Bestand, wenn bei den Sonderangeboten einen Gang weiter eine preiswertere oder größere Mettwurstdose erblickt wird. Da geht es nur um 8 Cent. Hier geht es um die Gesundheit und das Leben der Mutter.
Schon am Mittwoch Nachmittag kam ein Fax von der die Patienten betreuenden Sozialstation. Offenbar hatte die Tochter schon einen vorläufigen Entlassungsbrief vom Krankenhaus einen Tag vor Entlassung erhalten und diesen der Sozialstation vorgelegt. Ob ich die Patientin übernehmen würde und ob ich die Medikation so gutheißen würde. Ich war erstaunt: Eine ellenlange Liste mit zehn verschiedenen Medikamenten, die ich in mein Medikamenteninformationssystem (MMI Pharmindex®) eingab und auf negative Wechselwirkungen und Gegenanzeigen prüfte. Der Computer spuckte sechs Seiten potenzieller Probleme aus, die Medikamente vertrugen sich untereinander nicht. Vor einigen Kombinationen warnte das Programm ausdrücklich, so z. B. vor der Kombination von Novalgin Tropfen und Delix 5 plus Tabletten (=> Kontrolle der Nierenfunktion. Kombination mit Vorsicht anwenden!) oder vor der Kombination von Novalgin Tropfen und Digimerck 0,1 mg Tabletten (=> Auf Anzeichen toxischer Wirkungen achten … Kombination mit äußerster Vorsicht anwenden!).

## XI. Exkurs: Medikamentenbudget für Hausärzte.

Ein weiteres Problem dieser zehn Medikamente für Frau H., die täglich mehrmals einzunehmen waren: Sie kosteten etwa 820 Euro im Quartal, das hausärztliche Medikamentenbudget (Richtgröße der Fachgruppe der Allgemeinmediziner) für einen Rentner betrug aber zu diesem Zeitpunkt in Hessen nur etwa 140 Euro.

## XII. Exkurs: Medikamenten- und Heilmittelbudget verschiedener Ärztegruppen.

*Richtgrößen Arzneimittel 2011. (Alle Angaben pro Patient und pro Quartal)*
*Ungefährere Angaben einer Beispielregion, Abweichungen möglich.*
*Fachgruppe – Mitgl: Fam.-Mitgl. / Rentner – Budget in Euro*

*Allgemeinärzte (Mitgl./Fam.-Mitgl.): 43,54 Euro / (Rentner): 143,49 Euro*
*Anästhesisten 36,14 Euro / 107,99 Euro*
*Augenärzte 6,61 Euro / 16,16 Euro*
*Chirurgen 4,87 Euro / 8,90 Euro*
*Frauenärzte 13,45Euro / 38,51 Euro*

*HNO-Ärzte 11,32 Euro / 5,55 Euro*
*Hautärzte 21,84 Euro / 19,35 Euro*
*Hausärztlich tätige Internisten 68,52 Euro / 147,29 Euro*
*Fachärztlich tätige Internisten ohne Schwerpunkt 93,86 Euro / 140,55 Euro*
*Internisten mit SP Gastroenterologie 75,84 Euro / 81,36 Euro*
*Internisten mit SP Kardiologie 28,77 Euro / 25,74 Euro*
*Internisten mit SP Lungen- und Bronchialheilkunde 90,31 Euro / 118,47 Euro*
*Internisten mit SP Angiologie 23,58 Euro / 40,94 Euro*
*Internisten mit SP Endokrinologie 103,93 Euro / 145,59 Euro*
*Internisten mit SP Nephrologie 281,03 Euro / 480,92 Euro*
*Internisten SP Hämatologie/Onkologie 1276,66 Euro / 1433,06 Euro*
*Internisten mit SP Rheumatologie 320,16 Euro / 305,43 Euro*
*Internisten SP Kardiologie, Angiologie & jew. invasive Tätigkeit 17,17 Euro / 18,01 Euro*
*Kinderärzte 28,72 Euro / 51,52 Euro*
*Laborärzte 0,03 Euro / 0,02 Euro*
*Lungenärzte 65,15 Euro / 97,53 Euro*
*Nuklear-Mediziner 12,37 Euro / 16,27 Euro*
*MKG-Ärzte 6,71 Euro / 5,70 Euro*
*Psychotherapeuten 9,19 Euro / 15,96 Euro*
*Nervenärzte, Neurologen, Psychiater (Doppelzulassung) 136,11 Euro / 160,68 Euro*
*Neurologen 197,08 Euro / 152,72 Euro*
*Psychiater (Leistungsanteil PT < 30 %) 99,38 Euro / 143,14 Euro*
*Psychiater (Leistungsanteil PT > 30 %) 53,36 Euro / 82,01 Euro*

Beispiel: In 2011 hatte ein Allgemeinarzt für einen gesetzlich krankenversicherten Patienten (Mitglied oder familienversichert) 43,54 Euro pro Quartal frei zum Verschreiben von Arzneimitteln. Ist der Patient ein Rentner, durfte der Allgemeinarzt für 143,49 Euro Arzneimittel pro Quartal verschreiben. Im Durchschnitt. Das heißt: Wenn der Arzt mehr verschreibt, sollte er dies bei anderen gesetzlich versicherten Patienten wieder einsparen, indem er diesen Patienten weniger verschreibt. Sonst läuft der Arzt Gefahr in Regress (Rückzahlung aus seinem Privatvermögen) genommen zu werden.

*Richtgrößen Heilmittel (z. B. Massagen, Krankengymnastik, Lymphdr.) 2011.*
*Ungefährere Angaben einer Beispielregion, Abweichungen möglich.*

*Alle Angaben pro Patient und pro Quartal.*
*Allgemeinärzte 6,76 Euro / 18,26 Euro*
*Anästhesisten 5,53 Euro / 11,31 Euro*
*Augenärzte 0,01 Euro / 0,01 Euro*
*Chirurgen 9,12 Euro / 13,78 Euro*
*Frauenärzte 0,84 Euro / 6,63 Euro*
*HNO-Ärzte 5,65 Euro / 2,84 Euro*
*Hautärzte 3,06 Euro / 7,94 Euro*
*Hausärztlich tätige Internisten 4,73 Euro / 13,33 Euro*
*Fachärztlich tätige Internisten ohne Schwerpunkt 1,65 Euro / 4,32 Euro*
*Internisten mit SP Gastroenterologie 0,66 Euro / 1,09 Euro*

*Internisten mit SP Kardiologie 0,77 Euro / 0,78 Euro*
*Internisten mit SP Lungen- und Bronchialheilkunde 0,43 Euro / 1,12 Euro*
*Internisten SP Nephrologie 2,47 Euro / 3,76 Euro*
*Internisten SP Rheumatologie 13,45 Euro / 16,49 Euro*
*Kinderärzte 25,26 Euro / 36,03 Euro*
*Laborärzte 0,00 Euro / 0,00 Euro*
*Lungenärzte 0,25 Euro / 0,66 Euro*
*Nuklear-Mediziner 0,41 Euro / 0,55 Euro*
*MKG-Ärzte 2,16 Euro / 4,24 Euro*
*Ärztliche Psychotherapeuten, Ärzte für Psychotherapeutische Medizin 0,80 Euro / 1,75 Euro*
*Nervenärzte, Neurologen, Psychiater (Doppelzulassung) 7,68 Euro / 23,44 Euro*
*Neurologen 10,81 Euro / 27,32 Euro*
*Psychiater 2,88 Euro / 9,89 Euro*
*Kinder- und Jugendpsychiater 22,92 Euro / 13,34 Euro*
*Orthopäden 25,17 Euro / 30,04 Euro*
*Neurochirurgen 27,61 Euro / 26,91 Euro*
*Radiologen 0,14 Euro / 0,54 Euro*
*Urologen 0,28 Euro / 0,41 Euro*
*sonstige Arztgruppen 8,94 Euro / 17,27 Euro*

Beispiel: In 2011 hatte ein Allgemeinarzt für einen gesetzlich krankenversicherten Patienten (Mitglied oder familienversichert) 6,76 Euro pro Quartal frei zum Verschreiben von Heilmittel (Physiotherapie, Massagen, Krankengymnastik, Lymphdrainage, http://www.heilmittelkatalog.de/online/). Ist der Patient ein Rentner durfte der Allgemeinarzt für 18,26 Euro pro Quartal Heilmittel verschreiben. Im Schnitt. Das heißt: Wenn der Arzt mehr verschrieb (z. B. 6 Sitzungen Krankengymnastik kosten etwa 84 Euro *[http://www.starker-ruecken.com/bandscheibenblog/was-kostet-eine-massage/]* soll er dies bei anderen gesetzlich versicherten Patienten wieder einsparen, indem er diesen Patienten weniger verschreibt. Sonst läuft der Arzt Gefahr in Regress genommen zu werden.
*[Budgetzahlen aus: info.pharm Nr. 1 der KV Hessen von Januar 2011: »Rahmenbedingungen für die Arzneimittel-, Verbandmittel- und Heilmittelverordnungen 2011 – Ausgabenobergrenze, Richtgrößen, Wirtschaftlichkeitsvorgaben«]*

In 2004 betrugen die Ausgaben für Heilmittel 3,64 Milliarden Euro für gesetzlich Versicherte, in 2010 4,58 Milliarden Euro. *[ÄZ, 22.9.11, S. 6, nach GKV-Spitzenverband 2011]* Offenbar soll mit allen Kräften versucht werden, einen weiteren Anstieg zu verhindern. Im gleichen Zeitraum stiegen die Ausgaben für Hilfsmittel (z. B. Einlagen, Rollator, Prothesen, Badewannenlift, http://www.rehadat.de/gkv2/Gkv.KHS) von 5,24 auf 6,01 Mrd. Euro. *[a.a.O.]*

## XIII. Zurück zu den teuren Medikamenten für Frau H.

Das Dilemma des Arztes: Verschreibt er Frau H. alle diese von der Klinik empfohlenen teuren Medikamente, muss er das bei anderen Patienten wieder einsparen. Ausweg: Er überweist die Patientin zum Beispiel zum Diabetologen, der wieder ein weiteres, eigenes

Medikamentenbudget (Richtgröße) zur Verfügung hat. Das macht die Behandlung insgesamt aber teurer und unübersichtlicher, denn dort fällt ja auch wieder Honorar an und oft weiß der Hausarzt nicht, was der Facharzt verschreibt und umgekehrt. Auch deswegen kommt es zu unnötigen Verordnungen, zu gefährlichen Doppelverordnungen oder zu Verordnungen, die gegen Gegenanzeigen verstoßen oder negative Wechselwirkungen hervorrufen. Krankheit und Tod sind so vorprogrammiert. Möglicherweise werden hier die Kommunikationswege besser, wenn die Elektronische Gesundheitskarte (eGK) vollständig mit allen Funktionen eingeführt sein wird. Das kann noch bis 2016 oder länger dauern. Aber auch den Patienten muss man in den meisten Fällen den Vorwurf machen, sich nicht richtig zu kümmern. Sie sagen dem einen Arzt nicht, was sie vom anderen verschrieben bekommen haben. Wenn man sie fragt, wissen sie oft nicht, um welche Medikamente es geht, und haben keine Aufzeichnungen darüber zur Hand. Einen Ordner mit allen seinen Befunden, Laborwerten und BPZ seiner Medikamente hat nur jeder zehnte Patient angelegt. Von diesen wiederum hat ihn nur jeder Zweite oder Dritte beim Arztbesuch dabei. Da muss man sich nicht wundern …

## XIV. Endlich: Der Hausbesuch bei Frau H.

Am frühen Donnerstag-Nachmittag schwang ich mich also aufs Fahrrad und besuchte Frau H.: Ein Haushaltshelfer von der Sozialstation war da, wischte den Küchentisch ab, an dem Frau H. saß. Sie verabschiedete ihn, er wollte am Montag wiederkommen, saubermachen. Ich fragte sie, um was es denn bei ihr gehe, und sie sagte, sie könne nicht mehr laufen, denn sie wiege einen Zentner und 18 kg, in der Wohnung habe sie einen Rollator, den vorläufigen Entlassungsbericht habe sie schon da. Darin war die Rede von 10 schweren und unheilbaren Erkrankungen: Schwere Herzrhythmusstörungen, Nierenschwäche im fortgeschrittenen Stadium, sehr ausgeprägte Lymphödeme (Schwellungen) in beiden Beinen im fortgeschrittenen Stadium, hoher Blutdruck, starke Wassereinlagerungen in den Beinen und der Lunge, eine chronische Lungenerkrankung durch jahrzehntelanges Rauchen, starkes Übergewicht und Bewegungsmangel. Die Beine glichen denen eines kleinen Elefanten. Ich riet ihr dringend, ihre vorhandenen Kompressionsstrümpfe anzulegen, aber das wollte sie nicht. Sie würde damit zu sehr schwitzen, Lymphdrainage wäre sehr viel angenehmer, ob ich das nicht verschreiben könnte, sie kenne eine Lymphtherapeutin, die mache Hausbesuche.
Das Krankenhaus hatte ihr zehn verschiedene Medikamente verordnet, die mir alle schon von der Sozialstation am Vortag per Fax mitgeteilt worden waren. Ich fragte die 77-jährige alleinstehende Patientin, ob sie während ihres 18-tägigen Krankenhausaufenthaltes darüber aufgeklärt worden sei, dass ihre Krankheiten sehr gefährlich, lebensbedrohend und unheilbar seien und ob sie über die möglichen Nebenwirkungen und negativen Wechselwirkungen der Medikamente aufgeklärt worden sei. Sie sagte, man habe ihr erklärt, das mit den Nieren würde jetzt wieder funktionieren und auch das Herz würde besser schlagen. Erklärt habe ihr niemand die Medikamente und was ungute Wechselwirkungen seien, wüsste sie nicht genau, auch nicht, dass diese bei ihren Medikamenten vorkommen.
Ich erklärte ihr, dass das Hauptproblem ein bestimmtes Schmerzmittel sei, das sie viermal am Tag einnehmen solle und das viele negative Interaktionen mit vier anderen

Medikamenten habe.
Sie sagte, dieses Schmerzmittel habe ihr nach eigenem Empfinden noch nie besonders geholfen und sie hätte öfters darum gebeten, es weglassen zu dürfen. Aber immer habe man ihr gesagt, das brauche sie, die schmerzlindernde Wirkung komme schon noch. Dass dieses Mittel die anderen Medikamente so störe und derartige Probleme machen könne, höre sie heute zum ersten Mal. Ich schlug vor, es sofort abzusetzen und sie war einverstanden. Außerdem sagte sie, sie habe auch zwei Schmerzpflaster auf die Rückenhaut aufgeklebt bekommen, die sollten in drei Tagen gewechselt werden und die habe sie auch schon die ganze Zeit in der Klinik bekommen. Aber sie habe die Schmerzen in ihrem rechten »Rheumaarm« genauso stark wie vorher, die Pflaster würden ihrer Meinung nach aber nichts bringen.
Ich las das Pflegejournal durch und stellte fest, dass ihr Gewicht zuletzt 118 kg betrug und sagte ihr, sie wiege **zwei** Zentner und 18 kg. Sie schien erstaunt zu sein. Ich untersuchte die Beine, die grotesk durch Lymph- und Wassereinlagerungen angeschwollen waren. Sie konnte zwar aufstehen, musste sich aber an einem Rollator abstützen. Im Schlafzimmer stand der Rollstuhl. Ich fragte sie, was denn die Ursache aller ihrer Krankheiten sei, und sie antwortete, das habe ihr noch niemand erklärt. Ob ihre chronische Lungenerkrankung (COPD) vom Rauchen gekommen sein könne, wollte ich wissen. Sie sagte, sie wisse gar nicht, dass sie eine Lungenerkrankung habe. Ja, sie habe geraucht. Von wem die Kippe in dem Aschenbecher auf dem Fensterbrett sei, wollte ich wissen. Welche Kippe, ach die, ja die müsse wohl ihr Sohn geraucht haben. Neben dem Herd stapelten sich die Behälter für Essen auf Rädern. Von der Praxisgebühr war sie befreit und von allen anderen Zuzahlungen auch, alles wurde von der Krankenkasse, der Pflegekasse und dem Sozialamt bezahlt, ihre Rente reiche dafür bei Weitem nicht.
Ich erklärte ihr, dass bei ihr, genau wie in der Klinik, alle paar Tage, mindestens aber einmal die Woche, Blut abgenommen werden müsse. Es ginge nicht nur um den Quickwert wegen der Marcumareinnahme, sondern auch um die Nierenwerte, das Kalium, den Blutzucker, den Digitalisspiegel und die Leber. Ich könne aber unmöglich zwei mal pro Woche zum Hausbesuch kommen. Mit der Pflegestation hatte ich schon telefoniert, erklärte ich ihr, und diese habe es abgelehnt eine Pflegeschwester, die sowieso zur ihr komme, um Pflegemaßnahmen durchzuführen und die Medikamentenzuteilung zu überwachen, Blut abnehmen zu lassen. Das sei nicht Aufgabe der Pflegestation, dazu müsse ein Arzt Hausbesuche machen, nur Pieksen zum Blutzuckermessen dürfe sie. Ich sagte deswegen der Patientin, dass sie zu mir in die Praxis kommen müsse.
Sie könne aber die Treppe nicht hinuntersteigen, sagte sie. Dafür gibt es eine Lösung, erklärte ich: Der Behindertenfahrdienst würde sie samt Rollstuhl zu mir in die Praxis oder direkt ins Labor zur Blutabnahme transportieren. Ich nahm die Versichertenkarte (AOK) an mich und bat sie, sich alle vorhandenen BPZ der Medikamente durchzulesen und zum Schluss zu unterschreiben, dass sie diese gelesen und verstanden habe. Ich wolle diese Nachweise für meine Akte, es ginge um die Medikamentenaufklärung. Sofern sie irgendetwas nicht verstehe, könnte sie mich selbstverständlich anrufen und fragen, ich würde ihr alles erklären.
Ich radelte durch den Regen zurück. Auf dem Telefondisplay sah ich, dass die Klinik angerufen hatte. Ich rief zurück, der Chefarzt selbst war am Telefon und nahm Stellung zu den vielen, teils gefährlichen negativen Wechselwirkungen. Das mit den Medikamenten sei so zu verstehen, dass man sich weitgehend an die Medikation des ehemali-

gen Hausarztes gehalten habe und das so wieder aufgeschrieben habe. Dann habe man zusätzlich noch Insulinspritzen und die Schmerzpflaster verordnet. Sicher könne man versuchen, das eine oder andere Mittel wegzulassen. Letzten Endes sagte er überhaupt nichts Konkretes, und es war klar, dass in seiner Klinik so gut wie nie auf negative Wechselwirkungen und Kontraindikationen geprüft wurde.
Zwei Stunden später kam die Tochter der Patientin wie abgesprochen zu mir in die Praxis, um die Versichertenkarte und Unterlagen abzuholen. Sie sagte, zum vorherigen Hausarzt möchte ihre Mutter nicht zurück, der habe sie falsch behandelt, die vorvorherige Hausärztin, bei der sie bis vor einem halben Jahr gewesen sei, mache keine Hausbesuche. Ich erklärte ihr, dass sie mit dem Behindertenfahrdienst zu mir oder ins Labor kommen müsse und die Tochter sagte, sie habe nicht gewusst, dass es ein Regelleistungsvolumen oder Budget für Hausärzte gebe, es müsse doch drin sein, dass ich einmal die Woche zu ihrer Mutter nach Hause kommen könne. Ich sagte, das ginge eben nur, wenn ich das Geld dafür bei anderen gesetzlich Versicherten wieder einspare, aber mein Gesamt-Budget für dieses Quartal gebe das nicht her, ich müsse Leistungen rationieren, das sei Vorgabe der Krankenkasse, der Kassenärztlichen Vereinigung und der Politik. Sie meinte, sie habe noch einige weitere Hausärzte telefonisch gefragt, ob sie ihre Mutter übernehmen würden, aber einige hätten ihr ausrichten lassen, sie seien voll, andere hätten nicht einmal zurückgerufen. Ich sei der einzige, der überhaupt persönlich mit ihr am Telefon geredet habe und auch gekommen sei. Ich sagte ihr, jetzt wisse sie ja, warum das so ist. Sie sagte, sie wolle nun mit ihrer Mutter zusammen den Fahrdienst bestellen, damit sie Montag oder Dienstag zu mir in die Praxis zur Blutabnahme gebracht werden könne. Ich versprach die fehlenden Medikamente zu verschreiben, sobald ich von der Pflegestation erfahren habe, was fehle.

## XV. Bei Frau H. entgleist der Blutzucker.

Am nächsten Tag meldete sich die Pflegestation und gab mir den Blutzuckerspiegel der Patientin durch: 292, also viel zu hoch. Sie hatten sich bei der Insulingabe nach einer schriftlichen Einnahmevorschrift des Krankenhauses gerichtet.
Hier wurden insgesamt 32 Einheiten Insulin angeordnet. Im Entlassungsbrief war aber die Rede von einer höheren Insulindosis:

*Humalog (Insulin) 2 mal 16 Einheiten und Lantus (Insulin) 1 mal 12 Einheiten.*

Das sind also 44 Einheiten Insulin und nicht 32 Einheiten. Kein Wunder, dass der Blutzucker nach oben entgleiste.
Ich wies darauf hin, dass diese höhere Dosis anzuwenden sei, wandte mich per Fax an das Krankenhaus und fragte, wie die Diskrepanz der beiden Anweisungen denn zu verstehen sei. Ich bekam erst vier Tage später Antwort. Die Stationsärztin entschuldigte sich für den Fehler: Die höhere Dosis sei anzuwenden. Die schwerkranke Patientin hatte Glück gehabt, ihr Zucker war nicht lebensgefährlich entgleist. Sie hatte mit viel Glück auch diesen Fehler des Krankenhauses überlebt.

## XVI. Exkurs: Verordnungsfehler im Krankenhaus.

Für ein Drittel aller Fehler, die bei der Medikation passieren, sind Schwestern und Pfleger verantwortlich, zum Beispiel durch Verwechslungen. In zwei Drittel der Fälle sind es die Ärzte, zum Beispiel durch Nichtbeachten von Kontraindikationen oder negativen Wechselwirkungen *[Krisengebiet Krankenhaus, Stern, 36/2010, S. 34 ff.]*.
Alleine auf den inneren Stationen sterben jährlich 57.000 Menschen aufgrund von Arzneimitteln, so die Berechnungen von Prof. Frölich. Davon seien 28.000 Todesfälle vermeidbar *[a.a.O.]*.

**Fazit: Ich kann nur jedem Patienten dringend empfehlen, sich immer alle Unterlagen aushändigen zu lassen und diese aufmerksam zu studieren.**
**Nach meiner Erfahrung ist jeder zweite Krankenhausentlassungsbrief fehlerhaft.**

## XVII. Frau H. sucht sich einen anderen Hausarzt.

Gegen Freitagmittag rief die Tochter der Patientin erneut an und erklärte, dass sie nun doch einen Hausarzt gefunden habe, der zu Hausbesuchen, auch zum Blutabnehmen, kommen wolle. Schon am nächsten Dienstag würde er kommen. Ich bat sie am Nachmittag zu kommen, um die Rezepte für ihre Mutter abzuholen und wünschte ihr viel Glück.
Ich wusste, wie die Sache weitergehen würde: Der neue Hausarzt würde am Dienstag kommen, die Versichertenkarte einlesen, einige Anweisungen geben, vielleicht ein Rezept dalassen und wieder fahren. Er würde keineswegs ein- oder zweimal die Woche einen Hausbesuch machen, um Blut abzunehmen, sondern nur dann kommen, wenn »etwas wäre«. Das könnte dann zum Beispiel ein entgleister Blutzucker oder eine andere Verschlimmerung der medizinischen Situation sein. Wenn ihm das von der Pflegestation oder der Tochter mitgeteilt würde und er – wie immer – im Stress wäre, schickt er einen Krankenwagen hin, um die Patientin wieder ins Krankenhaus bringen zu lassen. Er würde dann sagen: Das ist viel besser und geht auch schneller, als wenn ich heute Abend nach der Sprechstunde noch zu Ihnen auf Hausbesuch kommen würde. Tatsächlich war es ja auch schon vorher so gelaufen: Von Januar bis jetzt im September 2011 war sie viermal im Krankenhaus gewesen, jedes Mal 5 bis 18 Tage, insgesamt 40 Tage, jeder Tag dort schlägt mit 500 bis 800 Euro zu Buche. Das zahlt die Krankenkasse, da gibt es keine Limits. Jeder kann so oft ins Krankenhaus eingewiesen werden, wie er will. Niemanden kostet das mehr als zehn Euro Zuzahlung pro Tag, höchstens jedoch für 28 Tage pro Kalenderjahr. Das tut nicht weh, denn Essen, Trinken und Heizen zu Hause kosten mehr. Jeder kann sich zudem versuchen selbst einzuweisen, man geht einfach in die Notaufnahme.
Der neue Hausarzt würde auch nicht, so wie im Entlassungsbrief der Klinik vorgeschlagen, zweimal wöchentliche Lymphdrainagen verschreiben, sondern eine Ausrede erfinden, warum Lymphdrainagen nicht gut für die Patientin seien. Denn er weiß: Eine Lymphdrainage mit Hausbesuch kostet etwa 35 bis 40 Euro, das sind schon 840 Euro im Quartal an »Heilmittel-Kosten«.
Sein Budget an Heilmitteln wie Lymphdrainage oder Krankengymnastik beträgt aber

nur etwa 18 Euro pro Rentner-Patient und Quartal. Für Nicht-Rentner sind es nur etwa 7 Euro pro Patient und Quartal.
Würde er also Frau H. zweimal wöchentlich Lymphdrainage verschreiben, kann er 48 anderen Rentner-Patienten überhaupt keine Physiotherapie in diesem Quartal verschreiben, um seinen »Schnitt« zu halten.
Würde er die gleiche Anzahl Lymphdrainagen mit Hausbesuch einem Nicht-Rentner-Patienten verschreiben, könnte er etwa 140 anderen Patienten überhaupt keine Physiotherapie in diesem Quartal verschreiben, um seinen »Schnitt« zu halten.

Das ist der Grund warum Ihnen – als Patient – oft Massagen oder Lymphdrainagen oder Krankengymnastik verweigert werden: Nicht, weil diese grundsätzlich nicht mehr verschrieben werden könnten, sondern weil sie das Budget zu sehr belasten. Gesagt wird dem Patienten vom Arzt aber meistens etwas anderes: »Sie brauchen das nicht, ich verschreibe Ihnen gute Tabletten« Oder: »Gehen Sie joggen oder schwimmen, das ist genauso gut«.
Abhilfe: Sie sollten sich schon mit jungen Jahren, solange Sie noch gesund sind, privat zusatzversichern, damit diese Leistungen und Verschreibungen übernommen werden. Oder dafür Geld zurück legen.
Der Kassenarzt kann schon lange nicht mehr alle notwendigen und sinnvollen Leistungen erbringen und muss deshalb Kompromisse machen, wie bei obiger Patientin zum Beispiel nicht so viele Hausbesuche durchführen, sondern die Patientin in die Praxis bringen lassen. Oder keine zusätzlichen Lymphdrainagen verschreiben, sondern nur Kompressionsstrümpfe oder Binden zum Wickeln der Beine.
Bitten Sie Ihren Haus- oder Facharzt, Ihre Medikation zu prüfen, ob sich alles miteinander verträgt (Wechselwirkungen) und ob keine Kontraindikationen vorliegen (Gegenanzeigen). Wenn Sie zum Beispiel ein Magengeschwür haben, dürfen Sie kein ASS (Aspirin) einnehmen.
Sie können getrost davon ausgehen, dass Ärzte diese Prüfungen nicht regelmäßig vornehmen. Sie müssen das einfordern.
Sollte Ihr Hausarzt derartige Prüfungen nicht (computergestützt) vornehmen können oder wollen, könnten Sie sich einen anderen Arzt suchen. Gleiches gilt für die Apotheke.

## XVIII. Frau B.: »Keiner hat bei mir etwas gefunden.«

Frau B. ist eine 45-jährige Mutter von zwei Kindern, die seit einigen Jahren unter quälenden Ohrgeräuschen (Tinnitus) leidet. Sie kommt nicht aus eigenem Antrieb in die Sprechstunde, sondern ihr Mann ruft an, um einen Termin für sie zu vereinbaren. Er habe meine Homepage entdeckt und wolle ihr eine Akupunkturbehandlung schenken. Ich biete einen Termin an und er ruft mich nach zehn Minuten wieder an: Ja, seine Frau werde kommen, aber es habe ihn schon recht viel Überredungskunst gekostet, sie dazu zu bewegen.
Tatsächlich kamen beide einige Tage später und Frau B. hatte sichtlich wenig Lust, ihre Krankengeschichte zu erzählen, eigentlich wolle sie auch keine Behandlung mehr, obwohl die Ohrgeräusche schon sehr schlimm und quälend seien. Die Frage nach anderen Erkrankungen verneint sie. Nein, höchstens noch eine Skoliose (Rückgratverkrüm-

mung) sei zu erwähnen, ansonsten habe sie nichts.
Ich frage sie nach Vorbefunden und sie antwortet, da gäbe es nicht viel und alle hätten nichts gefunden. Meine Erklärung, dass erfahrungsgemäß immer etwas Relevantes in den Vorbefunden steht, was die Patienten aber oft nicht mehr erinnern können, überzeugt sie nicht. Sie behauptet weiter, wie das die meisten Patienten in solchen Situationen tun, dass da nichts drinstehe und nichts weiter gefunden worden sei.
Ich höre vier Wochen nichts mehr von ihr und habe den Fall schon abgehakt, da kommt überraschend ein Brief von ihr: Sie wolle mein Angebot doch annehmen, sich untersuchen und behandeln zu lassen und legt fünf Arztbriefe bei. Aus denen ergibt sich:

- Ein Orthopäde in Berlin stellte 2004 fest: Blockierung der BWS, Torsionsskoliose, HWS-Syndrom, Schulter-Nacken-Myalgie, Tinnitus,
- Die Uniklinik Mainz stellte in 2001 fest: Drehschwindel unklarer Genese und Migräne und empfahl eine Rückenmarkswasseruntersuchung um eine Multiple Sklerose auszuschließen,
- Eine Neurologin stellte in 2001 fest: Stärkste Kopfschmerzen mit Drehschwindelattacken, Schmerzmittel hätten nicht geholfen,
- Ein HNO-Arzt stellte in 2001 fest: Drehschwindelanfälle, Flimmern und Schwarzwerden vor den Augen, kein Ohrgeräusch,
- Laborwerte stammen aus 2004 (veraltet), in 2009 wurden nur Cholesterin und Blutzucker bestimmt.

Es ist immer wieder frappierend, wie falsch und unvollständig Patienten ihre eigene Krankengeschichte erinnern. Selbst schwer chronisch Kranke bezeichnen sich oft als gesund, wenn ich zum Beispiel vor einer Impfung frage, ob etwas vorliegt. Frau B. hat sich völlig falsch eingeschätzt und hatte sich weder an die schlimmen Kopfschmerzen, noch die Migräne oder die Drehschwindelattacken erinnert. Auch dass der Verdacht einer MS im Raum stand, hatte sie völlig ausgeblendet.
Dieses Beispiel zeigt, dass man als Arzt oder Psychotherapeut der Selbstauskunft von Patienten nie vertrauen sollte. Fast immer stimmt das nicht ganz, was sie sagen. Bei chronischen Krankheiten sollte man als Arzt oder Psychotherapeut immer die Aktenlage komplett klären und alle alten Befunde anfordern. Wenn die Patienten das nicht wollen, sollte man die Behandlung verweigern, Notfälle natürlich ausgenommen.

# E-Mail-Kommunikation mit dem Arzt

Für viele Dinge muss man nicht zum Arzt gehen, sondern kann mit diesem per E-Mail kommunizieren.
Das erspart Ihnen den Weg zur Praxis und zurück, die Wartezeit dort und hat den Vorteil, dass Sie alle Vorgänge im Computer archivieren können. So geht nichts verloren und ist auch später wieder zur Hand, wenn weitere Untersuchungen und Behandlungen erfolgen.
Auch für den Arzt oder die Ärztin hat die Kommunikation per E-Mail viele Vorteile:
Der Vorgang kann vom Arzt dann erledigt werden, wenn gerade mal nichts los ist.
Die Sprechstunde wird dadurch nicht unterbrochen. Telefonanrufe sind da anders und können ganz schön stören.
Der Arzt kann in aller Ruhe wichtige Unterlagen oder Ihre Krankenakte durchsehen und seiner Antwort auch Dokumente anfügen, wie zum Beispiel eine Fachinformation über Medikamente oder eine Analyse von Wechselwirkungen.

**Mein Tipp an Patienten: Fragen Sie Ihren Fach- und Hausarzt, ob Sie elektronisch mit ihm kommunizieren dürfen. Werden Sie skeptisch, wenn er Ihnen seine Praxis-E-Mail-Adresse nicht geben will oder gar keine hat. Das gilt natürlich auch für den Kontakt mit ärztlichen oder psychologischen Psychotherapeuten: E-Mail-Austausch über Ihr Befinden sollte möglich sein. Dazu können Sie auch eine pseudonymisierte E-Mail-Adresse verwenden und Ihren Klarnamen nicht in den Text hineinschreiben. Sie müssen nur vorher ein Pseudonym mit dem Arzt vereinbaren.**

## I. Blutdruck senken und Gewicht reduzieren.

Folgende E-Mail schickte mir ein Patient:

*»Anbei meine Blutdruckwerte. Ich habe seit 13.04.11 meine Ernährung umgestellt und esse seitdem keine Fleisch- und Wurstprodukte mehr. Meine sportlichen Aktivitäten habe ich erhöht, mindestens eine halbe Stunde täglich (Dauerlauf, Fitness). Am Freitag war ich blutspenden. Mein Gewicht geht auch nach unten: bereits 5 kg weniger. Ich denke, dass ich auf dem richtigen Weg bin und möchte Ihnen nochmals danken, dass Sie mir die Augen geöffnet haben: Ich muss mehr Sport machen, abnehmen.«*

| Tag | Uhrzeit | O-Wert | U-Wert | Puls | Tätigkeit | Medikamente |
|---|---|---|---|---|---|---|
| 11.4.11 | 10:09 | 130 | 68 | 77 | nach dem Essen | Morgens 1/2 Ramipril 5mg |
| 12.4.11 | 11:48 | 146 | 77 | 65 | Stress | Morgens 1/2 Ramipril 5mg |
| 13.4.11 | 11:50 | 123 | 73 | 67 | | Morgens 1/2 Ramipril 5mg |
| 14.4.11 | 19:13 | 148 | 80 | 74 | Fernseh gucken | Morgens 1/2 Ramipril 5mg |
| 16.4.11 | 20:48 | 127 | 80 | 78 | | Morgens 1/2 Ramipril 5mg |

| Tag | Uhrzeit | O-Wert | U-Wert | Puls | Tätigkeit | Medikamente |
|---|---|---|---|---|---|---|
| 17.4.11 | 17:58 | 138 | 81 | 89 | | Morgens 1/2 Ramipril 5mg |
| 18.4.11 | 23:09 | 132 | 72 | 75 | | Morgens 1 Ramipril 5mg |
| 19.4.11 | 10:19 | 120 | 72 | 79 | | Morgens 1 Ramipril 5mg |
| 20.4.11 | 23:21 | 133 | 79 | 75 | | Morgens 1 Ramipril 5mg |
| 21.4.11 | 18:25 | 154 | 83 | 58 | nach dem Essen | Morgens 1 Ramipril 5mg |
| 23.4.11 | 16:00 | 122 | 68 | 74 | Blutspenden: 14:30 | Morgens 1 Ramipril 5mg |
| 24.4.11 | 9:29 | 129 | 71 | 74 | | Morgens 1 Ramipril 5mg |
| 25.4.11 | 15:36 | 144 | 78 | 79 | | Morgens 1 Ramipril 5mg |
| 26.4.11 | 22:14 | 109 | 63 | 68 | | Morgens 1 Ramipril 5mg |
| 27.4.11 | 7:29 | 138 | 76 | 59 | | Morgens 1 Ramipril 5mg |

Von dieser Tabelle habe ich dann mit dem Grafikassistenten von Excel folgende Auswertung erstellt:

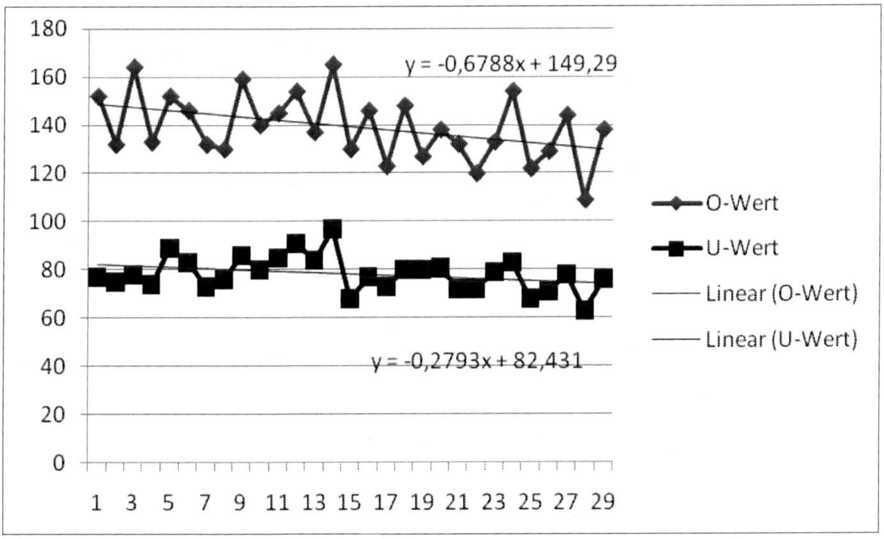


Man sieht an der fallenden Regressionsgeraden und dem negativen Steigungswert (z. B. 0,6788 vor dem »x«), wie der Blutdruck mit der Zeit abnahm und weiter fallende Tendenz zeigt. Diese Auswertung habe ich dem Patienten noch am gleichen Tag zurück gemailt. So erhielt er sofort eine Rückmeldung und wurde darin bestärkt, so weiterzumachen. Außerdem wurde viel Zeit gespart, da er nicht in die Sprechstunde kommen musste. Patienten mit Bluthochdruck kommen normalerweise vier- bis fünfmal so oft in die Sprechstunde wie Gesunde. Diese Häufigkeit lässt sich durch E-Mail-Kommunikation auf die Hälfte reduzieren.

Der Vorteil für mich als Arzt ist auch, dass ich alle diese Messwerte, Auswertungen und E-Mails in der elektronischen Krankenakte des Patienten speichern und jederzeit nachvollziehen kann, was wann gemessen wurde und wie die Medikation war. Mit den handgeschriebenen Blutdruck- oder Blutzuckeraufzeichnungen der Patienten geht das so nicht. Vielmehr muss man alles einscannen oder fotokopieren, was endlos aufhält.

## II. Ein weiteres Beispiel einer Blutdrucktabelle.

| Datum | Blutdruck morgens | | Puls | Blutdruck abends | | Puls |
|---|---|---|---|---|---|---|
| | oberer | unterer | | oberer | unterer | |
| 01.09.11 | 135 | 87 | 82 | 132 | 85 | 65 |
| 02.09.11 | 127 | 79 | 72 | 137 | 80 | 81 |
| 03.09.11 | 138 | 78 | 65 | 137 | 82 | 62 |
| 04.09.11 | 132 | 80 | 69 | 129 | 82 | 65 |
| 05.09.11 | 127 | 86 | 67 | 137 | 86 | 72 |
| 06.09.11 | 128 | 82 | 71 | 129 | 81 | 72 |
| 07.09.11 | 128 | 75 | 59 | 134 | 74 | 81 |
| 08.09.11 | 127 | 78 | 66 | 129 | 76 | 65 |
| 09.09.11 | 133 | 78 | 71 | 130 | 78 | 68 |
| 10.09.11 | 129 | 80 | 65 | 125 | 74 | 70 |
| 11.09.11 | 120 | 69 | 72 | 126 | 75 | 68 |
| 12.09.11 | 137 | 83 | 64 | 123 | 77 | 75 |
| 13.09.11 | 130 | 77 | 58 | 128 | 83 | 68 |
| 14.09.11 | 130 | 78 | 60 | 124 | 80 | 74 |
| 15.09.11 | 129 | 84 | 57 | 127 | 82 | 63 |
| 16.09.11 | 121 | 72 | 58 | | | |

Unter anderem diese Auswertung davon habe ich dem Patienten gemailt:

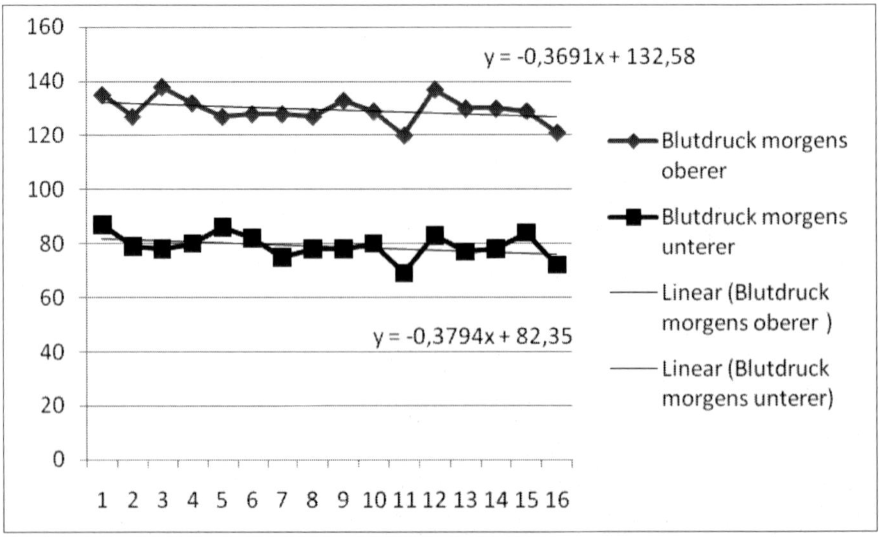

Mein Kommentar dazu in der E-Mail:
*»Sie könnten nun versuchsweise das Blutdruckmittel absetzen, da der Druck gesunken ist, weiterhin sinkende Tendenz zeigt und Sie erfolgreich 8 kg Gewicht reduziert haben. Bitte aber weiterhin täglich morgens nach dem Aufstehen messen und mir in zwei bis vier Wochen wieder ihre Werte mailen.«*

## III. Beispiel einer mir gemailten Blutzuckertabelle mit Nüchternmeßwerten.

| Datum | Uhrzeit | Blutzucker |
|---|---|---|
| 07.10.2011 | 14:28 | 82 |
| 08.10. | 08:27 | 96 |
| 10.10. | 08:44 | 85 |
| 10.10. | 10:30 | 71 |
| 10.10. | 10:57 | 71 |
| (...) | | |
| 12.10. | 08:31 | 86 |
| 12.10. | 09:35 | 100 |
| 12.10. | 11:37 | 86 |
| 12.10. | 13:05 | 97 |
| 12.10. | 18:26 | 96 |
| 12.10. | 20:27 | 105 |

Davon habe ich mit dem Grafikassistenten von Excel innerhalb von einer Minute diese Auswertung mit gleitendem Durchschnitt (6 Perioden) erstellt:

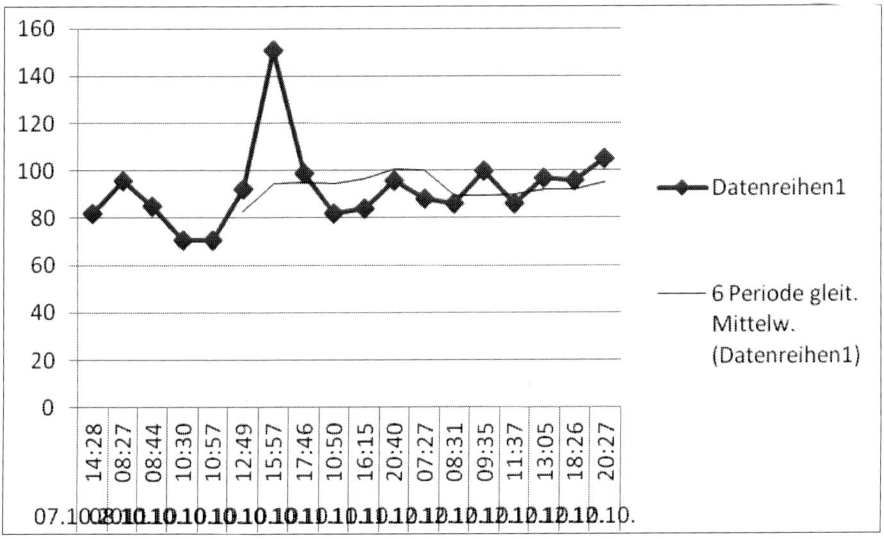

Ich mailte der Patientin diese Grafik zurück und teilte ihr mit, dass sie ihre blutzuckersenkende Medikation (Metformin) zunächst unverändert fortsetzen könne und dass es nun reiche, nur noch alle drei bis fünf Tage zu messen. Ich bat sie, mir in einem Monat wieder eine Tabelle zu mailen.
Alle Auswertungen speicherte ich in den elektronischen Krankenakten der Patienten ab und die Patienten selbst können sich die Diagramme und Mitteilungen ausdrucken aber auch selbst abspeichern, was den Vorteil hat, dass – im Unterschied zu Zetteln und Heften – kaum noch etwas verloren gehen kann.

## IV. Gewichtsreduktion.

Auch das Gewicht übergewichtiger Patienten lässt sich so gut überwachen. Die Patienten sind viel motivierter, wenn sie schnell eine positive Rückmeldung mit weiteren Tipps von mir erhalten:

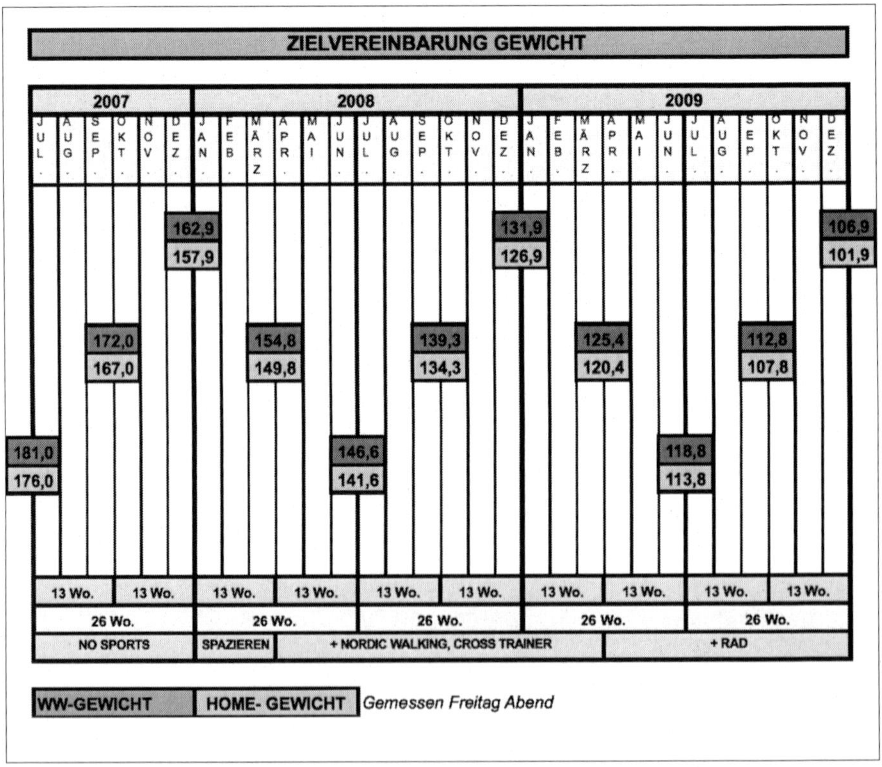

## V. Überwachen von Trainingsaktivitäten.

Auch das Training von Patienten lässt sich so überwachen:

Beispiel: Auf dem Stepper:

| Datum | Uhrzeit | Minuten |
|---|---|---|
| 21. Nov. 11 | 23:02-23:08 | 6 |
| 22. Nov. 11 | 11:08-11:13 | 5 |
| | 23:28-23:35 | 7 |
| 23. Nov. 11 | 11:18-11:25 | 7 |
| | 23:20-23:25 | 5 |
| 24. Nov. 11 | 11:20-11:30 | 10 |
| 25. Nov. 11 | 13:20-13:25 | 5 |

## VI. Blutgerinnungswerte (Quickwerte oder INR-Werte unter Marcumar®).

Patienten schicken mir auch ihre Eigenmesswerte der Blutgerinnung (INR- oder Quickwerte). Der folgende Patient musste seinen Gerinnungswert nach einer Operation wieder neu einstellen, denn für die Operation hatte er das Marcumar® absetzen müssen, hatte stattdessen Heparin gespritzt.

| Datum | INR | Tablette |
|---|---|---|
| 17.08.2011 | 1,05 | |
| 18.08.2011 | | 1 |
| 19.08.2011 | | 1 |
| 20.08.2011 | | 1 |
| 21.08.2011 | | 1 |
| 22.08.2011 | | 1 |
| 23.08.2011 | 1,03 | 1 |
| 24.08.2011 | | 1 |
| 25.08.2011 | | 0,5 |
| 26.08.2011 | | 1,5 |
| 27.08.2011 | 1,15 | 1,5 |
| 28.08.2011 | | 1,5 |
| (...) | | |
| 14.09.2011 | | 1 |
| 15.09.2011 | | 1 |
| 16.09.2011 | | 0,5 |
| 17.09.2011 | 2,51 | 1 |
| 18.09.2011 | | 1 |

Diese Werte stellte ich innerhalb einer Minute grafisch dar und mailte ihm die Grafik mit meinem Kommentar zurück:

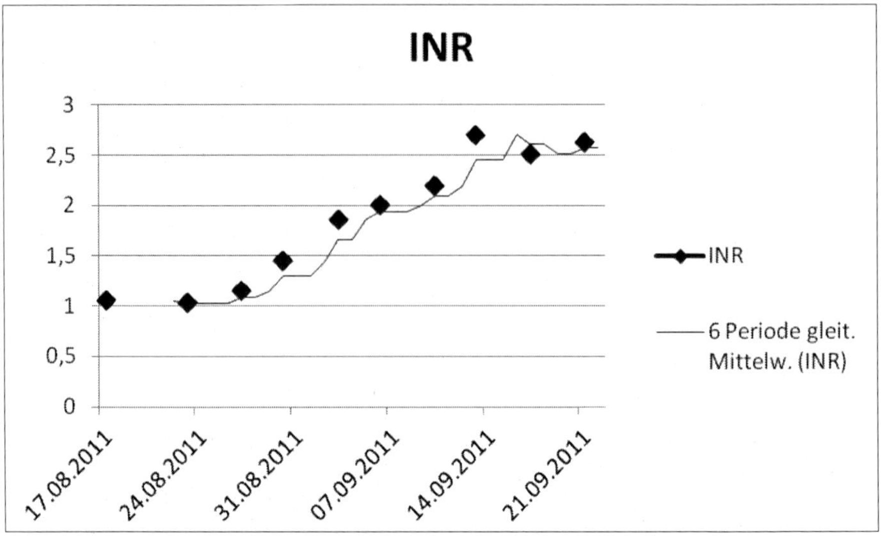


Ich schrieb:
*»Ja, Sie können mit Ihren Marcumar® Tabletten momentan so weiter verfahren. Bitte mailen Sie mir Ihre nächsten Meßwerte in 10 Tagen.«*

Dazu fügte ich eine kleine Tabelle ein:

| | Montag | Dienstag | Mittwoch | Donnerstag | Freitag | Samstag | Sonntag |
|---|---|---|---|---|---|---|---|
| Marcumar: | 0,5 | 1 | 1 | 0,5 | 1 | 1 | 0,5 |

## VII. Zeitersparnis durch E-Mail-Kommunikation.

Der ganze Vorgang (Messwerte empfangen, Grafik in Excel erstellen, Rückantwort mailen und alles in der Akte speichern) dauerte zwei Minuten. Kommt ein solcher Patient mit seinen Messwerten zu mir in die Sprechstunde, dauert die Konsultation inklusive Auswertung, Grafik, Erläuterungen und Dokumentation fünf bis fünfzehn Minuten. Der Patient muss einen viertel bis halben Tag einplanen: Fahrt zur Praxis, Wartezimmer, Rückfahrt.

## VIII. Ein Viertel der Beratungsanlässe in einer Hausarztpraxis kann per E-Mail abgewickelt werden.

Tatsächlich kann ein Viertel der Beratungsanlässe bei chronisch Kranken und ein Achtel der Beratungsanlässe bei akut Kranken in einer Hausarztpraxis telefonisch oder per E-Mail abgewickelt werden.

Eine Patientin mailte mir:

*»… Mein Stuhlgang hat seit heute Morgen eine wasserartige Konsistenz, eine gelb-grünliche Farbe und tritt immer ein bis zwei Stunden nachdem ich etwas gegessen bzw. getrunken habe auf. Es gehen immer krampfartige Beschwerden im Darmbereich voraus und dann entlädt sich alles. Ich habe kein Erbrechen, kein Fieber, bin nur etwas schweißig und flau, wenn es so rumort. Ich trinke Kräutertee, Wasser und nehme nur leichte Kost zu mir (Weißbrot, Nudeln, Brötchen), gehe nicht arbeiten und lege mich hin. Kann ich so weiter verfahren?«*

Ich antwortete per E-Mail:

*»Ich denke schon, ansonsten können Sie heute zwischen 16 und 17 Uhr kommen. Gute Besserung …«*

Die Patientin kam nicht, die Sache hatte sich »von selbst« erledigt. Nicht zum Arzt fahren zu müssen hatte die Heilung eher befördert, weil sie sich ausruhen konnte, statt einen halben Tag mit einem anstrengenden Arztbesuch zu verbringen. Eine Krankmeldung benötigte sie erst für ab dem dritten Tag.

## IX. Befundmitteilungen.

Ein anderer Patient mailte mir, was beim Kardiologen herausgekommen war:

*»Guten Abend Herr Dr. Wettig,*
*ich war heute Morgen bei Dr … Ich habe eine Sonografie des Herzens, ein EKG, eine Durchblutungsprüfung der Gliedmaßen und einen Belastungs-Test hinter mich gebracht. Organisch waren keine Auffälligkeiten zu erkennen, das Herz ist etwas vergrößert / die Wände sind etwas verdickt, was offenbar eine Folge von länger währendem Bluthochdruck sein kann. Die Durchblutung und die Belastungswerte waren o.k.. Insgesamt alles ziemlich in Ordnung, bis auf den Hochdruck, der unter Belastung »beeindruckend« nach oben ging.*

- *Ich soll jetzt … einnehmen, morgens eine halbe Tablette. Sobald ich mich an die Einnahme gewöhnt habe, soll ich täglich eine weitere halbe Tablette einnehmen.*
- *Für Mitte Oktober ist eine Langzeitblutdruckmessung angesetzt.*
- *Ich soll auch eine Sonografie der Halsarterien machen lassen, um etwaige Verkalkungen zu entdecken (»Prognostische Diagnostik«).*
- *Ihre Empfehlungen (1 Stunde Training pro Tag) werden geteilt, allerdings wird mir dringend empfohlen, das Blutdruckmedikament höher dosiert zu nehmen (s.o.). Wenn der Druck dann auf ein normales Maß gesunken ist (130 zu 80), soll das Medikament reduziert und die Wirkung beobachtet werden.*
- *Wegen der Konstanz der Werte reicht es offenbar, wenn ich nur noch morgens und abends messe und die Entwicklung an diesen beiden Reihen ablese. Insbesondere der Morgenwert würde die klarste Information über die Veränderung bieten.«*

Diese Mitteilung habe ich in der elektronischen Akte des Patienten abgelegt und habe sie jederzeit abrufbereit, zum Beispiel, wenn das weitere Vorgehen oder die Medikation besprochen werden soll. Das vom Kardiologen vorgeschlagene neue Medikament habe ich per Computer auf Verträglichkeit (Wechselwirkungen) mit den drei anderen regelmäßig einzunehmenden Medikamenten des Patienten geprüft und auch Kontraindikationen ausgeschlossen. Das alles dauerte ungefähr so lange:
Lesen und Speichern der E-Mail des Patienten: 1 Minute. Wechselwirkungs- und Kontraindikationscheck: 1 Minute. Antwort schreiben inklusive Übermittlung des Prüfergebnisses: 1 Minute.

Weiterer Vorteil: Das kann ich alles in einer Pause zwischen zwei Patienten in der Sprechstunde machen. Ruft der Patient an, um mir das alles zu erzählen, weil er meinen Rat einholen will, ob ich das neue Medikament gutheiße und weil er wissen will, ob es für ihn verträglich ist, stört mich das in der Sprechstunde. Außerdem dauert so ein Gespräch mindestens vier bis fünf Minuten, anschließend muss ich noch alles aufschreiben, die Prüfung durchführen, das Prüfergebnis ausdrucken und ihm zuschicken oder von ihm abholen lassen.
Kommt er dafür in die Sprechstunde, dauert alles eher noch länger. Außerdem kostet es ihn einen viertel bis halben Tag Zeit für den Praxisbesuch.

## X. Kardiologischer Befund.

Ein anderer Patient mailte mir Bilder einer kardiologischen und angiologischen Untersuchung. Diese Bilder speichere ich in der Patientenakte hochauflösend ab. Sie können nicht mehr verloren gehen und stehen später jederzeit zur Verfügung. Falls ein Kollege oder ein Krankenhaus sie benötigt, können sie innerhalb von Sekunden gemailt werden.

## XI. Befundmitteilung per E-Mail bei ausbleibendem Arztbrief.

Eine andere Patientin informierte mich über ihre frustranen Bemühungen, an einen Arztbrief ihres Kardiologen zu kommen:

*»Sehr geehrter Herr Dr. Wettig,*
*vielen Dank für die Übersendung der Laborwerte. Ich hatte Herrn Dr ... gebeten, Ihnen einen Bericht zu senden, aber er scheint nicht willens zu sein, das zu tun. Ich könne Ihnen ja sagen, dass aufgrund des EKG und der Sonographie eine evtl. infektbedingte Schädigung des Herzens wohl ausgeschlossen werden kann. Das Belastungs-EKG, das ich inzwischen auch absolviert habe, war auch o.k..*
*Mit vielem Dank für Ihre Bemühungen und freundlichen Grüßen ...«*

Da nie ein Bericht des Kollegen kam, auch auf wiederholte Bitten nicht, war diese Information besser als nichts. Immerhin war die Untersuchung wichtig gewesen und hatte etwa 120 Euro gekostet. Ohne diese E-Mail wäre bei mir nichts detailliert und schriftlich dokumentiert worden.

## XII. Laborwerte per E-Mail.

So informierte ich eine Patientin noch am Tag der Blutabnahme nachmittags über ihre Laborwerte:

Laborverein der Ärzte ... – Praxis Dr. med. Dieter Wettig

Eingang: 08.02.2011
Ausgang: 08.02.2011 13:27

..., Katrin, * ... 1980 Labor Nr: ... - ...

| ENDBEFUND | FRAU | | EBM |
|---|---|---|---|
| Eisen | 17.9 | µmol/l | (8.1 – 30.5) |
| Natrium | 140 | mmol/l | (136 – 145) |
| Kalium | 4.3 | mmol/l | (3.5 – 5.1) |
| Calcium | 2.29 | mmol/l | (2.15 – 2.50) |
| Kreatinin | 0.7 | mg/dl | (0.5 – 1.1) |
| Glomeruläre Filtrationsrate(GFR) | 110 | ml/min | (60 -) |
| Harnsäure | 6.3 + | mg/dl | (2.6 – 6.0) |
| Harnstoff | 26 | mg/dl | (13 – 43) |
| Glucose | 91 | mg/dl | (74 – 106) |
| Cholesterin | 250 + | mg/dl | (- 200) |
| Triglyceride | 95 | mg/dl | (- 150) |
| AlkalischePhosphatase | 65 | U/l | (35 – 105) |
| Bilirubin gesamt | 0.83 | mg/dl | (0.30 – 1.20) |
| Gamma-GT | 63 + | U/l | (- 40) |
| GOT (AST) | 25 | U/l | (- 35) |
| GPT (ALT) | 45 + | U/l | (- 35) |
| Alpha-HBDH | 146 | U/l | (72 – 182) |
| Bilirubin direkt | 0.21+ | mg/dl | < 0.20 |
| Bilirubin indirekt | 0.62 | mg/dl | (- 1.00) |
| Lipase | 40.0 | U/l | (12.0 – 53.0) |
| Amylase | 64 | U/l | (- 110) |

*»Sehr geehrte Frau ...,*
*hier die ersten Werte, weitere werden folgen. Wieder zeigen sich erhöhte Leberwerte: Gamma-GT und GPT sind leicht erhöht, auch der Bilirubin-Wert ist erhöht. Der Harnsäurewert ist ebenfalls erhöht und deutet darauf hin, dass Sie zu viel Fleisch und Wurst essen.*
*Sie haben gesagt, dass Sie keinen Alkohol trinken. Deswegen folgt noch eine Blutuntersuchung aus dem noch im Labor vorliegenden eingefrorenen Blutserum zum Ausschluss einer Hepatitis. Sie brauchen nicht erneut zur Blutentnahme zu kommen. Diese Werte werden in 2 Tagen folgen.«*

## XIII. Impfberatung per E-Mail.

Patienten mailen mir ein Scan ihres Impfausweises und ich kann in aller Ruhe analysieren, welche Impfungen fehlen. Die Antwort bekommen die Patienten auch per E-Mail, Impfaufklärungsunterlagen hänge ich als Attachements an und bitte die Patienten, diese vor einer Impfung durchzulesen und mit den Worten zu unterschrieben: »Durchgelesen, einverstanden, keine weiteren Fragen.« Damit ist der Patient umfassend aufgeklärt und ich kann die Aufklärung schriftlich nachweisen.
Normal ist doch Folgendes: Sie gehen zum Arzt, der sagt, Sie brauchen diese oder jene Impfung, dann wird die durchgeführt und tschüss. Sie bekommen weder den Beipackzettel des Impfstoffes noch ein Aufklärungsblatt zu Gesicht.

## XIV. Laborwertemitteilung bei problematischen Befunden.

Einer anderen Patientin mailte ich ihre Laborwerte und erläuterte sie gleich:

Laborverein der Ärzte ... – Praxis Dr. med. Dieter Wettig

Eingang: 17.08.2011
Ausgang: 17.08.2011 14:19

| | |
|---|---|
| ..., Laura, geb. ... 1985 | Labor Nr: ... |
| Blutsenkung (nach Westergren) | 8 mm/Std. (- 20) |
| Thyreoidea stim. Hormon (TSH) | 4.26 mIU/l (0.35 – 4.50) |

subklinische Hypothyreose möglich Graubereich: 2.5 – 4.5 mU/l
Aktuelle Daten aus umfangreichen Studien (NHANES III, SHIP-I, Papillon) unterstützen eine Absenkung der oberen Grenze des TSH-Referenzbereiches bei Erwachsenen von 4.5 mU/l auf 2.5 mU/l. ...
(Brabant et al.: DÄ / Jg.103 / Heft 31-32 / 7.August 2006).

| | |
|---|---|
| Ferritin | 62 µg/l (10 – 291) |
| Vitamin D 25 OH | 7 - ng/ml ( 11 – 70 ) |
| schwerer Mangel bei <12 ng/ml | |
| C-reaktives Protein wide range | 10.07 + mg/l ( – 5.00 ) |

*»Sehr geehrte Frau ...,*
*hier Ihre neuen Laborwerte. Diese sind teilweise nicht o.k.*
*Es besteht schwerer Vitamin-D-Mangel (7 ng/ml). Siehe dazu meinen Infotext unter http://www.angelfire.com/sc/naturheilverfahren/Zi/Zi/D/VitaminD.html*
*Es könnte außerdem eine Schilddrüsenerkrankung vorliegen. Bitte gehen Sie zur Schilddrü-*

*senuntersuchung zu Frau Dr … und legen diese E-Mail ausgedruckt dort vor. Der Eisenvorrat (Ferritin) ist o.k.*
*Es ist eine Entzündung oder Reizung im Körper (C-reakt. Protein (CRP) auf 10.07 erhöht). Sind Zähne und Zahnfleisch in Ordnung? Wann waren Sie zuletzt zur gynäkologischen Untersuchung?*
*Mit freundlichen Grüßen, …«*

Die Patientin mailte zurück:
*»Vielen Dank für Ihre schnelle und ausführliche Information. Ich habe diese mit großem Interesse gelesen, es war sehr aufschlussreich. Ich möchte zunächst auf den Vitamin-D-Mangel eingehen.*
*Aufgrund des sehr großen Stresses konnte ich mich selbst im Sommer nicht ausreichend draußen aufhalten. Meine Frage: Soll ich diese Vitamin-D-Tabletten einnehmen? Gibt es Besonderheiten in der Dosierung?*
*Nun zur Schilddrüse und meinem Gewicht. Als ich wegen meiner Schwierigkeiten beim Abnehmen (ich versuche das ja schon seit längerem – ich nahm bei Weight Watchers teil – ich halte das für ein tolles Ernährungsumstellungskonzept – im Vergleich zu anderen Teilnehmern nehme ich in etwa 3 mal langsamer ab und hatte oft Gewichtsstillstand) bei der Schilddrüsenkontrolle war (Der Befund liegt Ihnen ja vor) wurde ich ja noch von diesem Arzt lächerlich gemacht, »da ja alle »Dicken« immer denken, sie hätten etwas an der Schilddrüse«. Das ist jedoch schon seit längerem meine Vermutung, denn selbst wenn ich im Vergleich zu meinen schlanken Bekannten auch aufgrund des enormen Stresses nur sehr wenig esse (viel Fett versuche ich sowieso zu vermeiden) nehme ich einfach nicht ab. Schilddrüsentabletten nehme ich nicht ein, noch nie.*
*Ich wiege derzeit 75 kg bei einer Körpergröße von nur 165 cm. Das ist viel zu viel, das weiß ich. Sollte ich erneut zur Schilddrüsenuntersuchung gehen?*
*Nun zum Entzündungswert. Ich habe selbst jetzt immer noch ein wenig mit der »Resterkältung« von letzter Woche zu kämpfen. Auch das führe ich gegebenenfalls auf den Vitamin-D-Mangel und der hohen körperlichen wie psychischen Belastung unter der ich seit etwa einem Jahr ansteigend leide, zurück. Vielleicht kommt der hohe Entzündungswert daher. Wenn ich krank werde, dann immer sehr heftig. Aber da ich keine Medizinerin bin, kann ich das natürlich nicht beurteilen.*
*Ich hoffe, ich konnte Ihnen einige Informationen geben und erwarte Ihre Empfehlungen.«*

Meine Antwort:
*»Zunächst sollten Sie eine Vigantolette 1000 N3 am Tag nehmen und mehr in die Sonne gehen. Außerdem müssen Sie zur Schilddrüsenuntersuchung zu einer Nuklearmedizinerin gehen. Danach sehen wir weiter. Den Entzündungswert kontrollieren wir in vier Wochen.«*

**Fazit: Versuchen Sie, mit Ihrem Arzt eine verlässliche und schnelle Kommunikation per E-Mail aufzubauen. Das kann die Qualität der Diagnostik und Ihrer Behandlung ganz wesentlich verbessern.**

# Im Krankenhaus und in der Rehaklinik

Wenn man ins Krankenhaus eingeliefert wird, ist man vermutlich krank und erhofft sich dort Hilfe. Man will wieder gesund werden und denkt, dass die Ärzte und Spezialisten alles tun werden, damit man dieses Ziel erreicht. Dass dort aber auch nur Menschen am Werk sind, die mit Wasser kochen, durch die Gegend gehetzt werden und Fehler am laufenden Band machen, verdrängt man gerne. Man weiß das zwar und hat irgendwo auch von den Horrorzahlen gehört: Tausende Tote durch Infektionen mit Krankenhausbakterien, verpfuschte Operationen, fehlende Aufklärung, vermeidbare Schmerzen. Aber man sagt sich: Das sind die anderen, mich wird das schon nicht treffen.

## I. Die Fakten.

- 2.084 Krankenhäuser gab es 2009 in Deutschland. 1990 waren es 2.447 *[ÄB, 19.8.11, S. A 1714]* Alleine auf den internistischen Stationen in Deutschlands Krankenhäusern sterben jährlich 57.000 Menschen durch unerwünschte Arzneimittelwirkungen, so die Berechnungen von Prof. Frölich. Davon seien 28.000 Todesfälle vermeidbar *[»Krisengebiet Krankenhaus«, Stern, 36/2010, S. 34 ff.]*.
- In Deutschland sterben jedes Jahr zwischen 10.000 und 15.000 Menschen, weil sie sich im Krankenhaus eine schwere Infektion zugezogen haben. Die Deutsche Gesellschaft für Krankenhaushygiene (DGKH) schätzt sogar, dass rund 20.000 Menschen jedes Jahr in Deutschland an den Folgen einer Infektion mit Krankenhaus-Bakterien sterben *[»Tote durch Klinik-Bakterien«, SZ, 17./18. April 2010, S. 6]*.
- Noch immer infizierten sich pro Jahr in Deutschland 500.000 Menschen mit multiresistenten Bakterien, auch in Krankenhäusern *[»Tote durch Klinik-Bakterien«, SZ, 17./18. April 2010, S. 6]*.
- Nach einer anderen Quelle sterben jährlich in Deutschland über 40.000 Menschen an den Folgen einer Infektion in einer Klinik *[Gesundheitsministerin Ulla Schmidt laut »Antibiotika im Visier«, SZ, 13. November 2008, S. 16]*.
- Krankenhausinfektionen verursachen im Mittel vier Tage längere Liegezeiten sowie Zusatzkosten von 4.000 bis 20.000 Euro pro Patient *[Dreckspatzen in Weiß, W. Bartens, SZ, 23. Oktober 2008, S. 16]*.
- 67 % der Deutschen halten das Risiko sich im Krankenhaus eine Infektion zu holen zurzeit für die größte Bedrohung im Gesundheitswesen *[ÄZ, 6.10.11, S. 4, dort nach Europ Assistance]*.
- Zu viele Untersuchungen, Operationen und Behandlungen in Krankenhäusern können auch schaden *[Too much medicine, Themenheft des british Medical Journal, 2002]*
- Immer mehr Patienten brechen Krankenhausbehandlungen ab. Insgesamt wurden in Nordrhein-Westfalen 1,6 % der 4,2 Millionen stationären Behandlungen frühzeitig abgebrochen *[ÄZ, 31.8.11, S. 4]*.

Als Hausarzt beobachte ich seit Jahren intensiv die Krankenhäuser in meiner Gegend und auch, wie dort regelmäßig über die Köpfe der Patienten hinweg entschieden wird, wie selbst einfachste Aufklärung über Medikamente nicht statt findet, nicht einmal Beipackzettel (BPZ) werden ausgehändigt.

- 1991 wurden in Deutschland 14 Millionen Patienten stationär versorgt, die im Schnitt 2 Wochen im Krankenhaus blieben. 2009 waren es 18 Millionen Patienten, die etwa acht Tage blieben *[Abgewandelt zitiert nach: »Krisengebiet Krankenhaus«, Stern, a.a.O.]*.
- Zwischen 1996 und 2008 wurden 50.000 Schwestern und Pfleger wegrationalisiert *[»Krisengebiet Krankenhaus«, Stern, a.a.O.]*.
- Für ein Drittel aller Fehler, die bei der Medikation passieren, sind Schwestern und Pfleger verantwortlich, zum Beispiel durch Verwechslungen. In zwei Drittel der Fälle sind es die Ärzte, zum Beispiel durch Nichtbeachten von Kontraindikationen oder negativen Wechselwirkungen *[»Krisengebiet Krankenhaus«, Stern, a.a.O.]*.
- Bei 1.000 Audiomitschnitten von Arzt-Patienten-Begegnungen kam heraus, dass nur in 6 % der Fälle über Vorteile und Risiken einer Therapiemethode aufgeklärt wurde. Und nur in jeder fünften Unterredung wurden die Wünsche der Patienten diskutiert *[»Krisengebiet Krankenhaus«, Stern, a.a.O.]*.

Fakt ist leider:
Tausende sterben auch bei operativen Eingriffen, Tausende durch falsch gestellte Diagnosen. Jedes Jahr erleiden rund sieben Millionen Patienten weltweit Komplikationen durch einen chirurgischen Eingriff. Eine US-Studie für die WHO, in welcher erstmals die Gesamtzahl aller operativen Eingriffe weltweit ermittelt wurde, kommt zu dem Schluss, dass die Hälfte dieser Fälle vermeidbar gewesen wäre. *[ÄZ, 25. Juni 2008, S. 5, nach The Lancet-Online, 25. Juni 2008, DOI: 10.1016/S0140-6736(08)60878-8]*

## II. Mein Hilferuf an den Ärztlichen Direktor eines akademischen Lehr-Krankenhauses.

Letztens war meine Geduld mit den seltsamen »Behandlungen« in einem Krankenhaus am Ende und ich schrieb dem Ärztlichen Direktor eines großen Akademischen Lehrkrankenhauses im Rhein-Main-Gebiet:

*»Sehr geehrter Herr Kollege,*
*ich wende mich heute an Sie, weil ich seit Jahren Qualitätsmängel bei der ärztlichen Behandlung von Patienten in Ihrem Hause feststelle. Es handelt sich um systematische und erhebliche Mängel und Fehler bei der Patientenaufklärung und um oft gravierende Fehler bei der Medikation.!*

*Andere Kollegen kennen diese Probleme auch, klagen darüber aber meist nur unter vier Augen: »An die Klinik schreiben? Das bringt doch nichts!«*

*In allen anderen mir bekannten Kliniken gibt es diese Probleme allerdings auch in verschieden großer Ausprägung.*

*Zur Patientenaufklärung:*

*Patienten wollen nach ihrer Entlassung von mir wissen, wie und womit sie in Ihrem Haus behandelt worden sind. Sie sagen mir, man hätte ihnen die Behandlung nicht oder nicht richtig erklärt. Wenn ich sie frage, ob sie vor einer Spritze, Infusion oder Medikation die BPZ bekommen hätten, verneinen sie dies oft. Wenn sie tatsächlich einen BPZ bekommen hatten, sei niemand mit genügend Zeit für sie da gewesen, um ihre Fragen zu beantworten.*

*Zu den Medikationsfehlern:*

*Ihre Klinik übernimmt oft die Medikation bei chronisch kranken Senioren genau so, wie sie zu Hause war, auch dann, wenn sie ganz offensichtlich fehlerhaft dosiert war oder gegen Kontraindikationen verstieß oder mit gravierenden negativen Wechselwirkungen behaftet war. Auch Off-Label angewandte Mittel werden gerne übernommen, ohne dass dies statthaft ist, weil zum Beispiel die Notwendigkeit (schwere Erkrankung, fehlende Alternative) fehlt oder weil nicht formgerecht schriftlich aufgeklärt worden ist. Dann werden neue Medikamente hinzugefügt, Dosierungen geändert. Das pflanzt sich dann innerhalb des Hauses oft fort. Zum Beispiel werden nach einer Verlegung in eine andere Abteilung kritiklos Medikamentenverordnungen weiter übernommen. Diese tauchen dann auch im Entlassungsschreiben so auf und »sollen« vom Hausarzt oder Facharzt so weiterverordnet werden. Jedenfalls »soll« das aus Sicht der meisten Patienten so geschehen, denn sie denken, die Klinik, das renommierte Akademische Lehrkrankenhaus, muss doch genau wissen, wie einem am besten zu helfen ist. Dass das oft nicht so ist, sondern zuweilen das Gegenteil zutrifft, kann nur nach viel mühsamer Überzeugungsarbeit vermittelt werden. Meistens fehlt den Niedergelassenen allerdings die Zeit für eine solche Überzeugungsarbeit. Etlichen Niedergelassenen fehlt auch die nötige Software dazu.*

*Dass also oft schon die häusliche Medikation vor der Aufnahme fehlerhaft ist, gebe ich zu. Das kann viele Gründe haben:*

- *Mehrere beteiligte Ärzte haben sich nicht abgestimmt und immer nur etwas hinzugefügt.*
- *Der Arzt hat die ganze Medikation nie richtig geprüft, sondern unterschreibt einfach Verlängerungsrezepte im Vorbeigehen.*
- *Die Patienten lesen ihre Beipackzettel nicht oder nicht vollständig oder verstehen sie nicht (das trifft hauptsächlich für Analphabeten und Migranten zu), sonst hätten sie die Fehler in der Hälfte der Fälle selbst entdecken können.*
- *Die Apotheken beraten oft überhaupt nicht, prüfen auch nichts mit ihrer EDV, haben oft kein funktionierendes Kundenkartensystem mit Stammdatenspeicherung.*
- *Patienten gehen zu mehreren Apotheken. Keine weiß von der anderen.*

*Patienten kaufen Arzneimittel im Supermarkt (z. B. Johanniskraut (Hypericin)) oder aus dem Internet.*

*Ich habe noch nie erlebt, dass mir ein in Ihrer Klinik behandelter Patient erzählt hat, dass man ihm auftrug auf Nebenwirkungen oder Auswirkungen negativer Wechselwirkungen zu achten, um dann entsprechend rasch und richtig reagieren zu können. Die Regel ist doch, dass man ihm diese Risiken einfach verschweigt.*

*Das der oben angeführten alten Dame von Ihrer Klinik verschriebene Medikament Lyrica® hat laut Fachinformation als eine der häufigsten Nebenwirkungen:*

- *»Die am häufigsten berichteten Nebenwirkungen waren Benommenheit und Schläfrigkeit«. Dann kommt:*
- *»Häufig Ataxie, Koordinationsstörungen, Tremor, Dysarthrie, Gedächtnisstörungen, Aufmerksamkeitsstörungen, Parästhesie, Sedierung, Gleichgewichtsstörung, Lethargie«.*

*Eine 80-jährige behinderte Dame mit Arthritis kann das eigentlich gar nicht gebrauchen, Sturz mit Fraktur vorprogrammiert. Auf jeden Fall muss man das aber vorher genauestens erklären und die – möglichst schriftliche – Zustimmung einholen.*
*Schriftliche Aufklärung gibt es in Ihrem Hause zwar, aber meines Wissens hauptsächlich vor einer Narkose oder einer Operation.*

*Ich telefonierte daraufhin mit der Abteilung Ihrer Klinik, in der die Patientin zuletzt behandelt worden war, und bekam zur Antwort: Wir haben die Medikation von den Vorbehandlern übernommen, sicher könnte man das eine oder andere ändern oder weglassen.*

*Warum dann nicht gleich? Und: Was genau kann man denn bitte weglassen?*

*In meinem Beitrag in der MMW von 2010 schlug ich vor:*

- *Immer vorher Beipackzettel aushändigen.*
- *Regelmäßiger Einsatz einer Prüfsoftware und*
- *Dokumentation und Diskussion der Prüf-Ergebnisse im Entlassungsbericht.*
- *Implementation der Elektronischen Gesundheitskarte (eGK).«*

Die angeschriebene Klinik antwortete mir nach einer Woche:

*»... Vielen Dank für Ihr ausführliches und beeindruckendes Schreiben! ... Sicherlich ist die Verordnung von 13 Medikamenten bei einer älteren Dame nicht unproblematisch und bedarf durchaus der von Ihnen erwähnten unterstützenden Maßnahmen. Wir sind derzeit dabei, das AID-System (ein Arzneimittelinformationssystem) einzuführen zur Warnung vor negativen Arzneimittelwechselwirkungen und Nebenwirkungen ... Das Konzept sollte bis nächstes Jahr stehen und Sie sollten bis dahin noch etwas Geduld haben. Ich rechne damit, dass wir ab Frühjahr dann eine bessere Beachtung dieses wichtigen Punktes mit Interaktionen für unsere Patienten und niedergelassenen Kollegen haben ...«*

Das ist nur ein Beispiel unter vielen und die Klinik gab in 2011 sogar zu, dass erhebliche Mängel bestehen und offenbar fieberhaft an Lösungen gearbeitet wird.

## III. In der Reha-Klinik (»Kurklinik«).

Eine 52-jährige Patientin (»Frau P.«) von mir ging wegen Depressionen und Fibromyalgieschmerzen in eine psychosomatische Rehabilitationsklinik (»Reha«) und wurde dort u. a. mit Tabletten behandelt. Dazu mailte sie mir:

*»Aufgrund der Schmerzen, von denen ich auch nachts aufwachte, verordnete mir die Oberärztin zunächst Novalgin® (morgens und abends) und ersatzweise etwa in der dritten Woche Voltaren resinat®. Zur besseren Verträglichkeit wurde des Weiteren ein Magenmittel (Omeprazol 20, morgens) sowie ein Mittel für die Nacht (Saroten ret.®) verordnet, das, wie sie mir erklärte, müde machen und zur Mundtrockenheit führen könne.*
*Diese Arzneimittel erhielt ich ‚lose' von den Stationsschwestern aus einer Großpackung (Klinikpackung). Statt des von der Oberärztin verordneten Saroten ret. erhielt ich von den Stationsschwestern Aminoneurin® (100 mg Tabletten zum Teilen), das angeblich den gleichen Wirkstoff (Amitriptylin) enthält.*
*Nach der Einnahme dieser Arzneimittel war mein Gesicht geschwollen, mir war taumelig und benommen zumute, und es ging mir insgesamt nicht gut. An den Folgetagen fiel es mir schwer zu mir zu kommen, aufzustehen, auf den Beinen zu bleiben und überhaupt irgendwie am Tagesgeschehen teilzunehmen.*
*Da ich morgens nicht zu mir kam und müde war, verordnete die Oberärztin mir später noch Cipralex 10mg® zum Wachwerden.*
*Ein besonderer Vorfall ereignete sich in einer Nacht am Beginn der Einnahme dieser Arzneimittel. Da ich trotz Einnahme von Voltaren retard® wieder erhebliche Schmerzen hatte, hatte ich zusätzlich noch eine Tablette Novalgin® eingenommen. Bei dieser Aktion war ich aufgrund der Müdigkeit und Benommenheit, die ich in diesen Tagen verspürte, herum getorkelt und hatte mir den Fußzeh derart fest angestoßen, dass dessen Nagel nach einiger Zeit abfiel.*
*Nach diesem nächtlichen Vorfall bin ich morgens mühevoll aufgestanden und zum Frühstück getorkelt, um dann zu den Therapien zu gehen. Die Mitpatienten bemerkten an meinem Aussehen sofort, dass es mir nicht gut ging. Beim Frühstück wurde mir dann äußerst schlecht und eine Mitpatientin begleitete mich zur Schwesternstation. Als ich den Vorfall insgesamt schilderte, warf man mir vor, dass ich den Notknopf hätte drücken können, der für solche Fälle doch da sei, an den ich bei dieser Gelegenheit aber überhaupt nicht gedacht hatte, und ich das eigentlich abgesetzte Novalgin® überhaupt nicht hätte nehmen dürfen. Das Abfallen des Zehennagels und der immer noch beim Laufen schmerzende Fußzeh wurde von den Stationsschwestern als »nicht schlimm« quittiert; ich könne aber, wenn ich wolle, bei einem Arzt in Bad Wildungen oder ggf. auch der behandelnden Ärztin vorstellig werden.*
*Auf meine Nachfrage bei den Stationsschwestern, welche Arzneimittel man mir verabreicht hätte, wurde ich höchst unfreundlich gefragt, warum und wozu ich das wissen wolle, ob ich denn vom Fach sei und das überhaupt verstünde. Mir wurde weiterhin gesagt, dass es oft so sei, dass, wenn Patienten den Beipackzettel läsen, sich bei ihnen die dort aufgeführten Symptome entwickelten.«*

Diese Patientin bekam auch auf weiteres Nachfragen keinen einzigen BPZ zu Gesicht und wurde mit fünf Medikamentenempfehlungen entlassen:

Biofibran®, Voltaren®, Omep®, Saroten®, Cipralex®.

Biofibran® fand ich in keinem Verzeichnis, die anderen vier Medikamente prüfte ich mit meiner Datenbank MMI-Pharmindex® und bekam folgendes Resultat (gekürzt):

*1. Die Kombination Voltaren – Cipralex ist mit einer höheren Inzidenz gastrointestinaler Blutungen verbunden. Mechanismus unbekannt.*

*2. Die Kombination Saroten – Cipralex kann zu einem erhöhten Risiko eines Serotoninsyndroms führen.*

*3. Die Kombination von Cipralex und Omep kann die Halbwertszeit von Cipralex erhöhen.*

Daraufhin faxte ich an die Chefärztin der Reha-Klinik:

*»Frau P. hat mir heute den Kurz-Entlassungsbrief gemailt. Dazu habe ich folgende Fragen: Das empfohlene Biofibran® finde ich in keiner Liste. Bitte mailen Sie mir die PZN. Die anderen empfohlenen Medikamente haben negative Wechselwirkungen. Anlage. Halten Sie Ihre Medikamentenempfehlung trotzdem aufrecht? (»Kombination mit äußerster Vorsicht anwenden«!).«*

Wenige Tage später schrieb mir die Kollegin, dass Biofibran® in keiner Liste sei, da es wohl eine Spezial-Anfertigung einer auswärtigen Apotheke sei. Die Patientin selbst habe es mitgebracht und man habe es für ein harmloses Naturheilmittel gehalten. Nachforschungen der hauseigenen Zentralapotheke der Reha-Klinik hätten aber nun ergeben, dass es sofort abzusetzen sei, da es in Kombination mit den anderen Medikamenten zu gefährlichen Zwischenfällen kommen könnte. An den anderen Medikamenten halte sie fest, insbesondere Voltaren sei durch Omep abgedeckt, letzteres sei ein Magenschutz.

Ich mailte der Kollegin zurück:

*»Frau P. sagte mir noch, dass sie sich bereits in der Klinik über die Medikamente informieren wollte und um die BPZ bat. Diese wurden ihr angeblich verweigert mit der Bemerkung: »Wozu wollen Sie die? Sind Sie vom Fach?« Auch das ist keine Besonderheit Ihres Hauses, sondern weit verbreitet. Ich kenne keinen einzigen Patienten, der im Krankenhaus einen BPZ seiner Medikamente oder Infusionen erhielt.«*

Auf diese E-Mail erhielt ich von der Chefärztin keine Antwort mehr.

Daraufhin schrieb ich dem Kostenträger der Reha-Maßnahme und bekam innerhalb von einer Woche Antwort von der medizinischen Leitung:

*»... Ich danke Ihnen für Ihre Nachricht und die darin enthaltene konstruktive Kritik. Ich pflichte Ihnen völlig bei, der Patient hat natürlich Anspruch auf den Beipackzettel. Aus eigener Erfahrung weiß ich jedoch, dass in den Großpackungen, die Kliniken beziehen, oft zu wenig Beipackzettel beigelegt sind. Trotzdem werden wir Ihren Hinweis zum Anlass nehmen, die Kliniken auf diesen von den Versicherten empfundenen Mangel verstärkt hinzuweisen ...«*

Das Gesetz schreibt ja die vollständige Aufklärung – auch über seltene Nebenwirkungen – vor und nach meiner Erfahrung ist dafür in der Praxis, Apotheke und Klinik nie genug Zeit. Ein ausgegebener BPZ wäre die Minimallösung.

Hätte die Patientin alle fünf BPZ bekommen, hätte sie zumindest die Chance gehabt, alle diese Probleme (Nebenwirkungen, negative Wechselwirkungen) schon während ihres Kuraufenthaltes selbst herauszufinden. Wenn schon die Ärzte dazu nicht in der Lage oder willens sind …

## IV. Kliniken und niedergelassene Ärzte überprüfen oft nicht die Medikation.

Fakt ist: 98 % der Hausärzte machen sich nicht die Arbeit, Entlassungsbriefe der Kliniken und die darin mitgeteilten Diagnosen und Medikamentenempfehlungen nachzuprüfen, viele haben auch gar nicht die nötige Software dazu.

Fakt ist auch: Kliniken prüfen regelmäßig nicht Kontraindikationen und Wechselwirkungen elektronisch ab, viele haben nur in ihrer Zentralapotheke die nötige Software dafür.
Als Patient kommt man nicht darum herum, selbst aktiv zu werden. Wenn Sie das nicht tun, ist Ihre Chance geschädigt zu werden oder zu sterben deutlich erhöht. Wie man seine Medikation überprüfen kann, zeige ich im Kapitel »Neben- und Wechselwirkungen«.
Zu den anderen Therapien in Reha-Kliniken (u. a. Psychotherapie, Kunsttherapie, Sport, Ergo) bekommen Patienten auch keine »Beipackzettel« im Sinne einer vorherigen schriftlichen Information, sinnvoll wäre aber auch das. Schließlich kann jede Art von Psychotherapie auch schädliche Auswirkungen haben, über die vor Beginn der Therapie aufgeklärt werden sollte. Sport kann Schmerzen verursachen und in seltenen Fällen Atemnot, einen Asthmaanfall oder gar einen Herzinfarkt auslösen. Warum nicht vorher darüber schriftlich aufklären?

## V. »Spezialbehandlung« eines Kindes ohne vorherige Aufklärung der Mutter.

Die Mutter eines 4-jährigen Kindes wandte sich nach einer HNO-Operation des Kindes Ende Mai 2011 an mich. Ihr Sohn war in der HNO-Abteilung eines großen akademischen Lehrkrankenhauses wegen Larynxpapillomatose (eine Erkrankung des Kehlkopfes) auch mit Vistide® (Cidofovir)-Injektionen am Kehlkopf behandelt worden. Sie bemängelt, dass man sie vorher darüber nicht aufgeklärt habe und dass sie nicht wisse, was genau dieses Mittel sei und welche Nebenwirkungen es haben könne.
Ich schrieb ihr:
*»Dieses Mittel (Vistide®) wurde zur Unterspritzung im Kehlkopfbereich eingesetzt. Die Fachinformation von Vistide lege ich Ihnen bei. Daraus:*

*»Konzentrat zur Herstellung einer Infusionslösung.«*
*»VISTIDE® wird zur Behandlung der Cytomegalie-Retinitis (CMV-Retinitis) bei Patienten mit erworbenem Immundefekt-Syndrom (AIDS) und ohne renale Dysfunktion angewendet. VISTIDE darf nur angewendet werden, wenn andere Substanzen als ungeeignet erscheinen.«*
*»Die Therapie muss von einem Arzt verschrieben werden, der in der Behandlung von HIV-Infektionen erfahren ist.«*
*»Dosis bei Kindern und Neugeborenen VISTIDE wird nicht empfohlen für die Anwendung bei Kindern unter 18 Jahren aufgrund nicht ausreichender Daten zur Unbedenklichkeit und Wirksamkeit.«*
Daraus wird deutlich, dass dieses Mittel weder zugelassen ist zur Behandlung der Erkrankung Ihres Sohnes, noch zum lokalen Einspritzen, sondern nur zur Infusion und bei Kindern sowieso nicht angewandt werden soll, weil noch zu wenig Erfahrungen mit Kindern vorliegen.
Mithin handelte es sich wohl um eine »Off-Label«-Anwendung (Anwendung außerhalb der zugelassenen Indikationen, also bei einer Erkrankung, die nicht aufgeführt ist in der Fachinformation oder im BPZ), über die vor Anwendung besonders gut und möglichst schriftlich aufgeklärt werden muss.
Da die Erkrankung (»Larynxpapillomatose«) natürlich schon vor der Operation bekannt war, hätte auch schon vor der Operation Gelegenheit bestanden, über die Möglichkeit der Anwendung von Vistide aufzuklären. Das unterblieb aber.
Zum Glück waren keine Folgeschäden aufgetreten.
Trotzdem wollte die Mutter es nicht hinnehmen, dass ihr Sohn ohne ihr Wissen mit einem dafür nicht zugelassenen Mittel behandelt worden war, nahm sich eine Anwältin und bat diese den Fall juristisch zu bewerten.
Die Anwältin schrieb ihr:
*»Es ist in der Kinderheilkunde häufig, dass Medikamente außerhalb ihres zugelassenen Anwendungsgebietes, eingesetzt werden … Bei bestimmten Veränderungen im Hals-Rachen-Raum wird das Medikament Cidovifir® aber seit einiger Zeit mit Erfolg außerhalb seiner amtlichen Zulassung eingesetzt. …*
*Zwar wurden Sie in diesem Fall auch nicht vorher aufgeklärt. Aber da es nicht zu Schäden am Kehlkopf Ihres Sohnes kam, rate ich nicht zu einer zivilrechtlichen Verfolgung. Da Sie nicht in diese Behandlung Ihres Sohnes eingewilligt hatten, bleibt es allerdings bei einer strafrechtlich relevanten Körperverletzung.*
*Insofern wäre hier das Erstatten einer Strafanzeige möglich … Die Erfolgsaussichten sind im Vorfeld nicht abzuschätzen …«*

Dabei blieb es dann auch. Die Mutter schaute in die Röhre, den sie hatte nicht das Geld, um durch die Anwältin eine Strafanzeige erstatten zu lassen. Damit wäre es ja auch nicht getan gewesen, denn auch nach einer Anzeige muss der anwaltliche Schriftwechsel weitergeführt werden. Da kommen schnell mal einige hundert oder tausend Euro zusammen. Die Mutter war und ist alleinerziehend und die Prozesskostenhilfe des Staates wollte das nicht übernehmen.

Natürlich fragt man sich, warum in Gottes Namen die Klinik der Mutter das nicht alles vorher gesagt hatte. Die Mutter hätte sich vielleicht sogar gefreut, dass sich jemand die Mühe gemacht hatte, ein angeblich wirksames, aber für diese Indikation noch nicht zugelassenes Mittel gegen die Kehlkopferkrankung ihres Sohnes herauszufinden und hätte der Anwendung wohl zugestimmt, nachdem man sie informiert hätte, dass es wahrscheinlich keine Nebenwirkungen habe. Offizielle Zulassung hin oder her. Welche Mutter hätte da »Nein« gesagt?

Warum also diese Heimlichtuerei und der Gesetzesverstoß?

Weil keiner mehr Zeit für die Menschen hat! Spritze rein und Schluss! Ab in den Operationssaal und los!

Das ist das Motto. Aber durch die nachfolgende Angst und Verunsicherung, selbst wenn durch die Anwendung zunächst selbst kein Schaden erzeugt wurde, werden neue Schäden produziert. Denn auch Angst und Verunsicherung können krank machen, ja, sind ja selbst bereits eine Krankheit.

## VI. Krankenhaus: Rezepte mit Fehlern.

Studie aus England: Jede zehnte Verordnung ist falsch

Fast jede zehnte Verordnung in englischen Krankenhäusern ist fehlerhaft. Assistenzärzte im ersten Jahr irren sich aber nicht häufiger als erfahrenere Kollegen oder Fachärzte. Zu diesem Ergebnis kommt eine Analyse des General Medical Council *[Lancet, Bd. 374, S. 1945]*. Für die Studie wurden mehr als 120.000 Verordnungen untersucht, die Ärzte in 19 Krankenhäusern in einer Woche schrieben. Mehr als 11.000 davon enthielten falsche oder gefährliche Angaben – eine Fehlerquote von 8,9 Prozent. Jeder 60. Fehler war sogar potentiell tödlich.

»Dass fast jede zehnte Verordnung falsch ist, ist schockierend. Noch mehr überrascht hat uns aber, dass auch fast jede 20. Verordnung eines Chefarztes falsch war«, schreiben die Autoren. Die Atmosphäre im Krankenhaus müsse sich ändern, weil viele Fehler in Hektik und Unruhe passierten … »Wir brauchen eine Sicherheitskultur, wobei jede Verordnung vorsichtig und aufmerksam überprüft werden muss«, so die Autoren. Zahlen darüber, wie häufig fehlerhafte Verordnungen in Deutschland ausgestellt werden, gibt es nicht *[Abgewandelt und gekürzt zitiert nach: Rezepte mit Fehlern, Studie aus England: Jede zehnte Verordnung ist falsch, SZ, 11. Dezember 2009, S. 16]*.

**Fazit: Auch im Krankenhaus sollten Sie die dort verordneten Medikamente und Infusionen überprüfen. Blindes Verlassen auf die Ärzte und Schwestern kann Ihren Tod bedeuten. Lassen Sie sich alle Medikamente und Maßnahmen vor deren Anwendung genau erklären und lassen sich alle BPZ aushändigen. Sie können auch aus dem Krankenhaus heraus Ihre Hausapotheke oder Ihren Hausarzt anrufen und um eine Prüfung auf Kontraindikationen oder Wechselwirkungen bitten.**

# VII. In der Jugendpsychiatrie.

C. ist ein 14-jähriges Mädchen in Bayern, das bei seiner alleinerziehenden Mutter lebt. Der Vater lebt in de Nähe, sucht aber kaum den Kontakt zu seiner Tochter und hat nach Angaben der Mutter noch nie einen Cent für sie bezahlt. C. leidet darunter und wurde schon vor Jahren verhaltensauffällig, sie ist niedergeschlagen, lernt schlecht und hängt lieber ab. Ihre Mutter ist beruflich bedingt oft außer Haus, C. ist dann alleine und vertrödelt die Zeit.

Der Kinderarzt und die Eltern- und Jugendberatung wussten nicht mehr weiter, jetzt musste etwas geschehen, also wurde sie vom Kinderarzt unter Zustimmung der Mutter in eine Kinder- und Jugendpsychiatrie-Abteilung eines großen Psychiatrischen Krankenhauses in München eingewiesen. Jeden Werktag ging sie dort auch für vier Stunden in die angegliederte Schule.

Die Mutter fragte mich, ob ich vielleicht auch eine Idee hätte, wie man ihrer Tochter helfen könnte. Ich bat sie zunächst, mir die Befundberichte und Arztbriefe der Klinik zu besorgen. Da die schulferienbedingte Entlassung des Mädchens anstand und deswegen ein Brief diktiert werden musste, kam der erwünschte Brief tatsächlich innerhalb weniger Tage. Darin wurde erwähnt, dass von der angegliederten Schule ein gesonderter Bericht nur auf Anforderung geschrieben wird. Ich zeigte diesen Passus der Mutter und sie sagte, das habe sie glatt überlesen, das habe ihr auch niemand auf der Station oder in der Schule gesagt. Diesen Bericht würde sie aber gerne anfordern, denn er könnte eventuell hilfreich sein, wenn ihre Tochter nach den Ferien wieder ihre alte Schule am Wohnort besuchen wolle. Das sah ich genauso. Weiter wurde in dem Entlassungsbrief erwähnt, dass C. zweimal Blut abgenommen worden sei, allerdings lagen die Resultate dem Brief nicht bei. Die Mutter meinte dazu, dass sei ihr auch nicht aufgefallen. »Das ist normal«, sagte ich zu ihr, »viele Krankenhausbriefe sind unvollständig, zum Beispiel fehlen oft Laborwerte oder Untersuchungsergebnisse. Mehr als die Hälfte der Patienten hat auch Probleme, einen Facharzt- oder Krankenhausbericht zu lesen, zu verstehen und Schlüsse daraus zu ziehen. Ausländische Patienten oder Patienten mit Migrationshintergrund haben zu 95 Prozent damit Probleme. Viele verstehen nur Bahnhof.«

Viele Ärzte haben keine Lust, Ausländern oder Migranten etwas ausführlich zu erklären, weil ihnen das zu mühsam ist und doppelt oder dreimal so viel Zeit kostet wie bei anderen. Wegen der Sprachprobleme, aber auch wegen Verständnisproblemen. Schon einfachste Dinge wie Eisenmangel oder erhöhter Blutzuckerspiegel stoßen ja selbst bei deutschen Muttersprachlern auf Verständnisprobleme: Was ist Eisen? Haben wir das im Körper? Wo ist es dort und warum? Was ist Blutzucker? Dasselbe wie Zuckerwürfel? Und was ist ein Blutspiegel? Wie das Ding an der Wand? Und so geht das endlos weiter: nix verstehen. Da man das als Arzt seinen Patienten oft schon ansieht, geht natürlich gleich das Kopfkino los: Der oder die wird sowieso nur Bahnhof verstehen, da spar ich mir jede Liebesmüh, außerdem bin ich müde, überarbeitet, habe Stress mit meiner Frau, bin nicht gut drauf und habe nicht die geringste Lust, mir jetzt wieder eine blöde Antwort einzuhandeln, wenn es nach dem zweiten Satz schon heißt: Herr Doktor, wie meinen Sie das? Bin ich krank? Warum hat mir das keiner erklärt? Haben Sie auch keine Zeit für mich?

Also bat ich die Mutter von C. im Krankenhaus anzurufen und mir die Laborwerte ihrer Tochter faxen zu lassen. Dann zeigte sie mir noch einen handgeschriebenen Zettel, auf

dem die Stationsärztin, eine Fachärztin für Kinder- und Jugendpsychiatrie, ein Medikament für C. notiert hatte: »SSRI«: »Citalopram«. SSRI bedeutet »Selektive Serotonin Reuptake Inhibitoren« und Citalopram ist ein solches Medikament. Ich frage Mutter und Tochter, was man ihnen zu diesem Mittel in der Klinik erklärt hatte und beide antworten: »Nichts«. Ich frage sie, ob sie die Medikamenteninformation zu Citalopram als PDF gemailt haben möchten. Sie hatten großes Interesse daran und ich mailte sie ihnen direkt während der Sprechstunde. Das geht schnell und dauert höchstens eine halbe Minute, wenn man geübt ist. Ich bin geübt, weil ich seit 1989 alle Patientenakten elektronisch führe, nichts mehr in Papierakten schreibe. Manchen Patienten habe ich verloren, weil er der Meinung war, ich schaute zu viel auf den Monitor. Das mag sein, aber andere Ärzte schauen dafür in ihre Karteikarten oder in Nachschlagewerke. Oder sie schlagen nichts nach und behaupten nur einfach, alles auch so zu wissen. Erfahrungsgemäß sollten Sie skeptisch sein, wenn ein Arzt keinen Computer im Sprechzimmer hat oder wenn er sich noch Notizen per Hand in eine Karteikarte aus Papier macht. Oder wenn er oder sie auf jede Ihrer Fragen sofort eine Antwort hat ohne in einem Buch oder im Computer oder Internet nachzugucken. Besonders skeptisch sollten Sie natürlich werden, wenn er auf Ihre Frage keine Antwort hat und sich auch nicht um eine bemüht. Die Laborwerte von C. kamen und sechs Werte zeigten Abweichungen, wahrscheinlich harmloser Natur. Allerdings hatte man Mutter und Tochter nicht über die Laborwerte aufgeklärt. Man hatte sie schlicht und einfach nicht erwähnt. Als die Mutter nach fünf Tagen wieder zu mir in die Sprechstunde kam, fragte ich sie, ob sie beide die Information zu Citalopram bereits gelesen hätten und ob man ihnen im Krankenhaus von den leichten Blutwerteabweichungen erzählt hätte. Sie verneinte: Über abweichende Blutwerte hätte man ihr gegenüber im Krankenhaus kein Wort verloren. Ich sagte ihr, wir sollten die Blutwerte einfach mal nachkontrollieren, sicher komme nichts Schlimmes dabei heraus, vielleicht sei ihre Tochter nur erkältet oder erschöpft gewesen, als man die Werte im Krankenhaus erhoben hatte. Ich ermunterte beide, noch einmal die Medikamenteninformation zu studieren. Was ich ihr nicht sagte, war, dass ich in dieser Information bereits vor fünf Tagen entdeckt hatte, dass das Mittel keine Zulassung für Kinder und Jugendliche hat und deswegen keinesfalls von ihrer Tochter ohne besondere und eindringliche Aufklärung und schriftliche Zustimmung der Mutter genommen werden durfte. Da sie aber weder das Medikament noch ein Rezept dafür erhalten hatten, drohte erst einmal keine Gefahr. Mir war klar, dass sich um eine korrekte Aufklärung niemand in der Kinder- und Jugendpsychiatrie geschert hatte. Ich hatte schon vor fünf Tagen mit der Stationsärztin telefoniert und sie auf dieses Problem hingewiesen und sie um einen anderen Medikamentenvorschlag gebeten. Sie meinte, das Mittel sei harmlos und sie würde es mit Erfolg vielen anderen Kindern geben. Trotzdem wolle sie meiner Bitte nachkommen und sich wieder mit einem anderen Vorschlag bei mir melden. Leider habe ich nie mehr von ihr gehört.
In der Fachinformation stand zu Citalopram:

*»... Besondere Warnhinweise und Vorsichtsmaßnahmen für die Anwendung bei Kindern und Jugendlichen unter 18 Jahren: Citalopram sollte nicht zur Behandlung von Kindern und Jugendlichen unter 18 Jahren angewendet werden. Suizidale Verhaltensweisen (Suizidversuch und Suizidgedanken) sowie Feindseligkeit (vorwiegend Aggressivität, oppositionelles Verhalten und Wut) wurden in klinischen Studien häufiger bei mit Antidepressiva behandel-*

*ten Kindern und Jugendlichen beobachtet als bei Kindern und Jugendlichen, die mit Placebos behandelt wurden. Sollte aufgrund klinischer Notwendigkeit dennoch die Entscheidung für eine Behandlung getroffen werden, ist der Patient im Hinblick auf das Auftreten suizidaler Symptome sorgfältig zu überwachen.*
*Darüber hinaus fehlen Langzeitdaten zur Sicherheit bei Kindern und Jugendlichen in Bezug auf Wachstum, Reifung sowie kognitive Entwicklung und Verhaltensentwicklung.*
*Suizid/Suizidgedanken oder klinische Verschlechterung: Depressive Erkrankungen sind mit einem erhöhten Risiko für die Auslösung von Suizidgedanken, selbstschädigendem Verhalten und Suizid (Suizid-bezogene Ereignisse) verbunden. Dieses erhöhte Risiko besteht, bis es zu einer signifikanten Linderung der Symptome kommt. Da diese nicht unbedingt schon während der ersten Behandlungswochen auftritt, sollten die Patienten daher bis zum Eintritt einer Besserung engmaschig überwacht werden. Die bisherige klinische Erfahrung zeigt, dass das Suizidrisiko zu Beginn einer Behandlung ansteigen kann.«*

Nachdem Mutter und Tochter das gelesen hatten, telefonierte die Mutter mit der Stationsärztin, eben jener Fachärztin für Kinder- und Jugendpsychiatrie, die sich erst um eine klare Antwort herumdrückte, dann aber zugab, dass Citalopram und alle verwandten Mittel (»SSRI«) tatsächlich keine Zulassung für Jugendliche haben und dass es sich hier um einen »individuellen Heilversuch« handele. Es wäre – sagte sie – sicher richtig gewesen, Mutter und Tochter vorher umfassend über diese Mittel aufzuklären. Da es aber keine anderen zugelassenen Mittel für Jugendliche gebe, die man gegen Depressionen einsetzen könne, habe man gar keine andere Behandlungsmöglichkeit gesehen. Und auch darüber nicht aufgeklärt.

Ich riet C. von Citalopram ab und riet zu täglichem Konditionstraining und zu einem für Jugendliche zugelassenen Johanniskrautpräparat. Tatsächlich sind einige Johanniskrautpräparate sowohl für Jugendliche als auch Erwachsene zugelassen und als wirksam bezeichnet worden. Insofern ist die Aussage der Stationsfachärztin, es gebe keine zugelassenen antidepressiven Mittel für Jugendliche, schlichtweg falsch gewesen.

Die Nachkontrolle der Laborwerte erbrachte nichts Besonderes, außer einem erniedrigten Vitamin-D-Spiegel. Sonnenlichtmangel und Vitamin-D-Mangel können Depressionen etwas begünstigen. Ich riet C. mehr nach draußen zu gehen, in die Sonne, und im Winter Vitamin-D-Tabletten zu nehmen.

**Fazit:**
**Lassen Sie sich immer alle Berichte und Arztbriefe in Kopie aushändigen. Entweder direkt vom betreffenden Arzt oder Krankenhaus oder eben vom Hausarzt. Fragen sie ihn, ob er den betreffenden Bericht überhaupt erhalten hat, und wenn das innerhalb von einigen Tagen nach Entlassung oder dem Facharztbesuch nicht der Fall ist, obwohl die Untersuchung oder Behandlung dort abgeschlossen ist, sollen Sie nachhaken.**
**Achten Sie darauf, dass diese Berichte komplett sind und zum Beispiel auch alle Laborwerte enthalten.**
**Prüfen Sie die Medikamentenempfehlungen selbst nach oder bitten Ihren Hausarzt, Facharzt oder die Apothekerin darum.**

## VIII. Frei zugängliche Internetseiten für Überprüfungen Ihrer Medikation.

http://www.apotheken-umschau.de/Arzneimittel-Check : Wechselwirkungen von 44.000 Medikamenten in mehr als 77.000 deutschen Fertigarzneimitteln
http://www.drugdigest.org/ 11.500 mögliche Wechselwirkungen von 5.000 Substanzen
http://www.drugs.com/drug_interactions.html

Die Überprüfung auf einer solchen interaktiven Internetseite durch die Mutter hätte im Falle des Kindes C. ergeben:
»... Citalopram sollte normalerweise nicht bei Kindern und Jugendlichen unter 18 Jahren angewendet werden. Zudem sollten Sie wissen, dass Patienten unter 18 Jahren bei Einnahme dieser Klasse von Arzneimitteln ein erhöhtes Risiko für Nebenwirkungen wie Suizidversuch, suizidale Gedanken und Feindseligkeit (vorwiegend Aggressivität, oppositionelles Verhalten und Wut) aufweisen ... Wenn Ihr Arzt einem Patienten unter 18 Jahren »Citalopram Filmtabletten« verschrieben hat und Sie darüber sprechen möchten, wenden Sie sich bitte erneut an Ihren Arzt. Sie sollten Ihren Arzt benachrichtigen, wenn bei einem Patienten unter 18 Jahren, der »Citalopram Filmtabletten« einnimmt, eines der oben aufgeführten Symptome auftritt oder sich verschlimmert. Darüber hinaus sind die langfristigen sicherheitsrelevanten Auswirkungen von »Citalopram Filmtabletten« in Bezug auf Wachstum, Reifung und kognitive Entwicklung sowie Verhaltensentwicklung in dieser Altersgruppe noch nicht nachgewiesen worden ...« *[gekürzt zitiert nach: (c) Medikamentencheck http://www.apotheken-umschau.de/Arzneimittel-Check, abgerufen am 29.12.2010 um 16.50 Uhr]*

## IX. Selbst Chefärzte zweifeln.

»... Krankenhäuser werden heute durchrationalisiert wie Industriebetriebe, Stichwort Ergebniskonferenzen, Kennzahlen, Kontrollvariablen, Medizincontroller, Medizinmanager, OP-Manager, Qualitätsmanager, Auslagerung ganzer Berufsgruppen ... Die Patienten ertragen das bislang zwangsläufig, da sie es nicht besser wissen und auch belogen werden, die Ärzte verabschieden sich frei nach den Bremer Stadtmusikanten – etwas Besseres als den Tod findest du überall ...« *[Dr. Chr. Schottes, gekürzt und zitiert nach: aus DÄB, 18.9.2009, S. A 1841]*

## X. Schaden überwiegt Nutzen?

Das deutsche Gesundheitswesen ist vielleicht deshalb eines der schlechtesten der Industrieländer, weil der Nutzen, den es für die Hälfte aller chronischen Krankheiten bringt, kaum den Schaden überwiegt, den es dabei anrichtet: Tote, Verletzte, Geschädigte durch vermeidbare Nebenwirkungen. Und weil etwa 11 Mio. Arbeitsjahre, die jedes Jahr nötig sind, um das Geld für das deutsche Gesundheitswesen zu erarbeiten, den Körper und die Seele der Arbeitenden meist unheilbar ruinieren: Arthrose, Rückenleiden, Ängste, Depressionen, Sonnenmangel, Magengeschwüre, Krebs, Berufskrankheiten, Autounfälle auf dem Weg von oder zur Arbeit, Stress und vorzeitiger Tod.

## XI. Johanna: Eine Seniorin, die man nicht ernst nahm.

Johanna ist 84 Jahre alt, fühlt sich matt und hustet seit 10 Tagen. Die Tochter brachte sie deshalb an einem Wochenende in die internistische Ambulanz eines Krankenhauses. Dort wurde eine spastische Bronchitis festgestellt und eine Kortisoninfusion gegeben. Diese sollte bewirken, dass die Spastik der Bronchien abnimmt und die Patientin wieder besser Luft bekommt und weniger husten muss. Gegen den Husten bekam sie Kodeintropfen verschrieben und bekam die Auskunft, dass das bereits verordnete Antibiotikum Roxithromycin richtig für sie sei. Außerdem sagte man ihr, dass sie gerne stationär bleiben könne oder wieder nach Hause gehen könne. Sie könne selbst entscheiden. Wie zu erwarten bevorzugte sie das Letztere und ließ sich von ihrer Tochter wieder nach Hause fahren.
Hier liefen drei Dinge nicht ganz gut:
1. Weder beriet man die alte Dame zu Risiken und Nebenwirkungen von Kodein, noch zur verabreichten Kortisoninfusion. Das Kodein wurde ihr verschrieben und selbstverständlich erhielt sie zusammen mit dem Präparat einen BPZ in der Apotheke und konnte sich aus diesem informieren. Die Apothekerin sagte überhaupt nichts zu dem Medikament, obwohl auch sie zur Beratung verpflichtet ist, insbesondere wenn sie die Patientin nicht kennt, also auch keinerlei Kenntnisse zu deren Vorgeschichte und Dauermedikation hat. Zum Kodein hätte sie eigentlich mindestens Folgendes sagen müssen: Herabsetzung der Konzentrationsfähigkeit, flachere Atmung mit drohender Sauerstoffnot bei Anstrengungen. Schleim wird nicht richtig abgehustet.

Gekürzter Auszug aus der Fachinformation für Codein:

*»... gelegentlich: Kurzatmigkeit, sehr häufig: Übelkeit, u. U. bis zum Erbrechen (insbesondere zu Therapiebeginn), Obstipation.*
*Bei höheren Dosen oder bei besonders empfindlichen Patienten können dosisabhängig die visuomotorische Koordination und die Sehleistung verschlechtert sein.*
*Ebenfalls können Atemdepression ... auftreten.*
*Bei Patienten mit vorbestehenden Lungenfunktionsstörungen muss mit dem Auftreten von Lungenödemen gerechnet werden.«*

Es leuchtet jedem ein, dass man einer 84-jährigen Patienten das vorher genau erklären und ihre ausdrückliche Zustimmung zu dieser Behandlung einholen muss. Schließlich droht ihr durch eine Verschlechterung der Koordination beim Gehen oder Stehen und durch die Verschlechterung der Sehleistung ein Sturz: Knochenbruch und anschließendes Siechtum oder Tod vorprogrammiert. Wenn man schon ein solches Mittel nehmen muss, dann sollten die Umstände auch so gestaltet werden, dass man nicht alleine ist und hinfällt, sondern von Angehörigen umsorgt wird. Außerdem bekommt niemand gerne ein Lungenödem (Wasser in der Lunge), weil man daran rasch sterben kann. Zumindest eine kleine Warnung vor diesen Dingen wäre angebracht. Aber – wie so oft – im Krankenhaus und in der Apotheke wird nicht aufgeklärt und gewarnt, zumindest nicht umfassend. Also fallen viele benebelt hin, verletzen sich dabei und liegen vielleicht zehn Tage später schon unter der Erde. Das kommt oft vor. Niemand, außer in seltenen Ausnahmefällen, führt das dann auf Nebenwirkungen von Kodein-Hustentropfen zurück.

Die Kortisoninfusion in der Ambulanz wurde auch ohne jede Erklärung verabreicht und die Patientin bekam vorher keinen BPZ über das verwendete Kortison, noch zum Infusionsmittel selbst, wahrscheinlich ein halber Liter einer wirkstofffreien Kochsalzlösung. In Frage kommen aber auch etwa 200 andere Lösungen, die aktive Wirkstoffe beinhalten können. Auch nur das Lesen dieser Information hätte der 84-jährigen aufgeregten und kranken Patientin nicht gereicht, sondern danach hätte man der Patientin ausführlich Gelegenheit geben müssen, offene Fragen mit der Ärztin zu besprechen. In diesem BPZ oder in diesem Informationsgespräch hätte die Patientin dann unter anderem Folgendes erfahren: Drohende Verschlimmerung ihrer Diabetes und ihres hohen Blutdruckes. Weitere zwei Seiten detaillierter Aufzählungen von Nebenwirkungen der Kortisoninfusion will ich mir hier ersparen.

2. Das zweite Problem bei diesem Ambulanzbesuch war, dass die Lunge nicht geröntgt wurde, obwohl die Patientin wegen einer schweren Bronchitis in diesem Krankenhaus bereits vor drei Jahren behandelt worden war und die Bronchitis damals hart an der Grenze zur Lungenentzündung gewesen war. Möglicherweise bestand auch jetzt wieder eine Fast-Lungenentzündung oder sogar schon eine vollständige ausgebildete. Nur durch Röntgen hätte man das genauer aufklären können.

3. Das dritte Problem war, dass keine klaren Verhaltensmaßregeln zur Nachkontrolle gegeben wurden. Also: Auf welche Symptome hätte sie achten müssen, um dann sofort zum Arzt zu gehen oder sich ins Krankenhaus zu begeben? Wann sollte der nächste Arztbesuch erfolgen, auch wenn keine Symptomverschlechterung erfolgt? Sollte der Hausarzt weiter Kortison geben? Nach den gängigen Regeln eigentlich ja, aber man sagte es ihr nicht und er tat es dann auch nicht.

Wenige Tage später schleppte sich die Patientin mit dem Rollator bei Temperaturen um den Gefrierpunkt zum Hausarzt, weil sie sich immer noch die Lunge aus dem Leib hustete und fast 38 Grad Fieber hatte. Der Hausarzt wollte sie auf der Stelle einweisen, zumal auch der Sauerstoffgehalt im Blut erniedrigt war und ein ernstes Problem mit den Bronchien oder der Lunge (zum Beispiel starke Bronchitis mit starker Verschleimung oder Pneumonie (Lungenentzündung)) anzeigte. Die Patientin weigerte sich, denn es war keine Tochter da, die sie begleiten konnte und vorher ihre Sachen packte. Der Arzt verschrieb ein stärkeres Antibiotikum und verbot ihr das Kodein, denn das verhinderte, dass der Schleim abgehustet werde und war eine Ursache des erniedrigten Sauerstoffgehaltes im Blut.

Also mühte sie sich wieder nach Hause, schlief wieder keine Nacht durch, sondern saß aufrecht im Bett (das Schlafzimmer war fast ungeheizt) oder im Sessel im Wohnzimmer (vermutlich lief die Heizung dort auf Nachtabsenkung). Das Haus verdreckte mehr und mehr und roch nach Schmutz und Urin. Die andere Tochter brachte sie wieder zum Hausarzt und der meinte, es habe sich nicht sehr viel verändert. Er wies die Patientin nicht ein, informierte sie aber darüber, dass er wegen Fastnacht den kommenden Montag und Dienstag geschlossen haben würde.

Am Rosenmontag besuchte ich sie auf dem Weg zum Rosenmontagszug. Sie hatte 37,8 Temperatur, obwohl sie behauptete, gerade zuvor im Mund nur 37,0 gemessen zu haben. Das sei normal für sie: Von einer auf die anderen Minute könne sie Fieber und dann wieder Normaltemperatur haben. Natürlich ist das Unsinn. Damit basteln sich viele Patienten die Realität zurecht, um sich einreden zu können, nicht krank zu sein. Außerdem behauptete sie nur einmal an diesem Morgen gehustet zu haben. Schon in meiner Anwesenheit hatte sie allerdings mehrmals bellend gehustet. Als ich die Lunge abhörte, war ich entsetzt über ein vielstimmiges Rasselkonzert mit deutlicher Spastik beim Atmen. Möglicherweise hatte die Kortisoninfusion vor 10 Tagen in der Klinikambulanz für einige Stunden die Spastik vermindert, aber was hatte sie davon? Eine Anschlussbehandlung mit Kortison beim Hausarzt, entweder als Infusionen oder in Tablettenform war ja unterblieben. Nur Kodein und ein Spray zum Inhalieren (Berodual®) waren verschrieben worden, keine weiteren Anweisungen wurden gegeben. Sie war schwach und hatte einen schnellen Puls über 100/min. Zusammen mit der Sauerstoffnot drohte deshalb Herzversagen. Ich fragte sie, wie sie mit dem Berodual-Spray zurechtkomme, und ließ mir von ihr die Anwendung demonstrieren. Sie sprühte sich dreimal hintereinander in den Mund, das Spray kam oben aus der Nase wieder heraus, teilweise wurde es auch beim Sprechen gleich wieder ausgeatmet. In den Bronchien kam nichts an. Zwar hatte die Klinik mit dem Spray auch einen Spacer verschrieben, aber dieses Hilfsrohr zum Einatmen des Sprays war in der Apotheke am Wochenende nicht vorrätig. Irrtümlicherweise nahm die Tochter an, Spacer seien grundsätzlich nicht lieferbar, und gab dafür keine Bestellung auf. Ohne Spacer aber wenden praktisch alle ungeübten Patienten die Sprays falsch an, der Nebel kommt nicht dorthin, wo er hin soll, in die Bronchien, sondern bleibt in der Mundhöhle. Dort wird der Wirkstoff teilweise resorbiert und führt zum beschleunigten Herzschlag, was für viele ausgepowerte alte Patienten gefährlich ist. Auf Befragen antwortete Johanna, dass sie das Spray jedes Mal nehme, wenn sie huste, was natürlich gegen alle Regeln ist (viel zu oft: Überdosierung um das 5- bis 10fache). Sie hustete unentwegt und hatte mithin das Spray hoffnungslos überdosiert und damit nur Nebenwirkungen produziert: Der Puls lag bei 125, Herzversagen drohte. Außerdem war der Blutdruck hochgetrieben worden. Er lag bei 140/94. Auch das könne gar nicht sein, bemerkte die Patientin. Aber so war es halt.

Ich fuhr sie selbst in die Klinik und brachte sie in die Notaufnahme. Ich stellte mich als einweisender Arzt vor, aber keiner hatte Interesse, mich zur Vorgeschichte zu befragen. Ich wollte die diensthabende Ärztin sprechen, aber die winkte auf dem Flur ab, sie habe gerade noch etwas zu erledigen, und verschwand durch eine Tür. Ich sah sie nie wieder. Die Patientin wurde untersucht: Der Blutgassauerstoff lag bei 92 bis 96 (viel zu niedrig), der Puls bei 112 (zu schnell), der Blutdruck bei 152/96 (zu hoch). Als ich sie nach dem Besuch des Rosenmontagszugs wieder aufsuchte, sagte sie, sie sei drei Stunden untersucht worden, auch geröntgt. Der Oberarzt habe sie verspottet: »Was? Wegen so ein bisschen Husten kommen Sie hierher?« Das habe sie gekränkt.

Vier Tage später telefoniere ich mit ihr: Das Röntgen habe eine Pneumonie ergeben, sie dürfe auf keinen Fall vor dem Wochenende nach Hause, erst müsse sie wieder auf die Beine kommen, habe ihr nun der Stationsarzt gesagt.

Noch am Rosenmontag bekam sie in meiner Anwesenheit von der Krankenschwester ein neues Spray zum Inhalieren, auf Pulverbasis. Der Gebrauch war rasch erklärt und die Schwester ging wieder, hatte offenbar viel zu tun.

Ich fragte die alte Dame, ob sie mir mal zeigen könnte, wie das Spray funktioniert. Sie sagte, natürlich könne sie das, sie habe es ja gerade gezeigt bekommen. Sie nahm es in die Hand und drehte wie vorgeschrieben an einem Ring. Damit sollte das Pulver geladen werden. Stattdessen kam ihr der Mechanismus des Inhalators entgegen und sie erschrak. Sie schraubte ihn wieder rein und wollte nun inhalieren. Dazu saugte sie an

der Verschlußkappe. Dass man diese vorher abnehmen musste, um ans Mundstück zu kommen, hatte sie zwei Minuten nach der Demonstration durch die Krankenschwester schon wieder vergessen. Sie legte es frustriert zur Seite und meinte, sie müsse die Schwester nachher noch mal fragen.
Übrigens: Irgendwelche Informationen durch die Ärzte zu diesem neuen Spray gab es nicht, immerhin aber einen BPZ, der in der Schachtel lag, in dem der neue Spray ausgehändigt worden war. Vor lauter Husten konnte ihn die Patientin aber nicht lesen. Außerdem musste sie bereits unter Aufsicht der Krankenschwester das Spray inhalieren, bevor sie den BPZ überhaupt entdeckt hatte. Meistens geht das gut, manchmal aber auch nicht …

## XII. Wenn das Krankenhaus krank macht.

1. Irrationaler Antibiotikagebrauch.
Aus Wikipedia (D, 2010):

*»… In den letzten zwei Jahrzehnten hat auch der vermehrte und irrationale Antibiotikaverbrauch in der Behandlung von bakteriellen Infektionen zu einer besorgniserregenden Zunahme von multiresistenten Problemerregern (Methicillin-resistente Staphylococcus aureus, Vancomycin-resistente Enterokokken etc.) geführt. Der vermehrte Einsatz von Breitspektrum-Antibiotika steht mit der Zunahme von multiresistenten Erregern in direkter Wechselbeziehung …*
*Krankenhausinfektionen machen einen Großteil aller im Hospital auftretenden Komplikationen aus und haben daher einen signifikanten Einfluss auf die Qualität der medizinischen und krankenpflegerischen Versorgung der Patienten … Die wichtigste Maßnahme zur Vermeidung ist die regelmäßige Durchführung einer hygienischen Händedesinfektion mit Händedesinfektionsmitteln …*
*Studien zeigten, dass das Risiko, eine Krankenhausinfektion zu erwerben, in Kliniken mit geringeren Bettenzahlen niedriger ist als in größeren. … Auf Intensivpflegestationen und auch in operativen Fachdisziplinen ist die Wahrscheinlichkeit an Krankenhausinfektionen zu erkranken ebenfalls deutlich erhöht …*
*Das Europäisches Zentrum für die Prävention und die Kontrolle von Krankheiten (ECDC) gibt in seinem Bericht drei Millionen nosokomiale Infektionen pro Jahr in Europa an, Stand 2005. In Italien sterben jedes Jahr zwischen 4.500 und 7.000 Menschen an Infektionen, die sie sich während eines Klinikaufenthaltes zugezogen haben … [Zitiert nach »Krankenhäuser, die krank machen«, SZ, 11. Januar 2007, S.10] Damit dürfte Italien im europäischen Durchschnitt liegen. Das ECDC gibt in seinem Bericht 50.000 zuschreibbare Todesfälle pro Jahr in Europa an.*
*In Deutschland sterben jedes Jahr zwischen 10.000 und 15.000 Menschen, weil sie sich im Krankenhaus eine schwere Infektion zugezogen haben. Die Gesamtzahl dieser nosokomialen Infektionen wird auf 400.000 bis 600.000 pro Jahr geschätzt. Am häufigsten sind Wundinfektionen nach Operationen. Gastmeier schätzt die Zahl für Deutschland auf 225.000. Es folgen Harnwegsinfekte mit 155.000 Fällen pro Jahr und 80.000 tiefe Atemwegsinfektionen, darunter 60.000 Pneumonien. Bei 20.000 Patienten treten die Erreger ins Blut, es kommt zur Sepsis. Die anderen Erkrankungen entfallen auf seltenere Infektionen. Die Zahlen stim-*

*men mit den Erfahrungen anderer Länder überein. So wurden aus England zuletzt 320.000 Infektionen gemeldet, in den USA sind es sogar 1,7 Millionen pro Jahr.[Wikipedia nach: P. Gastmeier, C. Geffers: Nosokomiale Infektionen in Deutschland: Wie viele gibt es wirklich? Eine Schätzung für das Jahr 2006. In: Deutsche Medizinische Wochenschrift. Bd. 133, Nr. 21, 2008, nach: ISSN 0012-0472, doi:10.1055/s-2008-1077224, S. 1111–1115] Nach einer anderen Quelle erkranken in Deutschland jährlich etwa 3 Millionen Menschen an Infektionen, die sie sich im Krankenhaus zugezogen haben. Etwa 50.000 Menschen sterben daran. [Keime, gegen die nichts mehr hilft, SZ, 10. Oktober 2008, S. 22] Krankenhausinfektionen verursachen im Mittel vier Tage längere Liegezeiten sowie Zusatzkosten von (jeweils) 4.000 bis 20.000 Euro« [Dreckspatzen in Weiß, W. Bartens, SZ, 23. Oktober 2008, S. 16].*

Und diese offiziell publizierten Zahlen unerwünschter Nebenwirkungen sind wohl nur die Spitze des Eisberges, denn die Schäden, die man Leuten zufügt, die aber nicht zum Tode führen, sind wohl um den Faktor 20 bis 100 häufiger: falsche Diagnose, deshalb falsche Therapie und verlängertes Leid oder bleibende Behinderung. Oder richtige Diagnose, aber falsche Therapie (falsches Medikament oder aber richtiges Medikament, das aber unter- oder überdosiert wird oder zu kurz oder zu lange gegeben wird). Daraus resultiert jeweils das Gleiche: vermeidbares Leiden.

2. Der überflüssige Tod im Krankenhaus

Hospitalismusinfektionen nennt man Infektionen im Krankenhaus, die mehr oder weniger (etwa zur Hälfte) vermeidbar sind.
Eine falsche Entscheidung kann schon sein, die Hände nicht oft genug zu waschen, was seit Jahrzehnten eigentlich Standard sein sollte.
Ein Riesenproblem stellen nicht nur im Krankenhaus die MRSA (»Methicillin-resistenter Staphylococcus aureus« oder »Multi-resistenter Staphylococcus aureus«) dar: Es handelt sich um Staphylokokken, gegen die die allermeisten Antibiotika nicht mehr wirken. Diese Bakterien vagabundieren in vielen deutschen Krankenhäusern herum und können verletzte, operierte oder abwehrgeschwächte Patienten infizieren. Sie sind nur schwer wieder wegzukriegen. Man spricht von 500.000 Infizierten allein in Deutschland jedes Jahr *[»Tote durch Klinik-Bakterien«, SZ, 17./18. April 2010, S. 6].*

Weitere resistente Problem-Keime sind:
- MRE = Multi-resistente Erreger
- ORSA = Oxacillin-resistenter Staphylococcus aureus
- VISA = Vancomycin-intermediate Staphylococcus aureus
- VRSA = Vancomycin-resistenter Staphylococcus aureus *[Aus Wikipedia (2010), dort nach: http://www.uni-koeln.de/med-fak/immh/hygiene/mrsa.html]*

**Fazit: Informieren Sie sich vor einem Klinikaufenthalt bei Ihrem Arzt und im Internet über die Hygienstandards der in Frage kommenden Krankenhäuser. Achten Sie darauf, dass alle Personen, die Ihr Krankenzimmer im Krankenhaus betreten, sich vorher die Hände waschen.**

## XIII. Unterschlagene wichtige Befunde.

Eine meiner privatversicherten Patientinnen wurde für über 2.000 Euro in einer Fachklinik in Köln ausgiebig in verschiedenen Abteilungen untersucht. Nach vier Wochen erhielt ich den Befundbericht und mailte ihn gleich anschließend meiner Patientin. Die mailte mir zurück und teilte mir mit, dass wichtige Untersuchungen und Mitteilungen, die ihr dort bestimmte Fachärzte der Augenabteilung gemacht hatten, gar keine Erwähnung gefunden hatten. Das wusste sie deswegen so genau, weil sie sich damals nach jeder Untersuchung und jedem Gespräch Notizen gemacht hatte. Ich forderte die Befunde der Augenabteilung per E-Mail an und bekam sie noch am gleichen Tag gefaxt.
Daraufhin schrieb ich dem Ärztlichen Direktor der Klinik:

*»Sehr geehrter Herr Kollege,*
*im Januar 2011 haben Ihre Kollegen in verschiedenen Fachabteilungen meine Patientin Frau M. stationär untersucht. In dem mir gerade per Fax zugegangenen Bericht der Augenabteilung steht:*

*»Diagnosen: Myopie, Astigmatismus, Presbyopie, Doppelbilder (z. B. dekompensierte Esophorie?), Verdacht Abduzensparese. Kontrolle der Schilddrüse empfohlen zum Ausschluß eines Normwert-Basedow, ggf. Vorstellung in der Uniklinik in … (bei Frau Dr. … ), Kernspin, insbesondere der Augenhöhlen und der Augenmuskeln empfohlen, Versuch der Prismenkorrektur (fast nicht möglich). Für Schielprobleme ggf. Vorstellung im … -Krankenhaus in …«*

*Dieser Bericht lag dem Entlassungsbrief vom März 2011 nicht bei. Vielmehr stand dort:*

*»Beurteilung: Zusammenfassend haben die bisher auswärts und jetzt in unserer Klinik durchgeführten Untersuchungen keinen Hinweis für eine neurologische, endokrinologische oder infektiologische Grunderkrankung ergeben, die das seit Jahren bestehende Erschöpfungssyndrom erklären könnte. Auch die nun im Vordergrund stehende Sehstörung mit Angabe von Doppelbildern ist bisher ohne sicheres Korrelat geblieben. Wir haben mit der Patientin besprochen, dass die zurzeit durchgeführte psychosomatische Behandlung fortgesetzt und ggf. ergänzt bzw. verstärkt werden sollte.«*

*Ich stelle mit Erstaunen fest, dass die Angaben und Diagnosen (»Myopie, Astigmatismus etc.«, die ich anfangs kurz zitiert habe, im Entlassungsbrief vom März 2011 komplett fehlen. Mag sein, dass die im Entlassungsbrief mitgeteilte Meinung, »Doppelbilder sind bisher ohne sicheres Korrelat geblieben«, nicht falsch ist, obgleich man da auch anderer Meinung sein könnte, denn immerhin wurden augenärztliche Diagnosen gestellt (Myopie, Astigmatismus, Presbyopie) und Verdachtsdiagnosen (Esophorie, Abduzensparese).*
*Sehr erstaunt bin ich aber, dass die von Ihnen ausgesprochenen Empfehlungen (»ggf. Vorstellung Uniklinik …, Dr. …, Kernspin insbesondere der Augenhöhlen und der Augenmuskeln«) keinerlei Erwähnung fanden.*
*Nur deshalb, weil die Patientin weiterhin starke Doppelbilder hat und mir ihr Gedächtnisprotokoll*

*»… Am Ende sagte er, ich soll zur Uniklinik in …, um dort die Augen noch genauer unter-*

*suchen zu lassen. Außerdem sei die Uni in … spezialisiert auf Augen und Schilddrüsenerkrankungen. Er meinte, dass es einen Zusammenhang geben könnte. Natürlich müsse auch ein evtl. Zusammenhang mit den Veränderungen im Gehirn noch einmal untersucht werden. Wenn die Uni … nicht weiter kommt, soll ich nach … Er hat einen Bericht geschrieben, den ich aber nicht bekommen habe. Es gibt nur später einen zusammenfassenden Abschlussbericht von meinem »persönlichen« Arzt …«*

*gemailt hatte, forderte ich den Bericht der augenärztlichen Abteilung separat an. Sonst wäre mir gar nicht aufgefallen, dass wichtige Teile der stattgefundenen und in Rechnung gestellten Untersuchung im Abschlussbericht nicht erwähnt worden waren.«*

Tatsächlich kommt das recht oft vor: Entlassungsbriefe sind fehlerhaft, weil ganze Untersuchungsblöcke fehlen (obiges Beispiel), Laborwerte nicht mitgeteilt werden (Beispiel im Abschnitt VII. dieses Kapitels) oder nur vorläufige Laborergebnisse, obwohl die Endergebnisse schon vorliegen. Teilweise trifft auch das Gegenteil dessen zu, was in den Entlassungsbriefen behauptet wird (Beispiel im Abschnitt XVIII in diesem Kapitel und im Abschnitt »X. Sollten Sie alle Befunde vorlegen, insbesondere Reha- (Kur-) Berichte?« des Kapitels »Versorgungsamt«). Manchmal ist die Biografie der Patienten falsch wiedergegeben (Beispiel im nachfolgenden Abschnitt XIV.), oft werden Medikamente empfohlen, die kontraindiziert oder mit schwerwiegenden negativen Wechselwirkungen behaftet sind (Beispiele in den Abschnitten II. und III. dieses Kapitels).

**Fazit: Patienten müssen bei jeder Art von Untersuchung oder Behandlung immer wachsam sein und mitdenken. Es empfiehlt sich nach jeder Untersuchung oder Behandlung im Krankenhaus oder bei einem niedergelassenen Arzt ein Gedächtnisprotokoll zu schreiben. Die Ärzte und Psychotherapeuten schreiben ja auch eines über Sie (die sogenannte Dokumentation), oft in Ihrem Beisein direkt in den Computer im Sprechzimmer! Das nennt sich dann Befund oder Aktennotiz. Sie sollten versuchen, so etwas wie »Waffengleichheit« zu schaffen.**

## XIV. Fehlerhafte Arztbriefe.

1. Frau R. schildert drei Tage nach Erhalt ihres Krankenhausentlassungsbriefes, dass sie über die Tatsache irritiert ist, dass in diesem Brief drei oder vier Fehler seien. Der eine Fehler ist noch vernachlässigbar: Man hat sie 41 Jahre jung gemacht, in Wirklichkeit ist sie 51. Aber dass ihre Nervenentzündung am Hör- und Gleichgewichtsnerv am rechten Ohr und nicht (richtigerweise) am linken sein sollte, stimmte sie doch nachdenklich. Wenn schon Fehler bei der Lokalisation gemacht werden, dann liege es doch nicht fern, dass auch bei der Angabe von Medikamentennamen und Dosierungen geschlampt würde. Und genau das sei ihr aufgefallen: Im Entlassungsbrief stehe, dass sie das Medikament Rökawan® bekommen habe. Aber daran könne sie sich nicht erinnern. Sie habe weder im Krankenhaus noch sonst irgendwann Rökawan eingenommen. Sobald sie sich wieder besser fühle, wolle sie mal eine E-Mail an den Chefarzt schreiben und auf diese Fehler hinweisen. Darin habe ich sie bestärkt, auch, dass sie um eine korrigierte Version des Entlassungsbriefes bitten solle. Damit ich richtige Unterlagen in der Patientenakte

habe und auch, damit im Krankenhaus-Intranet die falsche durch eine richtige Version ersetzt wird. Denn falls sie erneut in dieses Krankenhaus aufgenommen würde, sollte man nicht auf falsche Informationen zurückgreifen und dadurch vielleicht eine falsche Behandlung einleiten.

2. Fehlerhafter Entlassungsbericht: Krebsgefahr wurde nicht mitgeteilt.

Eine Patientin wurde acht Tage lang auf der internistischen Abteilung eines Krankenhauses durch untersucht. Der Entlassungsbrief enthielt keine detaillierten Angaben zu den durchgeführten endoskopischen und histologischen Untersuchungen des Magens, des Zwölffingerdarms und des Dickdarms. Auch fehlte der Endbefund der Laborwerte, einige Medikamente, die sie bekommen hatte, die aber unverträglich waren, wurden nicht genannt. Sie rief im Krankenhaus an, stieß aber dort auf taube Ohren. Sie mailte mir:
»Ich habe mit dem Krankenhaus telefoniert und man war nicht dazu bereit mir weitere Unterlagen auszuhändigen. In dem Bericht, der Anfang 2011 an meinen Hausarzt ging, würde alles detailliert geschildert. Ich habe im Internet recherchiert und gefunden, dass ich ein Recht darauf habe, die kompletten Unterlagen gegen einen Kostenaufwand (für die Fotokopien) zu erhalten.
Ich würde gerne einen entsprechenden Brief an das ABC-Krankenhaus schicken. Muss ich eigentlich begründen, warum ich meine Unterlagen kopiert erhalten möchte?«
Nein, das muss sie nicht. Jeder hat das Recht, seine Unterlagen in Kopie zu erhalten, und muss dafür keine Gründe anführen.
Ich riet ihr, die kompletten Befunde schriftlich mit Einschreibebrief und Rückschein von diesem Krankenhaus anzufordern und für den Erhalt eine Frist von zehn Tagen zu setzen. Sie tat das und nach acht Tagen rief mich der Chefarzt an. Er meinte, die Patientin habe sich wohl mit seinem Oberarzt überworfen, aber natürlich habe sie ein Recht auf Kopien der Befunde, diese wolle er mir umgehend zuschicken.
Als ich nach weiteren vier Wochen immer noch nichts erhalten hatte, wandte sich die Patientin an ihre Krankenkasse, die immerhin etwa 4.200 Euro für den stationären Aufenthalt bezahlt hatte, und schilderte ihren Fall. Die Krankenkasse wandte sich erneut an die Klinik. Es dauerte weitere fünf Wochen, bis ich die kompletten Unterlagen erhielt. Diese waren insofern hilfreich, weil sich nun herausstellte, wie die vier Medikamente hießen, die sie nicht vertragen hatte und zukünftig meiden sollte und weil tatsächlich in den histologischen (feingeweblichen) Untersuchungen krankhafte Veränderungen festgestellt worden waren, die behandelt werden sollten. So wurde in der Magenschleimhaut Helicobacter-pylori-Bakterien nachgewiesen, die die Oberbauchbeschwerden der Patientin erklären könnten und die nun medikamentös behandelt werden konnten. Ein dem Dickdarm entnommener Polyp zeigte gewisse Zellveränderungen, mit der Konsequenz, dass schon in einem Jahr erneut der Dickdarm endoskopisch untersucht werden sollte (Krebsgefahr).
Aber was soll's, hatte sich wohl die Klinik gedacht! Wenn irgendwas ist, kann sich die Patientin ja erneut untersuchen lassen. Die Kasse zahlt's ja.

3. Alle Angaben zu Medikamenten wurden vergessen. Alle Angaben zu den Zeiten der Arbeitslosigkeit waren falsch.

Eine chronisch kranke Patientin kam neu zu mir. Sie gab an, bei über 20 Ärzten in den letzten zehn Jahren in Behandlung gewesen zu sein. Die Befunde hatte sie nicht dabei, auch könne sie die nicht mehr bei ihrer bisherigen Hausärztin bekommen, denn deren Praxis sei krankheitsbedingt seit zwei Monaten geschlossen.

Ich hatte daraufhin viele Befunde (von mehreren Neurologen, weiteren Allgemeinmedizinern, drei verschiedenen Schmerztherapeuten, einer Reha-Klinik, vom Versorgungsamt (Akteneinsicht), von vier Orthopäden, dem Frauenarzt, zwei Augenärzten, von einem Labor und einem Akupunkteur) angefordert, gekommen war nach zwei Wochen nichts, außer dem Entlassungsbericht der Reha-Klinik »J«. Im diesem Bericht der Klinik J. schienen aber Fehler zu sein: falsche Angaben zum Zeitraum der Arbeitslosigkeit, die fehlende Erwähnung des Absetzens des Medikamentes Doxepin wegen Unverträglichkeit, fehlende Angaben zu den durchgeführten Laboruntersuchungen und fehlende Angaben zu den durchgeführten konsiliarischen Untersuchungen durch einen Orthopäden und einen Neurologen.

Deshalb hatte ich die Klinik J. per E-Mail um einen korrigierten Entlassungsbrief gebeten.

Zehn Tage später ruft mich die Sekretärin der Klinik J. an und teilt mir mit, dass der ganze Medikamententeil im Entlassungsbrief vergessen wurde, die Arbeitslosen-Zeiten seien natürlich Unfug und sie kündigt einen neuen Brief an. Einige Tage später teilt mir die Patientin selbst mit, dass der allererste Entlassungsbrief noch kurz vor ihrer Entlassung in der Reha-Klinik J. selbst korrigiert worden sei, da er »voller Fehler, auch mit falscher Diagnose« gewesen sei.

Weitere fünf Wochen später: Der korrigierte Entlassungs-Brief aus J. ist da und enthält auch Informationen zur Pharmakotherapie: Das Mittel Doxepin wurde wegen Unwirksamkeit abgesetzt, Venlaxafin wurde angesetzt, das nach Steigerung auf 150 mg/die wegen deutlicher Nebenwirkungen auch wieder abgesetzt worden war. Hinsichtlich der Migräne sei in der Reha kein bedeutsamer Erfolg erzielt worden. Alle Laborwerte liegen bei, acht davon zeigen krankhafte Abweichungen

Dieser Entlassungsbrief ist tatsächlich eine Hilfestellung.

Patienten, die nicht so aufgeweckt sind, bekommen gar nicht mit, dass ein Entlassungsbrief fehlerhaft ist. Entweder lassen sie sich diesen vom Hausarzt gar nicht geben oder sie verstehen ihn nicht. Viele Haus- oder Fachärzte haben nicht die geringste Lust sich um diesen Kram zu kümmern. Mehrseitige Befundberichte oder Entlassungsbriefe werden nicht gelesen, höchstens kurz überflogen. Sie sagen: Das bezahlt mir eh keiner.

**Tipp: Für die Behandlungen häufiger Krankheiten wie Herzinsuffizienz und Pneumonie (Lungenentzündung) sind die Ergebnisse in Kliniken mit hohen Fallzahlen besser als in kleineren Häusern.** *[MMW, 25-27/2010, S. 24, dort nach: J. S. Ross et al., NEJM 362 (2010) 1110-8]*

**Das gilt auch für viele andere Erkrankungen: Nicht ins hinterste Provinzkrankenhaus gehen!**

**Vollauf zufrieden mit ihrer medizinischen Versorgung sind nur wenige Patienten. Nur 34 % bewerten die Qualität als »sehr gut«** *[SZ, 15.6.2010, S. 16 nach DÄB, Bd. 107, S. 427, 2010].*

## XV. Fehlende Aufklärung in der Notaufnahme eines Krankenhauses. Fehlende Abwägung von Kosten und Nutzen.

Eine 28-jährige junge Frau wird mit Brustschmerzen notfallmäßig in einem akademischen Lehrkrankenhaus im Rhein-Main-Gebiet aufgenommen. Sowohl ihr Ruhe- als auch ihr Belastungs-EGK ist nicht in Ordnung (Puls zu schnell), aber der Troponin-Test auf Herzinfarkt schon und die Internisten schließen deswegen einen Herzinfarkt aus. Auf eigenen Wunsch wird die Patientin nach einer Nacht entlassen. Im Kurzentlassungsbrief wird noch eine Kernspinuntersuchung des Herzens unter Stressbedingungen (Stress-Kardio-MRT) und eine Magenspiegelung (Ösophago-Gastro-Duodenoskopie, ÖGD) empfohlen. Die weißen Blutkörperchen (Leukozyten) der Patientin waren auf 13.000 erhöht (normal ist bis etwa 10.000), das Kalium war um etwa 10 % auf 3,3 mmol/l erniedrigt. Die Patientin fragt mich, was das alles zu bedeuten habe, man habe ihr nichts erklärt. Ich sage, sie müsse in die (Kernspin-) Röhre und bekomme vorher etwas gespritzt, was ihr Herz antreibe und schneller und kräftiger schlagen lasse. Damit werde künstlich Stress und Belastung simuliert. Das könne in seltenen Fällen gefährlich sein, insbesondere wenn eine strukturelle Herzerkrankung vorliege, was man ja nicht wisse. Darüber müsse sie vorher eingehend schriftlich aufgeklärt werden.
Sie schaut mich erstaunt an: Von irgendwelchen Risiken war nicht die Rede gewesen. Man habe schon einen Termin mit ihr für eine solche Untersuchung im selben Krankenhaus vereinbart, denn dort sei gerade ein solcher Kernspinuntersuchungsplatz neu eingerichtet worden. Von der ÖGD wisse sie gar nichts, niemand habe ihr davon etwas gesagt. Auch die veränderten Laborwerte seien ihr bis jetzt unbekannt gewesen. Sie habe im Krankenhaus Medikamente und Infusionen bekommen, wisse aber nicht, was. Sie habe von keinem Medikament und von keiner Infusion vorher BPZ erhalten, auch keine mündliche Aufklärung. Nichts.
Gesetzlich ist allerdings etwas anderes vorgeschrieben, nämlich vollständige Aufklärung. Ok, in einem Notfall oder bei einem Bewusstlosen kann man das nicht tun. Die Patientin war aber nach ihrer stationären Aufnahme und dem Ausschluss eines Herzinfarktes kein Notfall mehr, sondern Routine. Bewusstlos war sie zu keiner Zeit.

Mir erzählt die Patientin, dass sie einen neuen Job habe und noch in der Probezeit sei. Nun müsse sie sich bewähren, denn ihr Abteilungs-Kollege sei gerade im Urlaub und sie müsse alleine die Arbeit für zwei schaffen und wolle sich bewähren. Das mache ihr so viel Stress, dass sie die letzten Tage 30 Zigaretten pro Tag rauche, kaum noch schlafe und total durch den Wind sei. Dazu kommen zehn Tassen Kaffee am Tag. Das ganze stoße ihr auf und sie habe Sodbrennen.
Ich biete ihr sofort eine Krankmeldung an, aber die lehnt sie ab, weil sie durchhalten wolle und müsse. Vielleicht würde sie übernächste Woche kommen und sich krank schreiben lassen, meinte sie.
Meines Erachtens machen die teure Kardio-Stress-MRT-Untersuchung und die ÖGD nur dann Sinn, wenn man dadurch mit großer Wahrscheinlichkeit sicherer, schneller (und billiger) zur richtigen Diagnose kommen kann als mit zwei oder drei psychosomatisch orientierten Gesprächen, die die zu Grunde liegenden psychischen Auslöser (Überforderung) des Schwächeanfalls und der Erschöpfung herausfinden und Lösungsstrategien aufzeigen. Es spricht bei dieser Krankengeschichte nichts dafür, dass die

Kardio-MRT und ÖGD das Herausfinden der Krankheitsauslöser mit höherer Wahrscheinlichkeit und besser kann, als es die psychosomatische Untersuchung könnte. Das Angebot dieser Geräteuntersuchungen bedient nur

1. die Interessen der Assistenzärzte, die ihren Untersuchungskatalog für die Facharztprüfung voll bekommen wollen,
2. die Interessen des Krankenhauses, das den neuen Kernspintomographen auslasten will,
3. die falsch verstandenen Interessen der Patientin, die eine schnelle Diagnose mit organischem Etikett haben möchte, aber an die eigentlichen Ursachen (Überforderung) nicht heran will,
4. das Karrierestreben der Patientin, die im Beruf nach oben kommen möchte,
5. das immer noch vorherrschende Paradigma (Lehrmeinung), dass bei einem Patienten zunächst alle möglichen organischen Krankheitsursachen abgeklärt werden müssen und dann erst die Sprache auf die Psyche kommen darf.

Die Patientin entschied sich übrigens gegen eine Krankmeldung, ging arbeiten und mailte mir am nächsten Tag, dass sie den Termin bei mir absage, denn sie habe einen Arzt um die Ecke gefunden, der ihr starke Magen- und Beruhigungstabletten verschrieben und eine Überweisung zu allen weiteren Apparateuntersuchungen ausgestellt habe.

## XVI. Ein älterer Herr kommt fast unter die Räder, weil einfachste Koordinationsmaßnahmen unterbleiben.

Herr Z. lag mit den Folgen seines Schlaganfalles zunächst zwei Wochen auf der neurologischen Station eines großen Akutkrankenhauses im Rhein-Main-Gebiet und kam dann vier Wochen lang zu einer Anschluss-Heilbehandlung (AHB) in ein neurologisches Reha-Zentrum. Dort verschlechterte sich sein Zustand zusehends. Am Wochenende vor seiner für Mittwoch geplanten Entlassung zeichnete sich ab, dass er wohl bald sterben würde. Trotzdem stand im Entlassungsbrief, der schon auf Mittwoch datiert war und den ich bereits am Dienstag von der Tochter überbracht bekam, dass er in eine Kurzzeitpflege verlegt werden sollte. Ich sagte der Tochter, dass ich ihn dort, mehrere Kilometer weg von meiner Praxis, nicht richtig versorgen könne. Denn wenn man mich von dort anruft, weil er Schmerzen habe oder unruhig sei und eine Spritze brauche, dann könne ich nur schlecht mitten aus der Sprechstunde heraus eine oder zwei Stunden meine Praxis verlassen, ohne dass sich viele andere Patienten darüber beschweren. Und das zu Recht, denn die Aufgabe eines Hausarztes kann nicht sein, seine Praxis zu verlassen, sondern im Gegenteil, er hat die ambulante Versorgung sicherzustellen. Für Sterbende, die dauernd auch ärztliche Versorgung brauchen (Injektionen, Infusionen, Untersuchung, Beratung auch der Krankenschwestern und Angehörigen) gibt es Palliativstationen.
Ich rief daraufhin den Oberarzt (OA) des Reha-Zentrums an, der durchaus Verständnis äußerte (»Kenne die Problematik von der Praxis meiner Frau, auch Hausärztin«) und bat ihn, Herrn Z. länger zu behalten, bis die Situation geklärt sei. Die Kasse spiele da nicht mit, meinte er. Die Tochter des Patienten war bei diesem Gespräch zugegen und sagte sofort zu, alle weiteren Kosten privat zu übernehmen. Wir verblieben so, dass der

OA das am nächsten Tag klären und mich wieder anrufen wollte. Er ließ mir dann am nächsten Tag von seiner Assistenzärztin telefonisch ausrichten, dass kein Bett mehr frei sei. Der Transport sei für 10 Uhr in die Kurzzeitpflege schon bestellt. Ich bat um Rückruf. Der OA sei gerade mit Visite beschäftigt, meinte die Assistenz, wolle es ihm aber ausrichten. Ich sagte noch, dass die Entscheidung zur Kurzzeitpflege über meinen Kopf hinweg getroffen worden sei und von mir nicht mitgetragen werde. Der OA rief mich nicht zurück. Ich rief die Tochter des Patienten an und diese wollte nun einen Platz in einem Palliativheim in Taunusstein organisieren (»Ärztin dort ist mit uns verwandt«), was ihr auch gelang. Am Mittwoch fuhr sie selbst in die Reha-Klinik, um zu verhindern, dass ihr Vater »in die falsche Richtung gefahren wird«, wie sie sagte. Es gelang ihr ihren Vater in diesem Palliativheim unterzubringen. Ich solle noch die Kostenregelung bei der DAK per Fax beantragen, aus der Reha-Klinik fühle sich niemand zuständig. Auch das machte ich (gerne). Die Tochter bezeichnete die Sache als Albtraum. Dem schließe ich mich an.

**Fazit: Ohne die aktive Mithilfe der Tochter wäre Herr Z. unter die Räder gekommen und unter unwürdigen Umständen gestorben. Oder – im Sinne der Drehtürbehandlung – postwendend aus der Kurzzeitpflege wieder ins Krankenhaus eingewiesen worden.**

**In Indien ist es in Provinzkrankenhäusern so, dass Patienten von ihren Angehörigen Essen und Getränke gebracht bekommen. Angehörige besorgen auch Medikamente und Infusionsflaschen. So schlimm ist es hierzulande nicht, aber ohne die aktive Mitwirkung von Angehörigen haben Krankenhaus- und Rehapatienten schlechtere Karten. Sie müssen dann mehr leiden und sterben eher.**

## XVII. Patienten, die Informationen verlangen, werden als Querulanten behandelt.

Immer wieder hört man von Ärzten, Psychotherapeuten und Krankenschwestern, dass viele Patienten zu schwierig seien, zu hohe Ansprüche hätten, oft sogar querulatorisch, und dass man froh sei, wenn die wieder entlassen werden. Das mag manchmal so sein, aber es gibt auch eine andere Seite und das sind jene Patienten, die sich beklagen, dass sie in Praxen und Kliniken nicht ernst genommen werden, keinerlei Aufklärung über die durchgeführten diagnostischen und therapeutischen Prozeduren erhalten, schon gar nicht schriftlicher Art, und die froh sind, wenn sie den »Klauen der Ärzte, Therapeuten und Schwestern« wieder entronnen sind.
Eine Vorschrift muss her, die die mündliche und schriftliche Aufklärung über Risiken von Diagnosen (Fehldiagnosen, falsch negative und falsch positive Diagnosen) und Behandlungen (Nebenwirkungen, Kontraindikationen, Wechselwirkungen, falsches Medikament, Vor- oder Nachteile von einfachem Abwarten) detailliert regelt. Das Aushändigen von BPZ vor dem Verabreichen einer Infusion, Spritze, Impfung oder eines Medikamentes muss verbindlich vorgeschrieben werden, Ausnahme könnten Notfälle sein.
Ich mailte dem Bundesministerium für Gesundheit in Berlin, dass regelmäßig in Rehak-

liniken und Krankenhäusern den Patienten keine BPZ gegeben werden und dass dieser Missstand durch ein Gesetz oder eine Verordnung abgestellt werden sollte. Ich erhielt nur eine Standardantwort: »Die vollständige Aufklärung ist bereits durch Gesetze vorgeschrieben.«
Wem aber nutzt diese Feststellung, wenn die Gesetze regelmäßig nicht eingehalten werden und diese Verstöße nicht sanktioniert werden?

## XVIII. Falsche Reha-Beurteilungen. Kliniken schreiben sich selbst Erfolge zu, die nicht gegeben sind.

1. Eine Patientin aus Koblenz schrieb mir:

*»... während unseres letzten Gesprächstermins baten Sie mich, Ihnen Ausführungen zu den Maßnahmen in meiner Reha zukommen zu lassen.*
*Im ärztlichen »Aufnahmegespräch«, in dem der Arzt keinerlei Fragen an mich richtete, wurde mir nur kurz Puls und Blutdruck gemessen. Weitere körperliche Untersuchungen fanden durch ihn nicht statt. Zunächst wurde mir ein Nordic-Walking-Training (große Runde von ca. einer Stunde Dauer) und eine leichte Sportgymnastik verordnet. Weitere Maßnahmen wurden mir nicht verordnet.*
*Irritiert darüber, dass der Arzt bei diesem »Aufnahmegespräch« trotz meines Hinkens meine offensichtlichen orthopädischen Probleme nicht zur Kenntnis nahm, sprach ich ihn auf deren Behandlung an. Ich wurde darauf hingewiesen, dass ich »schließlich hier in der Psychosomatik« sei.*
*Andere Patienten hatten die gleichen frustrierenden Erlebnisse.*
*Aufgrund der Schmerzen in der Lendenwirbelsäule war das Nordic Walking-Training für mich zu anstrengend. Die Physiotherapeuten bemerkten dies und gaben diese Information weiter. ...*
*Die mir verordnete und zugeteilte Schmerztherapie bestand eigentlich nur aus drei Vorträgen. Eine Schmerzbewältigungstherapie und/oder Übungen – wie ich mir das vorgestellt und erwartet hätte – fand nicht statt.*
*Als Entspannungsmethoden wurden mir u.a. Feldenkrais und Yoga zur Wahl gestellt. Aus Kapazitätsgründen musste ich allerdings auf das von mir zunächst gewählte Feldenkrais-Training bis zur vierten und letzten Woche warten. Um überhaupt noch Übungen zur Körpertherapie und Entspannung machen zu können, entschied ich mich dann für Yoga, das ich aber aufgrund einer Erkrankung des Therapeuten nur in den letzten beiden Wochen erhielt. Daneben wurde ich noch einige Male mit Lichttherapie behandelt, bekam ein sog. Biofeedback, Progressive Muskelentspannung sowie Übungen und Informationen zu einem wirbelsäulengerechten Verhalten.*
*Die Oberärztin hat mich im Einvernehmen mit dem Orthopäden und wohl auch den Psychologen für voll arbeitsfähig beurteilt. Dies steht im Gegensatz zu dem Reha-Befund 2002, wo ich nur für 3 bis höchstens 6 Stunden arbeitsfähig beurteilt worden war, da sich nach 1,5 bis 3 Stunden meine Schmerzen immens verstärkten. Diese Gegebenheiten haben sich seitdem nicht verändert. Mir wurde aber nahegelegt, eben Pausen zu machen, nur leichte Arbeiten in unterschiedlicher Körperhaltung zu verrichten, und dergleichen Ratschläge mehr. Einen Verschlechterungsantrag beim Versorgungsamt oder einen Antrag auf Erwerbsunfähig-*

*keits- (EU) Rente könne ich ungeachtet des Abschlussberichts der Klinik stellen.*
*Entgegen meiner Erfahrungen aus den vergangenen Reha-Maßnahmen hat mich dieser Reha-Aufenthalt alles in allem keineswegs gefestigt und meinen Gesundheitszustand eher beeinträchtigt als stabilisiert. Im Gegenteil fühle ich mich nach dieser psychosomatischen Therapie noch elender, aufgewühlter, verletzter und tiefer im Sumpf als vorher. Hier wurden Themen aufgerissen und in den Verletzungen gebohrt, aber die Patienten nicht aufgefangen und gefestigt. Das mangelnde Verständnis, die Unfreundlichkeit und der allgemeine Umgangston eines Teils des Personals in der Klinik trugen ebenfalls nicht zur Genesung bei. Die Einschätzung meiner angeblichen vollen Leistungsfähigkeit durch die behandelnden Ärzte und Psychologen entbehrt jeglicher objektiven Grundlage.*
*Ähnliche Bewertungen bei Mitpatienten legen die Vermutung nahe, dass diese Reha-Maßnahmen Erfolge zeigen müssen und dass deshalb Patienten als voll leistungsfähig eingestuft werden müssen, ungeachtet ihres tatsächlichen Gesundheitszustandes.«*

**Fazit: Wie so oft wurden hochgesteckte Erwartungen an einen Rehabilitationsaufenthalt (Kur) nicht erfüllt. Schon bei den psychologischen und körperlichen Eingangsuntersuchungen wurde nur oberflächlich gearbeitet. Die etwa 50 Seiten Vorbefunde, die ich der Patientin mitgegeben hatte, wurden ganz offenbar überhaupt nicht gelesen. Die Behandlung läuft meistens nach Schema »F« ab und ist – wen wundert es: fast immer erfolgreich.**

2. In Akutkrankenhäusern ist das nicht anders: Gibt man den Patienten bei der Einweisung alle Unterlagen mit, und das können auch mal 20 oder mehr Seiten sein, erzählen einem die Patienten später, dass sich dafür niemand interessiert hat – keine Zeit.
Klar wird auch, dass sich Akutkrankenhäuser und Reha-Kliniken selbst fast immer ein gutes Behandlungs-Zeugnis ausstellen: »Der Patientin geht es besser, der Blutdruck wurde gesenkt, der Blutzucker normalisiert, sie ist wieder voll leistungsfähig, voll belastbar, es gibt so gut wie keine Einschränkungen im Arbeitsbild« usw. Möglicherweise geht es den Leuten nach vier oder sechs Wochen Behandlung und Abwesenheit der mobbenden Kollegen und der stressigen Familie auch wirklich etwas besser. Aber was ist ein oder sechs Monate später, wenn sie wieder in ihr Loch gefallen sind? Wenn der Blutdruck wieder hoch ist, weil man nicht dauernd im Bett liegt, der Blutzucker wieder gestiegen, weil man wieder das essen kann, was einem schmeckt, und nicht die fade Krankenhauskost. Das alles spielt keine Rolle, das will niemand wissen. Für die Beurteilung eines Grades der Behinderung oder eines Antrages auf Erwerbsunfähigkeitsrente zählt jetzt nur noch die (positive) Schlussbeurteilung.
Wer hat denn wirklich erwartet, dass in Entlassungsberichten neutral und wahrheitsgemäß geurteilt wird? Schließlich geht es bei Reha-Verfahren dem Geldgeber (meistens die Rentenkasse) auch um die Wahrung seiner eigenen Interessen. Mit solch einer tollen Beurteilung wie oben wird diese Patientin keine gute Chance haben auf EU-Rente oder einen (höheren) Grad der Behinderung (GdB). Auch beim Medizinischen Dienst der Krankenkassen (MDK) wird sie eher abblitzen, wenn ihr Arbeitgeber dort eine längere Krankmeldung überprüfen lassen wird. Das kann immer dann passieren, wenn sie längere Zeit vom Haus- oder Facharzt krankgeschrieben wird: Der Arbeitgeber oder die Krankenkasse der Patientin (wenn es um Krankengeldzahlungen ab dem 43. Tag der Krankmeldung geht) stellt beim MDK einen Überprüfungsantrag. Der MDK zieht

nach Möglichkeit den Reha-Bericht bei (lässt sich diesen einfach vom Hausarzt schicken, ohne dass dafür eine gesonderte Zustimmung der Patientin erforderlich ist, weil gesetzlich so vorgesehen). Das Ergebnis ist vorhersehbar: Die Krankmeldung wird eher vorzeitig durch den MDK beendet, als wenn die Rehaklinik zu einer prognostisch schlechten Einschätzung des Gesundheitszustandes der Patientin gekommen wäre.
Die Logik ist doch: Die Rentenkasse, aber auch das Versorgungsamt, werden auf die ausführliche und begründete positive Leistungsbild-Beurteilung der Reha-Klinik zurückgreifen und jeden Verschlimmerungsantrag damit abwehren wollen. Und das ist ja auch Sinn und Zweck einer Reha-Maßnahme, für die der Staat über seine Rentenkasse, die er jährlich mit über 80 Milliarden Euro alimentiert, viel Geld zahlt: zu positiven Beurteilungen des Leistungsbildes der Patienten zu kommen, um Anträge auf Rente oder Nachteilsausgleich (Staatliches Versorgungsamt: »Grad der Behinderung«) abwehren zu können. Dagegen sind die Antragsteller dann oft hilflos: Wer hat schon dem versammelten Sachverstand der Ärzte und Psychotherapeuten einer Reha-Klinik etwas Gleichwertiges entgegenzusetzen?

3. Ein Patient wehrt sich gegen falsche Angaben in seinem Entlassungsbericht.

Einer meiner Patienten wollte zahlreiche falsche Angaben in einem 12-seitigen Entlassungsbrief einer bekannten Reha-Klinik nicht hinnehmen und schrieb:

*»Widerspruch gegen meinen Ärztlichen Entlassungsbericht:*
*Ich befand mich in der Zeit vom 4.4.2011 bis zum 20.5.2011 in der Reha-Klinik … Der daraus resultierende »Ärztliche Entlassungsbericht« enthält zu korrigierende Angaben.*
*Hiermit bitte ich Sie, die im Folgenden aufgeführten Stellungnahmen zu berichtigen.*
*Es ist falsch, dass ich vollschichtig arbeiten gehen kann: Von meiner derzeitigen gesundheitlichen Situation ausgehend, sehe ich mich nicht in der Lage, sechs Stunden oder mehr zu arbeiten!*
*Durch meine Krankheiten bzw. Behinderungen (ich habe einen GdB von 50) sehe ich folgende Beurteilung als angemessen an: körperliche Arbeitsschwere: leichte Arbeiten. Einschränkungen bestehen hinsichtlich der Wirbelsäule, des Kniegelenks, der Augenerkrankung und der Erkrankung an Hautkrebs.*
*Weitere Reha-relevante Erkrankungen:*
*Nicht aufgeführt wurde der Bandscheibenvorfall L4/5 und die chronischen Schmerzen im Bewegungsapparat. Weiterhin fehlen hier die Angaben über meine rezidivierende Furunkulose, die Erkrankung der Schilddrüse, Kurz-Stabsichtigkeit, Netzhautveränderung, trockene Augen, Hornhautverkrümmung, Sicca-Syndrom, Arthrose, Osteoporose, Varikosis links, Gastritis bzw. Magengeschwür.*
*Schlussanmerkung:*
*Sehr viele Dinge entsprechen nicht den Tatsachen, bzw. beschreiben Unwahrheiten oder waren bereits Vorgaben von mir selbst, die nur aufgegriffen wurden. Außerdem kann man ganz deutlich die abgeschriebenen Passagen aus dem Bericht der … Klinik feststellen!«*

4. Eine Rehamaßnahme kann so auch zum Bumerang werden. Nicht nur, dass Ihnen nicht geholfen wird und Sie viel Zeit verlieren, sondern Sie können durch unzutreffende Beurteilungen auch weit in die Zukunft hinein geschädigt werden. Besser Sie denken

vor einem Reha-Antrag noch mal darüber nach und diskutieren Alternativen mit Ihrem Hausarzt (zum Beispiel eine Offene Badekur, die die Krankenkasse und nicht die Rentenkasse bezahlt und in der in der Regel keine arbeits- und sozialmedizinischen Beurteilungen geschrieben werden).

## XIX. Verwechslung von Medikamenten.

Eine häufige Fehlerquelle in Krankenhäusern oder Rehakliniken, zuweilen auch in Arztpraxen ist die Verwechslung von Medikamenten auf Grund ähnlicher klingender Namen oder einem ähnlichen Aussehen von Medikamentenverpackungen. Im Krankenhaus oder in der Rehaklinik kommt dann noch hinzu, dass der Patient fast keine Chance hat, das falsche Medikament zu identifizieren, denn er erhält ja keinen BPZ zur Tablette, zum Saft, zum Zäpfchen oder zur Infusion oder Spritze. Und wer kann schon am Aussehen der Tablette erkennen, um was es sich in welcher Dosierung handelt? Der Name des Mittels steht meistens nicht auf der Tablette drauf, sondern höchstens auf dem Blister, aber diesen erhält der Patient auch nicht, sondern die Tablette ist bereits ausgeblistert.
In USA schätzt man, dass dort 15 % aller Medikationsfehler auf derartige Verwechslungen zurückgehen *[http://www.jointcommission.org/SentinelEvents/SentinelEventsAlert/sea_19.htm, accessed 21.6.09, zitiert nach KVH-aktuell, Nr. 3 / 2009, S. 6].*

- Um Verwechslungen zu vereiden, wird deshalb vorgeschlagen *[Abgewandelt zitiert nach KVH aktuell 3 / 2009, S. 7]*: Die Verordnung von Arzneien möglichst elektronisch zu erstellen und dabei eine zugelassene Arzneimitteldatenbank zu benutzen.
- Regelmäßig eine Liste besonders verwechslungsgefährdeter Arzneimittelnamen zu erstellen.
- Patienten auf Verwechslungsgefahren aufmerksam zu machen. u.a.

Sie könnten Ihren Arzt fragen, ob er seine Verordnungen mit einem Computer ausstellt und ob er dabei eine zugelassene Medikamentendatenbank benutzt.
In dem Fehlerberichtssystem www.jeder-fehler-zaehlt.de (»JFZ«) wird über verschiedene Verwechslungen berichtet. Zum Beispiel:
In JFZ werden mehrfach Verwechslungen bei Patienten in stationären Pflegeeinrichtungen berichtet. Beispielhaft sei hier folgende Verwechslung berichtet *[JFZ Nr. 199, abgewandelt, gekürzt und ergänzt zitiert nach KVH aktuell 3 / 2009, S. 8]:*

Eine ältere Patientin kommt nach ihrem Krankenhausaufenthalt zurück ins Pflegeheim, sie soll weiterhin »Phenhydan« bekommen und zwar zwei Tabletten am Tag. Die Pflegestation fordert ein Rezept für dieses Mittel per Fax von der Hausärztin an und schreibt den Namen des Mittels richtig. Die Arzthelferin schreibt ein Rezept über Phenpro-ratiopharm®®. Das ist ein Blutverdünner, der Phenprocoumon enthält und in der (zu hohen) Dosierung von zwei Tabletten am Tag nach einigen Wochen zum Tode führen kann, weil die Patienten dann innerlich verbluten können … Die Pflegerin im Heim erhält dann dieses falsche Mittel von der Apotheke geliefert und hält es für ein Generikum des »Phenhydan«, gibt es der alten Dame zweimal am Tag. Natürlich gibt man weder der Patientin, noch ihren Angehörigen, die sie besuchen, den BPZ des Mittels. Die Patientin

wäre vielleicht sogar in der Lage gewesen den BPZ zu lesen und zu verstehen, viele Senioren sind zwar pflegebedürftig, aber noch geistig rege. Nach vier Wochen bluten Magen und Darm der Patientin, was die Pflegerin am teerartigen Stuhlgang bemerkt, sie kommt ins Krankenhaus und dort wird festgestellt, dass ihr Blut extrem dünnflüssig ist, sie wird intensivmedizinisch behandelt und überlebt.
Auch hier lag ein Versagen der Arzthelferin und der Ärztin vor, die Pflegerin hätte den Fehler ebenfalls bemerken können, dafür ist sie – zumindest rudimentär – ausgebildet, hatte aber vermutlich weder Lust noch Zeit auf solche Überprüfungen.

**Fazit: Lassen Sie sich immer, egal, ob im Krankenhaus, in der Reha oder im Pflegeheim, den Beipackzettel aushändigen und studieren Sie diesen sorgfältig. Besprechen Sie Ihre Medikation mit Freunden und Familienangehörigen. Überprüfen Sie Ihre Medikation im Internet (siehe Abschnitt VIII. dieses Kapitels) und in der Apotheke.**

Die Zeitschrift KVH aktuell listet in ihrer Ausgabe 3 / 2009 auf Seite 9 weitere verwechselungsträchtige Medikamentennamen:

- *Olmesartan® kann verwechselt werden mit Omeprazol*
- *Metformin – Methionin®*
- *ISDN – Insidon®*
- *Delix® – Lasix®*
- *Spiropent® – Spironolacton*
- *Trimipramin – Tramadol*
- *Metoprolol*
- *viele andere Mittel, die mit »Meto« beginnen.*

## XX. Der banale Eisbeutel: Erfrierungen dritten Grades im Krankhaus.

Ein privatversicherter Patient von mir hatte unheilbaren Krebs und lag in einem Einzelzimmer auf der Privatstation eines hiesigen Krankenhauses. Er stellte keinerlei Unterschied zur Kassenabteilung fest, außer der reichhaltigeren Auswahl an Speisen, dem zuvorkommenden Service des Personals, die Speisen und Getränke ans Bett brachten, dem Einzelzimmer mit »kostenlosem« Fernseher und Telefon und der besseren Aussicht auf den Taunus. Er hatte – außer dem metastasierten Krebs – eine schmerzhafte Entzündung des Schleimbeutels am Knie und bekam deswegen Schmerztabletten (Diclofenac, ohne jegliche Informationen) und alle zwei Stunden einen Eisbeutel aufs Knie. Dass die Diclofenac- Tabletten schlecht für seine Nieren sein und die Nierenwerte (u. a. Kreatinin) verschlechtern könnten, sagte ihm niemand. Genauso wenig, dass der Eisbeutel nicht zu lange direkten Hautkontakt haben durfte, weil sonst Erfrierungen auftreten. Es kam also, wie es kommen musste, auf der teuren Privat-Abteilung: Die Nieren wollten nicht mehr so recht arbeiten, das Kreatinin ging in die Höhe, die Haut am Knie, unter dem Eisbeutel, erlitt schlimme Erfrierungen und es entstand ein hässliches Loch vor der Kniescheibe.

## XXI. Überflüssige Operationen.

Bedenken Sie, dass jährlich hunderttausende kleine und große Operationen in deut-

schen Krankenhäusern durchgeführt werden, weitere hunderttausende bei niedergelassenen Ärzten (Chirurgen, HNO-Ärzte, Orthopäden, Allgemeinärzte, Frauenärzte u.a.). Jede Operation birgt die Gefahr der anschließenden Infektion mit Problemkeimen (Siehe auch im Abschnitt XXII.2 dieses Kapitels). Natürlich sind Ärzte bemüht, ihren Patienten zu helfen, wenn sie sie operieren, gleichzeitig besteht aber auch ein nicht zu vernachlässigendes Risiko, dass sie ihnen dadurch – allein durch Hospitalismusinfektionen (HI) – schaden, bis hin zum Tod. Außer durch HI kann man durch eine Operation auch aus anderen Gründen sterben, indem bei der Operation ein Fehler gemacht wird oder zwar richtig operiert wird, aber nicht optimal richtig. Oder indem eine Operation durchgeführt wird, die man besser unterlassen hätte. Gallensteine zum Beispiel muss man nicht immer operativ entfernen, zuweilen geht das auch durch Medikamente oder einen Lithotripter (Stoßwellenzertrümmerung). Ein solches Gerät steht aber nicht überall, und wenn Sie in ein Krankenhaus kommen, das keinen Gallensteinlithotripter hat, ist die Wahrscheinlichkeit hoch, dass Sie operiert werden, insbesondere auch deswegen, weil die Assistenzärzte ihren Operationskatalog vervollständigen möchten und müssen. Kleiner Auszug aus der Weiterbildungsordnung für Chirurgen.
*[Quelle: Sächsische Landesärztekammer (2010) http://www.slaek.de/30weiterbi/20richtlinien/richtlinien/10riabs1/richir.html abgerufen in 2010]:*

*Auszug aus dem Leistungskatalog*

*2.1 Selbständig durchgeführte Eingriffe*
*2.1.1 Kopf und Hals*
- *15 Eingriffe, davon 5 unkomplizierte Schilddrüsenoperationen, z. B. Adenomentfernung, 3 Tracheotomien, 7 weitere Eingriffe im Kopf-Halsbereich, z. B. Koniotomien, Lymphknotenexstirpationen, Entfernung von Weichteilgeschwülsten*

*2.1.2 Brustwand und Brusthöhle*
- *20 Eingriffe, davon 5 Mammaoperationen, 5 unkomplizierte Thorakotomien, z. B. Enukleation, Zystenabtragung, 10 weitere Eingriffe an Brustwand und Brusthöhle, davon 5 Pleuradrainagen*

*2.1.3 Bauchwand und Bauchhöhle*
- *127 Eingriffe, davon*
- *7 Operationen am Magen wie Gastroenteroanastomose, Übernähung, Pyloroplastik, Witzelfistel und perkutane endoskopische Gastroenterotomie (PEG)*
- *15 Cholezystektomien*
- *5 Operationen am Dünndarm*
- *10 Operationen am Dick- oder Mastdarm, z. B. Umgehungsanastomosen, Kolotomie, Übernähung, davon 3 Anlagen eines Anuspraeter*
- *10 Operationen an der Leber und an der Milz, z. B. blutstillende Maßnahmen, Biopsien*
- *20 Appendektomien*
- *20 Hernienoperationen*
- *20 weitere Operationen an Bauchwand und Bauchhöhle, z. B. explorative Laparotomie, Bauchwandtumoren, diagnostische Peritoneallavage und Eingriffe am äußeren Genitale*
- *20 proktologische Operationen, z. B. Hämorrhoiden, perianale Thrombosen, periproktitischer Abszeß*

*2.1.4 Stütz- und Bewegungssystem*

- *175 Eingriffe, davon*
- *40 Repositionen an der oberen und unteren Extremität, auch mit Extension und/oder Ruhigstellung im Gips*
- *10 unkomplizierte operative Osteosynthesen langer Röhrenknochen mit innerer oder äußerer Fixation, z. B. Endernagelung, Plattenosteosynthese*
- *10 unkomplizierte operative Osteosynthesen bei Verletzungen im Gelenkbereich, z. B. Fixierung mit Kirschner-Drähten*
- *10 Gelenkpunktionen*
- *20 Operationen bei ausgedehnten Weichteilverletzungen*
- *10 Operationen an der Hand, z. B. Wundversorgung, Strecksehnennaht, Ganglionexstirpation, Fingeramputation*
- *5 Operationen in der septischen Knochen- und Gelenkchirurgie*
- *10 Operationen bei septischen Weichteilprozessen*
- *10 Operationen bei Weichteilgeschwülsten*
- *10 Operationen zur Deckung von Haut- und Weichteildefekten*
- *5 Amputationen großer Gliedmaßenabschnitte*
- *35 weitere Operationen am Stütz- und Bewegungssystem, z. B. Arthrotomie, Exartikulation, Spongiosaplastik und Exostosenabtragung, Implantatentfernung, Zehenamputation*

*2.1.5 Gefäß- und Nervensystem*

- *25 Eingriffe, davon 5 Thrombembolektomien, 10 Varizenoperationen und 10 weitere Operationen am Gefäß- und Nervensystem, z. B. Gefäßnähte, Varizenverödungen, Neurolysen*

*2.2 Mitwirkung bei Eingriffen höherer Schwierigkeitsgrade*

Schließlich will kein Arzt unnötig lange im Krankenhaus als Assistenzarzt rumhängen. Also wird operiert, was das Zeug hält, um den Leistungskatalog zu erfüllen und bald die Facharztprüfung ablegen zu können. Bei der Indikationsstellung zur Operation haben die Ärzte einen weiten Ermessensspielraum und werden schon so entscheiden, dass sie bald genug Operationen zusammen bekommen. Wenn die Ärzte selbst betroffen sind, sieht die Sache natürlich anders aus: Sie kennen sich meistens mit Alternativen zu einer Operation gut aus und suchen sich eine bessere Lösung, wenn noch Zeit bleibt. Sie holen sich eher eine zweite Meinung bei kompetenten Kollegen ein. Und sie sind eher zurückhaltend mit Operationen. Auf einem Chirurgenkongress fragte man die anwesenden Chirurgen: Die meisten sagten in der geheimen Befragung, dass sie eine Operation so lange wie möglich hinauszögern würden. Auf einem Frauenärztekongress sahen die meisten anwesenden Frauenärztinnen das ganz genau so: erst mal alles andere probieren als Kaiserschnitt oder Gebärmutterentfernung.

**Fazit:**
**Sie werden als Patient nicht darum herumkommen, die Initiative selbst in die Hand zu nehmen.**
**Kümmern Sie sich um alle Befunde.**
**Lassen Sie sich alles in Kopie aushändigen, auch wenn es nur drei oder vier Blutwerte eines »Kleinen Blutbildes« sind.**
**Prüfen Sie alles nach.**
**Machen Sie sich im Krankenhaus oder der Reha-Klinik von allem Gedächtnispro-**

tokolle.
Lassen Sie sich alles erklären, von allem den Beipackzettel geben.
Holen Sie im Zweifelsfall und vor weitreichenden Entscheidungen eine Zweit- oder sogar Drittmeinung ein
Eine rein aktenmäßige gutachterliche Stellungnahme vor Operationen kann manchmal helfen eine bessere Entscheidung zu treffen. (Z. B. könnten Sie Ihren Hausarzt danach fragen oder www.vorsicht-operation.de konsultieren)

# Im Pflegeheim

## I. Schlechtes Essen, zu wenig Flüssigkeit.

Obwohl jeder weiß, dass alle Menschen, gleich welchen Alters, richtig und gesund ernährt werden müssen, um sich gut zu fühlen und um besser vor Krankheiten geschützt zu sein, werden doch die Bewohner der Alters- und Pflegeheime oft mit minderwertiger Nahrung und Getränken malträtiert. Die Pflegerinnen und Pfleger wissen, dass sie hier Tag für Tag bei den Senioren Schaden anrichten, fast schon Körperverletzung begehen. Die Pflegedienstleitung weiß es auch und die kaufmännische Leitung und die Besitzer, egal ob private oder kommunale, sind auch nicht so dumm, nicht zu wissen, dass die Senioren oft zu wenig Flüssigkeit, zu wenig Ballaststoffe, zu wenig Gemüse und zu wenig Vitamine bekommen. Denn es steht in jedem Lehrplan von Krankenschwestern und Altenpflegern, dass man gerade im Alter viel trinken und viel Obst und Gemüse, Ballaststoffe und Vitamine zu sich nehmen muss. Die kaufmännischen Leiter sind in der Regel studierte Leute (zum Beispiel Betriebswirte) und die privaten und kommunalen Betreiber sind auch nicht auf den Kopf gefallen, lassen es sich selbst zu Hause gut schmecken und achten bei sich und ihrer Familie auf hochwertige Ernährung.
Gerade das Gegenteil aber tun sie ihren wehrlosen Schützlingen an, weil am Essen und den Getränken gespart wird. Weil keine Zeit dazu ist, die Senioren gut zu versorgen. Das heißt auch gutes Essen mal kleinschneiden und nicht nur Brei hinstellen, Getränke öfters anreichen und zum Trinken auffordern. Äpfel muss man Pflegebedürftigen oft kleinschneiden, das Gebiss muss in ihrem Mund sein und auch fest haften. Es sollte auch sauber sein und keine Krümel zwischen Gebiss und Zahnfleisch oder Gaumen haben. Denn das tut weh. Es müsste noch nicht mal Biokost sein, sondern es wäre schon genug getan, wenn es gesunde und vielseitige Vollwertkost mit genug Wasser (ruhig aus der Wasserleitung) zum Trinken geben würde und man sich darum kümmern würde, dass insbesondere die schwerbehinderten und pflegebedürftigen Senioren das auch zu sich nehmen.
Darauf wird aber oft – wahrscheinlich des Geldes willen – nicht ausreichend geachtet, sondern es wird an allen Enden und Ecken gespart und Zeit geschunden. Tatsächlich sind 14 % der deutschen Pflegeheime von Insolvenz bedroht *[SZ, 20./21.8.11, S. 23]* und müssen wohl sparen wo es nur geht. Bis 2020 würden rund 1.750 der 11.600 (2011) Heime in ihrer heutigen Form vom Markt verschwinden. *[ÄZ, 16./17.9.11, S. 6 nach Ernst & Young]* Immerhin 749.000 Menschen wurden 2009 stationär im Heim gepflegt *[SZ a.a.O.]*, mit der stationären und ambulanten Pflege wurde 2009 30 Milliarden Euro umgesetzt *[SZ, a.a.O.]*.

Ein Kurzbericht in der MT Deutschland vom 2.10.2009 auf Seite 21 ist ein Schocker:

»Kein Geld für Essen? – Hunger grassiert im Altenheim
In deutschen Altenpflegeheimen sind 11 % der Senioren nicht ausreichend ernährt und etwa 50 % von Mangelernährung bedroht ... An der Untersuchung der Deutschen

Gesellschaft für Ernährung nahmen 773 Senioren aus zehn Altenpflegeheimen teil. Mehr als die Hälfte der Männer und 42 % der Frauen erreichten nicht den Richtwert für die tägliche Energiezufuhr. Trotz hohen Verzehrs von Milch und Milchprodukten lag die Kalziumzufuhr bei 82 % der Senioren und 91 % der Seniorinnen unter der empfohlenen Menge. Mit 86 g/d (Männer) bzw. 78 g/d (Frauen) nahmen die Studienteilnehmer viel zu wenig Gemüse zu sich. Die empfohlene Menge von 400 g/Tag wurde in keiner der Einrichtungen auch nur annähernd erreicht, heißt es in einer Pressemitteilung der DGE … Die aufgenommenen Folsäure- und Vitamin-C-Mengen lagen ca. 50 % unter den Referenzwerten, die empfohlene Vitamin-D-Zufuhr wurde von 90 % der Heimbewohner nicht erreicht. Die Senioren selbst bevorzugten süße Lebensmittel wie Kuchen, Backwaren und süße Milchprodukte. (Nach einer) Presseinformation der Deutschen Gesellschaft für Ernährung e.V.«

Essen in Krankenhäusern kann krank machen. Die Bundesregierung will deswegen Vorgaben an Qualitätsstandards machen. Die Deutsche Gesellschaft für Ernährung (DGE) schätzt, dass die Behandlungskosten von Patienten mit Mangelernährung um 20 % höher liegen *[Nach ÄZ, 2./3.9.11, S. 49]*.

Viele Senioren leiden unter Zinkmangel. Hinweise darauf kann ein Test liefern *[http://www.zinktest.de/]*.

## II. Schnappatmung kurz vor dem Tod durch innere Austrocknung.

Eine meiner Patientinnen wandte sich mit einem Hilferuf an mich:

»Verständnishilfe zum Krankenhaus-Entlassungsbericht vom 19.4.11 (betrifft meine Mutter, 80 Jahre alt; lebt in einem Pflegeheim in Baden-Baden; Alzheimer-Demenz; Pflegestufe 3). Meine Mutter kam vor drei Wochen wegen einer akuten Entzündung und Schnappatmung überraschend ins Krankenhaus. Wir mussten damit rechnen, dass sie stirbt. Glücklicherweise hat sie überlebt und ist inzwischen wieder im gleichen Zustand wie vorher. Mein Bruder und ich haben beide mit der behandelnden Ärztin im Krankenhaus gesprochen. Sie sagte, meine Mutter sei sehr »ausgetrocknet« gewesen. Das hat mich sehr irritiert, denn sie hat seit Monaten eine Magensonde und sollte eigentlich täglich ausreichend Flüssigkeit zugeführt bekommen. Offensichtlich wurde das seit Wochen nicht richtig gemacht. Letzte Woche habe ich mir eine Kopie des Entlassungsberichtes des Krankenhauses besorgt. Ich verstehe ihn so, dass die starke Austrocknung (Dehydratation, Exsikkose) die Ursache für den Urin-Stau und die dadurch verursachte starke Entzündung war. Wir wollen diese Diagnose zum Anlass nehmen und uns bei der Geschäftsleitung des Pflegeheims persönlich beschweren – mit dem Ziel, dass die Pflege meiner Mutter nachhaltig verbessert wird. Bevor wir so etwas tun, möchte ich gerne Ihre Meinung als Arzt zu dieser Diagnose hören.«

Ich ließ mir den Krankenhaus-Entlassungsbericht von ihr mailen und analysierte ihn. Tatsächlich lag bei ihrer Mutter eine lebensbedrohliche Exsikkose vor, die bereits zu vielen gefährlichen Veränderungen im Blut (Natrium, Kalium und vieles mehr) geführt hatte. Auch die Schnappatmung ließ sich so erklären. Durch eingedicktes Sekret war es auch zu einer Lungenentzündung gekommen. Nach zehn Tagen wurde ihre Mutter mit dem Rat entlassen, mehr zu trinken und bestimmte Medikamente zu sich zu nehmen. Unter diesen Medikamenten war auch Ramipril. Ich rief die Tochter der Patientin an und fragte sie, ob sie über das Medikament im Krankenhaus oder vom behandelnden Hausarzt der Mutter aufgeklärt worden sei. Sie verneinte, auch einen BPZ dazu habe sie weder im Krankenhaus noch im Pflegeheim zu Gesicht bekommen. Ich suchte mir die Fachinformation zu Ramipril heraus und las dort:

*»Ramipril darf nicht angewendet werden bei hämodynamisch relevanter Aorten- oder Mitralklappenstenose bzw. hypertropher Kardiomyopathie.«*

Ich mailte ihr die Fachinformation (abgekürzt: FI) und kommentierte: »Meines Erachtens dürfte Ramipril bei Ihrer Mutter nicht angewandt werden, denn Ihre Mutter leidet ja unter einem Aortenklappenschaden mit leicht- bis mittelgradiger Verengung der Aortenklappe. Genau das steht im Entlassungsbrief des Krankenhauses.«

Außerdem stand in der FI:

*»Ramipril darf nur nach sehr kritischer Nutzen-Risiko-Abwägung unter regelmäßiger Kontrolle repräsentativer, klinischer und laborchemischer Parameter angewendet werden bei klinisch relevanten Elektrolytstörungen.«*

Ich mailte der Tochter: »Ausweislich des Entlassungsbefundes lagen relevante Elektrolytstörungen vor (Hyponatriämie, -magnesiämie, -kaliämie). Das Natrium war selbst am Krankenhaus-Entlassungstag immer noch zu niedrig. Meines Erachtens musste deswegen direkt oder doch bald nach der Rückverlegung in das Pflegeheim ein erneutes Blutbild mit allen Werten gemacht werden und danach mindestens einmal pro Woche oder sogar öfter, wenn nicht alles o.k. war. Das schrieb die Klinik im Entlassungsbrief ja auch auf Seite 5 unten: »Kontrolle der Elektrolyte im Verlauf«. Bitte mailen Sie mir doch die Blutwerte, die der Hausarzt in der Zeit seit der Rückkehr Ihrer Mutter ins Pflegeheim abgenommen hat.«
Weiterhin teilte ich der Tochter noch folgende Probleme mit der übrigen Medikation mit:
»Das vom Krankenhaus empfohlene ASS 100 hat laut FI folgende, sehr häufige Nebenwirkungen: Gastrointestinale Beschwerden (z. B. Magenschmerzen) und Mikroblutungen. Häufig treten Übelkeit, Erbrechen und Durchfälle auf.
Da Ihre Mutter immer noch unter Übelkeit leidet, würde ich die Verwendung von ASS kritisch sehen.
Ihr Mutter bekommt wegen einer Epilepsieneigung auch Carbamazepin Tabletten. Dieses Mittel darf laut FI nur nach strenger Nutzen-Risiko-Abwägung und entsprechenden Vorsichtsmaßnahmen angewendet werden bei gestörtem Natrium-Stoffwechsel. Der war ja massiv gestört und ist es vielleicht immer noch. Deswegen sehe ich auch Carbamazepin kritisch. Man sollte umgehend herausfinden, wie der Natriumspiegel jetzt ist.«
Weiterhin war in der FI zu lesen: »Der Patient ist anzuweisen, beim Auftreten von Symptomen einer Leberentzündung wie Schlappheit, Appetitlosigkeit, Übelkeit, Gelbfärbung der Haut, Vergrößerung der Leber umgehend den Arzt aufzusuchen.«
Ich mailte der Tochter: »Da die Mutter weder ihre Beipackzettel (BPZ) durchlesen noch den Arzt konsultieren kann, muss dies jemand anderes für sie tun. Die Pfleger haben in der Regel zu wenig Zeit dafür und für die BPZ sind sie nicht zuständig. Viele Menschen

glauben, dass das Krankenhaus oder der Hausarzt doch alles über die Medikamente und BPZ und Fachinformationen weiß und entsprechend handelt. Aber auch in der Klinik und beim Arzt ist dafür regelmäßig nicht genug Zeit. Man muss sich selbst drum kümmern.«

Außerdem stand in der FI zu Carbamazepin: »Aufgrund der oben genannten möglichen Nebenwirkungen sowie Überempfindlichkeitsreaktionen sind, insbesondere bei Langzeittherapie, regelmäßig Blutbild, Nieren- und Leberfunktion und der Carbamazepin-Spiegel sowie bei Kombinationstherapie die Plasmakonzentrationen der anderen Antiepileptika zu kontrollieren, ggf. sind die Tagesdosen zu reduzieren. Es empfiehlt sich, Blutbild und Leberwerte zunächst vor der Behandlung mit Carbamazepin AbZ 200 mg, dann in wöchentlichen Abständen im ersten Monat der Behandlung, danach in monatlichen Abständen zu kontrollieren. Nach sechsmonatiger Behandlung reichen teilweise zwei- bis viermalige Kontrollen im Jahr aus.«

Die Tochter rief beim Hausarzt an und erfuhr, dass in den zwei Wochen seit Rückverlegung aus dem Krankenhaus noch kein Blut abgenommen worden war und dass der Hausarzt von dem Verbot (Kontraindikation) der Ramiprilbehandlung bei Herzklappenschaden nichts wusste. Das mit dem ASS sah er nicht so und meinte, das mache schon nichts. Und die Sache mit dem Carbamazepin sah er auch entspannt, denn es wäre ja »nichts passiert«, aber er würde nächste Woche mal hinfahren und Blut abnehmen.

Die Seniorin hatte großes Glück gehabt: Die Blutwerte waren fast normal, wie ich nach zehn Tagen erfuhr.

Außerdem mailte ich der Tochter: »Die Klinik empfiehlt die Zufuhr von Wasser und flüssiger Ernährung bei unzureichender Nahrungs- und Flüssigkeitsaufnahme. Die Pfleger müssen das auf Anweisung des Hausarztes kontrollieren und ein Protokoll führen. Das müsste dem Pflegejournal zu entnehmen sein (»Ein- und Ausfuhr-Bilanz«). Bitte sehen Sie dieses ein und machen Sie Kopien davon für mich und mailen mir diese. Der Vitamin-D-25-OH-Spiegel wurde nicht bestimmt, das sollte noch erfolgen.«

Die Tochter ging daraufhin zu der Pflegeleiterin und ließ sich das Pflegejournal zeigen. Dort war keine Anweisung vermerkt über die Menge der notwendigen täglichen Flüssigkeitsaufnahme. Die Pflegeleitung bestritt auch, dass ihre Mutter ausgetrocknet gewesen sei. Trotzdem wolle man gerne einen entsprechenden Eintrag in das Pflegejournal machen und die tägliche Flüssigkeitszufuhr protokollieren und sicherstellen. Dazu müsse der Hausarzt aber eine entsprechende Anweisung geben. Die Tochter rief den Hausarzt wieder an und dieser versprach widerwillig, eine Anweisung über 1.600 ml Flüssigkeitsaufnahme beim nächsten Besuch im Heim zu erteilen. Nächste Woche wolle er dort hinfahren.

Die Tochter mailte mir: »Die Diagnosen des Krankenhauses waren eindeutig und meine Mutter musste demnach sehr ausgetrocknet gewesen sein. Auch die diensthabende Ärztin hatte das meinem Bruder und mir gesagt. Sie hatte gemeint, dass meine Mutter die Nacht (nach der Einweisung) nicht überleben würde.

Das ist wirklich alles schlimm – aber ich glaube, es bringt nicht viel, dem weiter nachzugehen. Dann ginge es darum, einen »Schuldigen« zu finden. Das wird wahrscheinlich nicht möglich sein und das ist auch nicht unser Ziel. Wir wollen hauptsächlich verstehen, wie die Situation ist und versuchen, eine Verbesserung für meine Mutter zu erreichen.«

Ich schrieb ihr: »Sie und Ihr Bruder werden nicht umhin kommen, den Zustand der

Flüssigkeitszufuhr (Hydratationszustand) Ihrer Mutter selbst alle zwei bis drei Tage zu prüfen. Wie man das macht, kann ich Ihnen zeigen (es ist recht einfach: Hautfaltenprobe, evtl. Urinschau).«
Sie mailte zurück: »Ja, das wäre sehr gut, wenn wir wüssten, wie das geht. Dann kann jeder von uns prüfen, was mit meiner Mutter flüssigkeitsmäßig ist. Ich bitte Sie, mir das zu zeigen, wenn ich den nächsten Termin bei Ihnen habe.«
Erwähnenswert ist noch, dass die vom Hausarzt durchgeführte Blutuntersuchung einen katastrophal niedrigen Vitamin-D-Spiegel ergab. Der starke Vitamin-Mangel schwächte das Immunsystem der Mutter und machte sie anfälliger für Infektionen (z. B. Lungenentzündung), Bluthochdruck und Epilepsie. Ich riet dazu, mit dem Hausarzt zu reden und um Verschreibung von Vitamin-D-Tabletten zu bitten.
Nach drei Monaten erhielt ich eine Rückmeldung: Der Mutter gehe es gut, sie laufe sogar mit Hilfe einer Pflegerin und mit dem Rollator auf dem Flur auf und ab. Ramipril sei gegen ein anderes Blutdruckmittel ausgetauscht worden und auch davon brauche sie keine hohe Dosis. Sie nehme Vitamin-D-Tabletten und werde auch mal auf den Balkon gebracht, wenn die Sonne scheine. Auf ausreichendes Trinken werde nun penibel geachtet und im Pflegejournal könne man das auch nachlesen. Gegen den häufigen Harndrang trage sie nun Windeln. Letztens habe sie am Basteln teilgenommen und am Singkreis.

**Fazit: Sie müssen sich intensiv um das Wohlergehen Ihrer Angehörigen im Heim kümmern und auch bereit sein, dafür externen Rat zu holen und dafür zu bezahlen. Sonst haben Ihre Angehörigen schlechtere Karten.**

## III. Übermedikation.

Laut einer Studie der Universität Witten/Herdecke verordnen Psychiater und Neurologen Patienten in Pflegeheimen bezogen auf Menge und Dosierung doppelt bis viermal so viele Psychopharmaka wie Allgemeinmediziner … »Drei Viertel der Bewohner, die wir in unserer Studie erfasst haben, wurden mit Psychopharmaka geradezu ruhig gestellt. Und das ist durchaus repräsentativ für den Umgang mit Demenz-Patienten,« klagt Wilm, einer der Autoren. Ein Zehntel der Bewohner bekamen mehr als drei Psychopharmaka gleichzeitig verabreicht … und: »Die Mittel wirken im Gehirn gegen die bei Demenzpatienten oft auftretende Aggression und Unruhe. Insofern haben sie in manchen Fällen ihre Berechtigung. Studien haben aber gezeigt, dass diese Patienten auch früher versterben.« … In einer gerade abgeschlossenen Studie in Wittener und Dortmunder Pflegeheimen hat diese Forschungsgruppe … gefunden, dass alle 160 Bewohner im Schnitt sechs Medikamente nehmen, ein Zehntel sogar mehr als zehn. Fünf Medikamente gibt Wilm als Grenze für ältere Menschen an; danach könne der Körper den »Cocktail« nicht mehr verarbeiten, das Risiko von Wechselwirkungen steige. Wilm schätzt, dass in Deutschland jedes Jahr 20.000 Menschen an den Nebenwirkungen von Medikamenten sterben *[Abgewandelt und gekürzt zitiert aus: »Der Hausarzt«, 10/2010, S. 21]*.
6,8 Millionen gesetzlich Versicherte in Deutschland nehmen dauerhaft mehr als fünf Medikamente ein. Privatpatienten und Selbstzahler sind hierbei nicht berücksichtigt *[Nach ÄZ, 30.8.121, S. 5]*.

**Fazit: Wenn Sie oder Ihre Angehörigen in einem Pflegeheim untergebracht sind oder auch nur in einem Alterswohnheim, haben sie ein statistisch sehr erhöhtes Risiko, viel zu viel Psychopharmaka zu erhalten. Bitten Sie Ihren Hausarzt um eine Prüfung, ob man das eine oder andere nicht weglassen oder reduzieren kann. Holen Sie sich gegebenenfalls eine zweite Meinung bei einem anderen Arzt. Bieten Sie Ihrem Hausarzt oder dem anderen Arzt ggf. Geld an, damit er oder sie die Überprüfung in Ruhe und gründlich vornehmen kann. Privat Pflegeversicherte können sich zum Thema Pflege bei COMPASS beraten lassen (www.compass-pflegeberatung.de), gesetzlich Versicherte können ihre Pflegekasse (bei der Krankenkasse) anrufen.**

## IV. Überprüfen der vielen Medikamente bei Senioren: bisher Fehlanzeige.

Das vollständige Durchprüfen der (Multi-) Medikation kann sehr viel Zeit beanspruchen und wird deswegen von Ärzten und Apothekern gerne vermieden. In einen Vertrag zur hausarztzentrierten Versorgung (KV Hamburg und AOK) wurde letztens ein Modul aufgenommen, dass dem Arzt bei ausgesuchten Patienten für die vollständige Arzneimittelüberprüfung 160 Euro zahlt, sofern auch noch Rücksprache mit einem Facharzt erforderlich ist. Das Ergebnis der Überprüfung ist dem Patienten zu erläutern *[Nach »Arzneicheck ist Teil des Hausarztvertrages«, ÄZ, 17.11.2010, S. 7]*.
Dieses Modul ist ja ganz löblich, aber in diesen Vertrag sind weniger als 10.000 Menschen in Deutschland eingeschrieben. Allen anderen (70 Millionen gesetzlich Versicherten) wird eine solche umfassende Medikamentenprüfung oft vorenthalten, des Geldes wegen. Nun sagen Sie: »Das ist doch Aufgabe des Hausarztes.« Stimmt, aber er kommt so schon mit seinem Honorar-Budget kaum über die Runden (etwa 40 Euro pro Patient pro Quartal, inklusive Hausbesuche und Laborwerteauswertungen). Deshalb prüft kaum einer intensiv und umfassend die (Multi-) Medikation.
Ich gehe davon aus, dass eine umfassende Überprüfung der zahlreichen Medikamente eines chronisch kranken (alten) Menschen tatsächlich kaum für unter 160 Euro zu machen ist. In ersten Rückmeldungen wird von positiver Resonanz aus Hamburg auf den KVH/AOK-Vertrag berichtet *[ÄZ, 14.9.11, S. 7]*. Die dortigen Hausärzte halten das Honorar von 160 Euro für angemessen, weil ein recht großer Aufwand betrieben werden muss. Man muss ja nicht nur alle Gegenanzeigen (Kontraindikationen) überprüfen, sondern auch, ob bereits Nebenwirkungen eingetreten sind und wie mit diesen umgegangen werden muss. Sondern auch, ob es ungute Wechselwirkungen zwischen den Medikamenten gibt. Auch dafür braucht man eine spezielle Prüfsoftware, in die die ganze Medikation eingegeben werden muss. Nicht vergessen darf man alle Mittel, die der Patient selbst ohne Rezept erworben hat, und auch Lebensmittel und Getränke (z. B. Grapefruitsaft) müssen berücksichtigt werden. Dann muss geprüft werden, ob bestimmte Blutwerte kontrolliert werden müssen, z. B. Kalium bei der Einnahme von Entwässerungstabletten, und wenn ja, wie oft diese zu überprüfen sind. Falls sich Abweichungen bei den Blutwerten zeigen, muss entschieden werden, was dann zu tun ist.
Viele weitere Dinge spielen bei einer solchen Medikamentenüberprüfung eine Rolle und Sie können sich jetzt fragen, ob Sie sich daran erinnern können, dass das jemals ein Arzt oder Apotheker bei Ihnen oder einem Ihrer Familienangehörigen gemacht hat.

Laut Beers-Liste sind u. a. folgende Medikamente für Senioren eher problematisch: Flurazepam, Chlordiazepoxid, Lorazepam (> 3mg/Tag), Oxazepam (> 60 mg/Tag), Amitriptylin, Doxepin, Diphenhydramin, Promethazin, Thioridazin, Fluoxetin, Barbiturate (Ausnahme: Phenobarbital als Antikonvulsivum) *[MT, 30.9.11, S. 4, s. a. http://de.wikipedia.org/w/index.php?title=Beers-Liste&oldid=93124353]*

Weitere Informationen zu diesen Stoffen finden Sie in diesen Datenbanken:
- http://www.apotheken-umschau.de/Arzneimittel-Check
- http://www.drugdigest.org/
- http://www.drugs.com/drug_interactions.html

In der ersten Datenbank können Sie auch die deutschen Medikamentennamen zu den chemischen Stoffen finden. *[=> http://www.apotheken-umschau.de/Medikamente/Medikamentencheck-Wirkstoffliste-60269.html]*

## V. Mehr Infektionen in Pflegeheimen.

Die Anzahl von Krankenhaus-Patienten mit resistenten Keimen hat sich von 2006 bis 2009 verdoppelt. In 70 % der Fälle werden Patienten vor Ende der Keimsanierung nach Hause oder ins Pflegeheim entlassen. In 2006 wurden noch 400 Patienten mit Keimnachweis in Pflegeeinrichtungen entlassen, in 2009 bereits 1.200 Patienten. *[Nach ÄZ, 1.9.11, S. 7]* Wohlgemerkt: Es geht um Fälle mit multiresistenten Keimen. Wenn Sie als Betroffener oder Angehöriger eine Entlassung vor erfolgter Keimsanierung nicht verhindern können, sollten Sie doch genau darauf achten, dass der Hausarzt die nötige Behandlung umgehend fortsetzt.

# Schädliche Neben- und Wechselwirkungen

## I. Welche schädlichen Neben- und Wechselwirkungen können Ihre Medikamente entfalten?

- Ärzte in Kliniken und Praxen überprüfen regelmäßig die Nebenwirkungen und negativen Wechselwirkungen von Medikamenten nicht, sondern verordnen nach Gefühl.
- 1.250 Tabletten und andere Medikamente nimmt jeder Deutsche pro Jahr im Durchschnitt ein *[Zitiert nach DKV Impulse, 03/2010, S. 36]*.
- Zehntausende Menschen sterben jährlich alleine in Deutschland unnötig an vermeidbaren Medikamentennebenwirkungen. Noch viel mehr werden davon teils schwer geschädigt und werden dauerhaft krank. Das wird dann erneut mit Medikamenten (falsch) behandelt.
- Für ein Drittel aller Fehler, die bei der Medikation passieren, sind Schwestern und Pfleger verantwortlich, zum Beispiel durch Verwechslungen. In zwei Drittel der Fälle sind es die Ärzte, zum Beispiel durch Nichtbeachten von Kontraindikationen oder negativen Wechselwirkungen *[Krisengebiet Krankenhaus, STERN, 36/2010, S. 34 ff.]*.
- Alleine auf den internistischen Stationen sterben jährlich 57.000 Menschen aufgrund von Arzneimitteln, so die Berechnungen von Prof. Frölich. Davon seien 28.000 Todesfälle vermeidbar *[Krisengebiet Krankenhaus, STERN, a.a.O.]*.
- Nach neueren Erkenntnissen beträgt die Rate von unerwünschten Arzneimittelwirkungen etwa 10 pro 100 Heimbewohner-Monate. Jedes zweite Ereignis wäre vermeidbar *[Zitiert nach MMW, 27-28, 2007, S. 3]*.
- Eine Schätzung geht von fast 17 Millionen Krankenhausfällen in Deutschland in 2004 aus *[www.dkgev.de/pdf/1392.pdf]* und verschiedene Studien geben die durchschnittlichen medikamentenbedingten Krankenhauseinweisungen im Bereich von etwa 3 bis 5 Prozent an *[Pouyanne et al., BMJ, 2002; Pirmohamed et al., BMJ, 2004]*.
- Rechnet man das also auf Deutschland hoch, kommt man auf 400.000 bis 750.000 Krankenhausweinweisungen pro Jahr aufgrund von Nebenwirkungen.
- Wenn die Hälfte dieser Einweisungen vermeidbar wäre und pro Einweisung Kosten von 500 bis 2000 Euro entstehen, könnten theoretisch 200 bis 1.500 Millionen Euro pro Jahr eingespart werden. Das sind bis zu 75 Millionen Arbeitsstunden (bei durchschnittlich 20 Euro Verdienst pro Stunde), die weniger gearbeitet werden müssten, um unnötige Einweisungen zu bezahlen.
- Na ja, man sollte nicht vergessen: In Deutschland sind jeden Tag 15.000 bis 20.000 Pharmavertreter in Arztpraxen, Krankenhäusern und Apotheken unterwegs, um für ihre Medikamente zu werben. Auf 7 niedergelassene Ärzte kommt ein solcher Vertreter. Da wird dann die ganze überzogene Medikation gepusht.
- »Kommt ein Patient durch eine unerwünschte Arzneimittelwirkung zu Schaden, so ist in der Hälfte der Fälle eine Interaktion (Wechselwirkung) verschiedener Arzneimittel die Ursache«, wird Prof. Fröhlich in der MT vom 6. Oktober 2006 auf S. 22 zitiert. Dadurch könne eine Krankenhauseinweisung notwendig werden oder sich

ein Krankenhausaufenthalt verlängern, eine bleibende Schädigung oder der Tod des Patienten eintreten. *[a.a.O.]*

## II. Gibt es eine Zulassung für den Einsatz Ihres Medikamentes?

In der Kinderheilkunde werden in Deutschland regelmäßig Medikamente eingesetzt, ohne dass diese für Kinder zugelassen sind.
Bei ungefähr der Hälfte der Kindern verabreichten Medikamente fehlt eine spezielle Zulassung für die Altersgruppe bis 18 Jahre *[ÄZ, 6.12.2010, S. 11]*.
Das können natürlich auch nicht-rezeptpflichtige Medikamente sein, die die ahnungslosen Eltern in bester Absicht in der Apotheke für ihren Nachwuchs kaufen, ohne dass ein Arzt im Spiel war. Hier ist in vielen Fällen zu bemängeln, dass die Eltern in der Apotheke nicht entsprechend aufgeklärt und gewarnt worden sind. Die ausführliche Beratung über Medikamente, insbesondere über für Kinder nicht zugelassene Medikamente, kommt in der Apotheke, genau wie beim (Kinder-)Arzt oder im Krankenhaus, oft viel zu kurz.
Beispiel: Aspirin® oder ASS 100 oder ASS 500.
Aspirin darf nicht eingesetzt werden, wenn ein Patient Fieber hat, aber unter Magen- oder Zwölffingerdarmgeschwüren leidet (das nennt man Kontraindikation oder Gegenanzeige), das wissen auch viele Laien. Denn zwar ist Aspirin zur Behandlung des Fiebers zugelassen, darf aber beim Vorliegen von Magengeschwüren nicht gegeben werden, weil diese dann bluten könnten. Der Patient könnte innerlich verbluten.
Aber dass man Kindern und Jugendlichen kein Aspirin geben darf, auch wenn diese Fieber haben, ist – auch unter Ärzten und Apothekern – zuweilen unbekannt. Aspirin ist für Kinder nicht uneingeschränkt zugelassen, wendet man es trotzdem bei Kindern an, handelt es sich um eine Anwendung außerhalb der Zulassung: Die Anwendung wäre dann »Off-Label«.
In der Fachinformation steht dazu:

*»… Acetylsalicylsäure soll bei Kindern und Jugendlichen mit fieberhaften Erkrankungen nur auf ärztliche Anweisung und nur dann angewendet werden, wenn andere Maßnahmen nicht wirken. Sollte es bei diesen Erkrankungen zu lang anhaltendem Erbrechen kommen, so kann dies ein Zeichen des Reye-Syndroms, einer sehr seltenen, aber unter Umständen lebensbedrohlichen Krankheit sein, die unbedingt sofortiger ärztlicher Behandlung bedarf …«*

Tatsächlich kommt es aber immer wieder vor, dass ASS Kindern mit Fieber gegeben wird und diese deswegen schwer krank werden oder sterben.
Übrigens: ASS in der Schwangerschaft zu nehmen, ist ebenfalls gefährlich.
Aus der Fachinformation:

*»ASS 500 darf nicht angewendet werden in den letzten 3 Monaten der Schwangerschaft.«*

Nichtzugelassene Anwendungen oder Off-Label-Anwendungen in der Kinderheilkunde sind mit einem höheren Risiko an Nebenwirkungen, auch tödlichen, behaftet.
Eltern sollten sich deshalb beim niedergelassenen Arzt oder in der Klinik vor der Anwendung eines Medikamentes, einer Infusion oder Spritze immer den BPZ zeigen lassen

und selbst nachlesen, ob das Medikament überhaupt für ihr Kind zugelassen ist. Die Ärzte danach zu fragen ist natürlich der direkte Weg, führt aber zuweilen zu falschen Auskünften, weil die sich oft selbst nicht richtig auskennen. Kein Mensch kann alle Fachinformationen für alle Arzneimittel im Kopf haben.

## III. In der Kinderklinik: Off-Label-Anwendungen

Eine Mutter, der diese Problematik bekannt war, weil sie selbst Kinderkrankenschwester ist, erzählte mir, dass sie die Stationsärztin ihrer 10-jährigen kranken Tochter am zweiten Tag der Krankenhausbehandlung fragte, ob ihre Tochter mit einer ganzen Aerius-®-5-mg-Tablette behandelt werden dürfe, denn dieses Mittel sei für Kinder diesen Alters ihres Wissens gar nicht zugelassen. Die Ärztin hob die Stimme und fragte von oben herab die Mutter, ob diese denn meine, man würde hier nicht das Beste für die kleinen Patienten tun und ob sie damit unterstellen wolle, man würde hier etwas Unerlaubtes tun? Das mit dem Medikament habe schon alles seine Richtigkeit, das mache man immer so. Die Mutter bat trotzdem um den BPZ von Aerius-®-5-mg-Tabletten, aber es gab keinen auf der Station. Am nächsten Tag, als die Krankenhausapotheke wieder regulär besetzt war, gelang es dort die Fachinformation aufzutreiben und der Mutter vorzulegen.
Darin las sie: »... Besondere Warnhinweise und Vorsichtsmaßnahmen für die Anwendung. Die Wirksamkeit und Unbedenklichkeit von AERIUS-Tabletten bei der Behandlung von Kindern unter 12 Jahren wurden bisher nicht nachgewiesen ...«
Selbst zu älteren Kindern steht in der Fachinformation:
»... Es gibt eingeschränkte Erfahrung aus klinischen Studien zur Wirksamkeit bei der Anwendung von Desloratadin bei Jugendlichen von 12 bis 17 Jahren ...« (Stand: März 2008)
Sie wandte sich erneut an die Stationsärztin, diesmal hatte eine andere Dienst, und bat sie um ihre Meinung dazu. Die Ärztin wollte sich nicht dazu äußern und lieber den Oberarzt einschalten. Der kam nachmittags, war wenig erfreut über das hartnäckige Nachfragen der Mutter und sagte dieser, das Mittel würde nicht mehr gebraucht, ihrer Tochter ginge es mittlerweile ja besser. Damit war für die Klinik das Thema erledigt.
Im Falle des 10-jährigen Mädchens hätten die Eltern vollständig aufgeklärt werden müssen, um ihre Zustimmung zur Behandlung mit diesem Mittel geben zu können. Die Aufklärung bei einer Off-Label Anwendung (Anwendung außerhalb der Zulassung) muss aber aus juristischen Gründen besonders umfangreich sein, am besten natürlich schriftlich. Eigentlich müsste man den Eltern den ganzen Text der Fachinformation vorlesen und im Einzelnen erklären. Niemand tut das. Wie sich später herausstellte, wäre eine ordnungsgemäße Behandlung der Allergie des Mädchens mit Aerius-Lösung® möglich gewesen. Bei der Aufklärung sollte immer auch schriftliches Material verwendet werden, das für Migranten auch in deren Sprache verfügbar sein muss, zum Beispiel als Download im Internet.
Aerius-Lösung® kann individuell dosiert werden. Aber auch dann müssen Eltern aufpassen, ob die richtige Dosierung gewählt wird. Im Krankenhaus wird das kaum möglich sein: Wer will schon dauernd neben der Stationsschwester stehen, um ihr bei der Zubereitung und Dosierung eines Arzneimittels über die Schulter zu sehen? Aber zu Hause ist die intensive Beschäftigung mit der richtigen Dosierung schon ein Thema, um so mehr,

wenn man sich vergewissert, dass die Dosierungsangaben unklar sein können: Eine Forschergruppe in den USA hat die 200 meistverkauften Präparate zur Behandlung von Erkältungen, Bauchschmerzen oder Allergien bei Kindern untersucht, die in den USA ohne Rezept erhältlich sind. Bei mehr als 98 % der Medikamente waren die Angaben zur Dosierung widersprüchlich oder fehlerhaft *[Abgewandelt und gekürzt zitiert nach: Beilagensalat, SZ, 1.12.2010, S. 18]*.
In solchen unklaren Fällen wird man nicht umhin kommen, sich mit der Apotheke in Verbindung zu setzen. Weiß auch diese nicht weiter, besteht die Möglichkeit, dass sie eine spezielle Hotline beim Hersteller oder Grossisten anruft.
Off-Label-Anwendungen in der Kinderheilkunde, egal ob stationär oder ambulant durchgeführt, geschehen meistens ohne umfassende Aufklärung. Im geschilderten Fall war das noch verschmerzbar, denn es ist dem Mädchen durch die Einnahme der doppelt so hohen Dosis wie vom Hersteller empfohlen nichts Schlimmes passiert.

Viele Ärzte haben Probleme mit der Dosierung von Medikamenten.
Kristin Livden Vogt schreibt in einem Leserbrief an das Ärzteblatt vom 14.9.2007 auf S. A 2494: »Auch ich als Ärztin muss oft mehrmals nachlesen, welche Dosierung bei welcher Indikation die richtige ist, wie soll da, anhand einer Packungsbeilage, ein Patient mit Sicherheit die richtige Dosierung finden? In meinem Heimatland Norwegen muss man beim Ausfüllen eines Rezepts auch die Dosierung aufschreiben, für wie lange der Patient das Präparat einnehmen soll, und eventuelle Besonderheiten, etwa Einnahme eine halbe Stunde vor dem Essen. Dies, zusammen mit Namen und Geburtsdatum, wird auf ein Klebeetikett in der Apotheke ausgedruckt und auf die Packung geklebt … Ein zweiter Vorteil ist, dass der Apotheker auch noch die Dosierung nachprüfen kann und bei eventuellen Unklarheiten auch beim Arzt nachfragen kann … Vielleicht ist dann die Compliance besser zu sichern?« *[ÄB, 14.9.2007, S. A 2494]*

## IV. Off-Label-Anwendungen bei Erwachsenen: Die beliebten »Säureblocker.«

Ein weiteres Beispiel einer sehr weit verbreiteten »Off-Label«-Anwendung ist die Anwendung vieler Magensäureblocker bei einfachen Magenbeschwerden ohne nachgewiesene organische Störung oder einfachem Sodbrennen, ohne dass ein Hochlaufen von Magensäure in die Speiseröhre (»Refluxösophagitis«) vorliegt.
Die meisten dieser Säureblocker (»Protonenpumpenhemmer« (»PPI«)) sind nämlich nur zugelassen (2010) für:
Erwachsene

- Behandlung von Ulcera duodeni
- Rezidivprophylaxe bei Ulcera duodeni
- Behandlung von Ulcera ventriculi
- Rezidivprophylaxe bei Ulcera ventriculi
- Eradikation von Helicobacter pylori (H. pylori) bei peptischer Ulkuserkrankung in Kombination mit geeigneten Antibiotika
- Behandlung von gastroduodenalen Ulcera, die durch die Anwendung von NSAR

bedingt sind
- Prophylaxe von gastroduodenalen Ulcera, die NSAR-bedingt sind, bei Patienten, für die ein Risiko besteht
- Behandlung der Refluxösophagitis
- Langzeitbehandlung von Patienten mit ausgeheilter Refluxösophagitis
- symptomatischen Behandlung der gastroösophagealen Refluxkrankheit
- Behandlung des Zollinger-Ellison-Syndroms (Stand 2009)

Trotzdem werden sie massenhaft auch gegen einfache Magenbeschwerden oder einfaches Sodbrennen verschrieben. Zuweilen werden sie auch Jugendlichen verschrieben.
Sie zählen zu den am meisten verordneten Medikamenten mit einem weltweiten Umsatz von über 25 Mrd. US Dollar (2008), können allerdings auch zu schweren Nebenwirkungen führen, die ebenfalls immense Kosten verursachen können. Herzig et al. schätzen, dass bis etwa 1 Prozent aller im Krankenhaus erworbenen Lungenentzündungen in den USA durch PPI verursacht sind und damit dort bis zu 33.000 Todesfälle pro Jahr fordern, die vermieden werden könnten *[Nach Herzig, S. J. et al., Acid-suppressive medication use and the risk for hospital acquired pneumonia. J. Am. Med. Ass. 301 (2009) 2110-28].*
Darmentzündungen (Enteritiden) durch Salmonellen oder Campylobacter treten durch PPI bis zu dreimal häufiger auf und können mit dem Verlust der natürlichen Säurebarriere des Magens erklärt werden. Darüber hinaus gibt es Hinweise auf eine Entstehung einer Hypomagnesiämie und auch eine Eisen- und Vitamin-B12-Minderaufnahme kommt offenbar durch PPI häufiger vor *[Logan, I. C. et al., Gastric acid suppressants – too much of a good thing? Age and Ageing 39 (2010) 410-11].*

Der mögliche Nutzen, den die richtige Anwendung von PPI bei ausgewählten Patienten bringt, wird offenbar mehr als aufgehoben durch den Schaden, der durch die Nebenwirkungen bei der unkritischen Massenanwendung entsteht. Noch schlechter wird die Nutzen-Schaden-Bilanz der PPI, wenn man berücksichtigt, dass der globale Umsatz von über 25 Mrd. US Dollar in 2008 ja auch erst mal erarbeitet werden muss. Wie viel neues Sodbrennen und Magengeschwüre entsteht durch eine Milliarde Arbeitsstunden der Beitragszahler, die nötig sind, um die Kosten für die PPI aufzubringen?

## V. Weithin unbekannte Nebenwirkungen von Psychopharmaka.

Die Liste an möglichen Nebenwirkungen beliebter Medikamentengruppen könnte offenbar endlos erweitert werden. Zum Beispiel: Auch Antidepressiva können den Magen und Darm angreifen und Blutungen verursachen. Das Risiko einer Blutung im oberen Magendarmtrakt (Speiseröhre, Magen, Zwölffingerdarm) steigt durch Antidepressiva des SSRI-Typs auf das bis zu 2,5-fache, durch solche des SNRI-Typs (Serotonin-Noradrenalin-Wiederaufnahmehemmer) auf das bis zu 2,9-fache und durch die Kombination von SSRI und nicht selektive NSAR (tNSAR, also zum Beispiel Aspirin®, Voltaren® (Diclofenac)) auf das bis zu 9,1-fache, wenn kein Magenschutzmittel genommen wird. Werden SSRI mit antithrombozytären Medikamenten wie Clopidogrel (zum Beispiel Plavix®) oder Low-Dose-ASS (zum Beispiel ASS 100) kombiniert, was nicht selten der Fall ist, steigt das Risiko einer Magen-, Speiseröhren- oder Zwölffingerdarm-

Blutung auf das bis zu 4,7-fache *[Kellner, H., Antidepressiva können den Magen zusätzlich angreifen, MMW-Fortschr. Med Nr. 51-52 / 2009 (151.Jg.)].*

## VI. Studien frei erfunden.

Noch schlimmer gemacht wird alles dadurch, dass Medikamente auch mit Hilfe von frei erfundenen oder gefälschten Studien gepusht werden:
»Scott S. Reuben ... hat zugegeben, die Daten zu 21 seiner Artikel frei erfunden zu haben. Er hat die Kombination von Celecoxib mit dem Antiepileptikum Pregabalin (Lyrica®) zur Therapie von refraktären Schmerzzuständen untersucht und »lyrisch« (nomen est omen!) hervorgehoben, sie wirke besser als eine Opiattherapie. Beide Präparate stammen zufällig vom gleichen pharmazeutischen Unternehmer ... Wissenschaftlicher Betrug ist auch in Deutschland nicht unbekannt, so dass eine kritische Zurückhaltung bei Neueinführungen von Arzneimitteln nicht verkehrt sein kann. Erst wenn unterschiedliche voneinander unabhängige Autoren – unterstützt von Kommentaren aus medizinischen Zeitschriften ohne Werbeseiten – zum gleichen Ergebnis kommen, kann eine routinemäßige Verordnung erwogen werden. Vorher sollte ein neu entwickeltes Arzneimittel nur für therapieresistente Fälle reserviert sein und nur unter sorgfältiger Aufklärung und Beobachtung des Patienten verschrieben werden. Diese Frist gilt mindestens für die ersten fünf Jahre nach Markteinführung, bei Arzneistoffen mit neuen Wirkprinzipien tendenziell länger.« *[Gekürzt und abgewandelt zitiert nach KVH. aktuell, Nr. 3 / 2009, Seite 23, Celecoxib: Wissenschaftsbetrug mit frei erfundenen Studiendaten, Quelle: Brit.med.J. 2009; 338:618]*

## VII. Falsche Arzneitherapie auf Grund falscher Diagnosen. Stimmt überhaupt die Diagnose?

Sie sind krank und gehen zum Arzt, weil Sie gesund werden wollen. Vor der Behandlung sollte immer die Diagnose stehen. Das tut sie zwar meistens, aber nicht immer. Wenn Sie daran zweifeln, ob ihr Arzt weiß, woran Sie leiden, sollten Sie ihn fragen, insbesondere wenn er schon zur Behandlung übergehen will (Spritze, Einrenken, Medikamente oder Krankengymnastik verschreiben usw.), ohne Ihnen die Diagnose erläutert zu haben. Privatversicherte erfahren ihre Diagnose spätestens mit der Rechnung, auf der sie als erstes, noch vor den Honorarpositionen, aufgeführt ist. Um eine Diagnose zu stellen, sollten zunächst Befunde erhoben werden: Dazu kann die Befragung des Patienten gehören, das Abhören, Abtasten, Temperaturmessen, Röntgen, Ultraschalluntersuchungen, Blutentnahmen und vieles mehr.

Sie sollten stutzig werden, wenn die Ärztin Sie noch nie gesehen hat und eine Diagnose ohne jede Untersuchung stellen möchte. Auch das Hinzuziehen aller Vorbefunde sollte selbstverständlich sein, wenn es sich nicht gerade um einen Schnupfen handelt. Alle Befunde sollten Ihnen genau erläutert werden. Fremdwörter sollten Sie sich erklären lassen, auch die genaue Bedeutung von Blutwerten.
Leider sind viele Diagnosen falsch. Da sich auf ihnen die Behandlung aufbaut, ist auch

diese sehr oft falsch und zwar noch öfters als die Diagnose, denn oft baut auf einer richtigen Diagnose eine falsche Behandlung auf. Ich schätze, dass ein Zehntel aller in Praxen und Kliniken gestellten Diagnosen falsch sind. Das gilt auch für die von Psychotherapeuten gestellten Diagnosen.

## VIII. Exkurs: Wie viele Patienten muss man behandeln, damit es nur einem von ihnen besser geht?

Die »Number-Needed-To-Treat« (NNT) und die Kosten.
1. Bei der vorbeugenden Migränetherapie mit Antikonvulsiva wie Valproinsäure oder Topiramat fand eine Analyse von 1.341 behandelten Patienten, dass man 3,8 Patienten mit Valproinsäure oder Topiramat behandeln musste, damit ein Patient von dieser Behandlung profitierte. NNT also gleich 3,8. Mit anderen Worten: Die anderen 2,8 Patienten hatten keinen Nutzen von der Behandlung, möglicherweise nur Schaden (unerwünschte Arzneimittelwirkungen, Kosten, Zeitaufwand).
Zu den unerwünschten Wirkungen von Topiramat zählen (kleiner Auszug aus der Fachinformation):

- Stimmungsschwankungen/Depression: Unter der Behandlung mit Topiramat wurde eine erhöhte Inzidenz von Stimmungsschwankungen und Depression beobachtet.
- Suizidversuch: In der Doppelblind-Phase klinischer Studien zu zugelassenen und in klinischer Erprobung befindlichen Indikationen traten Suizidversuche mit einer Häufigkeit von 0,003 (13 Fälle/3999 Patientenjahre) unter Topiramat gegenüber 0 (0 Fälle/1430 Patientenjahre) unter Plazebo auf.
- Kalorische Ergänzung: Während der Therapie sollten bei Patienten mit Gewichtsverlust diätetische Maßnahmen oder gesteigerte Nahrungsaufnahme erwogen werden.
- Ausreichende Flüssigkeitszufuhr: Eine ausreichende Flüssigkeitszufuhr unter der Behandlung mit Topiramat ist sehr wichtig. Diese kann das Risiko einer Nephrolithiasis (Nierensteine) vermindern.

Alle, auch die Patienten, die nicht von der Behandlung profitieren, gehen diese Risiken ein. Das ist der Preis dafür, dass ein Patient von vieren einige Migräneanfälle weniger hat. Nicht aufgezählt werden in Fachinformationen und fast nie in wissenschaftlichen Artikeln die Kosten einer solchen Behandlung. Wenn 100 Tabletten Topamax® 25 mg 115 Euro kosten und drei Monate reichen, kostet das für 4 Patienten in dieser Zeit 460 Euro. Dazu kommen die Arztkosten, um sich die Tabletten verschreiben zu lassen, sagen wir 4 mal 40 Euro. Macht alles zusammen 620 Euro. Das ist der Preis dafür, dass ein Patient von vieren in drei Monaten einige Migräneanfälle weniger hat.

2. Pfefferminzöl kann manche kolikartigen Bauchschmerzen mindern. Die NNT beträgt etwa 3,1, was gar nicht so schlecht ist. Nachteil: Bei der erforderlichen hohen Dosis kann bei jedem zweiten Patienten Übelkeit auftreten: Die Number-Needed-to-Harm (NNH) beträgt also 2.

3. Diabetes: Die HOPE Studie legt nahe, Diabetiker mit einem ACE Inhibitor zu behan-

deln (insbesondere Ramipril 10 mg/Tag), sofern sie an einer der folgenden Erkrankungen leiden:

- Bluthochdruck
- Erhöhtes Cholesterin oder verringerte LDL-Cholesterinwerte
- Zigarettenkonsum
- Mikroalbuminurie

Nach einer Behandlung mit Ramipril über fünf Jahre war die NNT 50, also um bei einem von 50 behandelten Patienten einen Herztodesfall zu verhindern, mussten 50 Menschen behandelt werden. 49 Menschen hatten nichts von dieser Behandlung außer Nebenwirkungen und Kosten.

Zu den unerwünschten Wirkungen von Ramipril zählen (kleiner Auszug aus der Fachinformation):

- Funktionsstörungen des Herzens: Häufig: Synkope (Ohnmachtsanfall), orthostatische Reaktionen einschließlich Hypotonie (zu niedriger Blutdruck).
- Respiratorische Funktionsstörungen: Häufig: Husten.
- Funktionsstörungen der Haut und des Unterhautgewebes: Häufig: Exantheme (Hautausschläge), Pruritus (Juckreiz), Urtikaria (Nesselsucht, mitunter mit Fieber).
- Allgemeine Störungen und Reaktionen an der Applikationsstelle: Häufig: Schwindel, Kopfschmerzen, Müdigkeit.
- Anaphylaktoide Reaktionen: Bei mit ACE-Hemmern behandelten Patienten kann es insbesondere in den ersten Behandlungswochen zu einem Angioödem (gefährliche Schwellungen) des Gesichts, der Extremitäten (gefährliche Schwellungen der Arme und Beine), Lippen, Schleimhäute, Zunge, Glottis (Kehlkopfdeckel) und/oder des Kehlkopfes kommen. (Meine Anmerkung: Das kann tödlich enden)

Alle, auch die Patienten, die nicht von der Behandlung profitieren, gehen diese Risiken ein. Viele von ihnen erleiden tatsächlich Nebenwirkungen und müssen deshalb in Behandlung gehen, werden arbeitsunfähig, bekommen vielleicht Dauerschäden, im schlimmsten Fall sterben sie daran, schließlich handelt es sich um vorerkrankte Menschen, die oft bereits an einer der oben genannten Krankheiten leiden. Das ist der Preis dafür, dass ein Patient von fünfzig in fünf Jahren keinen vorzeitigen Herztod erleidet. Möglicherweise stirbt ein anderer deswegen vorzeitig an einem Schädelbruch, weil ihm schwindelig wurde und er hinfiel. Das wird dann unter »Unfall« verbucht. Schicksal. Keiner kommt normalerweise auf die Idee, das dem Ramipril anzulasten. Ich auch nicht. Und ich habe schon viele Totenscheine ausgestellt, aber noch nie hineingeschrieben, dass dieses oder jenes Medikament zu einem nicht natürlichen (Unfall-) Tod geführt haben könnte. Ich kenne auch sonst keinen Arzt, der sowas in Totenscheine schreibt. Also taucht dieser Tod in der Statistik auch in keinerlei Zusammenhang mit einer unerwünschten Medikamentenwirkung auf.

So wird die wunderbare Pharmawelt schöngerechnet. Und die Leute glauben es. Die Ärzte übrigens auch. Berufsblindheit. Denn sonst würden sie endlos Depressionen schieben ob all der Krankheiten, Schäden und Toten, an denen sie über ihren Rezeptblock beteiligt waren.

Nicht aufgezählt werden in Fachinformationen und fast nie in wissenschaftlichen Artikeln die Kosten einer solchen Behandlung mit Ramipril. Wenn 100 Tabletten Ramipril

10 mg 13 Euro kosten und drei Monate reichen, kostet das für 50 Patienten in 5 Jahren 13.000 Euro. Dazu kommen die Arztkosten, um sich die Tabletten verschreiben zu lassen, sagen wir 50 mal 80 Euro. Macht alles zusammen 17.000 Euro. Das ist der Preis dafür, dass bei einem Patient von fünfzig in fünf Jahren ein Herztodesfall vermieden werden kann. Natürlich wäre dieser Patient auch irgendwann aus anderen Gründen gestorben, sagen wir, er wäre ein halbes Jahr später sowieso gestorben. Dann ergibt sich für die 17.000 Euro, bei einem durchschnittlichen Stundenlohn von 20 Euro, dass ein anderer Mensch dafür hätte 21 Wochen arbeiten gehen müssen, um die 17.000 Euro aufzubringen. Hier steht ein halbes Jahr gegen ein anderes halbes Jahr. Darüber sollte eine öffentliche und politische Diskussion geführt werden.

4. Fibromyalgie:
Pregabalin (Lyrica®) wurde in den USA zur Behandlung der Fibromyalgie (Schmerzen am ganzen Körper) zugelassen. Eine kontrollierte Studie mit 450 mg Pregabalin / Tag ergab, dass man 6 Patienten behandeln musste, damit einer von ihnen eine 50%-ige Schmerzreduktion durch Pregabalin erfuhr.
Das verwendete Medikament Lyrica® hat als häufigste Nebenwirkung (nur ein kleiner Auszug aus der Fachinformation mit meinen eigenen Anmerkungen, die so natürlich in keiner Fachinformation und auf keinem BPZ stehen):

- »Die am häufigsten berichteten Nebenwirkungen waren Benommenheit und Schläfrigkeit«. Dann kommt:
- »Häufig Ataxie (fehlerhafte Bewegungen, zum Beispiel das Bremspedal verfehlen)), Koordinationsstörungen (zum Beispiel falsch abbiegen), Tremor (zum Beispiel Zittern beim Autofahren), Dysarthrie (Gelenkstörungen, zum Beispiel am Lenkrad), Gedächtnisstörungen (zum Beispiel Vergessen der Geschwindigkeitsbeschränkung), Aufmerksamkeitsstörungen (Fußgänger übersehen und überfahren), Parästhesie, Sedierung (zum Beispiel Sekundenschlaf am Steuer), Gleichgewichtsstörung (zum Beispiel zur Seite kippen bei der Kurvenfahrt), Lethargie (zum Beispiel keine Lust mehr die Fahrt fortzusetzen)«.

Patienten mit Fibromyalgie, denen eh schon alles weh tut und die in ihrer Mobilität häufig eingeschränkt sind, können das eigentlich gar nicht gebrauchen, Verkehrsunfall oder Sturz mit Fraktur vorprogrammiert. Auf jeden Fall muss man das aber vorher genauestens erklären und die – möglichst schriftliche – Zustimmung einholen. Das passiert praktisch nie. Also: Eine von sechs Patientinnen hat durch dieses Mittel 50% weniger Schmerzen, aber eine von den sechs fällt hin und bricht sich die Hüfte o. ä. Natürlich wird die Fraktur dann als pures Schicksal hingestellt. Haben Sie schon mal erlebt, dass in der Notaufnahme ein Arzt rief: »Um Himmels willen! Sie haben sich die Hüfte gebrochen, weil sie durch Lyrica® benommen wurden und die Treppe herunter gefallen sind!« Nein, natürlich nicht, das hat noch nie jemand erlebt.
Nicht aufgezählt werden auch hierzu auf keinem Kongress, in kaum einem Artikel, die Kosten: 100 Tabletten Lyrica® zu je 300 mg kosten etwa 300 Euro und reichen 66 Tage, wenn 450 mg am Tag genommen werden sollen. In einem halben Jahr sind das 818 Euro für eine Patientin oder 4.900 Euro für sechs Patientinnen. Das ist der Preis dafür, dass eine von sechs Patientinnen 50% weniger Schmerzen hat. Sie werden sagen: »Das

ist die Sache allemal wert!«. Ist sie das wirklich? Dafür muss dann jemand anderes 7 Wochen arbeiten gehen, um das Geld nur für die Tabletten zu erarbeiten, vielleicht 8 oder 9 Wochen, wenn man noch die Arztkosten hinzurechnet. Wie viel Schmerz entsteht eigentlich in 8 oder 9 Wochen neu durch Arbeit? Und wenn er nicht gleich entsteht, dann vielleicht, wenn die Arbeiterin älter geworden ist.
Ein anderes Mittel, das zuweilen auch gegen Fibromyalgieschmerzen verschrieben wurde und das dann vom Markt genommen wurde, ist Vioxx.
Eine Anhörung eines US-Senatsausschusses, der den Rückruf des Schmerzmittels Vioxx untersuchte, ging im November 2004 mit einem Eklat zu Ende. Die US-Arzneimittelüberwachungsbehörde FDA wurde bei dieser Anhörung aus den eigenen Reihen attackiert, nämlich vom FDA-Inspektor und Arzt David J. Graham *[Zitiert nach FTD, 22.11.2004, S. 8]*. Er sagte aus, die FDA sei »unfähig« Amerikaner vor gefährlichen Medikamenten zu schützen. Graham meinte, dass das Schmermittel Vioxx in den USA seit 1999 vermutlich 139.000 Fälle von Herzinfarkt ausgelöst habe, teilweise mit Todesfolge *[a.a.O.]*.
Alle vermeidbaren Todesfälle könnten also im Nachhinein der unerwünschten Wirkung von Vioxx zugeschrieben werden? Wie hoch war hier die NNH oder besser gesagt: Die Number-Needed-to-Kill (NNK)?

5. Kompressionsstrümpfe nach einer Thrombose der tiefen Beinvenen:
Um dem Auftreten eines Post-Phlebitis-Syndroms vorzubeugen, wird das Tragen von Kompressionsstrümpfen empfohlen. Sie sollten mindestens ein Jahr lang getragen werden, gehen meistens bis zum Knie und erzeugen einen Druck von 20 bis 40 mm Hg. 4 bis 5 Patienten müssen diese Strümpfe mindestens ein Jahr lang tragen, damit einer von ihnen von dieser Maßnahme profitiert: NNT = 4 bis 5.
Wer will hier mal nachrechnen: Kosten, Nebenwirkungen etc.? Problem: Dazu gibt es keine Fachinformationen und auch die sonstigen Fakten wie Nebenwirkungen (erhöhte Sturzrate durch straffe Kompression?) sind rar.

6. Schmerzen nach Gürtelrose:
Nimmt man 25 mg Amitriptylin (ein Antidepressivum, das auch gegen Schmerzen nach Gürtelrose etwas wirksam ist) zur Nacht 90 Tage lang, nachdem die Gürtelrose in Erscheinung getreten ist, wird bei einem von sechs derart behandelten Patienten das Auftreten von Schmerzen nach Gürtelrose (Post-Zoster-Neuralgie) verhindert. NNT=6.
Wer will hier mal nachrechnen: Kosten, Nebenwirkungen etc.?

7. Therapie erfolgt oft aus dem Handgelenk. NNT ist dem Arzt unbekannt.
Gerade Ärzte, die sich gerne auf ihre Erfahrungen berufen, können in der Sprechstunde oft keinerlei Studien zitieren. Sie kennen sie entweder nicht oder haben die Zahlen nicht richtig parat. Stattdessen werden dann die Patienten mit großen Worten beeindruckt: »Meine Erfahrung zeigt, dass …«, »Alle Erfahrungen zeigen, dass …«, »Sie können mir glauben, dass …«, »Warum kommen Sie zu mir, wenn Sie mir nicht vertrauen?«, um nur die harmlosen Sätze zu nennen. Problematischer sind unverhohlene Drohungen: »Wenn Sie mir nicht vertrauen, dann suchen Sie sich doch einen anderen Arzt!« (Das sollten Sie dann auch umgehend tun, finde ich). »Lassen Sie das! Sie halten den ganzen Betrieb auf!«.

8. Exkurs: Schädliche Nebenwirkungen (NNT und NNH) in der Psychotherapie.
Von zehn Patienten, die jeweils über 50 Stunden mittels Psychotherapie behandelt wurden, weil sie an Anpassungsstörungen oder depressiver Reaktion leiden, profitieren nur ein bis zwei Patienten von der Therapie. Einer von diesen zehn Patienten wird durch die Therapie bedeutsam geschädigt (durch die Therapie traumatisiert oder falsch behandelt, weil eine Fehldiagnose gestellt wurde). Der Rest (sieben Patienten) hat weder Nutzen noch Schaden davon, hat aber jede Menge Zeit und Geld verschenkt.
Die Kosten: 50 Stunden zu je 80 Euro macht 4.000 Euro für einen Patienten oder 40.000 Euro für alle zehn.
Ob der Schaden oder das Leiden des einen bedeutsam geschädigten Patienten in Geld aufgewogen sein soll, weiß ich nicht. Als Negativum dazu kommt der Freizeitausfall für alle Beteiligten, auch die Therapeuten: 500 Stunden für die Patienten, 500 für die Therapeuten sowie die Wegezeiten, um jeweils zur Praxis zu gelangen. In diesen 1.200 Stunden hätte man auch etwas Schönes oder Sportliches machen können. Die Anpassungsstörung oder leichte Depression wäre davon in vielen Fällen wie weggeblasen worden.
Aber nein: Hier wird Täuschung im großen Stil betrieben. Diesmal ist es nicht die Pharmaindustrie, die die Menschen, die für diese fragwürdige Behandlung arbeiten gehen müssen, bluten lässt. Nein, diesmal sind es die aufgeklärten, empathischen und fürsorglichen Therapeuten, die andere zur Ader lassen.

**Fazit: Fragen Sie Ihre Ärztin oder Psychotherapeutin vor jeder eingreifenden Behandlung nach der zu erwartenden NNT und der NNH der Behandlung. Wenn Sie keine klare Antwort bekommen, sollten Sie eine zweite Meinung in Betracht ziehen.**
**Fragen Sie Ihren Arzt oder Psychotherapeut bei jeder Behandlung nach belastbaren Daten, auch – vor einer Psychotherapie – wie hoch die Chance einer bedeutsamen Schädigung Ihrer Psyche ist, ob die seltene Gefahr besteht, dass man sich wegen der Folgen einer Therapie umbringt.**

**Leider gilt in der Hälfte der Fälle: Die Zeit und Lebensqualität, die Patienten durch medizinische oder psychotherapeutische Maßnahmen gewonnen haben, entspricht der Zeit und Lebensqualität, die die Beitragszahler aufbringen müssen, um das Geld zur Bezahlung der Behandlungen zu erarbeiten, sowie die Zeit der Behandler, um die Behandlungen durchzuführen und der Zeit und Lebensqualität, die den durch die Behandlung geschädigten Patienten verloren geht, weil sie nun mit den Schäden zu kämpfen haben.**

## IX. Beipackzettel (BPZ) und Produktinformationen.

Jeder zweite Patient versteht die BPZ von Arzneimitteln nicht. Die Patienten gaben laut einer Umfrage der Bundesvereinigung Deutscher Apothekerverbände an, dass die Informationen zu kompliziert, schwer verständlich oder schwer leserlich seien. Ein Drittel gab an, der BPZ mache ihnen Angst *[Zitiert nach BILD, 2.12.08, S. 9]*.
Nach meinen Erfahrungen gehe ich davon aus, dass dies auch für Bedienungsanleitungen medizinischer Hilfsgeräte (elektrisch angetriebene Inhalatoren oder Anti-

Wundliegematratzen etc.) gilt und erst recht, wenn ausländische oder schwer kranke Patienten versuchen, diese Zettel lesen. Ich meine, ein erster Schritt könnte sein, alles größer zu drucken und ins Türkische, Englische und Griechische zu übersetzen und auch derartige »Beipackzettel« für medizinische Geräte (Krücken, Rollstühle), Hilfsmittel, Heilmittel (Krankengymnastik, Fango, Massagen etc.) und die Psychotherapie einzuführen. Ich kannte einen Patienten, dem durch zu heiße Fangopackungen Verbrühungen zugefügt wurden, einen, der durch eine Eispackung auf seinen entzündeten Schleimbeutel am Knie eine Erfrierung der Haut erlitt mit nachfolgendem Absterben der Haut, oder es gibt Patienten, die durch medizinische Reizstromtherapie Herzrhythmusstörungen bekamen. Niemand von ihnen wurde vorher über Vor- und Nachteile dieser Maßnahmen aufgeklärt, denn es gibt noch keine »BPZ« dafür. In einem zweiten Schritt sollten alle BPZ und Bedienungsanleitungen komplett überarbeitet werden, bis nicht mehr als 5 Prozent der Leser Verständnisschwierigkeiten angeben. Jedem BPZ sollte deshalb ein Meldeformular beiliegen, auf dem die Patienten dem Hersteller per Post oder E-Mail berichten können, was sie nicht verstehen. Der Hersteller muss dann schriftlich Auskunft geben. Angenehmer Nebeneffekt: Die Leute werden weniger Arzneimittel zu sich nehmen und sich weniger Spritzen verpassen lassen.
Jeder fünfte Patient versteht laut einer Studie aus Großbritannien nicht einmal einfachste ärztliche Ratschläge. Wichtige Sachverhalte sollten deshalb immer mündlich erklärt und schriftlich weitergegeben werden.

## X. Risikofaktor »Nicht regelmäßiges Einnehmen« und Informationsmangel.

Ärzte könnten Patienten einfach fragen, ob diese notwendige Medikamente regelmäßig einnehmen. Laut einer Studie ist das Risiko von Herzpatienten mit koronarer Herzkrankheit, die selbst zugeben ihre Medikamente nicht so genau zu nehmen, mehr als doppelt so hoch, einen Herztod, Herzinfarkt oder Schlaganfall zu erleiden wie bei jenen, die ihre Medikamente regelmäßig einnehmen. Dieser Risikofaktor »Nicht regelmäßiges Einnehmen« von unverzichtbaren Herzmedikamenten war genau so bedeutend wie die Risikofaktoren Rauchen oder Diabetes *[Arch Intern Med 2007; 167:1798-1803 abgewandelt zitiert nach MMW, 4.10.2007, S. 3]*.

Das Problem bei dieser in Ärztekreisen üblichen Vorgehensweise, die Patienten nach ihrer Medikation zu fragen, ist leider nur: Viele Patienten können dem Arzt überhaupt nicht sagen, welche Medikamente sie einnehmen *[J Gen Int Med online, zitiert nach ÄZ, 15.10.2007, S. 4]*. Von 119 Bluthochdruckpatienten konnte nur jeder zweite klare Angaben zu Arzneimittel und Dosierung machen. Bei niedrigem Bildungsgrad war es nur jeder dritte *[a.a.O.]*.

Dagegen hilft nur, wenn man sich als Patient eine eigene medizinische Akte anlegt und diese immer mitführt. Aber wer tut das schon? Zwar ermuntere ich meine Patienten, alle Informationen in einem Ordner zu sammeln und jedem Arzt vorzulegen, den sie aufsuchen, aber nur jeder zehnte legt sich tatsächlich einen solchen Ordner an. Von diesen wiederum legt nur ein Teil den Ordner bei jedem Besuch bei einem anderen Arzt oder im Krankenhaus vor. Etwa 95 % haben ihre medizinischen Informationen also nicht schriftlich parat, wenn es darauf ankommt.

## XI. Aber auch Patienten müssen helfen, Nebenwirkungen und Wechselwirkungen zu vermeiden.

»Es stimmt, wie Werner Bartens (in der SZ) schreibt, dass viele Menschen auch in Deutschland an Medikamenten krank werden oder durch sie sterben. Wir Ärzte können hier nicht aus der Pflicht entlassen werden und müssen sorgfältig vorgehen. Leider geschieht das nicht immer. Deshalb sollten alle Patienten mithelfen, Nebenwirkungen und negative Wechselwirkungen zu vermeiden. Sie sollten im Krankenhaus fragen, welche Medizin ihnen verabreicht wird und vorher den BPZ studieren. Denn oft werden sie weder genau über ihre Medikation aufgeklärt, noch wird ihnen der BPZ ausgehändigt. In Arztpraxen sollten Patienten vor einer Injektion fragen, was ihnen da injiziert werden soll und um den BPZ bitten und diesen komplett durcharbeiten.« *[D. Wettig, Leserbrief, SZ, 1. Oktober 2007, S. 40].*

## XII. Fälle aus der Praxis.

1. Marcumar-Patientin Frau R.

Frau R. ist 85 Jahre alt und nimmt seit etwa 20 Jahren Marcumar®, weil sie auf Grund einer angeborenen Gerinnungsstörung zu Thrombosen der tiefen Beinvenen neigt. Marcumar ist ein gerinnungshemmendes Medikament, dessen Wirkstoff von Amazonas-Indianern schon seit Jahrhunderten als Pfeilgift verwendet wird (Curare). Die Indianer tränken ihre Giftpfeile damit und das getroffene Tier verblutet dann langsam.
In der Medizin wird eine genau dosierte Menge Phenprocoumon, so heißt der Wirkstoff in Marcumar®, therapeutisch eingesetzt, um das »Blut zu verdünnen« und dadurch Thrombosen, Herzinfarkte oder Schlaganfälle zu verhüten oder zu behandeln. Weitere Medikamente, die auch diesen Wirkstoff enthalten, heißen zum Beispiel Phenpro AbZ®, Marcuphen-CT®, Falithrom®, Phenprogamma® oder Phenpro.-ratiopharm®. Die Dosierung ist sehr kritisch: Zu viel Marcumar kann zum inneren oder äußeren (Verletzungen) Verbluten der Patienten führen, zu wenig Marcumar bringt nicht den gewünschten blutverdünnenden Effekt und es kann zu Thrombosen, Herzinfarkt oder Schlaganfall kommen. Die Marcumarwirkung im Körper des Patienten kann von anderen Medikamenten leicht beeinflusst werden (= negative Wechselwirkung), ohne dass dies der Patient merken muss. Diese negativen Wechselwirkungen gilt es vorher zu erkennen und zu vermeiden, um den Patienten vor Schäden, schlimmstenfalls mit Todesfolge, zu schützen.

Marcumar gilt als ein stark wirksames und potenziell lebensgefährliches Medikament. Um die Dosierung genau auszutarieren, wird den Patienten regelmäßig Blut abgenommen und im Labor die Gerinnung bestimmt (Quickwert oder INR-Wert). Diese feine Einstellung des Gerinnungswertes kann durch viele andere Medikamente gestört wer-

den, die mit Marcumar in Wechselwirkung treten können.
Deshalb muss der Arzt vor dem Verschreiben weiterer Medikamente immer prüfen, ob diese negative Wechselwirkungen mit Marcumar entfalten können. Folgende gebräuchliche Medikamente (nur eine kleine Auswahl, nicht vollständige Aufzählung) können die Marcumarwirkung verstärken, also das Blut noch »dünnflüssiger« machen. Sie vertragen sich deshalb nur schlecht oder gar nicht mit Marcumar:

- Acetylsalicylsäure, Piroxicam, selektive Cyclooxigenase-2-Hemmer (COX-2- Hemmer im Falle von Warfarin), Leflunomid, Fibrate, Imidazol und Triazol-Derivate, Allopurinol, Disulfiram,
- Methyltestosteron und andere anabole Steroide, Amiodaron, Schilddrüsenhormone,
- Ammoidin, trizyklische Antidepressiva, Tamoxifen.
- Phenylbutazon
- Bestimmte Antibiotika: Chloramphenicol, Cloxacillin, Erythromycin und Derivate, Tetrazykline, Trimethoprim-Sulfamethoxazol und andere Sulfonamide
- Chinidin und Propafenon können bei manchen Patienten die Wirksamkeit von oralen Antikoagulanzien verstärken. *[Abgewandelt und gekürzt zitiert aus der Fachinformation von Marcumar®,2009].*

Und u. a. folgende Medikamente können die Marcumarwirkung abschwächen:

- Barbiturate, Corticosteroide, Diuretika, Glutethimid (Aminoglutethimid), Rifampicin, Carbamazepin, 6-Mercaptopurin, Thiouracil, Colestyramin, Vitamin-K-haltige Präparate.
- Es gibt Hinweise darauf, dass in einigen Fällen die Wirkung von Phenprocoumon durch gleichzeitige Gabe von Johanniskraut-Zubereitungen beeinflusst wird *[Abgewandelt und gekürzt zitiert aus der Fachinformation von Marcumar®].*

**45 Prozent der Herzpatienten nehmen komplementäre oder alternative Arzneien ein (zum Beispiel pflanzliche Mittel). Aber nur 39 Prozent der Betroffenen sind sich darüber bewußt, dass Informationen über die Einnahme auch für den behandelnden Arzt wichtig sein könnten. Und nur 13 Prozent der Hausärzte fragen danach** *[Zitiert nach ÄP, 15.11.2005, S. 7]*.

2. 11.500 verschiedene Wechselwirkungen.

Es gibt ungefähr 11.500 verschiedene bekannte potenzielle Wechselwirkungen zwischen den 5.000 wichtigsten Arzneistoffen *[www.drugdigest.org, aufgerufen am 3.11.2010]*, aber niemand hat sie auswendig parat. Alle wissenschaftlichen Studien und Texte dazu würden den Umfang mehrerer dicker Telefonbücher weit übersteigen.

Da kein Mensch das alles im Kopf haben kann, auch Ärzte und Apotheker nicht, muss vor jedem neuen Medikament, das ein Marcumarpatient bekommen soll, die mögliche Wechselwirkung mit Marcumar im Computer geprüft werden. Theoretisch kann man auch alles nachlesen und dann mit Papier und Bleistift nachprüfen und aufschreiben, aber das ist sehr schwierig und fehlerbehaftet.

3. Frau R. bekommt vom Orthopäden noch Diclofenac verschrieben.

Um beim Beispiel zu bleiben: Die alte Dame, Frau R., hat auch Arthrose und dadurch Gelenkschmerzen in Knien und Hüften, weshalb ein Orthopäde ihr Diclofenac-Tabletten (»Diclo«) verschrieben hat. Das soll ihr gegen die Gelenkschmerzen helfen. Diclo darf sie aber nicht zusammen mir Marcumar nehmen, wie man auch den Beipackzetteln (BPZ) beider Medikamente entnehmen kann.
Diese BPZ hat sie aber nur teilweise gelesen. Die Schrift ist ihr zu klein und sie versteht sie auch nicht richtig. Sie verlässt sich ganz auf ihre Ärzte und ihre Apothekerin. Maximal drei Viertel der Patienten lesen den BPZ (teilweise), aber maximal die Hälfte von ihnen versteht den Text richtig. Von diesen wiederum dürfte nur ein Drittel oder ein Viertel in der Lage sein, die Wechselwirkungen zwischen mehreren Medikamenten auf Grundlage der BPZ korrekt zu analysieren. Mit anderen Worten: Nur maximal 10 % aller Patienten machen sich selbst anhand der BPZ einen Begriff von möglichen negativen Wechselwirkungen. Nur jeder zehnte Patient oder Apothekenkunde ist also alleine in der Lage, dem Problem der negativen Wechselwirkungen aus eigener Kraft auf die Schliche zu kommen.
Die Patienten gaben laut einer Umfrage der Bundesvereinigung Deutscher Apothekerverbände an, dass Ihnen die Informationen der BPZ zu kompliziert, schwer verständlich oder schwer leserlich seien. Ein Drittel gab an, der BPZ mache ihnen Angst *[Zitiert nach BILD, 2.12.08, S. 9.]* Ich gehe davon aus, dass dies ganz ähnlich auch für Bedienungsanleitungen medizinischer Hilfsgeräte (Inhalatoren, Anti-Wundliegematratzen etc.) gilt und erst recht, wenn ausländische oder schwer kranke Patienten diese Zettel lesen.
Wer BPZ nicht alleine lesen und auswerten kann, kommt nicht umhin andere um Rat zu fragen. Erster Ansprechpartner sollte der Arzt und Apotheker sein. Wenn diese sich nicht genug Zeit nehmen, sollte man den Arzt oder Apotheker wechseln. Aber auch eine Hotline der Pharmahersteller könnte helfen.

4. Frau R. verblutet beinahe.

Zurück zu Frau R.: Diclofenac, in Verbindung mit Marcumar, würde die blutverdünnende Wirkung verstärken und könnte zum Verbluten der Patientin führen. Der Orthopäde hatte ihr Diclo verschrieben, ohne nach der übrigen Medikation zu fragen, die Patientin holte sich das Diclo auf dem Nachhauseweg in der nächstgelegenen Apotheke, wo sie keiner kannte. So fiel es keinem auf, dass sie zwei Medikamente bekam, deren Kombination sie in große Gefahr brachte.
Erst sechs Wochen später, als sie von ihrer Hausärztin ein Rezept über Diclo und Marcumar® verlangte, fiel der Fehler auf. Die Hausärztin setzte Diclo sofort ab. Es war noch zu keinen gefährlichen Blutungen gekommen.
Glück gehabt.

Jedes Jahr sterben allein in Deutschland  tausend Menschen an unerwünschten Arzneimittelwirkungen (zum Beispiel tödliche Magenblutungen durch die Einnahme von Aspirin oder verwandte Mittel wie Diclofenac). Die gesetzlichen Krankenversicherungen wenden jährlich fast 125 Mio. Euro für die Behandlung gastrointestinaler Nebenwirkungen von Mitteln wie ASS oder Diclofenac auf. 1.100 bis 2.200 Menschen sterben in Deutschland jährlich an gastrointestinalen Komplikationen (Schätzungen) *[Zitiert nach »Reduziert den Schmerz, schont die Organe«, Der Allgemeinarzt 9/2007, S. 39 ; Zitiert nach »tNSAR versus Coxibe: Was ist gesichert?« – Rund 2.200 Tote jährlich durch Komplikationen im GI-Trakt, Ärztlicher Praxis, 22, 29. Mai 2007, S. 8].*

5. Weitere populäre Medikamente, die mit Marcumar negativ wechselwirken und die Frau R. deswegen nicht nehmen sollte:

- Johanniskraut,
- Aspirin,
- Voltaren,
- Ibuprofen,
- aber auch bestimmte Lebensmittel wie Grapefruitsaft.

6. Tausende gebräuchliche Mittel können negativ interagieren (wechselwirken).

Marcumar® ist nur ein Beispiel für ein stark wechselwirkungsbehaftetes Medikament. Es gibt Tausende weiterer Mittel, die durch Wechselwirkungen negativ beeinflusst werden können: die Anti-Baby-Pille, Antibiotika, Herzmittel wie Digitalis, Betablocker oder Blutdrucksenker, pflanzliche und chemische Antidepressiva, Mittel gegen Epilepsie, pflanzliche oder chemische Mittel gegen Krebs, Vitamine, Mittel gegen Diabetes, auch Insulin, Mittel gegen zu langsamen oder zu schnellen Herzschlag. Diese Medikamente wirken dann unter Umständen nicht mehr wie vorgesehen und können den Patienten schädigen.

7. Frau E.: Fast erstickt.

Beschäftigen wir uns mit Frau E., 82 Jahre alt und schwer und chronisch krank. Sie lebt mit ihren zwei Kindern zusammen, wird von diesen versorgt und gepflegt und liegt die meiste Zeit im Bett. Sie kann aber noch aufstehen und alleine zur Toilette gehen, schmiert sich auch mal selber ein Brot, ging bis vor kurzem noch aus dem Haus und zwei Ecken weiter zu ihrem Hausarzt. Auto fahren oder Besorgungen machen geht aber schon lange nicht mehr. An einem heißen Sommertag klagt sie über plötzlich auftretenden Drehschwindel und kann nicht mehr richtig gehen. Sie ist unsicher auf den Beinen, fällt beinahe hin. Ihre Tochter alarmiert den Rettungswagen, sie wird in ein Krankenhaus mit einer neurologischen Abteilung gebracht und dort aufgenommen.

Im Laufe des zehntägigen Krankenhausaufenthaltes wurden u. a. folgende Diagnosen gestellt:

- *Drehschwindel,*
- *Sprachstörung,*
- *Gangunsicherheit,*
- *Bluthochdruck,*
- *Muskelzuckungen,*
- *Alzheimer-Demenz,*
- *Niereninsuffizienz,*
- *Lungenentzündung.*

Bei den Laborwerten fiel bei der Krankenhausaufnahme ein erhöhter Nierenwert auf

(Kreatinin: 2,8 mg/dl) und ein erhöhter Entzündungswert auf (CRP: 3,8 mg/dl). Da man den Verdacht auf eine Bronchitis oder gar Lungenentzündung hatte, wurde mit zwei Antibiotika behandelt (Rocephin® und Sobelin®). Die erhöhten Nierenwerte hingen mit einer Ausscheidungsschwäche der Nieren zusammen (Niereninsuffizienz), aber auch damit, dass sie in der Zeit vor der Krankenhausaufnahme zu wenig getrunken hatte. Man führte ihr Flüssigkeit über eine Infusion zu und zwang die Nieren mit Furosemid zur verstärkten Harnausscheidung. Das brachte die Nieren auf Trab und der Nierenwert Kreatinin sank auf 0,7 mg/dl. Drehschwindel und Gangunsicherheit verschwanden wieder, möglicherweise alleine deswegen, weil sie genug Flüssigkeit bekommen hatte und eine vermeintliche Lungenentzündung erfolgreich behandelt worden war. Wegen Auffälligkeiten in den Hirnstromkurven sollte Frau E. nach ihrer Entlassung noch einem niedergelassenen Neurologen vorgestellt werden, wegen der überwundenen Lungenentzündung noch einem niedergelassenen Lungenarzt zur Nachkontrolle.
Zu keinem Zeitpunkt hatte Frau E. oder ihre Angehörigen einen BPZ in der Klinik zu Gesicht bekommen. Niemand klärte über Risiken der verabreichten Medikamente auf. Was in der Infusion war, erfuhr keiner, das Etikett auf der Infusionsflasche sagte keinem der Angehörigen etwas.
Auch ihre Kinder erfuhren nur, dass man glaube, sie habe eine Lungenentzündung (aber nicht, was dann im Entlassungsbrief stand, der vier Wochen nach ihrer Entlassung bei der Hausärztin eintraf: »Schlechte Aufnahmequalität der Röntgenaufnahme der Lunge ließ keine genaue Diagnose zu«).

8. Entlassungsempfehlung: sie soll 13 verschiedene Medikamente nehmen, auch Morphium.

Mit folgender Medikamenten-Empfehlung wurde Frau E. in die weitere hausärztliche Betreuung entlassen:

- *Clopidogrel (Iscover® od. Plavix®) 75 mg*
- *Omeprazol 20mg*
- *Metoprolol (Belok zok®) 95mg*
- *Prednisolon (Decortin®)5mg*
- *ISDN (Isoket®)60mg*
- *Irbesartan (Aprovel®) 150mg*
- *Doxepin (Aponal®)25mg*
- *Morphinsulfat (MST®) 100mg*
- *Tetrazepam (Musaril®) 50mg*
- *Pramipexol (Sifrol®) 0,18mg*
- *Simvastatin (Simvahexal®) 40 mg*
- *Exelon (Rivastigmin®) l,5mg*
- *Furosemid (Lasix®) 40m*

Der Hausärztin kam das zwar sehr reichlich vor, aber sie verschrieb alles wie von der Klinik vorgeschlagen. Ihr Wartezimmer war voll und sie hatte weder Zeit noch Lust, diese Empfehlung auf Kontraindikationen oder Wechselwirkungen zu prüfen. Die Klinik hatte das allerdings auch nicht überprüft. Viele Klinikärzte wissen gar nicht, ob ihre Klinik ein Computer-Programm hat, das Wechselwirkungen und Kontraindikationen prüfen kann. Und wenn es ein solches Programm gibt, wird es meistens nicht benutzt. Verständlicherweise, denn es kostet zusätzlich Zeit und wirft neue Probleme auf: Was tun, wenn es Warnungen ausspuckt? Wie von der Klinik vorgeschlagen, fertigte die Hausärztin noch zwei Überweisungen für die Patientin aus: Zu einer Neurologin und zu einer Lungenärztin. Diese untersuchten Frau E. am nächsten und übernächsten Tag und gaben ihr den (richtigen) Rat, viel zu trinken. An der Medikation änderten auch sie nichts. Die Kinder der Patientin richteten jeden Abend die Medikamente für den nächsten Tag, überwachten die Einnahme und kontrollierten die Flüssigkeitszufuhr, in dem sie ihr zwei Literflaschen Wasser hinstellten und darauf achteten, dass diese leer getrunken wurden.

9. Frau E. geht es richtig schlecht.

Eine Woche nach Entlassung ging es Frau E. richtig schlecht: Sie fühlte sich müde und schlapp, klagte über Gangunsicherheit und war fast gestürzt. Sie bemerkte selbst, dass ihr Herz Aussetzer hatte und dann mehrere schnelle Schläge hintereinander tat. Ihr war übel und sie hatte kaum Appetit.
Die Hausärztin wurde zu einem Hausbesuch gebeten und kam in der Mittagspause mal vorbei. Sie stellte einen erhöhten Blutdruck fest und war froh, schnell ein Symptom gefunden zu haben, das sie Frau E. stolz präsentieren konnte: »Ihr Blutdruck spinnt, ist viel zu hoch. Bitte nehmen Sie abends noch eine halbe Tablette Furosemid, das wird helfen und bringt den Druck wieder runter! Auf Wiedersehen und alles Gute!« Furosemid ist das Mittel, das die Klinik empfohlen hatte, um die Nieren auf Trab zu bringen. Es wirkt auch blutdrucksenkend.
Frau E. war nun beruhigt: Bald wird alles besser werden. Die Hausärztin hatte kein EKG geschrieben und kein Blut abgenommen. Wie auch? Auf Hausbesuchen nahm sie, wie die meisten Ärzte, kein EKG-Gerät mit. Erstens ist das viel zu schwer und zweitens ist Frau E. Kassenpatientin und für das Schreiben eines EKGs gab es schon lange keine eigene hausärztliche Abrechnungsziffer mehr. Das ist alles in der sogenannten Quartalspauschale aufgegangen, mithin ist die Motivation eines Hausarztes, noch ein EKG zu schreiben, eher gering. Blut hatte die Ärztin deswegen nicht abgenommen, weil sie erst gegen 14 Uhr in die Praxis zurückkehren würde, der Laborkurier die Proben aber schon gegen 11 Uhr abholt. Außerdem hatte sie ja eine Lösung für die Probleme gefunden, sagte zu sich selbst: »Mehr Furosemid, weil der Blutdruck zu hoch ist.«
Am nächsten Tag schlief Frau E. die meiste Zeit, die Kinder sorgten abwechselnd dafür, dass sie genug trank und ihre Tabletten nahm. Sie registrierten wieder verstärkte Zuckungen der Hände und Füße der Mutter und erinnerten sich, dass sie das auch in der Klinik hatte. Sie riefen die Hausärztin an. Die sagte ihnen wegen den Zuckungen, so eine Art Parkinson, bekomme die Mutter ja seit ihres Klinikaufenthaltes ein spezielles Mittel (Sifrol®), dies müsse gesteigert werden, außer morgens, mittags und abends müsse die Mutter auch noch zur Nacht eine weitere Tablette Sifrol® nehmen. Am nächsten Tag ging es der Mutter nicht besser, sie bekam schlechter Luft.

10. Die zweite Meinung.

Die Tochter entschloss sich, eine weitere ärztliche Meinung einzuholen und rief den Hausarzt ihrer besten Freundin an und bat diesen um Hilfe. Dieser bat sie sofort um eine E-Mail mit einer Schilderung der Vorkommnisse und mit einer Aufstellung aller eingenommenen Medikamente. Er gab dann die Medikamente in sein Prüfprogramm ein und erhielt unter anderem folgendes Resultat:

*MST® 100 mg Retard-Granulat – Tetrazepam AbZ 50 mg Filmtabletten (Benzodiazepine – Opioid Agonisten): Hinweis: Sorgfältige Beobachtung des Patienten erforderlich. Kombination mit Vorsicht anwenden. Verstärkte ZNS- und atemdepressive Wirkungen. Patienten beobachten. [Gekürzt zitiert nach MMI-Pharmindex, Wechselwirkungsprüfung, 2010]*

11. Computerprüfung auf Kontraindikationen und Wechselwirkungen.

Insgesamt fünf weitere gravierende und lebensbedrohliche Wechselwirkungen machten massive sichtbare Probleme, deren Ursache der Stationsärztin, dem Oberarzt, dem Chefarzt in der Neurologie, der Hausärztin, der niedergelassenen Neurologin oder Lungenärztin nicht aufgefallen waren. Die Apothekerin freute sich über den guten Umsatz, klärte aber ebenfalls nicht über die lebensbedrohlichen Risiken der von ihr verkauften Medikamente auf.
Keiner hatte sich näher mit den Medikamenten beschäftigt, keiner den Computer angeworfen und alles geprüft. So machen es Haus- und Fachärzte übrigens fast immer mit den sogenannten kassenärztlichen »Verdünnerscheinen«: Das sind Patienten, die nur in die Praxis kommen, um Verlängerungsrezepte und Überweisungen abzuholen, aber nicht zum Arzt oder der Ärztin hineingehen. Verdünnerschein wird das deswegen genannt, weil ein solcher Fall (oder Krankenschein, der heute Versichertenkarte heißt) fast keine Arbeit macht, trotzdem die volle Quartalspauschale (RLV) von etwa 40 Euro (Stand 2010, Hessen, Hausarztpraxis) bringt. Schnell verdientes Geld. Schnell geschädigter Patient. Hier kommt der Tod im Vorbeigehen, trägt aber keine Sense, sondern hat einen weissen Kittel an.
Aber es kam noch dicker für unsere betagte Patientin:
Gegenanzeigen wurden nicht beachtet. Nur ein Beispiel: Da die Patientin müde und schlapp war, hätte sie kein Tetrazepam mehr bekommen dürfen, weil dieses Mittel noch müder und schlapper macht. Sturz mit Knochenbruch oder viel zu flache und langsame Atmung vorprogrammiert. So geht es vielen Senioren: Sie stürzen auf Grund von Nebenwirkungen und sterben dann am Hüftbruch.

Über all diese Probleme fand keinerlei Aufklärung statt, weder in der Klinik, wo eh keiner Zeit hatte, noch durch die Hausärztin. Das ist leider die Regel für fast alle Kassenpatienten und für die meisten Privatpatienten.

12. Herr G. soll gleich eine ganze Apotheke einnehmen: Fast 30 Mittel werden von einem Fachkrankenhaus verordnet.

Ein Zentrum für Rheumatologie im Rhein-Main-Gebiet teilte dem Hausarzt von Herrn G. nach dessen zweiwöchiger stationärer Behandlung im Entlassungsbrief die Diagnosen mit:

- *Progrediente Polyarthrosen mit jetzt akuter Aktivierung insbes. der Rhizarthrosen M15.0*
- *Fibromyalgiesyndrom M79.00*
- *Rez. Lumbalsyndrom bei degenerativen Veränderungen,*
- *Z.n. tuberkulöser Spondylitis L1/L2 und hierdurch bedingter ausgeprägter Fehlstatik M47.86, M43.86*

- *Osteoporose (kortikoidinduziert)*
- *Chron. obstruktive Lungenerkrankung mit wiederholter Cortisonpflichtigkeit J44.9*
- *Art. Hypertonie*
- *Herzinsuffizienz*
- *KHK*
- *Prostataadenom N40*
- *Rez. Tinnitus H 93.1*
- *Rez. untere gastrointestinale Blutungen bei Sigmadivertikulose K57.30*
- *Z.n. rez. Ulcera ventriculi K25.3*

Folgende Therapieempfehlungen wurden im Entlassungsbrief ausgesprochen:

- *Decortin H® 12,5 mg*
- *Paracetamol b. Bed.*
- *Fosamax 1 x wöch.® z. B. Montags*
- *Vigantoletten® 1000IE tgl*
- *Calcium 500 dura® 1-0-0*
- *Afonilum ret® 0-0-0-1*
- *Aerobin norma® 1-0-0*
- *Pulmicort® 2-0-2 Hübe*
- *Lyndoxyl ret® 1-0-1*
- *Serevent® 2-0-2 Hübe*
- *Terbutalin® 7,5 1-0-0*
- *Ventilat® 2-0-2 Hübe*
- *Berodual® b. Bed.*
- *Molsidomin ret® 0-O-0-1/2*
- *HCT Hexal 12,5 mg® 1-0-0*
- *Vincamin ret® 30 1-0-1*
- *Bifiteral® 2x tgl 15 ml*
- *Duspatal® 1-0-1*
- *Antra mups® 1-0-0*
- *Bisoprolol® 1-0-1*
- *Lefax® 1-1-1*
- *Flosa-Metamucil Plantocur® b. Bed.*
- *Neurotrat forte® 1-0-1*
- *Zentramin Bastian® 1-1-1*
- *Omnic® 1-0-0*
- *Magnesium 500 1-0-1*
- *Lexotanil 6® n. Bed.*
- *Oder Stilnox® b. Bed.*

Laut einem Arzneimittelreport der Gmünder Ersatzkasse nimmt jeder Zehnte über 64 Jahren mehr als zwölf verschiedene Medikamente ein. In mehreren Fällen wurden 40 verschiedene Wirkstoffe verordnet, in einem Fall waren es 55 Substanzen *[Zitiert nach MMW, 27-28, 2007, S. 3]*. Dazu kommen vermutlich noch alle diejenigen nicht-verschreibungspflichtigen Wirkstoffe, die nicht zu Lasten der Gmünder Kasse verordnet worden waren!

Laut Frau Prof. Thürmann von der Universität Witten/Herdecke nimmt jeder Dritte über 70-Jährige zwischen 5 und 8 Wirkstoffen täglich zu sich, jeder Siebte sogar mehr als 13 Wirkstoffe *[Zitiert nach MMW, 14, 2007, S. 14]*. Im Rahmen der Berliner Altenstudie wurden 516 Menschen mit einem durchschnittlichen Alter von 85 Jahren zu ihrer Medikation befragt. Im Mittel nahmen diese Senioren 6 Medikamente und 1 bis 2 frei erhältliche Präparate ein, wobei jedes dieser Mittel auch mehr als einen Wirkstoff enthalten konnte. »Pro Person ergaben sich etwa 55 potenzielle unerwünschte Arzneimittelwirkungen, wobei Übelkeit, Erbrechen und Durchfall an erster Stelle … standen, gefolgt von niedrigem Blutdruck, Schwindel und Benommenheit«, so Thürmann laut MMW *[Zitiert nach MMW, 27-28, 2007, S. 3]*.

Zu den problematischen Arzneimitteln zählten Antipsychotika, Beruhigungsmittel,

Kalziumantagonisten (gegen hohen Blutdruck), Entwässerungsmittel (gegen Wasseransammlungen und / oder hohen Blutdruck, Digitalis (Herzmittel) und Mittel gegen Diabetes *[Zitiert nach MMW, 27-28, 2007, S. 3]*.

13. Hausarzt, Apothekerin und zwei Fachärzte bemängeln nichts.

Der Hausarzt übernahm diese Medikation zunächst ohne jede Änderung. Auch die Apothekerin, die Herrn G. schon seit vielen Jahren mit Medikamenten versorgt, nahm keinen Anstoß an dieser Horrorliste, man kann nur spekulieren, was sie dachte: »Herr G. ist schon so alt geworden und hat schon so viel mitgemacht, da wird er auch das überstehen.« Oder: »Die Ärzte müssen doch wissen, was sie tun!«
Herr G. suchte kurz nach der Entlassung aus der Rheumatologie seinen Kardiologen und Pulmologen (Lungenarzt) auf, diese änderten nichts an der Medikation, außer einer kleinen Dosisreduktion beim Bisoprolol und Pulmicort®.
Weder der Hausarzt noch die beiden Fachärzte nahmen ihm Blut ab.

14. Herr G. baut ab.

Herrn G. ging es noch nie besonders gut, aber nun machte sich sogar seine Frau Sorgen um ihn: Ihr fiel auf, dass er zunehmend schwächer wurde und sogar sein Leib- und Magengericht nicht mehr essen wollte. Er selbst spürte, dass sein Herz manchmal stolperte und zuweilen für einige Schläge aussetzte. Das hatte er auch kurz nach dem Krieg schon mal gehabt und machte sich deswegen keine Sorgen. Schließlich war es auch damals »von selbst« weg gegangen. Er bekam schlechter Luft, aber auch das kannte er ja schon. Am nächsten Tag wachte er auf und sah nur noch verschwommen und hatte Kopfschmerzen im Stirnbereich. Jetzt, dachte er, wäre es vielleicht doch an der Zeit, den Hausarzt um einen Hausbesuch zu bitten. Hinfahren, wie sonst, ging nicht mehr, wegen der Sehstörungen. Herr G. rief ihn gleich morgens an, der Hausarzt kam nach der Abendsprechstunde.
Der Zustand hatte sich weiter verschlechtert, er lag im Bett, hatte Schmerzen, das Herz stolperte, er konnte das Gesicht seines Arzt nicht mehr richtig sehen, aber ihn an der Stimme erkennen. Seine eigene Stimme klang schwach und etwas verwaschen. Der Hausarzt untersuchte ihn und stellte mit einem Blutzuckerteststreifen eine leichte Unterzuckerung fest. Ob Herr G. denn normal gegessen habe? Nein, erwiderte seine Frau, er hat seit gestern weniger gegessen. »Das ist es«, sagte der Hausarzt und empfahl nun etwas Obst zu essen und morgen früh ein kräftiges Frühstück, außerdem solle er mehr trinken, daran würde es auch hapern. Er nahm kein Blut ab, schließlich war es schon spät und das Labor hatte schon zu. Zurückfahren in die Praxis, um das Blut zu zentrifugieren und damit das Serum haltbar bis morgen zu machen, wollte er nicht, sondern nach Hause, er war hungrig und müde, freute sich auf ein Bier und das Länderspiel im Fernsehen.

15. Herr G. stirbt fast.

Am nächsten Morgen war Herr G. immer noch schwach und auch sehen konnte er nicht besser. Seine Frau rief den Sohn an und der fuhr den Vater in die Notaufnahme der nächsten Klinik. Dort stellte man eine lebensbedrohliche Verminderung des Blutkaliumspiegels, eine »Medikamentenvergiftung«, eine Atemdepression (zu schwache Atmung) und ein akutes Glaukom fest. Die meisten Medikamente wurden sofort abgesetzt und durch Infusionen der Blutkaliumspiegel ausgeglichen. Der Blutkalziumspiegel war bedrohlich erhöht. Das Herz schlug sehr unregelmäßig und man musste ihm vorübergehend für zehn Tage einen Herzschrittmacher legen. Das Gehirn hatte aber bereits durch den unregelmäßigen Herzschlag gelitten, weil es deshalb weniger Blut und Sauerstoff bekommen hatte. Herr G. hatte einen Schlaganfall erlitten, das rechte Bein war betroffen, aber die Ärzte machten ihm Hoffnung: »In einem halben Jahr kann das wieder werden.« Die Augenärzte der Klinik nahmen sich des Glaukoms an, aber ein Auge war bereits weitgehend erblindet und nicht mehr zu retten.

16. Der Hausarzt ahnt, dass er Fehler gemacht hat, sagt aber lieber nichts.

Nach zwei Wochen wurde Herr G. »in die hausärztliche Weiterbetreuung« entlassen. Der Hausarzt ahnte, dass ihm schwere Versäumnisse unterlaufen waren, sagte aber nichts. Die Familie und Herr G. schätzten den Arzt seit 20 Jahren, der war auch der Hausarzt der gesamten Familie und hoch angesehen und bekannt in diesem Stadtteil. Die Familie dachte wohl: »Offenbar haben die Ärzte der Rheumatologie vorher etwas falsch gemacht.« Damit konnten nun alle irgendwie leben. »In diese Rheuma-Klinik gehe ich nie wieder«, sagte Herr G. zu sich selbst.

17. Aufarbeitung des Falles an Ostern.

Am nächsten Tag war Karfreitag und der Hausarzt hatte seine Praxis für vier Tage geschlossen. In aller Ruhe wollte er sich diesen Fall noch mal zu Gemüte führen. Er gab die Medikamente, die die Rheumatologie empfohlen hatte, in seinen Praxiscomputer ein, stieß aber nach dem zwölften Medikament auf Probleme, weil sein Programm mehr als zwölf verschiedene Medikamente gleichzeitig nicht analysieren konnte. Herrn G. wurden aber von der Klinik fast 30 Medikamente empfohlen, die dieser auch treu und eingenommen hatte. Darüber wachte seine Frau und führte ein Protokoll, zum »Besten ihres Mannes«, wie sie meinte. Der Hausarzt kannte mich von gemeinsamen Fortbildungen und mailte mir die Medikation mit der Bitte um Hilfe, denn er wusste, dass ich mich mit diesen Problemen beschäftige und schon mehrmals darüber publiziert hatte.
Ich gab alle Medikamente in mein Arzneimittelinformationssystem (MMI-Pharmindex®) ein und erhielt eine sechsseitige Analyse: Das Programm spuckte insgesamt 34 Warnungen vor negativen Wechselwirkungen aus. Das war Rekord, ich hatte so etwas noch nie zu Gesicht bekommen. Wie aber konnte es zu 34 Warnungen kommen, wo der Patient doch »nur« 26 Medikamente nahm? Die Erklärung war leicht: Ein Medikament kann auch mehr als einen Wirkstoff enthalten (Zum Beispiel Zentramin®: Calcium und Magnesium) und jedes einzelne Medikament kann theoretisch mit jedem anderen Medikament negativ wechselwirken.
Nur ein kleiner Auszug aus der Analyse (MMI-Pharmindex® (2010), abgewandelt und gekürzt):

– Achtung: Kaliumerniedrigung im Blut (empfohlen wird die Überwachung des

Blutkaliumspiegels durch häufige Blutentnahmen und Kaliumgabe bei Bedarf) Fosamax® sollte mit Calciumtabletten nicht gleichzeitig eingenommen werden, weil dann die Aufnahme der Medikamente behindert werden kann. Beide Medikamente sollten im Abstand von 0,5 bis 2 Stunden eingenommen werden.

- Vor der Kombination von Thiaziddiuretika (hier: HCT) und Kalzium oder Kalzium-sparenden Medikamenten (hier: Vigantoletten®) wird gewarnt, weil es zu einer lebensbedrohlichen Kalziumerhöhung im Blut und der gefährlichen metabolischen Alkalose kommen könnte.
- Theophyllin (hier: Afonilum®) und Betablocker (hier: Bisoprolol) wirken entgegengesetzt: Theophyllin soll die Bronchien weiter machen, Betablocker machen sie aber enger. Die Kombination ist sinnlos und hat keinerlei guten Effekt, sondern nur nachteilige Wirkungen, weil beide Medikamente zudem Nebenwirkungen entfalten.
- Die Kombination von Salbutamol und Anticholinergika (hier: Berodual®) kann ein akutes (Engwinkel-) Glaukom hervorrufen.
- Die Kombination von Omeprazol (hier: Antra mups®) und Benzodiazepinen (hier: Lexotanil 6 mg®) kann die Blutspiegel des Beruhigungsmittels Lexotanil bedrohlich erhöhen, dadurch kann es unter anderem zu Schwäche, Müdigkeit und Gangunsicherheit kommen.

Anhand von dieser Analyse hätte man bereits die ursprüngliche, völlig unsinnige Entlassungsempfehlung kürzen können, vielleicht auf ein Drittel.
Außerdem wäre klar gewesen, dass umgehend nach der Entlassung und auch später das Blut zu untersuchen gewesen wäre.
Ich habe das tatsächlich ab und zu gemacht: mehrseitige Analysen den beteiligten Fachärzten und Apotheken gefaxt. Eine Antwort kann nur ein einziges Mal: Ein Nephrologe rief mich an und sagte, die negativen Interaktionen seien ihm bekannt, aber er hätte alles im Griff, würde zweimal pro Woche die Blutwerte kontrollieren. Ein Apotheker sagte mir, er könne die Interaktionen nicht kontrollieren, wenn Patienten sich ihre Medikamente in verschiedenen Apotheken holten und zudem noch im Supermarkt oder Internet einkaufen würden. Sein Kassensystem habe zwar eine eingebaute Warnfunktion, die aber nur dann zum Zuge kommt, wenn Medikamente zum gleichen Zeitpunkt gescannt und taxiert würden.

## XIII. Achtung: Medikament nicht nehmen, weil kontraindiziert!

Medikamente sollen normalerweise dann nicht zum Einsatz kommen, wenn sie Schaden anrichten können. Das kann dann der Fall sein, wenn sie kontraindiziert sind, also eine Gegenanzeige gegen die Einnahme besteht.

1. Kontraindikation: Zwölffingerdarmgeschwüre und Diclofenac.

Herr B. litt vor einiger Zeit unter Zwölffingerdarmgeschwüren, die nach wochenlanger Behandlung wieder geheilt waren, eine Spiegelung (Endoskopie) bestätigte das. Nun verschreibt ihm der Orthopäde wegen Rückenschmerzen Diclofenac (Diclo, Voltaren) und klärt Herrn B. in der Sprechstunde nicht über das Für und Wider dieses Wirkstoffes auf.

Der Orthopäde befragte Herrn B. auch nicht zu dessen (Anamnese) Krankengeschichte. Herr B. löst das Rezept in der Apotheke ein und wird auch dort nicht beraten. Zu Hause nimmt Herr B. die erste Tablette und setzt die Einnahme dann dreimal täglich fort, so wie vom Orthopäden angeordnet und von der Apothekerin auf der Packung notiert. Den BPZ liest er nicht, das macht er nie, denn »wenn man das alles liest, wird man erst richtig krank«. Gleich am ersten Tag lassen die Rückenschmerzen nach, am zweiten Tag spürt er leichtes Sodbrennen, am dritten Tag hat er weniger Appetit und am vierten Tag geschieht die Katastrophe: Ihm wird auf der Arbeit schlecht und er muss vom Gabelstapler absteigen, ist kreidebleich und übergibt sich. Dabei kommt jede Menge hellrotes Blut heraus, er sackt auf seinem Stuhl in sich zusammen und wird ohnmächtig. Eine Kollegin entdeckt ihn im Pausenraum, ruft um Hilfe, jemand wählt die Nummer vom Betriebssanitäter. Als der eintrifft, hat B. schon über einen halben Liter Blut verloren. Als der Notarztwagen endlich eintrifft, ist B. immer noch bewusstlos und bekommt sofort Infusionen, mit Blaulicht geht es ab in die Klinik. Dort gelingt es endoskopisch nicht, die Blutung zu stillen, er wird notfallmäßig operiert: Der Bauch wird aufgeschnitten und ein Teil von Magen und Zwölffingerdarm wird entfernt. Dort hat es aus einem großen Geschwür heraus geblutet, Mageninhalt und -säure waren zusammen mit viel Blut durch dieses Loch in den Bauchraum hineingelaufen. Drei Tage später stirbt B., obwohl er nach allen Regeln der Kunst intensivmedizinisch betreut worden war.
Diclofenac ist bei aktiven Magen- und Zwölffingerdarmgeschwüren kontraindiziert (darf also nicht verschrieben und eingenommen werden). Das gilt eigentlich auch dann, wenn diese Geschwüre früher mal aufgetreten waren und geheilt wurden, man aber im Moment nicht sicher sein kann, ob sie wieder aufgetreten sind. Das steht auch in der Packungsbeilage und in der Fachinformation.

2. Vorsicht mit ASS bei Asthma

Frau F. leidet seit einem Jahr an Asthma und inhaliert deswegen regelmäßig zwei Sprays. Als sie bei einer Routineuntersuchung bei ihrer Frauenärztin über Kopfschmerzen klagt, empfiehlt diese ihr ASS+Vitamin C. Über Risiken dieses Medikamentes verliert die Frauenärztin kein Wort. Frau F. holt sich das Medikament in der Apotheke, irgendeine Beratung dazu findet nicht statt. Zu Hause löst sie gleich die erste Brausetablette auf und trinkt das Glas in einem Zug leer. Den BPZ liest sie entgegen ihrer Gewohnheit nicht, denn mit Vitamin C verbindet sie etwas Gesundes, und ASS kennt doch jeder. Allerdings hatte sie ASS oder Aspirin noch nie genommen, sondern immer nur Paracetamol. Nach zehn Minuten wird sie kurzatmig, dann rasselt und pfeift es fürchterlich beim Atmen, sie bekommt kaum noch Luft. Das Telefon steht woanders, ihr Mann ist auf der Arbeit, die Kinder in der Schule. Sie ist allein. Mit letzter Kraft schleppt sie sich zum Telefon, drückt die Kurzwahl ihrer Schwester, die zum Glück zu Hause ist. Die Schwester kann zwar kein Wort verstehen, weil Frau F. nicht mehr reden kann, sondern nur noch keucht, ist aber so geistesgegenwärtig, die Polizei zu rufen. Die rückt aus und alarmiert gleichzeitig den Notarztwagen. Polizei und Notarzt treffen fast gleichzeitig vor der Wohnung ein, klingeln, aber keiner macht auf. Der Nachbar kommt aus seiner Wohnung, hat aber keinen Schlüssel, der Hausmeister meldet sich auf seinem Handy nicht. Nach fünf Minuten entschließt sich die Polizei die Wohnungstür gewaltsam zu öffnen. Frau F. liegt nicht ansprechbar im Flur und ist blau angelaufen. Sie wird intu-

biert und beatmet und eine Infusion gelegt, um Medikamente zu spritzen. Nach drei Wochen Krankenhaus wird sie entlassen, sie lebt, kann aber ohne Rollator nicht gehen, denn sie hatte durch den langen Sauerstoffmangel während ihres Status asthmaticus (Lebensbedrohlicher Asthmaanfall) einen Schlaganfall erlitten. Sie ist 28 Jahre alt und wird nie mehr richtig gesund werden. Was von der Lähmung zurückbleiben wird, ist noch nicht klar, jetzt geht es erst mal vier Wochen in eine Anschlussheilbehandlung. Ihr Mann weiß nicht, wie er alles packen soll, und weint jeden Tag.
Dass ASS (Aspirin®) oder Diclofenac (Voltaren®) bei Asthma in der Regel nicht genommen werden sollte, steht auch auf dem BPZ oder in der Fachinformation:

*»ASS 500 soll in der Regel nicht oder nur unter ärztlicher Kontrolle angewendet werden … bei Asthma bronchiale …«*
*»Diese Arzneimittel dürfen nicht angewendet werden – bei bekannter Überempfindlichkeit gegen den Wirkstoff Diclofenac oder einen der sonstigen Bestandteile des Arzneimittels – bei ungeklärten Blutbildungs- und Blutgerinnungsstörungen – bei Magen- und Darmgeschwüren …*
*Patienten, die an Heuschnupfen … oder chronisch obstruktiven Atemwegserkrankungen leiden, … dürfen Diclofenac nur unter bestimmten Vorsichtsmaßnahmen (Notfallbereitschaft) und direkter ärztlicher Kontrolle anwenden, da für sie ein erhöhtes Risiko für das Auftreten allergischer Reaktionen besteht. Diese können sich äußern als Asthmaanfälle (so genannte Analgetika-Intoleranz/Analgetika-Asthma), Quincke-Ödem oder Urtikaria …«*

3. Kein Quecksilber in der Schwangerschaft.

Eine schwangere Patientin litt unter einer akuten Nebenhöhlenentzündung und bekam von ihrem Bruder, einem Allgemeinarzt, Sinfrontal® empfohlen. Das dürfe sie in der Schwangerschaft nehmen. Sinfrontal® sind Tabletten, die zur Behandlung von Nebenhöhlenentzündung zugelassen sind und enthalten Quecksilber. Deswegen dürfen Schwangere und Stillende das Mittel nicht nehmen. Die Patientin und ihr Bruder wussten das nicht und als sie die Tabletten in der Apotheke holte und darauf hinwies, dass sie schwanger sei, sprach die Apothekerin keine Warnung aus. Alle dachten wohl: Gut, ein naturheilkundlich-homöopathisches Medikament, das kann ja nicht schaden. Zu Hause entdeckte die Patientin dann auf dem BPZ den entsprechenden Warnhinweis und nahm das Mittel nicht. Hätte sie es trotzdem genommen, wäre das Quecksilber in geringen Mengen zum Embryo vorgedrungen. Wahrscheinlich wäre dem Kind nichts passiert. Aber wer weiß, ob subtile Schäden nicht später auftauchen können? Lernprobleme beim Kind? Aufmerksamkeitsdefizite? Überaktivität?

## XIV. So können Sie sich schützen.

1. Beipackzettel aushändigen lassen und vorher durchlesen.
Alle Patienten sollten sich sowohl im Krankenhaus als auch beim Haus- oder Facharzt schriftliche Informationen zu allen eingenommenen oder (zum Beispiel durch Infusionen oder Einläufe oder Spritzen) verabreichten Medikamenten geben lassen, bevor die Medikamente verabreicht werden, Notfälle ausgenommen.

Sie werden sagen: Solche Überprüfungen kann ich nicht durchführen, wenn ich im Krankenhaus liege, damit bin ich überfordert. Vorschlag: Rufen Sie aus dem Krankenhaus heraus Ihre Hausapotheke oder Ihren Hausarzt an oder schicken jemanden dorthin und bitten Sie um Prüfung der Medikation. Oder rufen Sie eine der Versandapotheken an, diese beraten meistens auch kostenlos telefonisch.

2. Schriftliche Analyse aushändigen lassen.

Wird mehr als ein Medikament gegeben, sollten Sie sich vom Arzt und Apotheker eine schriftliche Analyse etwaiger negativer Wechselwirkungen aushändigen lassen. Wenn diese sich weigern oder keine entsprechende Software haben, sollten Sie einen Wechsel in Erwägung ziehen.

3. Kundenkartensystem in der Apotheke.

Eine Wechselwirkungsanalyse sollte eigentlich jedes Mal in der Apotheke durchgeführt werden, zusätzlich zu den mit den Medikamenten ausgehändigten BPZ. Jede Apotheke sollte über ein Arzneimittelinformationssystem verfügen und den Kunden die kostenlose und freiwillige Möglichkeit anbieten, sich per Kundenkarte in der Apotheke bekannt zu machen. Auf dieser Kundenkarte werden Stammdaten (Personalien, Dauerkrankheiten, Unverträglichkeiten, Allergien) und abgegebene Medikamente gespeichert. Die Karte muss in jeder deutschen Apotheke funktionieren, schließlich will man ja auch mal verreisen oder die Apotheke wechseln. Die elektronische Gesundheitskarte könnte diese Funktionen übernehmen, falls der Patient einwilligt.
Eine Versandapotheke schrieb mir letztens:

*»Unsere Pharmazeuten prüfen jede Bestellung. Dabei gibt es vom Rezepteingang bis hin zum Paketversand vier Kontrollen:*

- *Rezept wird auf Richtigkeit der Adress- und Personendaten überprüft.*
- *Rezept wird auf Richtigkeit der Verordnung und Bestellung überprüft.*
- *Kontrolle auf Risiken und Nebenwirkungen, Wechselwirkungs-Prüfung.*
- *Endkontrolle Ihrer Bestellung plus zusätzlicher Stichprobenkontrolle.«*

Eine solche Versandapotheke käme also auch in Betracht zum Bezug Ihrer Medikamente und zum automatischen Abprüfen auf negative Wechselwirkungen. Nachteil: Bis Sie Ihre bestellten Medikamente erhalten, können mehrere Tage vergehen.

4. Prüfmöglichkeiten im Internet.

Im Internet gibt es nur wenige Seiten, auf denen Sie interaktiv und ohne Zugangskontrollen Medikamentennebenwirkungen, -wechselwirkungen und Kontraindikationen prüfen können:

- http://www.apotheken-umschau.de/Arzneimittel-Check
  Wechselwirkungen von 44.000 Medikamenten in mehr als 77.000 deutschen Fertig-

arzneimitteln

- http://www.drugdigest.org/
  11.500 mögliche Wechselwirkungen von 5.000 Substanzen
- http://www.drugs.com/drug_interactions.html

Eine Interaktionsprüfung von z. B. ASS und Marcumar® bringt dort folgende Resultate:

Auszug aus www.drugs.com :

»... *GENERALLY AVOID: Aspirin, even in small doses, may increase the risk of bleeding in patients on oral anticoagulants by inhibiting platelet aggregation, prolonging bleeding time, and inducing gastrointestinal lesions. Analgesic/antipyretic doses of aspirin increase the risk of major bleeding more than low-dose aspirin; however bleeding has also occurred with low-dose aspirin ...« [Gelesen auf Drugs.com am 31.12.2010]*

Auszug aus http://www.apotheken-umschau.de/Arzneimittel-Check:

»... *Patienteninformation für die Wechselwirkung Phenprocoumon – Acetylsalicylsäure ... Bei der Behandlung von Patienten, die Medikamente zur Blutverdünnung wie Phenprocoumon und gleichzeitig Acetylsalicylsäure als Blutplättchenhemmer oder Schmerzmittel einnehmen, ist folgendes zu beachten. Die gleichzeitige Anwendung der Arzneimittel Phenprocoumon und Acetylsalicylsäure bringt das Risiko einer Wechselwirkung mit sich. Diese schlägt sich in einem erhöhten Blutungsrisiko, ..., nieder. Die Arzneimittel Phenprocoumon und Acetylsalicylsäure sollten nach Möglichkeit nicht zusammen oder aber nur mit besonderer Vorsicht zusammen angewendet werden. Ärztlicherseits ist dafür Sorge zu tragen, dass die Risiken dieser Wechselwirkung durch regelmäßige Messungen des Gerinnungsstatus, d.h. der INR, Überwachung von Blutdruck, Magen- und Darm-Status und die Anwendung geeigneter Medikamente und Dosierungen vermieden werden ...«*
*[Gelesen und gekürzt am 31.12.2010 auf http://www.apotheken-umschau.de/Arzneimittel-Check]*

5. Schreiben Sie Ihrem Bundestagsabgeordneten und der Landesärztekammer.

Forderung an die Politik: Ein einfach zu handhabendes Meldesystem für unerwünschte Wechselwirkungen, auch Verdachtsfälle, sollte auch Laien – und nicht nur Ärzten und Apothekern – zur Verfügung stehen. Ein Meldezettel sollte jeder Medikamentenpackung beiliegen.

6. Die elektronische Gesundheitskarte: Wenden Sie sie an!

Seit Oktober 2011 wird die elektronische Gesundheitskarte in Deutschland eingeführt und in einer späteren Ausbaustufe kann sie automatisch auf Kontraindikationen und negative Wechselwirkungen prüfen.

7. Legen Sie immer Ihre komplette Medikation offen!

Natürlich können bei der Prüfung von Wechselwirkungen nur solche Mittel berück-

sichtigt werden, die den Ärzten auch bekannt sind. Eine Studie der Abteilung Innere Medizin VI der Uniklinik Heidelberg ergab laut »Der Hausarzt«, 19/04, S. 11 aber, dass etwa 20 Prozent der Klinikpatienten Substanzen einnehmen, die in der Krankenakte nicht verzeichnet sind. Etwa 10 Prozent der Klinikpatienten nahmen laut dieser Studie Johanniskraut ein, ohne es den Ärzten zu sagen.
Auch Schmerz- und Beruhigungsmittel sowie Mittel gegen Sodbrennen nehmen viele ein, ohne es ihren Ärzten zu sagen *[Zitiert nach EJ Clin Pharm, 60, 2004, 363-368]*.
Ein systematischer Überblick über Untersuchungen über das Wechselwirkungspotenzial von Johanniskraut hat ergeben, dass die Verfügbarkeit im Körper (Bioverfügbarkeit) von vielen konventionellen Medikamenten durch die Einnahme von Johanniskraut eingeschränkt werden kann *[BMJ 329, 2004, 27-30, zitiert nach »ÄP«, 13.7.2004, S. 2]*. Besonders die Wirkung von Digoxin, einem Herzmittel, oder der Anti-Baby-Pille oder AIDS-Medikamenten kann kritisch herabgesetzt werden.
Patienten sollten deshalb allen ihren Ärzten immer genau sagen, was sie alles einnehmen, auch pflanzliche Arzneimittel, Vitamine, Mineralien, Ayurveda oder Life-Style-Produkte müssen genannt werden. Dabei spielt es keine Rolle, ob Sie das Mittel in einer Apotheke, Drogerie, Supermarkt oder im Internet gekauft haben. Viele Menschen gehen davon aus, dass pflanzliche Mittel harmlos seien, das ist falsch. Mittel, die wirken, können auch neben- oder wechselwirken. Alle genannten Mittel sollte der Haus- oder Fach- oder Klinikarzt in seiner Akte verzeichnen. Wenn Sie eine elektronische Gesundheitskarte oder Kundenkarte einer Apotheke haben, sollte auch dort alles gespeichert werden. Bei jedem Besuch bei einem Arzt oder einer Apotheke sollte die Karte ausgelesen, verarbeitet und dann aktualisiert werden.
Kein Arzt und Apotheker blickt da noch durch, wenn er oder sie sich keiner Spezialsoftware bedient. Nach meiner Schätzung prüfen etwa 80-90 Prozent der Praxis- oder Klinikcomputer in Deutschland die Medikation aber nicht automatisch. Entweder weil keine Prüfsoftware installiert ist oder weil nicht alle Patienten-Daten gespeichert wurden.

## XV. Mindestens 100.000 Todesfälle wären in Deutschland jährlich vermeidbar.

Überträgt man die Ergebnisse einer Studie aus Norwegen auf deutsche Verhältnisse, muss hier alleine auf internistischen Stationen mit jährlich 57.000 Todesfällen durch unerwünschte Medikamentennebenwirkungen (das schließt auch unerwünschte Wechselwirkungen mit ein) gerechnet werden. Die Hälfte davon wäre wohl vermeidbar *[Zitiert nach MMW, 40, 2006, S. 55]*.
Bedenken Sie nun, dass es natürlich noch eine Vielzahl anderer Stationen in Krankenhäusern gibt, auf denen Medikamente oder Infusionen zum Einsatz kommen: Chirurgie, Kinder, HNO, Frauen, Augen, Psychiatrie, Urologie, Haut etc. und dass selbstredend Medikamente auch außerhalb von Krankenhäusern verordnet werden: Durch niedergelassene Haus- und Fachärzte oder rezeptfrei erworben werden können.
Deshalb schätze ich die durch unerwünschte Nebenwirkungen verursachten Todesfälle in Deutschland auf das Vierfache, also 228.000 pro Jahr. Die Hälfte davon wäre sicher vermeidbar, also über 100.000 Menschen müssten jedes Jahr nicht sterben.
Bei derart hohen Zahlen wird sofort klar, dass jeder schon heute betroffen sein könnte.

Stellen Sie sich vor, Sie rufen am Wochenende den Ärztlichen Notfalldienst und bitten um einen Hausbesuch, weil Sie an Brechdurchfall erkrankt sind und Hilfe brauchen. Oder Sie haben akute Rückenschmerzen oder sind schwindelig wegen Blutdruckproblemen. Oder Ihr Kleinkind hat Fieber. Der Notdienst kommt ins Haus oder Sie schleppen sich oder Ihr Kleinkind in die Notfalldienstzentrale und bekommen dort eine Spritze oder ein Rezept. Mitten in der Nacht gehen Sie zur nächsten Notapotheke und bekommen Ihr Medikament durch eine kleine Klappe in der Tür der Apotheke gereicht. Irgendwelche Fragen nach Vormedikation, Unverträglichkeiten oder Allergien oder chronischen Krankheiten stellt doch dort kein Mensch. Auch oft nicht, wenn es nicht mitten in der Nacht ist. Das ist doch die Realität und jeder, der schon mal den Notfalldienst oder eine Ambulanz eines Krankenhauses aufgesucht hat, also praktisch alle Einwohner Deutschlands, können das bestätigen.
Wenn Sie dann noch schlecht oder gar nicht Deutsch sprechen, die Schwester an der Anmeldung verärgern, weil Sie die Praxisgebühr nicht passend haben oder gar Ihre Versichertenkarte nicht sofort zur Hand haben, haben Sie erst recht verloren.

**Merksatz: Wenn Sie oder ein Angehöriger oder Freund mehr als drei verschiedene Medikamente täglich einnehmen sollen, ist das Risiko hoch, unerwünschte Wirkungen zu erleiden. Wenn Senioren mehr als fünf verschiedene Wirkstoffe erhalten, könnte Todesgefahr drohen. Sie als Patient oder Kind oder Enkelkind eines Patienten sollten selbst aktiv werden und die Sache abklären.**
**Warum warten, bis das Kind in den Brunnen gefallen ist? Schenken Sie Ihren Liebsten eine Medikamentenanalyse zum Geburtstag oder zu Weihnachten. Fragen Sie vorher ihren Arzt oder Apotheker, was er dafür nimmt. Vielleicht gar nichts, weil er Sie als neuen Kunden gewinnen oder als alten Kunden behalten will.**

Angenehmer Effekt für Patient und Krankenkasse: Die Analyse und nachfolgende Beratung beim behandelnden Arzt könnte ergeben, dass viele unnötige Medikamente abgesetzt werden können. So spart die Krankenkasse Geld und Sie Zuzahlungen.
Viele Patienten nehmen aus diffuser Angst heraus notwendige Medikamente nicht oder nicht richtig, was natürlich auch keine Lösung sein kann, denn man riskiert dann deswegen krank zu bleiben, kränker zu werden oder gar zu sterben. Der Anteil der Patienten in einer WHO-Studie, die ihre Medikamente gegen chronische Erkrankungen nicht richtig oder gar nicht nehmen, beträgt in Deutschland 50 Prozent, also die Hälfte! *[Zitiert nach WHO, Adherence to long-term therapies: evidence for actions 2003]*

## XVI. Pharmavertreter pushen Medikamente.

Ärzte werden von Pharmavertretern besucht und beeinflusst. Ärzte müssen diese Vertreter nicht empfangen. Viele tun es aber, weil sie sich schnell und zwischen zwei Patienten auf dem Laufenden halten wollen: Fortbildung light. Klar, da fällt dann auch schon mal ein Kugelschreiber oder eine Flasche Wein ab. Aber deswegen machen es die Ärzte nicht unbedingt, sondern wegen der schnellen und kostenlosen »Fortbildung«. Die es aber in sich hat: Diese Fortbildung ist nicht immer neutral, beruht zuweilen auf üblen Auslassungen und Beinahe-Lügen.

Denken Sie daran: Ihre freundliche Ärztin empfängt genau so freundlich auch die freundliche Pharmareferentin und lässt sich von der vollquatschen und kostenlose Medikamenten-Muster aushändigen (»Gut, damit habe ich wieder mein Medikamenten-Budget entlastet!«). Glauben Sie nicht, Ihre Ärztin, die natürlich die beste der Welt ist, wäre immun gegen Manipulationen. Fragen Sie sie doch mal, ob sie Pharmareferenten empfängt und ob sie Medikamenten-Muster annimmt.

## XVII. Angesichts horrender Zahlen besteht Handlungsbedarf.

Jeden kann es treffen. Über 470 Millionen Rezepte werden jährlich in Deutschland ausgestellt, davon sind etwa 2 Prozent mit gravierenden Arzneimittelproblemen behaftet. Das sind etwa 10 Millionen Rezepte, von denen etwa 30 Prozent potenziell gesundheitsgefährdend sind, also etwa 3 Millionen Rezepte. Von diesen Patienten werden etwa 30 Prozent ins Krankenhaus eingewiesen, also etwa 0,9 Millionen Menschen. 30 Prozent davon seien vermeidbar, also etwa 250.000 Fälle, von denen jeder durchschnittlich 7 Tage im Krankenhaus liege und etwa 300 Euro Kosten pro Tag verursache. Alleine das ergibt etwa 520 Millionen Euro an vermeidbaren Kosten *[Zitiert nach ifap, Der Hausarzt, 20/2006, S. 34]*.
Dem entsprechen auch etwa 26 Millionen Arbeitsstunden (bei 20 Euro Durchschnittsverdienst pro Stunde ohne Arbeitgeberabgaben), die vermeidbar wären. 26 Millionen Stunden, in denen die Leute durch die Arbeit krank werden oder auf dem Arbeitsweg gegen den Baum fahren und dann deswegen behandelt werden müssen. Sie sehen schon: Das Perpetuum Mobile ist schon längst erfunden und Ihr Arzt, Ihr Apotheker, Ihr kommunales Krankenhaus verdient trotz Budgetierung daran und hält es am Laufen.
Dummerweise werden nur wenig mehr als ein Drittel der Patienten in der Praxis nach allen eingenommenen Medikamenten gefragt, nur jeder siebte verstehe überhaupt den Sinn der Arzneibehandlung, wenn er die Klinik verlässt, wird Sawicki in der FAZ vom 18.4.2007 auf S. N2 zitiert.

Laut einer Auswertung im »Archives of Internal Medicine« vom September 2007 hat sich die Zahl der schweren Arzneimittelzwischenfälle seit 1998 mehr als verdoppelt und die Todesfälle durch Medikamente haben sich seitdem nahezu verdreifacht *[Zitiert nach SZ, 11.9.2007, S. 1, Leiden auf Rezept]*.
Gleichzeitig sei die Zahl der verschriebenen Medikamente in den USA um etwa die Hälfte gewachsen. Schätzungen gehen davon aus, dass die US-Arzneimittelbehörde FDA aber nur 0,3 bis 33 Prozent der tatsächlichen Nebenwirkungen erfasst *[a.a.O.]*.
Daniel Grandt vom Vorstand der Arzneimittelkommission der deutschen Ärzteschaft wird an gleicher Stelle zitiert: »... man kann die Zahlen aus den USA, Kanada oder Australien durchaus (auf Deutschland) übertragen.« Und: »Man kann die Dimension mit den etwa 5.000 jährlichen Todesfällen im Straßenverkehr vergleichen – gegen diesen Missstand wird aber weitaus mehr getan.«
Der Sachverständigenrat im Gesundheitswesen schätzt in seinem Gutachten 2007, dass in Deutschland jedes Jahr 80.000 Patienten deswegen ins Krankenhaus müssen, etwa 40 Prozent dieser Fälle seien vermeidbar *[a.a.O.]*.
Das Bundesamt für Arzneimittel und Medizinprodukte (BfArM) gibt hingegen zwi-

schen 15.000 und 17.000 unerwünschte Nebenwirkungen durch Medikamente im Jahr an, Tendenz steigend. Dazu zählten auch 1.200 bis 1.400 tödliche Nebenwirkungen. Diese Zahlen erfassten aber nur die gemeldeten Zwischenfälle *[a.a.O.]*. Also nur 0,3 bis 33 % der Gesamtzahl, nach meiner Schätzung. Mithin wäre auf 3.600 bis 466.200 Todesfälle hochzurechnen.
Man kann meines Erachtens davon ausgehen, dass ein Arzt nicht diejenigen ernsten Zwischenfälle meldet, an denen er irgendwie selbst beteiligt ist. »Von 35.000 gemeldeten unerwünschten Arzneimittelwirkungen 2006 stammt nur ein Bruchteil von Ärzten«, wird Wolf-Dieter Ludwig von der Arzneimittelkommission der deutschen Ärzteschaft im Deutschen Ärzteblatt vom 1.2.2208 auf S. A 191 zitiert.
Ab 2012 können auch Patienten Nebenwirkungen melden: An das Paul-Ehrlich-Institut oder das BfArM. Das sieht eine neue EU-Richtlinie vor.

(Erst) 1958 rief die Arzneimittelkommission erstmals zur Meldung unerwünschter Wirkungen auf *[MMW, 39/2011, S. 30, Müller-Oerlinghausen, B.]*, aber erst der Contergan-Schock 1961 zeigte der fortschrittsgläubigen Bevölkerung und Fachwelt, dass wirksame Therapien fast immer mit Risiken verbunden sind *[MMW a.a.O.]*.

## XVIII. Neben- und Wechselwirkungsrisiko gängiger Mittel.

Für gängige Mittel gegen hohen Blutdruck wurden in einer Metaanalyse *[BMJ, 2003, 326, 1427]* für eine Standarddosierung folgende Nebenwirkungsraten genannt:

*Thiazide (Entwässerungsmittel): 9,9 %*
*Betablocker: 7,5 %*
*Kalziumantagonisten: 8,3 %*
*ACE-Hemmer: 3,9 %*
*AT1-Blocker: 0 %*

*Und für die doppelte Standarddosis gilt: 17,9 %, 9,4 %, 14,9 %, 3,9 %, 1,9 %.*

Da diese Mittel oft in Kombination gegeben werden, treten die negativen Wechselwirkungen dann noch zu den »normalen« Nebenwirkungen hinzu! Bei obigen Mitteln dürften dann, je nach Kombination und Dosierung, etwa ein Drittel bis die Hälfte der Patienten im Laufe der Zeit von üblen Wirkungen betroffen sein.

## XIX. Komplette Aufklärung findet nur selten statt.

Aufklären tun Ärzte, Apotheker, Psychotherapeuten, aber auch Heilpraktiker regelmäßig nicht richtig über die von ihnen angewandten Therapien oder Arzneien.
In einer kalifornischen Studie wurden die Gespräche zwischen Ärzten aus 185 Praxen und 860 Patienten auf Tonband aufgenommen, 243 mal wurde sogar ein neues Medikament verschrieben. Nur in jedem zweiten Fall wurde den Kranken gesagt, wie oft er oder sie die Tabletten einnehmen solle *[Zitiert nach »Verschwiegene Wahrheiten«, SZ]*, 10

Prozent der Patienten erfuhren erst gar nicht von der Ärztin, warum sie das Medikament überhaupt verschrieb *[a.a.O.]*.
Man kann davon ausgehen, dass sich die Ärzte in dieser Studie aus Kalifornien besonders große Mühe gaben, weil sie schließlich abgehört wurden, und dass die Patienten besonders aufmerksam und nachfragend waren, weil sie ja ebenfalls von der Überwachung wussten. Die Realität sieht wesentlich schlechter aus: Aufklärung findet regelmäßig nicht oder nicht richtig statt. Da viele Patienten zudem die Hälfte des Wenigen, was in der Praxis oder Apotheke gesprochen wurde, vergessen haben, wenn sie nach Hause kommen, und weitere 10 bis 20 % sich sogar grob falsch – nämlich gegenteilig – erinnern, leuchtet ein, dass die Behandlung mit Medikamenten (aber auch mittels Psychotherapie) in den meisten Fällen nicht klappen kann und viele Menschen deswegen sogar noch kränker werden. Dann gehen sie wieder zum Arzt und der Arzt verschreibt ein weiteres Medikament, was die Sache noch weiter verkompliziert. Irgendwann ist dann auch der stärkste Patient tot (Die Hausärztin sagt dann: »Das Herz, es kam für alle so überraschend«).
Das Verordnen per Computer mit eingebauter automatischer Analyse der Verordnungen könnte eine wesentliche Verbesserung darstellen. Den Patienten sollten noch in der Sprechstunde alle Medikamenteninformationen (auch zur Dosierung) und Risiken ausgedruckt und erläutert werden. Anschließend sollte der Patient unterschreiben, dass er alles verstanden und keine weiteren Fragen hat.

**Ein umfassender Einsatz des elektronischen Verordnens könnte alleine in den USA die Kosten um etwa 27 Milliarden Euro pro Jahr senken und die Krankenhauseinweisungen durch unerwünschte Medikamentennebenwirkungen deutlich reduzieren. in 2005 wurden in den USA etwa 6 Prozent aller Krankenhauseinweisungen durch unerwünschte Medikamentennebenwirkungen bedingt** *[»Elektronisches Erfolgsrezept«, Financial Times Deutschland (FTD), 27.1.2005, S. 28]*.

Laut einer französischen Studie *[Pouyanne et al., BMJ, 2000, 320, 1036]* sind Neben- und Wechselwirkungen von Medikamenten für etwa jede 30. Krankenhausaufnahme verantwortlich. Allerdings gehen die Autoren auch davon aus, dass nicht alle Patienten mit Medikamentenneben- und Wechselwirkungen ins Krankenhaus kommen, so dass noch (wesentlich) mehr Fälle an Nebenwirkungen auftreten dürften. In den USA gehören die Todesfälle nach medikamenteninduzierten Neben- und Wechselwirkungen inzwischen mit zu den häufigsten Todesursachen *[Lazarou, JAMA, 1998, 279: 1200-5]* Häufig sind diese Zwischenfälle vermeidbar *[Zitiert nach MMW, 2000, 23, S. 25]*.
Die Patienten fühlen sich seit jeher unwohl mit ihren Tabletten: Die Einnahmetreue (Compliance) bei der Einnahme blutdruck- und lipidsenkender Mittel ist schlecht. Nach drei Monaten nimmt nur jeder zweite Patient zuverlässig beide Medikamente. Nach sechs Monaten war nur noch jeder Dritte einnahmetreu. Viele nahmen die Pillen nach Gutdünken irgendwie oder auch überhaupt nicht ein. *[Nach Chapman et al., Arch Intern Med 2005; 165: 1147-52]*.

*Sind Sie auch ratlos?*

*Wie bewerten Sie die ärztlichen Informationen über das Ihnen zuletzt verordnete rezept-*

*pflichtige Arzneimittel?*
*(Vollkommen) ausreichend*
*zu möglichen Nebenwirkungen: antworteten 44 %*
*zum Verhalten bei Nebenwirkungen: 45 %*
*zur Wirkungsweise des Arzneimittel: 70 %*
*zur Indikation: 87 %*
*zur Einnahmedauer und Dosierung: 91 % [ÄZ, 21.9.11, S. 1, nach Bertelsmann-Gesundheitsmonitor 2011]*

Mit anderen Worten: 56 % wurden nicht ausreichend vom Arzt über mögliche Nebenwirkungen informiert, 55 % nicht über korrektes Verhalten beim Auftreten von Nebenwirkungen, 30 % nicht über die Wirkweise des Arzneimittels, 13 % wurden nicht ausreichend informiert, warum sie das Medikament überhaupt bekamen und 9 % wussten nicht ausreichend über die Einnahmedauer und Dosierung Bescheid.

*»Letztlich sind Medikamente Gift«: 53 % der 1.778 Befragten stimmten der Aussage zu. [ÄZ, 21.9.11, S. 1, nach Bertelsmann-Gesundheitsmonitor 2011]*

Gerade mal 18 von 43 befragten Patienten kannten bei ihrer Krankenhausentlassung ihre Diagnose. 16 wussten zwar, wofür die im Durchschnitt etwa vier verordneten Medikamente gut waren, aber nur 12 konnten die Mittel auch alle nennen *[Rosenow et al., Mayo Clinic Proceedings, 2005; 80 (8): 991-4 und 983-7, zitiert nach MT, 30.9.200?, S. 30]*. Nur sechs Patienten wussten über mögliche Nebenwirkungen ihrer Medikamente Bescheid, als sie aus dem Krankenhaus entlassen wurden und das, obwohl sie bei der Befragung sogar Unterlagen und Notizen zu Rate ziehen durften, die sie sich in der Klinik gemacht hatten *[a.a.O.]*.

## XX. Frau K.: Fehlende Übergabe.

Eine andere alte Dame, Frau K., die gerade ins Pflegeheim eingeliefert worden war, weil sie nicht mehr in der Lage war, zu Hause selbstständig zu leben, erhielt bis zur Krankenhauseinlieferung acht verschiedene Medikamente. Weil ihr alter Hausarzt keine Hausbesuche in diesem Pflegeheim machte, weil es außerhalb seines Einzugsgebietes lag, bekam Frau K. einen neuen Hausarzt. Der übertrug die bisherige Medikation in das Pflegejournal des Heimes und zeichnete alles ab. Alle Pflegeheime verlangen das so, denn ohne ärztliche Anordnung dürfen sie den Patienten keine Medikamente geben. Gleichzeitig war die Anordnung des neuen Hausarztes auch Auftrag und Verpflichtung für die Pflegerinnen und Pfleger, die Medikamente genau wie angeordnet Frau K. zu verabreichen. Zu Hause hatte sie das noch selbst gemacht, allerdings, darf man annehmen, vielleicht die Hälfte vergessen oder auch schon mal Tabletten geteilt, in der Annahme, das weniger manchmal mehr wäre.
Ihr alter Hausarzt wusste von diesen Experimenten, sagte dem neuen Hausarzt aber nichts darüber. Vielmehr gab es überhaupt keine »Übergabe«. Die beiden Ärzte hatten, wie das so üblich ist, noch nicht mal miteinander telefoniert. »Übergaben« bei Hausarztwechseln sind die große Ausnahme.

In 30 Berufsjahren habe ich Übergaben nur selten erlebt. Man hat offenbar irgendwie eine Abneigung gegen den persönlichen Kontakt und der alte Hausarzt schreibt auch dem neuen keinen Brief oder Bericht. Noch nicht mal die komplette Akte wird übergeben, sondern bestenfalls die in der Akte liegenden Fremdbefunde, nicht aber die vom Hausarzt selbst erhobenen Befunde (»Lunge rasselt, Temperatur erhöht«). Auch nicht die verschriebenen Medikamente werden dem anderen Arzt mitgeteilt, sondern man sagt der Patientin, sie solle dem neuen Hausarzt die Medikamentenschachteln vorzeigen. Natürlich sind fehlende Übergaben Ursache vieler Verschlimmerungen und ungezählter Todesfälle. Außer einem Krankenhausentlassungsbericht wäre eine telefonische Übergabe durch den letztbehandelnden Krankenhausarzt und die Stationsschwester natürlich eine gute Idee. In Krankenhausentlassungsbriefen fehlen regelmäßig die pflegerischen Berichte: Kein Wort über die durchgeführten Aktionen der Krankenschwestern und -pfleger, so als würden die gar nicht existieren. Dass Frau K. in den letzten Tagen im Krankenhaus nur mit pflegerischer Hilfe trinken konnte und regelmäßig von der Pflegehelferin zum Essen geweckt werden musste, erfährt der Hausarzt nicht. Wahrscheinlich erfuhr es auch der Krankenhausarzt nicht.

**Fazit: Wenn Sie den Arzt wechseln, müssen Sie sich selbst um die Übergabe aller Daten und Befunde kümmern.**

Nun, zurück im Pflegeheim, dämmerte Frau K. nur noch vor sich hin. Sie bekam, so wie es sich gehört, alle Medikamente, die das Krankenhaus im Entlassungsbrief empfohlen hatte: 14 Stück an der Zahl, aufgeteilt auf rund 30 Einzeldosen morgens, mittags, abends und zur Nacht. Frau K. war schon zwei Tage nach ihrer Krankenhausentlassung nicht mehr ansprechbar und der neue Hausarzt schickte sie wieder in die Klinik, diesmal in eine andere, man kann ja nie wissen. Dort wurde eine Medikamentenvergiftung festgestellt. Die 14 verschiedenen Medikamente hätten nie verschrieben werden dürfen, denn alleine die negativen Wechselwirkungen zwischen ihnen können einen gesunden jungen Mann zu Fall bringen:

Ein Diuretikum hatte eine negative Wechselwirkung mit einem Schmerzmittel, was zu Salz- und Wassereinlagerungen führte.
Dasselbe Diuretikum hatte eine weitere Wechselwirkung mit einem Asthmamittel, was zu Herzrhythmusstörungen führte.
Die Kombination eines Magensäurehemmers (Omeprazol) mit einem Beruhigungsmittel (Oxazepam) führte zu einer verstärkten Wirkung des Beruhigungsmittels mit Dauerschläfrigkeit und Unfähigkeit, sich im Bett aufzurichten.
Dasselbe Beruhigungsmittel hatte auch eine Wechselwirkung mit einem weiteren Beruhigungsmittel (Seroquel), was dazu führte, dass sich beide lebensgefährlich verstärkten und zu flacher Atmung, Herzrhythmusstörungen und Dauerschläfrigkeit führten.

Es gab insgesamt 13 negative Wechselwirkungen. Jede einzelne davon war potenziell gefährlich. Normalerweise nimmt sich kein Arzt die Zeit, so etwas zu analysieren, es sei denn, es geht um seine Familienangehörigen.
Warum Frau K. alle diese Medikamente bekam, wusste natürlich weder sie (man hatte sie auch nicht fragen können, denn sie schlief meistens) noch ihre Angehörigen, die

weder umfassend informiert wurden noch um Zustimmung gebeten wurden. Sicherlich: Einige kurze Gespräche fanden am Rande der Visite oder im Flur statt. Darauf mussten die Töchter dann jedes Mal ein bis zwei Stunden warten. Das war's dann aber auch.
Vor jeder Operation mit Kurznarkose gibt es eine schriftliche Aufklärung, die der Patient unterschreiben muss. Nicht so vor jeder Medikamentenanwendung, obwohl die noch viel gefährlicher sein kann als eine Narkose.
Wäre Frau K. gestorben, wäre die Trauer groß gewesen (»Das Herz, die Atmung! Es war eine Erlösung!«).
Frau K. starb aber nicht, sondern es wurden in der anderen Klinik – bis auf einige wenige unverzichtbare Mittel – alle anderen abgesetzt und siehe da: Nach drei Tagen konnte sie wieder aufstehen und zur Toilette gehen, nach einer Woche wurde sie entlassen und ging im Pflegeheim aus eigener Kraft in den Speisesaal und hatte großen Hunger. Ohne die Intervention dieser Klinik wäre Frau K. einen vermeidbaren Tod gestorben, der selbstverständlich in keiner Statistik als solcher aufgetaucht wäre.

## XXI. Untergegangene Befunde.

Herr B. ist 76 Jahre alt und kommt wegen Brustschmerzen ins Krankenhaus. Dort wird ein Herzkatheter gemacht wegen Verdacht auf Herzinfarkt. Es wird aber nur eine etwas verengte Stelle gefunden, kein Verschluss. Aus Kapazitätsgründen wird er entlassen, soll wegen der engen Stelle ASS 100 nehmen und noch zur Magenspiegelung gehen, weil man annimmt, dass die Brustschmerzen vom Magen kommen könnten. Die macht er einige Tage später ambulant in einer anderen Abteilung desselben Krankenhauses, Ergebnis: Großes Zwölffingerdarmgeschwür und Erosionen im Magen. Das Ergebnis kriegt er nicht richtig mit, weil er eine Schlafspritze erhalten hatte und noch benommen ist. Ein schriftliches Ergebnis erhält er nicht.
Ein halbes Jahr später sucht er mich wegen Rückenbeschwerden auf, möchte Akupunktur. Ich versuche die Befundlage zu klären und rufe für ihn in der Krankenhaus-Abteilung an, in der die Magenspiegelung durchgeführt wurde und lasse mir den Befund faxen, der oben genannte Diagnosen enthielt, und die Empfehlung, bestimmte Medikamente dagegen zu nehmen. Herr B. fällt aus allen Wolken und bringt den Befund zum Hausarzt. Der sagt, dass dieser Befund nicht im Entlassungsbrief erwähnt worden war, wahrscheinlich, weil die Untersuchung ja nach der Entlassung durchgeführt worden war. Herr B. hätte sich auch früher schon um diesen wichtigen Befund kümmern können und nicht einfach darauf vertrauen müssen, dass das der Hausarzt schon tue. Aber Herr B. blieb untätig. Er hatte Vertrauen in seinen Hausarzt und wusste, dass der sich ganz bestimmt um alles sorgfältig kümmern werde. Das war natürlich Unsinn. Der Hausarzt hat in aller Regel keine Zeit, alles perfekt abzuchecken und nachzuverfolgen.
Der Hausarzt verschreibt Herrn B. nun die nötigen Magenmedikamente, vergisst aber das ASS 100 abzusetzen, das ja bei Magen- oder Zwölffingerdarmgeschwüren nicht genommen werden darf (Kontraindikation), denn es kann die Geschwüre aufblühen lassen und zum Bluten bringen. Herr B. hätte diesen Irrtum bemerken können, wenn er den BPZ von ASS 100 genau studiert hätte, was er aber nicht tat.
Fünf Jahre später erleidet Herr B. eine Thrombose im Unterschenkel und bekommt vom Hausarzt auf Empfehlung des Phlebologen Marcumar, ein Mittel zur Blutverdünnung,

verschrieben. Dadurch soll sich der Thrombus schneller auflösen und eine Lungenembolie verhindert werden. Dass er seit fünf Jahren das rezeptfrei erhältliche ASS 100 nimmt, hat der Hausarzt vergessen und der Phlebologe fragt nicht danach. Zufällig erzählt mir Herr B. davon und ich informiere ihn darüber, dass ASS und Marcumar nicht kombiniert werden dürfen, weil sich dann die Blutungsgefahr bei einem etwaigen Magen- oder Zwölffingerdarmgeschwür verfünffacht und dass er wegen dem vor fünf Jahren festgestellten Geschwür eigentlich gar kein ASS nehmen darf, schließlich wurde nie nachkontrolliert, ob das Geschwür erfolgreich behandelt worden war oder vielleicht noch da ist. Er wendet sich mit dieser Information an seinen Hausarzt und der setzt das ASS ab. Er sagt noch Herrn B., dass er gar nicht wusste, dass dieser ASS nehme und dass er ihm das auch nie verschrieben habe. Herr B. hatte es sich immer selbst gekauft, es kostet ja nur wenige Euro pro 100-er Packung, und es ohne den Hausarzt zu informieren all die Jahre täglich eingenommen. Eigentlich müsste der Hausarzt nun auch das Marcumar absetzen, weil auch dieses bei einem Geschwür im Magen oder Zwölffingerdarm kontraindiziert ist, und es durch Heparinspritzen ersetzen, die in diesem Fall weniger riskant wären. Aber der Hausarzt setzt Marcumar nicht ab, er schickt Herrn B. auch nicht zur Magenspiegelung, sondern erhöht sogar die Marcumardosis, weil das Blut nicht dünnflüssig genug sei (Quickwert sei zu hoch).

Die Erklärung, warum der Hausarzt hier nicht sofort von Marcumar auf Heparinspritzen umstellte, ist der finanzielle Unterschied zwischen beiden Medikamenten: 100 Tabletten Marcumar, die meistens 100 Tage oder länger halten, kosten etwa 22 Euro. 100 Heparinspritzen für 100 Tage, zum Beispiel Fraxiparin 0,6, kosten etwa 760 Euro. Herr B. ist gesetzlich versichert und hat deswegen verloren, denn sein Hausarzt hat strikte Budgetvorgaben seitens der gesetzlichen Krankenkassen zu erfüllen. Wäre er privat versichert, hätte der Hausarzt mit der teuren Verschreibung keinerlei Probleme gehabt. Wer nun denkt, das komme doch selten vor und überhaupt »Mein Hausarzt ist der beste. Ich habe Vertrauen zu ihm«, geht fehl. Sein Hausarzt ist genauso gut oder schlecht wie alle anderen auch. Das Vertrauen rührt meistens von irgendeiner Art persönlicher Sympathie her und hat nicht viel über die fachliche Kompetenz zu sagen.

Um ehrlich zu sein: Ich bin seit 1981 Arzt und in der ambulanten hausärztlichen Versorgung tätig und natürlich habe ich mir immer vor Augen geführt, was die finanziellen Vorgaben der Kassen für die Kassenpatienten sind und entsprechend zurückhaltend verschrieben – meine Praxis-EDV hilft mir seit 1989 dabei und zeigt, wo eine Budgetüberschreitung droht. Dann bremse ich entsprechend. Ich weiß, dass wegen Sparmaßnahmen in Deutschland ganz generell Patienten Schaden genommen haben oder vorzeitig gestorben sind. Alle Ärzte wissen das. Diejenigen, die nun aufschreien werden und behaupten, sie selbst seien da irgendwie anders, besser oder ethischer, lügen sich fast alle selbst in die Tasche. Jeder von uns Kassen- oder Vertragsärzten weiß: Wenn du die Kassenverträge unterschreibst, machst du das, weil du Kassenarzt werden willst, genauso viel Geld verdienen willst wie die anderen Kassenärzte. Und du weißt, was du alles für Regeln, Beschränkungen, Budgets, Limitierungen einhalten musst. Und dass du aus deinem Privatvermögen haftest, wenn du das Budget überziehst. Wer will schon aus seinem Privatvermögen haften, wo er doch gerade Schulden gemacht hat, um eine Praxis zu eröffnen? Eine Hypothek aufgenommen hat, um ein schönes Häuschen für seine Familie zu bauen. Der Nachwuchs ist doch so süß, ich wäre blöd, wenn ich Regresse, gar Prozesse der Krankenkassen riskieren würde. Nein, meine Familie ist mir wichtiger, meine Kinder sollen nur das Beste bekommen. Und so gehen die Gedanken im Kopf ganz von selbst endlos weiter. Das ist das Kopftheater mitten in der Sprechstunde. Ich weiß es von mir und von Kollegen, die mal im Vertrauen und nach dem vierten Bier ins Erzählen kommen. Herr B. überlebt mit etwas Glück die ganze Behandlung und wird nach drei Monaten angewiesen, das Marcumar abzusetzen, weil die Unterschenkelthrombose verschwunden ist.

**Was kann man aus dieser Geschichte lernen?**
**Es kommt oft vor, dass Krankenhäuser wichtige Informationen nicht an den einweisenden Arzt übermitteln. Informationen bleiben irgendwo liegen, beim Diktieren werden sie vergessen oder sie werden vom Hilfspfleger an die falsche Stelle geschickt. Oft werden die endgültigen Krankenhausentlassungsbriefe dem Einweiser auch erst nach vielen Wochen oder Monaten übermittelt. Warum das so ist, weiß keiner genau, denn die Arbeit wird ja durch Liegenlassen nicht weniger, sondern eher mehr, weil man dann wichtige Dinge bereits vergessen hat und sie zum Diktat erst wieder mühsam rekonstruieren muss. Endgültige Entlassungsbriefe sollten noch am Tag der Entlassung elektronisch verschickt werden, am besten per sicherer E-Mail. Faxversand ist keine gute Lösung, weil dann der Inhalt nicht in der Patientenakte digital verarbeitet werden kann.**

Hausärzte und Fachärzte lesen Befunde und Entlassungsbriefe oft nicht richtig.

Aus eigener Erfahrung kann ich sagen, dass ich die zehn- bis zwanzigseitigen Reha-Entlassungsberichte erst seit einiger Zeit vollständig lese. Die ersten 25 Jahre meiner Berufstätigkeit habe ich nur die erste Seite dieser Berichte mit der Zusammenfassung überflogen, weil mir der Rest zu viel war. Viele andere Ärzte machen das auch so. Auch die mehrseitigen Klinikentlassungsberichte habe ich – wie viele meiner Kollegen auch – nur selten ganz gelesen. Die Zusammenfassung musste reichen. Diese Berichte werden dann abgelegt und nur noch ausnahmsweise zur Hand genommen. Falls sie für die EDV eingescannt wurden, vermeidet man später eigentlich, diese Seiten aufzurufen, weil das viel Zeit kostet und die Scans zuweilen schlecht lesbar sind.

**Fazit:**

- **Patienten sollten immer mitdenken und jeden einzelnen Schritt ihrer Behandlung überprüfen.**
- **Wenn eine Untersuchung gemacht wurde und deren Ergebnis im Entlassungsbrief nicht auftaucht, wie im obigen Fall, muss der Patient oder die Patientin nachhaken. Der Hausarzt oder Facharzt hakt oft nicht nach, hat meistens keine Zeit für Nachprüfungen.**
- **Das setzt allerdings die genaue Kenntnis des Entlassungsbriefes voraus.**
- **Deshalb: Untersuchungs- oder Laborergebnisse und Krankenhaus- oder Facharztbriefe sollten Sie sich immer in Kopie aushändigen oder mailen lassen.**

**Hätte Herr B. selber den Befund der Magenspiegelung nachgelesen, hätte er auch gewusst, dass nach erfolgter Behandlung des Geschwürs eine Erfolgskontrolle in**

**Form einer erneuten Magenspiegelung hätte erfolgen müssen. Der Hausarzt hatte das schlicht und einfach vergessen.**
**Wenn der Hausarzt nicht vollständig berät und kontrolliert, sollte man eine zweite Meinung bei einem anderen Arzt einholen und ggf. bereits sein, dafür etwas drauf zu zahlen.**

## XXII. Frau Z.: Mehrere Kontraindikationen und negative Interaktionen werden nicht beachtet.

Frau Z. ist 49 Jahre alt und leidet seit Jahrzehnten an chronischer Polyarthritis. Die meisten ihrer Gelenke sind mehr oder weniger entzündet und unter anderem sind die Finger-, Hand- und Fußgelenke deshalb bereits deformiert. Sie ist seit Jahren als Schwerbehinderte anerkannt mit einem Grad der Behinderung von 100 und mit dem besonderen Merkzeichen »Außergewöhnliche Gehbehinderung«. In Erwerbsunfähigkeits-Rente (EU-Rente) will und kann sie noch nicht gehen, weil diese zu gering ausfiele und sie noch eine Tochter unterstützen muss, die studiert.
Bei einem Unfall zog sie sich eine tiefe und klaffende Fleischwunde zu. Ein Metallregal kippte um und schlitzte ihr 15 cm des rechten Unterschenkels auf. Als sie die Hose hochzog, um zu schauen, was passiert war, entdeckte sie nicht nur die tiefe Wunde und viel Blut, sondern konnte auch ihren eigenen Schienbeinknochen bewundern. Zum Staunen blieb nicht viel Zeit, sie rief einen Rettungswagen, verband die Wunde notdürftig und legte sich flach auf den Boden. So konnte sie wenigstens nicht im Stehen ohnmächtig werden und gefährlich stürzen.
Im Krankenhaus wurde die Wunde gesäubert und genäht, sie bekam Antibiotika und wurde nach wenigen Tagen nach Hause entlassen. Ihre Haut war durch die jahrelange Kortisoneinnahme (Prednison 5 mg) sehr viel dünner geworden und insbesondere ihr Immunsystem hatte sehr unter dem Kortison gelitten (Immunsuppression, eigentlich erwünscht, um die Polyarthritis einzudämmen).
Im Krankenhaus hatte keiner richtig Zeit für sie, die Aufnahme der Vorgeschichte (Anamnese) wurde von einer Studentin vorgenommen. Die bekam immerhin heraus, dass Frau Z. seit zwei Jahren Enbrel® (Methotrexat, MTX) spritzte, um die Polyarthritis in Schach zu halten und dass sie außerdem Diclofenac (gegen die Schmerzen und Entzündung) nahm und Kortison (Prednison 5 mg) gegen die Entzündung in den Gelenken. Die Stationsärztin empfahl ihr daraufhin, das Enbrel abzusetzen, weil es Schaden anrichten kann, wenn eine Blutvergiftung droht, und das drohte ihr in der Tat bei einer solch tiefen und verdreckten Wunde. Genau hat ihr aber niemand den Zusammenhang erklärt, denn dafür war keine Zeit. Frau Z. glaubte, dass sie Enbrel® deswegen nicht nehmen sollte, weil sie ja Infusionen (mit einem Antibiotikum) erhielt. Einige Wochen nach der Entlassung fing sie wieder damit an. Niemand, auch nicht die ihr das Medikament Enbrel abgebende Apothekerin, eine Schulfreundin von ihr, hatte sie jemals ausführlich über Risiken und Nebenwirkungen der eingenommenen Medikamente aufgeklärt, dafür war nie Zeit gewesen.
Allerdings hatte sie selbst auch nie Lust verspürt, die BPZ ganz zu lesen. Die wanderten in die Schublade, so wie sie waren, zu einem schmalen Streifen zusammengefaltet und noch mal zusammengeknickt. So nahmen sie am wenigsten Platz weg. Die Wunde heilte

sehr schlecht, kein Wunder nach 20 Jahren Kortisoneinnahme und 2 Jahren Enbrel®-Anwendung. Dass sie kein Enbrel® anwenden sollte, solange die Wunde nicht komplett verheilt war und noch eine Blutvergiftung drohte, wusste sie nicht, auch nicht, dass Enbrel zusammen mit dem Kortison ihre Abwehrkräfte besonders schwächte.
Sie fing also wieder an, Enbrel zu spritzen, schon bald ergoss sich zu ihrem Entsetzen aus der Wunde von innen goldgelber Eiter. Sie ging zu einer befreundeten Ärztin, die ihr Doxycyclin verschrieb, was die Sache erstmal besser machte. Nach vier Wochen brauchte sie nochmal 20 Doxycyclintabletten. Nach drei Monaten ergoss sich wieder Eiter aus der Wunde und sie suchte auch meinen Rat. Ich veranlasste einen Wundabstrich, der massiven Befall mit Staphylococcus aureus ergab. Zwar sprachen die Staphylococcen auf Doxycyclin an, aber noch immer spritzte sie Enbrel. Ich klärte sie schriftlich per E-Mail über die Gefahren des Enbrel® auf und hängte ihr auch die Fachinformation als PDF-Dokument an und sie fiel aus allen Wolken, setzte nach Rücksprache mit dem Rheumatologen Enbrel ab und reduzierte Kortison auf die Hälfte. Diclofenac und Kortison haben eine negative Wechselwirkung, weil sie zusammen genommen das Risiko für eine Magen- oder Zwölffingerdarmblutung um das Fünffache steigern können. Ich bat sie deshalb auch Diclofenac abzusetzen. Mit antibakteriellen Verbänden heilte die Wunde langsam und schloss sich.
Eine begleitende Blutuntersuchung erbrachte außerdem einen schweren Vitamin-D-Mangel, der umgehend mit Vitamin-D-Tabletten und längeren Aufenthalten in der Sonne behandelt wurde. Vitamin-D-Mangel begünstigt Infekt und Rheuma.

**Fazit:**
**1. Über die Nebenwirkungen ihrer Medikamente hatte sie niemals jemand umfassend aufgeklärt. Auch die befreundete Apothekerin nicht, die immer ein Schwätzchen mit ihr hielt, wenn Frau Z. Rezepte in ihrer Apotheke einlöste. Es gab ja auch immer was zu plaudern, schließlich hatten sie viele gemeinsame Bekannte. Die Apothekerin wusste von der Einnahme von Kortison und Diclofenac, schließlich war sie selbst es ja, die ihr die Medikamente abgab. Sie wusste auch von der eitrigen Wunde, denn auch hier war sie es, die ihr die Verbandsmaterialien und desinfizierenden Salben verkaufte. Trotzdem kein Wort der Warnung, weder zu den Nebenwirkungen, noch zu den Wechselwirkungen. Tatsächlich nimmt es mehr als die Hälfte aller Apotheken nicht so genau mit der Arzneimittelsicherheit, meint die ÄZ und schreibt zu einem Beispiel: 12.000 öffentliche Apotheken haben Rezepte mit einem Produkt bedruckt, das sie gar nicht abgegeben haben.** *[ÄZ, 22.8.11, S. 2]*

**2. Fehlanzeige auch bei der Hausärztin von Frau Z. Auch mit dieser war sie per Du. Aber das alleine garantiert gar nichts, außer dass man per Du ist und sich nett unterhält. Patienten schätzen diese Art von persönlicher und vertrauter Zuwendung und Aufmerksamkeit eines Arztes, die meisten ahnen nicht, dass Ärzte das zuweilen nervt und von ihnen als Zeitverschwendung empfunden wird. Die anderen Patienten, mit denen man kurz angebunden sein kann, sind ihnen meistens lieber. Die Hausärztin warnte vor nichts, im Gegenteil, sie war es, die die Rezepte für diesen fast tödlichen Cocktail ausstellte. Frau Z. wäre nie auf die Idee gekommen, dass sowohl die Apothekerin als auch die Hausärztin sie aus finanziellen Gründen behandelten.**

**3. Frau Z. las keinen ihrer BPZ ganz durch. Hätte sie es getan, wäre ihr klar geworden, dass die Kombination Diclofenac und Prednison gefährlich ist und dass sie Enbrel® mal besser hätte sein gelassen, solange die Wunde noch eiterte.**

**4. Ein elektronisches Warnsystem hätte automatisch Alarm geschlagen, aber niemand benutzte es. Weder hatte die Apothekerin ein Kundenkartensystem, das automatisch Wechselwirkungen und Kontraindikationen prüft, noch hatte die Hausärztin das Prüfmodul für Wechselwirkungen und Kontraindikationen in ihrem Praxiscomputer aktiviert. Sie hatte dieses Modul zwar, kannte sich aber nicht damit aus und scheute den Zeitaufwand.**

**5. Wer in einer ähnlichen Situation ist und sich nicht sicher ist, korrekt behandelt zu werden, sollte eine zweite Meinung einholen.**

Vermeidbare Todesfälle durch Methotrexat Anwendungen:

Inga Sinicina beschreibt zehn Todesfälle in neun Jahren durch Methotrexat- (MTX-) Behandlungen *[Sinicina, Inga et al., Fehler bei der Verordnung – so kann Methotrexat tödlich wirken, MMW, 40/2011, S. 42 ff]*. MTX wird oft als Antirheumatikum eingesetzt und dann meistens nur einmal wöchentlich eingenommen. Immer wieder kommt es aber dazu, daß vom Arzt oder der Ärztin fälschlicherweise die tägliche Einnahme angeordnet wird und dieser Fehler weder den Patienten noch den Pflegekräften auffällt. Diese siebenfache Überdosierung kann dann tödlich enden. Oder es wird zwar korrekt dosiert, aber die notwendigen häufigen Blutkontrollen werden versäumt und Patienten sterben an schleichenden Nebenwirkungen. Sinicina schreibt, dass bei der täglichen Zusammenstellung der Medikamente durch das Personal (z. B. in Pflegeheimen) Patienten häufig den Überblick verlieren, dass Ärzte verpflichtet seien, Patienten über Nebenwirkungen von Patienten aufzuklären, dass die meisten Kranken Vertrauen in das medizinische Personal hätten, sodass die Zusammensetzung der Medikation nicht hinterfragt werde, dass psychisch alterierte Patienten keine Kontrolle über ihre eigene Medikation ausüben könnten *[Sinicina, a.a.O.]*.

Meines Erachtens zeigt diese Fallschilderung, dass die Patienten (die jüngste darunter war immerhin erst 26 Jahre) durchaus ihr eigenes Leiden und Sterben hätten verhindern können, wenn sie sich mit dem BPZ der Medikamente intensiv auseinandergesetzt hätten oder bei Unklarheiten ihre Ärztin oder Apothekerin gefragt hätten. Sie hätten dann nicht nur gemerkt, dass sie das Medikament überdosiert einnehmen, sondern auch, dass ggf. die nötigen Blutkontrollen unterblieben. Wer noch Zeitung lesen kann, könnte auch versuchen einen BPZ zu lesen. Alle, die das nicht mehr können, sollten ihre Angehörigen bitten sich mit der Medikation und Behandlung auseinanderzusetzen. Abgesehen davon, dass Ärzte hier versagt haben, haben aber auch – wie so oft – die Pflegekräfte versagt, die durch Blick in ihren Computer oder in die BPZ die tödlichen Gefahren hätten erkennen können. Sie werden in ihrer Ausbildung dafür geschult. Aber auch auf Pflegekräfte sollten Sie sich in dieser Beziehung nicht verlassen: Die prüfen die Medikation regelmäßig nicht und reden sich immer heraus: »Das war vom Arzt so angeordnet, uns trifft keine Schuld, wir haben keine Zeit, wir sind überarbeitet.«

## XXIII. Gesetze werden nicht durchgesetzt.

Ich teilte den Missstand der mangelnden Überprüfung auf Wechselwirkungen und der fehlenden Aufklärung über Medikamente einer Körperschaft der gesetzlichen Krankenversicherung in Deutschland mit und erhielt folgende Antwort:

*»Sehr geehrter Herr Kollege Wettig,*
*vielen Dank für Ihr Schreiben, in dem Sie ein relevantes Problem ansprechen: Die unzureichende Aufklärung über Arzneimittel, Infusionen, Impfungen im Zusammenhang mit der Behandlung von Patienten.*
*Alles, was Sie anführen, ist richtig, sollte aber überhaupt nicht vorkommen. Die von Ihnen zu recht angemahnte Aufklärung zu Arzneimitteln / Therapien ist gesetzlich vorgeschrieben. Kommt es zu einem Problem im Zusammenhang mit einer Arzneimitteltherapie oder beispielsweise einer Impfung und der Betroffene weist nach, dass eine entsprechende Aufklärung und Information nicht stattgefunden hat, haftet der betroffene Arzt bzw. wird schadensersatzpflichtig gemacht. Dies ist auch jedem Arzt bekannt. …*
*Mit freundlichem Gruß …«*

Das Problem ist offenbar allseits bekannt.
Nur: Was nutzt einem der Hinweis auf die herrschende Gesetzeslage, wenn diese nicht befolgt wird?
Einmal mailte ich dem Chefarzt einer Rehaklinik, die eine Patientin von mir mit einer erschreckend langen und potenziell tödlichen Medikamentenliste entlassen hatte:

*»Sehr geehrter Herr Kollege …,*
*ich habe Frau H. heute zu Hause besucht und untersucht. Ihren Entlassungsbrief habe ich dankend erhalten und maile Ihnen hiermit die Analyse der negativen Wechselwirkungen (Anlagen).*
*Das Hauptproblem ist meines Erachtens in diesem Fall das Novalgin®:*

- *Negative Wechselwirkung (WW) mit Metoprolol: eingeschränkte hypertensive Wirkung. Das ist umso bedenklicher, weil die Patientin unter einer schweren und schwer einstellbaren Hypertonie leidet.*
- *Neg. WW mit Delix plus®: Additive Wirkung bei Nierenfunktionsstörungen. Das ist umso bedenklicher, weil die Patientin unter einer schweren Niereninsuffizienz, Stadium II bis III leidet.*
- *Neg. WW mit Digimerck®: Kombination mit äußerster Vorsicht anwenden. Das ist umso bedenklicher, weil die Patientin unter einer schweren Herzrhythmusstörung (Absolute Arrhythmie) leidet.*
- *Neg. WW mit Lasix®: Nierenfunktion kann leiden. Siehe oben!*
- *Neg. WW mit Marcumar®: Kann toxisch wirken. Äußerste Vorsicht.*

*Zunächst habe ich deswegen Novalgin ganz abgesetzt«*

Der Kollege rief mich an und bestätigte das Problem. Aber er habe eigentlich nur die

Medikation so übernommen, wie sie von der vorbehandelnden Klinik empfohlen worden war. Sicher könnte man Novalgin und auch noch andere Medikamente weglassen. Da gebe er mir Recht.
Erneut komme ich zum Schluss, dass diese Probleme offenbar allseits bekannt sind, aber nur selten Berücksichtigung finden.

## XXIV. Chefärzte kennen die Problematik.

Ein anderer Leitender Arzt eines Akademischen Lehrkrankenhauses schrieb mir auf einen meiner Beiträge:

*»... Ich denke eine entscheidende ergänzende Rolle neben den Hausärzten könnten die Apotheken bei einer ... Beratung spielen, einfach aus dem Grund, dass doch sehr viele ältere Patienten immer dieselbe Apotheke aufsuchen ... Im Krankenhaus sind wir natürlich sehr unter Druck, die Behandlungszeiten werden durch die MDK-Vorgaben ... verdichtet, für eine umfassende Beratung ist noch weniger Zeit ... Hinzu kommt, dass nach meinem Eindruck die ... Kunst der Anamnese immer mehr ins Hintertreffen gerät im Vergleich zu schnell verfügbaren Hightech- Untersuchungen ... Auch Software ist vorhanden, aber die Vernetzung zum Stations-Computer etc. bleibt schwierig, wie meiner Meinung nach die optimale bedside EDV-Lösung noch nicht gefunden ist (trotz Notebook, Palm etc.). Und wenn Sie sich vor Augen halten, dass wir diese hohen Ansprüche mit oftmals sehr jungen und unerfahrenen Weiterbildungsassistenten umsetzen sollen ...?? Ich denke nicht, dass der stationäre Bereich in Zukunft wird irgendetwas zusätzlich kompensieren können. Vielleich wäre es aber eine gute Idee, dass man speziell weitergebildete Pflegekräfte einsetzt? Oder Apotheker in der Klinik, diese haben wir auch in der Großklinik – aber für derartige Ansprüche viel zu wenig ...«*

## XXV. Forderungen an die Krankenhäuser, Krankenkassen und die Selbstverwaltung.

1. Meine Forderungen an die Krankenhäuser und Rehakliniken sind deswegen:

- Immer vor Beginn einer Behandlung den Patienten alle BPZ aushändigen.
- Regelmäßiger Einsatz einer Prüfsoftware auf allen Krankenhausstationen und
- Dokumentation und Diskussion der Prüf-Ergebnisse im Entlassungsbericht.
- Vollständige Einführung der Elektronischen Gesundheitskarte (eGK).

2. Den Krankenkassen schlage ich vor, in ihren Verträgen mit Kliniken den Einsatz einer Prüfsoftware verpflichtend zu machen und die Kliniken zu zwingen, die Prüfergebnisse im Entlassungsbrief zu dokumentieren und zu diskutieren.

3. Was die niedergelassenen Ärzte angeht, sollte deren Selbstverwaltung, die Kassenärztliche Bundesvereinigung (KBV), den Einsatz einer Medikamentenverwaltungssoftware in den Praxis-Computern vorschreiben, die diese Prüfungen automatisch durchführt. Die Software muss dabei in die Praxisverwaltungsprogramme nahtlos integriert sein (z. B.

DRUGTO® unter APWWIN®). Die komplette Umsetzung der eGK wird wohl noch bis zum Jahr 2020 auf sich warten lassen, sie war im schon 2011 sechs Jahre im Verzug. In Deutschland misst man dem Problem unerwünschter Arzneimittel- oder Wechselwirkungen seit Ausrufen des Aktionsplanes für Patientensicherheit durch das Bundesministerium für Gesundheit 2007 offiziell große Bedeutung bei, es wurden 49 Hauptmaßnahmen vereinbart *[http://www.akdae.de/AMTS/Aktionsplan/index.html]*.

Lösungsansätze für Kliniken bieten u. a. die Systeme AID, AMeLi *[http://www.ameli-info.de/shared/downloads/AMeLI_Neue_Funktionen.pdf]*, eMedication *[http://www.kap-berlin.de/emedication.html]*, Meona *[http://www.meona.de/]* und rpdoc *[http://www.rpdoc.de/] [Zitiert nach: Krankenhaus als Vorreiter, ÄB, 1. Oktober 2010, S. A 1855 f.]*

Auch fast jede zehnte Verordnung in englischen Krankenhäusern ist fehlerhaft *[Lancet, Bd. 374, S. 1945 ; Mit Fehlern, Studie aus England: Jede zehnte Verordnung ist falsch, SZ, 11. Dezember 2009, S. 16]*.
Im Brigham and Women's Hospital (Boston, USA) wird die Medikamentenverordnung bereits seit Mitte der 1990-er Jahre EDV-unterstützt durchgeführt, Verordnungsfehler sanken so um bis zu 80 %.

Allerdings kann auch das Gegenteil passieren: Ärzte klären zu eindringlich auf und fliegen raus: In Ostdeutschland wurde zwei Krankenhausärzten fristlos gekündigt, die einem Patienten in einem etwa halbstündigen Gespräch auch den Namen eines Experten genannt hatten, bei dem sich der Patient dann eine zweite Meinung holen wollte. Den beiden Ärzten wurde auch Hausverbot erteilt, damit auf dem Gelände nicht weitere Gespräche mit dem Patienten stattfinden konnten. »Das Vorgehen (der Ärzte) unterläuft in massiver Weise die Bemühungen des Klinikums, mehr Patienten zu behandeln«, heißt es in der Begründung der Klinik *[Abgewandelt zitiert nach »Frankfurter Rundschau«, 11. Dezember 2004, Seite 5]*.
**Zu arzneimittelbezogenen Problemen in Deutschland wurde zu den Kosten folgende Modellrechnung aufgestellt: Anzahl Rezepte pro Jahr: 470 Mio., davon 2 % mit Arzneimittel-Problemen: 9,4 Mio., davon 30 % potenziell gesundheitsgefährdend: 2,82 Mio., davon 30 % mit Krankenhausaufenthalt: 0,846 Mio., davon 30 % durch Arzneimitteldokumentation vermeidbar: 253.800, je Fall 7 Tage Krankenhausaufenthalt: 1,78 Mio. Tage, 291 Euro Kosten pro Tag: Mithin 518 Mio. Euro Kosten, die vermeidbar gewesen wären** *[Elektronischer Arzneimittel-Sicherheits-Check spart Kosten, Der Hausarzt, 20/06, S. 34 nach Kommunikationsplattform im Gesundheitswesen, Mai 2001]*.
**Gegenwärtig geht man davon aus, dass bei circa 5 % der medikamentös behandelten Patienten UAW auftreten und dass bei etwa 3 bis 6 % aller Patienten, die auf internistischen Stationen aufgenommen werden (geschätzt 50.000–300.000), eine UAW Ursache für diese Aufnahme ist. Etwa 2,3 % der aufgenommenen Patienten versterben als direkte Auswirkung der UAW. Unerwünschte Wirkungen waren somit für den Tod von 0,15 % der im Krankenhaus behandelten Patienten verantwortlich (0,1 bis 0,2 %). 49,6 % der tödlichen UAWs wurden mit einer inkorrekten Anwendung der Arzneimittel begründet.**
**Neben der Belastung für die Patienten durch UAW ist auch die ökonomische Belastung für das Versorgungssystem erheblich: Für Deutschland wurden die Kosten für**

**UAW-induzierte Krankenhausbehandlungen auf 350 bis 400 Mio. Euro jährlich geschätzt, die Kosten können 5-9% der Gesamtkrankenhauskosten ausmachen** *[Sachverständigenrat für die Entwicklung des Gesundheitswesens, Gutachten, BMG 2007].*

## XXVI. Weniger wäre mehr.

Viele Medikamente sind also, auch nach Rücksprache mit den vorbehandelnden Ärzten, verzichtbar. Fragen Sie Ihren Haus- oder Facharzt, ob er Medikamente absetzen würde. Oft kommt man mit der Hälfte aus. Ein gutes Beispiel dafür findet Ihr Arzt im Beitrag »Therapieempfehlung im Entlassungsbrief der Klinik. Hier müssen Sie aussortieren«, MMW, Nr. 10 / 2010, S. 31 f.

Ein anderer Vorschlag, wie man Medikamentenlisten reduzieren könne, wurde in der Zeitschrift KVH aktuell, Nr. 2 /2010, S. 17, publiziert:

*»... Es wird vorgeschlagen, die bestehende Medikation zunächst in eine Tabelle einzutragen ... und dabei den beiden Spalten »symptomatische Therapie« und »prognosebessernde Therapie« zuzuordnen. Die wenigen Substanzen, die beide Kriterien erfüllen (z. B. Betablocker bei KHK), werden in beide Spalten eingetragen. Die wichtigste Substanz wird jeweils auf Position 1 eingetragen, die anderen Substanzen absteigend gemäß ihrer Wichtigkeit in der Behandlung. Dies erfolgt in Absprache mit dem Patienten ...«*

## XXVII. Ein Toter pro Arzt alle zwei bis drei Jahre vermeidbar.

Durchschnittlich kommt pro berufstätigem Arzt oder Ärztin (etwa 300.000 berufstätige Ärzte gibt es in Deutschland) nach meiner Schätzung ein Problemtoter pro Jahr, wenn man auch die Dunkelziffer berücksichtigt. Vermeidbar davon ist etwa die Hälfte der Todesfälle, der Rest ist leider auch bei korrekter Arbeit nicht zu vermeiden, sondern passiert leider schicksalshaft.

## XXVIII. Tipps für eine sichere Arzneimitteltherapie.

1. Führen Sie bitte eine Liste aller Arzneimittel, die Sie derzeit einnehmen bzw. anwenden ... Berücksichtigen Sie dabei neben den verordneten auch die ohne Rezept gekauften Arzneimittel.
2. Legen Sie bitte die Liste bei jedem Arztbesuch vor ... Ihre gesamte Arzneimitteltherapie kann so regelmäßig überprüft werden.
3. Führen Sie bitte die Liste Ihrer Arzneimittel auch mit, wenn Sie in der Apotheke Ihr Rezept einlösen oder ein Arzneimittel ohne Rezept kaufen ... Ihr Apotheker berät Sie gern hierzu und zu anderen wichtigen Fragen Ihrer Arzneimittel-Therapie.
4. Bitte beachten Sie alle gegebenen Hinweise zur Einnahme bzw. Anwendung Ihrer Arzneimittel ... Informationen dazu finden Sie auch in der Packungsbeilage.
5. Bitte achten Sie darauf, ob neue Beschwerden auftreten ... Wenn bei Ihnen während

der Therapie mit einem Arzneimittel neue Beschwerden auftreten, informieren Sie bitte Ihren Arzt oder Apotheker.
6. Beachten Sie bitte neue akute Erkrankungen bei bereits bestehender Dauertherapie … Besprechen Sie dies bitte mit Ihrem Arzt.
7. Bitte beachten Sie auch: Arzt und Apotheker sind in vielen Fällen gesetzlich verpflichtet, Ihnen bei gleichem Wirkstoff ein preisgünstiges Arzneimittel zu verordnen bzw. abzugeben.
8. Bitte vergewissern Sie sich, dass Sie alle Informationen richtig verstanden haben. Machen Sie sich wenn nötig Notizen und haben Sie keine Bedenken, noch einmal nachzufragen.
*[Abgewandelt und gekürzt zitiert nach Bundesministerium für Gesundheit, Tipps für eine sichere Arzneimitteltherapie, www.ap-amts.de]*

Wichtig auch für Behandlungen im Krankenhaus:

- Immer vorher informieren lassen, auch wenn »nur« eine Infusion angehängt werden soll.
- Sich Behauptungen, Befunde, Feststellungen oder Diagnosen (»Sie haben einen Vitamin-B-Mangel«) immer schriftlich belegen lassen.
- Lassen Sie sich alle Ihre Arztbriefe und Laborwerte schriftlich geben oder mailen.
- Wenn Sie Arztbriefe oder Laborbefunde nicht verstehen, sollten Sie sich diese so lange erklären lassen, bis Sie sie verstanden haben.
- Informieren Sie sich auch in Wikipedia und besorgen Sie sich die eine oder andere dort zitierte Quelle.

# Psychische Beschwerden – Psychotherapie Psychopharmaka

**Gibt es seit einigen Jahren wirklich immer mehr psychisch Kranke?**
**Stimmt es, dass Psychotherapie oder Antidepressiva nur jedem Fünften helfen, aber jedem Zehnten Schaden zufügen?**

**Entsteht dadurch, dass andere für die Kosten der Psychotherapie und Psychopharmaka arbeiten müssen, genau so viel psychisches Leid, wie durch die Behandlungen psychisches Leid gemildert wird?**

**Werden die Menschen durch die Psychologisierung und Medikalisierung aller Lebensbereiche abhängig gemacht und verlieren Selbstheilungskräfte?**

**Wenn schon für viele Patienten kein Nutzen erkennbar ist: Wer profitiert in jedem Fall von Psychotherapie und Psychopharmaka?**

Einige Fakten:

- Eine von der Techniker-Krankenkasse in Auftrag gegebene Forsa-Umfrage unter 1.000 Eltern schulpflichtiger Kinder in Deutschland zeigte, dass jedes vierte Kind in einer Sprachtherapie war, jedes fünfte in Ergotherapie und auch jedes fünfte in einer Physiotherapie. Psychotherapeutisch betreut war mindestens eines von zehn Kindern. 60 Prozent der therapierten Kinder waren Mädchen *[MMW-Fortschr. Med. Nr. 9 / 2010 (152 Jg.), S. 8]*.
- Psychische Störungen (außer Demenzen) haben aber offenbar in den letzten Jahrzehnten in Deutschland nicht zweifelsfrei zugenommen *[Abgewandelt zitiert nach: D. Richter et al.: Nehmen psychiatrische Störungen zu? Eine systematische Literaturübersicht. Psychiatrische Praxis 2008; 35 (7): S. 321-330]*.Es gibt sogar Hinweise, dass sie abgenommen haben, weil die durch den letzten Weltkrieg und Holocaust schwer traumatisierten Menschen versterben.
- Seit 1990 haben sich die Krankschreibungen wegen psychischer Beschwerden fast verdoppelt. Die Deutschen schlucken etwa doppelt so viele Antidepressiva wie noch vor zehn Jahren *[»Volk der Erschöpften, Der Spiegel, 4 / 2011, S. 116]*.
- Seit 1990 ist die Tagesdosierung von Psychostimulantien für Kinder mit ADHS um 150 % gestiegen *[ÄB, 7. November 2008, S. A 2356]*. Dabei ist u. a. Ritalin® gemeint.
- Psychische Erkrankungen verursachen immer höhere Kosten. Nach Auskunft des Statistischen Bundesamts in Wiesbaden waren es im Jahr 2008 knapp 29 Milliarden Euro. Davon entfielen 9,4 Milliarden Euro auf Demenzerkrankungen und 5,2 Milliarden Euro auf Depressionen.
- Von 2002 bis 2008 sind die Kosten besonders stark gestiegen: Mit 5,3 Milliarden Euro (+22 %) war das Plus hier höher als bei allen anderen Krankheitsarten. Inzwischen sind psychische Störungen die Krankheitsgruppe mit den dritthöchsten Kos-

ten im deutschen Gesundheitswesen. Noch höhere Kosten wurden 2008 lediglich durch Herz-Kreislauf-Erkrankungen (37 Milliarden Euro) und Krankheiten des Verdauungssystems (34,8 Milliarden Euro) verursacht *[Gekürzt und abgewandelt zitiert nach info.doc, Nr. 5, Oktober 2010, S. 52]*.

## I. Der Mythos von der Zunahme der psychischen Erkrankungen.

Auch aus obigen Zahlen ergibt sich, dass psychische Erkrankungen offenbar in den letzten Jahrzehnten nicht messbar zugenommen haben, aber die Aufmerksamkeit für sie gestiegen ist. Sie werden mehr wahrgenommen und als solche benannt und nicht mehr versteckt hinter Formulierungen wie »Ich bin dauernd müde« (statt »depressiv«) oder »Ich trinke gerne zur Entspannung jeden Abend Rotwein« (statt »Alkoholabhängigkeit«) oder »Ich rauche gerne« (statt »Nikotinabhängigkeit«). Übergewichtige Menschen verstecken sich nicht mehr hinter Formulierungen wie »Ich bin eben gut gebaut«, sondern sagen ehrlich, dass sie eine »Essstörung« haben. Andere sprechen jetzt von »Beengungsangst«, wenn sie Kaufhäuser meiden und sagen nicht mehr: »Ich gehe nicht so gern einkaufen, weil ich dann so ins Schwitzen komme«.

Wenn nun psychische Störungen als solche benannt werden und auch auf Krankschreibungen vermehrt auftauchen (»Somatisierungsstörung (ICD F45.0)« statt »Rückenschmerzen (ICD M54.5)«, haben sie deshalb nicht automatisch zugenommen:

Der Anteil psychiatrisch bedingter Arbeitsunfähigkeitstage *[DAK Gesundheitsreport 2007, Hamburg, DAK] [Unger, HP, Depression und Arbeitswelt, Psychiat Prax 2007; 34:S256-S260]* oder der Anteil von psychischen Störungen an Erwerbsminderungsberentungen *[Rehfeld, UG, Gesundheitsbedingte Frühberentung, Gesundheitsberichterstattung des Bundes, Heft 30, Berlin: Robert Koch Institut, 2006] [Wedegärtner, F et al, Invalidisierung durch affektive Erkrankungen – Lehren aus den Daten der Gesundheitsberichterstattung des Bundes. Psych Praxis 2007; 34: S252-5]* ist in Deutschland seit einiger Zeit gestiegen. Deutlich angestiegen ist auch die Behandlungsprävalenz *[Mechanic D, Bilder, S, treatment of people with mental illness: A decade-long perspective. Health Aff 2004; 23: 84-95] [Olfson M, Marcus SC, Druss B et al. National trends in the outpatient treatment of depression. JAMA 2002; 287: 203-9]* und die Verschreibungshäufigkeit für Psychopharmaka, insbesondere für Antidepressiva *[Middleton N et al, Secular trends in antidepressant prescribing in the UK, 1975-1998. J Publ Health Med 2001; 23: 262-7]*. Unklar ist jedoch, ob dies mit einer steigenden Prävalenz oder Inzidenz psychischer Störungen zusammenhängt *[Richter, D et al, Nehmen psychische Störungen zu? Eine systematische Literaturübersicht, Psychiat Prax 2008; 35: 321-30, DOI=10.1055/s-2008-1067570]*. Die Auswertung von 44 epidemiologischen Arbeiten, die die Inzidenz und Prävalenz psychischer Störungen von Kindern, Jugendlichen und Erwachsenen im Längsschnitt untersuchten, ergab, dass weder bei allgemeinen psychischen Störungen noch bei spezifischen Störungsbildern – außer bei der Demenz – ein eindeutiger anhaltender Trend in Richtung Anstieg belegt werden kann *[Richter, D, a.a.O.]*. Die zuweilen unterstellte Zunahme psychischer Störungen z. B. aufgrund des sozialen Wandels der Gesellschaft konnte nicht bestätigt werden *[Richter, D, a.a.O.]*. Vergleiche mit einer Studie aus 2005 zeigen keine wesentliche Veränderung der Zahlen, lediglich die Demenz hat zugenommen. *[MMW 37 / 2011, S. 22, nach*

*Wittchen, H.-U. et al., Europ. Neuropsychopharmakol. 21 (2011) 655-79]* Die Lebensqualität darf dem Trend der Prävalenz psychischer Störungen logischerweise nicht entgegenstehen. So wird ein Zusammenhang zwischen depressiven Erkrankungen und angeblich sinkender Lebensqualität postuliert *[Günther OH et al. Die Krankheitslast von depressiven Erkrankungen in Deutschland. Psychiat Prax 2007; 34: 292-301]*. Der generelle Trend verschiedener Indikatoren zur Lebensqualität in Nordamerika und Westeuropa zeigt aber eine gleichbleibend hohe oder eine leichte Zunahme der Lebenszufriedenheit seit dem Ende des Zweiten Weltkrieges *[layard, R etal. Lessons from a New Science. New York: Penguin, 2005] [Inglehart, R etal. Development, Freedom and happiness. Perspect Psychol Sci 2008; 3: 264-85] [Zitiert nach: Richter, D, a.a.O.]*.

Gegen Demenz hilft aber Psychotherapie nicht. Wer dagegen vorbeugen will und bei schon vorhandenem geistigen Abbau dem weiteren Verfall vorbeugen möchte, muss körperlich aktiv werden und möglichst oft trainieren. *[s. a. ÄB, 29.8.11, S. A 1796]*

## II. Geheimakte Psychotherapeutische Behandlung.

Wenn in diesem Kapitel beschrieben wird, wie sich Freuds unmittelbare Nachfolger vor fast hundert Jahren teils sektenartig formierten, sich gegen wissenschaftliche Annäherung wehrten und sich von Haus- und Fachärzten abgrenzen, dann bleibt festzustellen, dass davon auch heute noch etwas zu spüren ist. Als Hausarzt habe ich immer wieder – mit Zustimmung der Patienten – versucht, aussagekräftige Behandlungsberichte von Analytikern und Psychotherapeuten zu erhalten, um meine Patienten auch psychosomatisch besser behandeln zu können. Diese Versuche laufen fast immer ins Leere: Man bekommt als Haus- oder Facharzt von Psychotherapeuten meistens keine verwertbaren Behandlungsberichte. Das Schreiben eines Behandlungsberichtes für den zuweisenden Fach- oder Hausarzt ist unter Psychotherapeuten nicht üblich und wird regelrecht verweigert. Stattdessen bieten Psychotherapeuten an, mit mir zu telefonieren und mündlich über einen Patienten zu berichten. Nur: Mir nutzt das nicht viel, denn akten- und dokumentationsfest und für die weitere Behandlung verwertbar sind nur schriftliche Befunde. So ist es überall üblich: Der Psychiater schreibt mir einen Arztbrief, genau wie der Neurologe, der Augen- oder Hautarzt. Die psychiatrische oder psychosomatische Klinik tut es, aber die niedergelassenen psychologischen Psychotherapeuten tun es nicht. Und wenn was von ihnen schriftlich kommt, sind es oft nur zwei oder drei nichtssagende Zeilen.

Laut meiner EDV blieben von 1989 bis 2009 von 182 Bitten an Psychotherapeuten um einen Behandlungsbericht 148 gänzlich ohne Antwort, von 34 eingegangenen Berichten bestanden 18 aus nutzlosen Aufzählungen kurzer Diagnosen, ohne jeden biographischen Inhalt, nur 16 Berichte gaben etwas her, meistens handelte es sich dann um Kopien der Anträge für die Bewilligung einer Therapieserie oder um Kopien der Verlängerungsanträge. Ganzheitliche Medizin im Sinne des Patienten wird von Psychotherapeuten in Deutschland meistens nicht gemacht, sie arbeiten oft in einer Parallelwelt für sich und scheuen den Kontakt zu den beteiligten Fach- und Hausärzten. So gut wie nie ziehen sie alle vorhandenen psychologischen und somatischen Befunde bei, bevor sie eine Therapie beginnen, obwohl diese in vielen Fällen sehr hilfreich wären: Hausärztliche Befunde,

neurologische oder psychiatrische Befunde, ein Überblick über die gesamte Medikation, vor allem aber die mehrseitigen Entlassungbriefe aus einer psychosomatischen Reha-Klinik sind wahre Fundgruben für psychologische und biographische Informationen über einen Patienten. Und diese Informationen werden gebraucht für eine fundierte Therapie psychischer Störungen, die ja oft schon seit Kindheit oder Jugend bestehen.
Alle diese Befunde sind auch für die Betroffenen selbst, die Patienten, sehr aufschlussreich und in diesem Kapitel gebe ich Ihnen Hinweise, wie Sie an diese Unterlagen herankommen.
Diese Befunde werden aber auch gebraucht, um entscheiden zu können, ob es sich wirklich um eine primär psychische Erkrankung handelt oder vielleicht um psychische Auswirkungen einer seltenen Erkrankung, die gar keiner Psychotherapie bedarf:
In der Europäischen Union gibt es zwischen 27 und 36 Millionen Menschen mit einer sogenannten seltenen Erkrankung, in Deutschland geht man von 4 Millionen Betroffenen aus. Selten ist eine Erkrankung dann, wenn maximal 5 von 10.000 Menschen betroffen sind. Es gibt 5.000 bis 8.000 solcher Erkrankungen *[Abgewandelt zitiert nach: ÄB, 19.11.2010, S. A 2272].*

## III. Missbrauch der Psychotherapie – Psychotherapie-Schäden.

Es wird immer wieder beklagt, dass für die Psychotherapie, Psychosomatik und Psychopharmaka in der gesetzlichen Krankenversicherung in Deutschland zu wenig Geld zur Verfügung stehe. Es gibt Stimmen, die eine Ausweitung der ambulanten Psychotherapie in Deutschland auf das fünf- bis siebenfache fordern und den Geldmangel beklagen, der dem entgegenstehe.
Ich glaube aber nicht, dass Geld für die Behandlung psychisch Kranker fehlt, sondern dass in der Tat viel zu viel Medizin und Psychotherapie für Patienten mit normalen Lebensproblemen und leichten Störungen betrieben wird. Es gibt also ein Ausgabenproblem, kein Einnahmeproblem.

Befürworter der Psychotherapie, insbesondere psychologische Psychotherapeuten, meinen, die Psychotherapie sei hilfreich für fast alle Menschen, es gebe keine ernsthaften Gefahren, außer den durch sie ausgelösten sehr, sehr seltenen Selbstmorden. Das stimmt aber nicht.
Viele Patienten und selbst viele Therapeuten wissen das nicht: Auch die Psychotherapie (PT) hat viele Risiken und oft auch nur begrenzten oder gar keinen Nutzen. Genau so, wie das auch mit Arzneimitteln ist: Man muss oft 5 oder 10 oder gar mehr Patienten mit einem Medikament behandeln, damit es einem besser geht: Number needed to treat (NNT) = 5 oder 10. Dafür erleidet aber bei vielen gängigen Medikamenten von 10 bis 20 behandelten Patienten ein Patient ernste Nebenwirkungen: Number needed to harm (NNH) = 10 bis 20. Einer von 200 behandelten Patienten stirbt vielleicht an der Behandlung: Number needed to kill (NNK) = 200.

Ich persönlich schätze nach dreißig Jahren Berufstätigkeit die NNT für die PT auf 5-10, die NNH auf 10, die NNK auf 100-200! *[Siehe auch: http://de.wikipedia.org/wiki/Psychotherapiet/Psychotherapiesch.C3.A4den]* Das bedeutet: Von 5 bis 10 Patienten, die wegen psychischer Erkrankungen mit einer PT über jeweils 25 bis 200 Stunden (eine Sitzung pro Woche) behandelt werden, profitiert nur ein Patient wirklich von der Psychotherapie. Den anderen mag es nach 25 bis 200 Wochen zwar auch besser gehen, das wäre aber auch der Fall ohne PT gewesen, denn Zeit heilt bekanntlich Wunden, und auch der Entschluss, etwas im Leben ändern zu wollen, der Patienten zur PT führt, ist für sich genommen schon der erste Schritt zur (Selbst-) Heilung. Eine solche Serie über 25 bis 200 Stunden verursacht auf der anderen Seite reine Honorarkosten von 2.000 bis 16.000 Euro und weitere Kosten in Form von Verdienstausfall, denn die Patienten können in dieser Zeit nicht arbeiten gehen und Wegekosten, um die Praxis der Therapeutin aufzusuchen.

Es gibt viele Fehlerquellen in der Medizin und Psychotherapie, selbst wenn man hauptsächlich »sanfte Medizin« anwendet oder psychosomatisch und psychotherapeutisch arbeitet.

Einem weit verbreiteten Irrtum zufolge ist sanfte Medizin, Homöopathie, Psychotherapie, Kunsttherapie, Naturheilkunde, Heilpraktikerarbeit oder Akupunktur angeblich deshalb harmlos, weil man damit keinen oder kaum Schaden anrichten könne. Das stimmt leider nicht. Ein häufiger Fehler bei der Anwendung dieser Methoden ist, dass nicht richtig untersucht, befragt und diagnostiziert wird. Ich hatte seit 1989 mit Psychotherapeuten über 200 gemeinsame Patienten. Viele dieser Patienten sehe ich noch heute in meiner Sprechstunde. Dass die niedergelassene Psychotherapeutin oder der Psychotherapeut eine unzutreffende Diagnose stellte, an die sich eine falsche Behandlung anschloss, war keine Seltenheit. Bei späteren eingehenden Untersuchungen in einem Krankenhaus oder einer Reha-Klinik wurde nach Beiziehung alter Befunde und kompletter Durchuntersuchung in vielen Fällen die anfänglich durch den niedergelassenen Therapeuten gestellte Diagnose revidiert und eine andere, erfolgreichere Behandlung eingeschlagen. Mit anderen Worten: Die ursprüngliche Behandlung gründete auf einer unzutreffenden Diagnose, die Behandlung war deswegen weitgehend unwirksam oder schädlich.

Ich habe in meiner Zusammenarbeit mit niedergelassenen Psychotherapeuten nur in 5 bis 10 Prozent der Fälle erlebt, dass Untersuchungsinstrumente angewandt wurden, also Tests oder Fragebögen. Die meisten Therapeuten ziehen Vorbefunde nicht heran, auch nicht die der vorbehandelnden psychologischen Kollegen, sondern behandeln einfach drauflos. In den psychotherapeutischen Berichten, sofern man sie denn erhält, ist so gut wie nie eine Test- oder Fragebogenauswertung erwähnt, Vorberichte tauchen dort fast nie auf.

Patienten, die nur leicht neurotisch gestört waren, wurden 25 oder 50 Stunden lang mit »Erfolg« behandelt, und dabei wurde regelmäßig verkannt, dass leichte Störungen oft von selbst weggehen oder keinerlei Behandlung außer Sport, Entspannung, Licht und frische Luft brauchen. Das Geld und die Zeit fehlte dann für die schwerer gestörten Patienten. Diese haben auch oft nicht so viel Energie, um wochenlang einem Therapieplatz hinterher zu telefonieren, und willigen dann resigniert in die Behandlung mit Psychopharmaka ein.

Das ist kein gutes Ergebnis für diese äußerst resourcenintensive, teure Therapieform!

Die Befürworter einer bestimmten Arzneitherapie sehen das Nutzen-Risiko-Verhältnis generell positiver als neutrale Beobachter oder Forscher. Dies gilt für ärztliche Meinungsbildner v. a. dann, wenn sie finanzielle Zuwendungen aus der Pharmaindustrie erhalten *[MMW, 39/2011, S. 30, Müller-Oerlinghausen, B.]*. So muss man das sicher auch für die Psychotherapie sehen: Ärztliche oder psychologische Psychotherapeuten sehen ihren Beruf und ihre Tätigkeit gerne in gutem Licht und blenden die Schattenseiten aus. Nebenwirkungen und Risiken werden erst gar nicht öffentlich gemacht. Dieses »Underreporting« ist unter Ärzten, die Tabletten verschreiben, sehr weit verbreitet, aber eben auch unter Psychotherapeuten. Nur so ist es zu erklären, daß bis vor Kurzem die Suche in einschlägigen Datenbanken so gut wie nichts zum Thema »Risiken der Psychotherapie« zu Tage gefördert hat.

In seinem Vortrag auf dem Symposium »Wo Licht ist, da ist auch Schatten – Risiken und Nebenwirkungen in der Psychotherapie« am 18.6.2011 gab Prof. Dr. Margraf einen kurzen Abriss über die Risiken und Nebenwirkungen von Psychotherapie *[http://www.praxissymposium-2011.de/download.html?file=tl_files/downloads/Vortrag%20Margraf.pdf]*:

- In ca. 10% aller Fälle kommt es unter PT zu Verschlechterungen *[s. a. A. Bergin (1966)]*
- Eine Pubmed Analyse fand im Zeitraum 1960-2002 nur 11 Treffer für die Suche »Risk & Psychotherapy« *[Margraf, Verhaltenstherapie, 2003]*
- Ähnlich gering war die Trefferquote bei google im August 2008 *[Margraf, Schneider, Verhaltenstherapie, 2009]*
- Mayou, Ehlers & Hobbs fanden in 2000 ein schlechteres Abschneiden der Debriefing Gruppe (psychologische Behandlung nach Trauma) im Vergleich zur unbehandelten Kontrollgruppe nach 4 Monaten und 3 Jahren
- Die Wirksamkeit von Routine-Kinderpsychotherapie kann negativ sein *[nach Weiss, Catron, Harris & Tam, 1999]*

Schäden durch Behandlungsfehler können entstehen durch:

- Unangemessene Durchführung (einer PT)
- Fehlerhafte Diagnostik
- Fehlerhafte Therapietechnik
- Organisatorische Probleme

Margraf gibt Beispiele für Behandlungsfehler:

- Unrealistische Therapieziele
- Übernahme / Aufoktroyieren falscher Normen
- »Therapiesucht«

Er gibt Beispiele für unethisches Verhalten:

- Verstoß gegen allgemeine oder spezielle ethische Prinzipien
- Sexueller Missbrauch (bei männlichen Therapeuten: Prävalenz 1-14%, weibliche Therapeuten: 0,2-8%)

- Bewusste oder fahrlässige Manipulation des Patienten zum Nutzen des Therapeuten

Gute therapeutische Ausbildung schützt nicht unbedingt vor Missbrauch der Klienten (Patienten):

- Psychologen, die als besonders … gut ausgebildet … eingeschätzt wurden, zeigten höhere Raten selbst berichteter sexueller Kontakte *[s. a. Pope & Bajt (1988)]*
- Ähnliche Hinweise gibt es auch für Psychiater und Sozialarbeiter *[s. a. Gartrell et al. 1986, Gechtmann 1989]*
- Therapeuten mit Lehranalyse oder Eigentherapie hatten signifikant häufiger sexuelle Kontakte mit Patientinnen *[s. a. Gartrell a.a.O.]*

Er gibt Beispiele von Schädigungen durch unethisches Verhalten:

- Sabina Spielrein
- Marilyn Monroe
- George Gershwin
- Sergej Pankejeff – Der Wolfsmann *[s. a. Margraf, Schneider, Verhaltenstherapie, 2009; s. a. Onfray, M., Anti-Freud: Die Psychoanalyse wird entzaubert, 2011]*

Er macht Vorschläge:

- Ein Melderegister, auf Wunsch anonym
- Sorgfältige Aufklärung der Patienten (»Informed Consent«)
- Vorsicht bei Problemlösungen im Stile von »mehr desselben«
- Empirie statt Ideologie *[Nach Margraf, 18.6.2011, a. a. O.]*

## IV. Gesetzgeber sollte Psychotherapie bei leichten Störungen aus der Krankenversicherung ausschließen.

Weil die PT leichter psychischer Beschwerden in der Regel nichts bewirkt (denn die eigentlichen »Wirkung« sind die Selbstheilungskräfte und die Zeit, die auch seelische Wunden heilt), aber sehr viel Geld verschlingt, das dann woanders fehlt, sollte der Gesetzgeber zahlreiche Krankheiten von der psychotherapeutischen Versorgung schlicht und einfach ausschließen. Beispiel: Niedergeschlagenheit oder depressive Episode oder Anpassungsstörung wegen Partnerproblemen oder Trennungssituationen ist Anlass unzähliger Psychotherapien in Deutschland. Warum soll die Solidargemeinschaft dafür zahlen und warum müssen deshalb ernsthaft psychisch Erkrankte länger als nötig auf einen Therapieplatz warten? Diese Niedergeschlagenheit oder Depression gibt sich aber aller meistens von selbst wieder, weshalb hier – wie in fast allen Fällen leichter und mittelschwerer psychischer Erkrankungen – die NNT von PT bei 20 oder 30 oder noch höher liegen dürfte. Ein neues teures Medikament gegen leichte Krankheiten mit einer derart schlechten Nutzenbilanz (NNT = 20 bis 30) würde nach dem neuen deutschen Arzneimittelzulassungsgesetz keine Chance auf eine Zulassung zur Erstattungsfähigkeit durch die gesetzlichen Krankenkassen haben. Man müsste es aus eigener Tasche bezah-

len.
Zwar führen Therapeuten die Besserung der Symptome leichter psychischer Störungen oder deren gänzliches Verschwinden nach 25 oder 50 Sitzungen PT (also nach einem halben oder ganzen Jahr) immer auf ihr psychotherapeutisches Bemühen zurück und sagen, gerade leichte und mittelschwere psychische Störungen ließen sich hervorragend behandeln, aber das sehe ich genau umgekehrt: Gerade dann ist Psychotherapie nicht oder nur wenig hilfreich, diese Probleme oder Erkrankungen verschwinden nach einem halben oder ganzen Jahr meistens auch von selbst, insbesondere bei jenen Menschen, die sich entschließen, etwas in ihrem Leben zu ändern und dann in Psychotherapie gehen. Sie würden dann nämlich auch ohne Therapie etwas ändern und gesunden. Diejenigen, die nichts ändern wollen, erreicht die Psychotherapie aber mit ihren Bemühungen gar nicht, denn sie weigern sich, in Therapie zu gehen. Wenn Menschen, die nichts ändern wollen, trotzdem in Psychotherapie gehen oder dorthin »geschickt« werden (z. B. in Reha), wird nur in seltenen Fällen etwas Positives passieren, am ehesten treten Nebenwirkungen und Schäden auf.
Diese Menschen sind am ehesten durch den Hausarzt erreichbar.

**Fazit: Bei allen psychischen Störungen oder Erkrankungen, bei denen Psychotherapie eine hohe Number-Needed-to-Treat vorzuweisen hat, sollte die Psychotherapie von den gesetzlichen Krankenkassen nicht mehr bezahlt werden. Denn da überwiegt der Schaden. Kann man nämlich nur einem von zwanzig Patienten mit einer leichten depressiven Episode durch eine 50-stündige Psychotherapie helfen, so bedeutet dies in der gesetzlichen Krankenversicherung Ausgaben von 20 mal 50 mal 80 Euro, mithin 80.000 Euro. In der Privaten Krankenversicherung noch mehr. Viel Geld, für das die Beitragszahler 4.000 Stunden oder mehr schuften müssen (bei 20 Euro durchschnittlichem Stundenlohn in Deutschland). Wie viel Depression, Niedergeschlagenheit und Angst wird durch 4.000 Stunden Arbeit erzeugt? Kein Nutzen, noch nicht mal ein Nullsummenspiel, sondern Schaden. Der Nutzen ist – wie immer – nur auf Seiten der Profis: Die Kassen der Therapeuten klingeln und etwa weitere 8 % von diesem Geld nimmt die Krankenkasse ein (Verwaltungskosten).**

## V. Es gibt Alternativen zur klassischen Psychotherapie.

Leichte psychische Störungen werden regelmäßig nicht durch eine 25-50 stündige Psychotherapie besser, sondern durch andere Faktoren. Außerdem gibt es da andere effektive Methoden, die zudem billiger zu haben sind:

- Kurzzeittherapien von nur sechs Sitzungen,
- täglicher Sport,
- Aufenthalte im Grünen und an der frischen Luft,
- weniger arbeiten,
- mehr Zeit mit Freunden und der Familie,
- Meditation,
- Yoga,

- Feldenkrais,
- Beten.

Yoga scheint zum Beispiel Frauen, die an Fibromyalgie mit Schmerzen und Depressionen leiden, genauso gut oder besser zu helfen als eine Standardtherapie, so das Resultat einer Pilotstudie *[A pilot randomized controlled trial of the Yoga of Awareness program in the management of fibromyalgia. Pain, Volume 151, Issue 2, November 2010, Pages 530-539]*.
Eine kognitive Verhaltenstherapie über sechs Psychotherapiesitzungen lindert chronische Kreuzschmerzen, die Wirkung hielt ein Jahr an *[Abgewandelt zitiert nach NOVA – Das Magazin der Deutschen Schmerzliga, 2/2010, dort zitiert nach Lancet. Siehe auch: http://www.schmerzliga.de/dsl/publikationen/nova_2010_2.htm]*.
»Die psychologische Schmerzforschung beschäftigt sich meistens mit negativen Stimmungen und Gefühlen, insbesondere mit Angst und Depression« *[Nilges, P., NOVA 2/2010, S. 8]*.
»Leider hat die westliche Medizin der Fähigkeit von Menschen, ihren Schmerz in einem gewissen Umfang selbst kontrollieren zu können, lange Jahre zu wenig Aufmerksamkeit geschenkt.« *[Bushnell, C., NOVA 2/2010, S. 8]*
Das gilt nach meiner Überzeugung für die meisten psychischen Krankheiten. Indem aber viele dieser Krankheiten zunächst medikamentös und nun seit Inkrafttreten des Psychotherapeutengesetzes in 1999 auch vermehrt psychotherapeutisch behandelt werden, nimmt man den Menschen das Selbstheilungspotential und macht sie abhängig von Tabletten und Therapeuten.
Auch banale psychische Probleme werden immer mehr der professionellen psychologischen Behandlung zugeführt, die Menschen in die Unselbständigkeit getrieben, aus finanziellen Gründen: Es geht ums Honorar.
»Wir brauchen Therapien, die den Umgang von Menschen mit ihren Gefühlen erleichtern.« *[Zautra, A., NOVA 2/2010, S. 11]* Eine Methode ist das sogenannte Aufmerksamkeitstraining. *[NOVA, a. a. O.]* Entwickelt hat dieses Verfahren der Molekularbiologe Dr. Jon Kabat-Zinn in den siebziger Jahren in den USA *[NOVA, a. a. O.]*. Wer sich auf die Therapie (Akzeptanz- und Commitment-Therapie) einlässt, erklärt sich bereit, auch negative Gefühle, Gedanken und Empfindungen anzunehmen – Schmerzgefühle gehören dazu. Gleichzeitig lernen die Patienten, neue Werte und Ziele in den Mittelpunkt ihres Lebens zu rücken und neue Vorhaben in die Tat umzusetzen *[NOVA, a. a. O.]*.

Eine ärztliche Psychotherapeutin sagte mir im Vier-Augen-Gespräch, dass sie überwiegend Lebensberatung bei nicht wirklich krankheitswertigen Befindensstörungen und nicht Krankheitsbehandlung zu Lasten der Krankenkassen betreibt. Dafür wende sie regelmäßig 25 bis 50 Stunden pro »Patient« auf. Ein psychologischer Psychotherapeut bestätigte mir das und meinte: »Das System ist eben so angelegt.«

Seit vielen Jahren schon sind in der gesetzlichen Krankenversicherung in Deutschland Rezepte z. B. für Abführmittel oder Erkältungspräparate bei Erwachsenen in der Regel nicht erstattungsfähig, seit etwa 2005 betrifft das auch fast alle nichtverschreibungspflichtigen Medikamente ab dem 12. Geburtstag. So sollte man das auch mit vielen psychischen Diagnosen handhaben: Beim Vorliegen leichter psychischer Störungen wird keine Psychotherapie mehr von der Krankenkasse bezahlt.

## VI. Genehmigung einer PT nur noch durch den Medizinischen Dienst der Krankenkassen (MDK) erteilen.

Die Genehmigung zur von der Krankenkasse bezahlten Therapie sollten sich nicht mehr die Psychotherapeuten selbst erteilen oder von den Gutachtern aus ihrem eigenen Berufsstand (Gutachterverfahren) erteilen lassen, sondern das sollte – der Neutralität, Objektivität und Qualität wegen – nur noch der Medizinische Dienst der Krankenkassen (MDK) machen. Das jetzige Gutachterverfahren ist eine Farce, denn 96 % aller Anträge auf Psychotherapie werden bewilligt *[Melchinger, ÄZ, 26./27.8.11, S. 8]*, es wird einfach kollegial durchgewunken. Eine große Studie der (TK) *[http://www.tk.de/centaurus/servlet/contentblob/342002/Datei/54714/TK-Abschlussbericht2011-Qualitaetsmonitoring-in-der-Psychotherapie.pdf]* hat ergeben, dass dieses kollegiale Gutachterverfahren zu keiner Qualitätsverbesserung führt. Auch im Sinne der Patienten sollte es abgeschafft und durch ein MDK-Verfahren ersetzt werden.

## VII. Psychotherapie findet nicht nur beim Psychotherapeuten statt.

Es gibt in den Industrieländern immer mehr Menschen, die sich in psychotherapeutische Behandlung bei einem niedergelassenen ärztlichen oder psychologischen Psychotherapeuten begeben. Aber nicht nur im ambulanten Bereich werden Psychotherapien durchgeführt, sondern auch im stationären: In Reha- (Kur-) Kliniken, in Landesnervenkliniken und in Psychiatrischen Krankenhäusern, aber auch in Kliniken der Berufsgenossenschaften. Eine Psychotherapie muss keine volle Serie von 25 oder 50 oder mehr Sitzungen sein und eine Psychotherapie muss natürlich auch keine Psychoanalyse sein. Vielmehr kann schon in einer halben oder einer ganzen Stunde eine Psychotherapie stattfinden, es gibt keine zeitliche Untergrenze. Auch Hausärzte machen Psychotherapie, oft läuft diese notgedrungen innerhalb von wenigen Minuten ab in Form von Kurzinterventionen. Kassenärzte mit der Zulassung zur »Psychosomatischen Grundversorgung« bekommen dafür 80 Cent pro Patient und pro Quartal (Hessen, 2010) zusätzlich zu ihrem Regelleistungsvolumen (RLV, Grundhonorar). Viel kann man dafür nicht erwarten und entsprechend kurz sind dann die psychosomatisch-psychotherapeutischen Interventionen. Hausärzte hatten früher mal ihre eigenen Abrechnungsziffern für die Behandlung psychischer und psychosomatischer Beschwerden. Diese Ziffern sind weitgehend gestrichen worden oder gingen in das RLV ein. Die oben erwähnten 80 Cent pro Patient pro Quartal sind das übriggebliebene Feigenblatt. Das Geld fließt nun zu den Psychotherapeuten, deren Kassensitze sich seit 1999 mehr als verdreifacht haben. Gleichzeitig ist keinerlei Abnahme psychischer Erkrankungen festzustellen. Dort, wo aber gleich den Anfängen psychischer Probleme gewehrt werden könnte, beim Hausarzt, fehlt nun das Geld.

## VIII. Die Dokumentationspflicht.

Alle Behandler, egal, ob Psychotherapeuten oder Haus- oder Fachärzte, sind verpflichtet, über die erhobenen Befunde (auch das therapeutische Gespräch erhebt viele Befunde und biographische Informationen) Aufzeichnungen zu machen, denn eine Behandlung, egal welcher Art, muss dokumentiert werden, am besten natürlich schriftlich. In der Regel wird dafür der Praxis-Computer benutzt. Wenn eine längere (mehr als drei bis fünf Sitzungen) psychotherapeutische Behandlung stattfindet, werden in der Regel auch längere, mehrseitige Berichte geschrieben. Oft sind diese auch notwendig, um die Behandlung bei der gesetzlichen oder privaten Krankenkasse zu beantragen. Ein solcher Bericht kann auch über Sie existieren, wenn Sie schon mal ambulant oder stationär (Krankenhaus, Rehaklinik, Anschlußheilbehandlung, Kur) psychotherapeutisch behandelt worden sind.

Fast alle betroffenen Patienten wissen das nicht, denn es gibt keine Mitteilungspflicht: Man muss den Patienten nämlich nicht mitteilen, dass man Berichte über sie schreibt (und in vielen Fällen auch weitergibt, zum Beispiel an den Kostenträger Deutsche Rentenversicherung oder den einweisenden Arzt). Schon gar nicht teilt man ihnen genau mit, was da drin steht. Regelmäßig wird ein Geheimnis daraus gemacht. Verlangt der Patient oder Hausarzt Einblick, wird dieser meistens nicht gewährt. Trotzdem sollten Sie versuchen, an diese Berichte heranzukommen, denn erfahrungsgemäß enthält die Hälfte teils schwerwiegende Fehler.

## IX. Beispiel eines Psychotherapieberichtes oder –antrages.

Ein solcher Bericht oder Therapieantrag für die Krankenkasse könnte so aussehen:

*»1. Angaben zu spontan berichteten und erfragten Symptomatik*
*Fr. E. stellt sich vor mit einer depressiven Symptomatik, die seit über 10 Jahren bestehe. Den schleichenden Beginn habe sie für sich als vorübergehende Phase von Niedergeschlagenheit betrachtet und nicht weiter darauf geachtet, sie habe sich eben »zusammengerissen«. Immer häufiger fühlte sie sich schließlich erschöpft, bis sie vor ein paar Jahren einen »Nervenzusammenbruch« erlebt habe. Sie sei nur noch verzweifelt gewesen und habe immer wieder losgeweint, ohne genau zu wissen, warum. Nach einem längeren Klinikaufenthalt von mehreren Wochen sei sie mehr oder weniger wiederhergestellt gewesen.*
*Was sie gar nicht von sich kenne und sie aktuell vor allem beunruhige, seien zunehmende körperliche Beschwerden wie ein schmerzhafter Druck im Magenbereich, manchmal auch im Kopf, für die auch nach umfangreichen medizinischen Untersuchungen keine körperlichen Ursachen gefunden werden konnten. Besondere Sorgen mache ihr das Herz, wenn es ohne äußerlich erkennbaren Auslöser anfange stark zu klopfen und regelrecht zu rasen. Sie habe dann Angst zu sterben, vor allem, wenn dies nachts auftrete. Sie habe Schwierigkeiten ein- und durchzuschlafen, wälze sich stundenlang im Bett und fühle sich ihren Ängsten völlig ausgeliefert. Auf Anraten ihres Hausarztes wolle sie sich nun erneut in eine ambulante Psychotherapie begeben, da ihre körperlichen Beschwerden möglicherweise psychisch bedingt seien.*

*2. Lebensgeschichtliche Entwicklung und Krankheitsanamnese*
*2.1 Entwicklung*
…

*2.2 Psychische und körperliche Entwicklung*
*Fr. E. sei als drittes Kind von fünf Geschwistern (Bruder +3, Bruder +1, Schwester –4, Schwester –5) bei ihren Eltern in kleinstädtischem Umfeld aufgewachsen. Die Ehe der Eltern sei von massiven Konflikten und Gewalt geprägt gewesen, seit sie sich erinnern könne. Als sie 7 Jahre alt war, trennten sich die Eltern und sie übernahm als ältestes Mädchen immer mehr die Haushaltspflichten in der Familie und die Mutterrolle für die jüngeren Schwestern, da die Mutter immer öfter Alkohol trank und über Nacht weg blieb. Zeitweise wohnten auch wechselnde Partner der Mutter bei ihnen, von ihnen seien die Kinder unter Alkoholeinfluss häufig angeschrien und geschlagen worden. Von Seiten eines dieser Partner habe es wiederholte sexuelle Übergriffe gegeben, bis er die Mutter verließ.*
*Sie habe nach Kräften versucht, einigermaßen für Ordnung zu sorgen und für ihre Geschwister da zu sein, auch die Mutter habe sich gelegentlich bei ihr über ihr Leben ausgeweint. Sie habe sich damit oft überfordert gefühlt, sei aber auch in gewissem Sinn stolz auf ihre Stärke und ihre Position in der Familie gewesen.*
…

*2.3 Besondere Belastungen*
*In ihrer Ehe, die sie wegen einer bestehenden Schwangerschaft mit 17 J. mit einem Alkoholiker einging, setzte sich die Gewalterfahrung ihres Elternhauses fort, häufige Schläge und Vergewaltigungen sowie verbale Abwertungen und Demütigungen waren an der Tagesordnung.*

*2.4 Aktuelle soziale Situation und psychotherapeutische Vorbehandlungen*
…
*Fr. E. hatte bisher einen achtwöchigen Klinikaufenthalt (… ), er endete im Januar 2006. In dieser Klinik wurde traumatherapeutisch im Sinne von Stabilisierungstechniken und hypnotherapeutisch gearbeitet, wobei Fr. E. die Hypnotherapie hier kennenlernte, sie ihr zum damaligen Zeitpunkt eher nur bedingt helfen konnte. 2007 begab sie sich in eine ambulante analytisch orientierte Psychotherapie, die sie nicht als hilfreich empfand und bald abbrach. Anschließend war sie im Zeitraum von 2008 bis 2009 bei einer Psychotherapeutin, die ebenfalls hypnotherapeutisch arbeitete. Von dieser Therapie habe sie sehr profitiert, da sie ihr einige neue Sichtweisen und Erkenntnisse über ihre Familiengeschichte und ihre selbstschädigenden Verhaltensmuster ermöglichte.*

*3. Psychischer Befund*
…

*4. Somatischer Befund bzw. Konsiliarbericht*
…

*6. Diagnose*
*Das Symptombild rechtfertigt in erster Linie die Diagnose einer Panikstörung (F41.0) mit wiederholten, häufig nachts auftretenden Panikattacken, begleitet von Symptomen wie Magendruck/-schmerzen, Schlafstörungen, Herzrasen, starker Unruhe und Todesangst. Die Panikstörung kann aktuell als mittelgradig ausgeprägt angesehen werden mit etwa zwei Panikattacken in der Woche.*
*Sie ist kombiniert mit einer rezidivierenden depressiven Störung (F33.4).*

*Differentialdiagnostisch lässt sich eine somatoforme Störung abgrenzen, da Fr. E. nicht auf die körperliche Genese ihrer Symptome fixiert ist. Vielmehr hatte sie selbst Zusammenhänge zwischen ihnen und biografischen Ereignissen gezogen.*
*7. Therapieziele und Prognose*
*1. Aufbau einer vertrauensvollen therapeutischen Beziehung*
*2. Erarbeitung eines Erklärungsmodells der körperlichen Symptomatik*
*3. Vermeidungsverhalten durch neue Verhaltensweisen ersetzen*
*4. Verarbeitung traumatischer Ereignisse*
*5. Aufbau von Abgrenzungsfähigkeit*
*Aufgrund des hohen Leidensdrucks der Patientin, ihrer hohen Introspektionsfähigkeit sowie ihrer kognitiven Fähigkeiten kann man von einer günstigen Prognose ausgehen. Fr. E. konnte in der stationären Psychotherapie wie auch aktuell aus den psychotherapeutischen Sitzungen einen unmittelbaren Nutzen ziehen und die besprochenen Inhalte für sich integrieren und umsetzen. Das verhaltenstherapeutische Vorgehen eröffnet ihr nach eigenem Bekunden neue Herangehensweisen an ihre Problematik, besonders schätzt sie deren Einfachheit und spontane Wirkung.*

*8. Behandlungsplan*
*Nach dem Aufbau einer tragfähigen, vertrauensvollen therapeutischen Beziehung erfolgt die gemeinsame Erarbeitung eines individuellen Störungsmodells der Panikattacken und der Depression. Im weiteren Verlauf werden die Zusammenhänge der körperlichen Symptome mit traumatischen Erfahrungen beleuchtet, da zu vermuten ist, dass diese die Panikattacken mit auslösen und verstärken könnten.*
*Das durch die körperliche Symptomatik und den sozialen Rückzug bedingte Vermeidungsverhalten von Fr. E. soll Schritt für Schritt abgebaut werden und durch gemeinsam entwickelte förderliche Verhaltensweisen ersetzt werden.*
*....*
*Die Behandlung der Panikattacken beinhaltet, die Vorstellungen und Bilder zu bearbeiten und allmählich zu verändern, die Frau E. besonders nachts beeinträchtigen und ihre Unruhe und Schlafstörungen verursachen. Dabei auftauchende traumatische Erinnerungen aus ihrer Lebensgeschichte werden aufgearbeitet und mit traumatherapeutischen Techniken wie Stabilisierungs- und Imaginationsübungen im Sinne wachsender Selbstwirksamkeit weitgehend unter Kontrolle gebracht.*
*Die Selbstwahrnehmung von Fr. E. soll dahingehend gefördert werden, dass sie in die Lage versetzt wird, Überforderungssituationen schneller als solche zu erkennen und sich entsprechend abzugrenzen. Hierfür werden gemeinsam hilfreiche Strategien entwickelt und an deren Umsetzung gearbeitet.*

*9. Bisheriger Therapieverlauf*
*...*
*10. Therapieziele für die weitere Behandlung*
*...*
*München, ... 2012*
*...*
*Dipl. Psychologin«*

## X. Beispiel eines Verlängerungsantrages.

Wird die Behandlung über die gewährten 25 Stunden hinaus fortgesetzt, wird meistens ein Verlängerungsantrag für die nächsten 25 Stunden fällig. Dieser könnte so aussehen:

*»Es wird die Umwandlung von Kurzzeit- in Langzeittherapie mit weiteren 20 Einzeltherapiesitzungen beantragt. Zur Festigung des bisherigen Therapieerfolgs und Behandlung der weiter bestehenden Panikattacken ist die Fortführung der Arbeit an den traumatischen Kindheitserlebnissen erforderlich. Aufkommende Erinnerungen werden von Fr. E. abgewehrt oder aber bagatellisiert und nicht in ihren Auswirkungen auf ihre psychische Entwicklung gesehen, erst die behutsame weitere Exploration erhellt die Tragweite und damit den Zusammenhang mit ihren Ängsten.*
*Vom bisherigen Therapieverlauf profitierte Frau E. vor allem durch eine allgemeine Entlastung in Bezug auf vorhandene Insuffizienzgefühle sowie Scham- und Schuldgefühle, die durch ihre Gewalterfahrungen und den sexuellen Missbrauch ausgelöst wurden. Die Vorgehensweise der Verhaltenstherapie ermöglicht ihr die Herstellung von neuen Zusammenhängen und Bezügen in ihrer Biografie und die Vorwegnahme möglicher neuer Denk- und Verhaltensweisen, deren Umsetzung von ihr allerdings noch mit massiven Ängsten verbunden ist.*
*Der weitere Therapieplan sieht die Arbeit mit dem Kreislauf der Angst vor, die zunächst eine kognitive Herangehensweise fördert, die Entstehung und Steigerung von Angst (Angst vor der Angst) zu verstehen. Eine schrittweise Konfrontation mit ihren Angstgefühlen in einer sicheren Umgebung führt Fr. E. zu allmählicher Habituation an diese. Unterstützt wird dieser Prozess durch traumatherapeutische Übungen wie Sicherer Ort, der in der Vorstellung ein Gefühl von Sicherheit in der Gegenwart mehr und mehr verankert. Durch die Gewissheit entsteht eine wachsende Bereitschaft und Zuversicht, sich bedrohlichen Angstgefühlen auszusetzen und diese zunehmend besser auszuhalten.«*

## XI. Beispiel eines rein verhaltenstherapeutischen Berichtes.

Berichte für die Krankenkasse zur reinen verhaltenstherapeutischen Behandlung sehen meist anders aus:

*Verhaltensanalyse*
*Die Zusammenhänge lassen sich so darstellen:*

| | |
|---|---|
| *S* | *Morgens alleine im Haus und Wahrnehmung von körperlichen Beschwerden* |
| $S_{intern}$ | *Sie ist alleine und das ist bedrohlich* |
| *O* | *viele schlechte Erfahrungen mit dem Alleinsein in der Kindheit* |
| *E* | *Ich bin alleine zu Hause* |
| $R_{kognitiv}$ | *»Ich bin krank, ich könnte bewusstlos werden«, »Mein Blutdruck sinkt und ich könnte umfallen und kann nicht mehr aufstehen«, »Wenn ich ohnmächtig bin, hätte ich keine Kontrolle mehr, dann könnte der Nachbar mit mir machen, was er will«.* |
| $R_{emot.}$ | *Angst, Panikattacken* |
| $R_{physio.}$ | *Unruhe, starke Übelkeit, schlimme Magenschmerzen, Schneller Puls, Vertigo* |
| $R_{Verh.}$ | *Viel essen, um nicht ohnmächtig zu werden, in der Folge: öfters Erbrechen* |

$K$ *Beruhigung darüber, dass Kreislaufkollaps abgewendet*
$K+_{\text{kurzfristig}}$ *Spannungsabbau durch Erbrechen*
$K-_{\text{kurzfristig}}$ *Keine Erfahrung, dass sie nicht ohnmächtig wird*
$K-_{\text{kurz- und langfristig}}$ *Aufrechterhaltung der Überzeugung, dass die Angst bedrohlich ist und durch große Nahrungsaufnahme abgewendet werden kann*
$K-_{\text{langfristig}}$ *Kein Aufbau angemessenerer Verhaltensweisen K-langfristig*

## XII. Übermittlung der Berichte an die Krankenkasse.

Diese Berichte werden pseudonymisiert der Krankenkasse übermittelt, damit diese sie an den Gutachter weitergibt. Die Berichte werden in der Regel mit dem Klarnamen des Patienten im Computer des Therapeuten gespeichert. Die Pseudonymisierung geschieht meistens dadurch, dass ein Kürzel verwendet wird, z. B. MA070974 für Frau Meier, Anita, geboren am 7.9.74. Selbstverständlich haben die Sachbearbeiter in der Krankenkasse keine Probleme durch ihre EDV diesen Bericht Frau Anita Meier zuzuordnen. Da hilft es auch wenig, dass der Bericht in einem verschlossen Umschlag der Krankenkasse übergeben wird. So soll sichergestellt werden, dass nur der Gutachter den Inhalt des Umschlages einsehen kann. Der Gutachter wiederum kann anhand des Kürzels nicht erkennen, um wen es sich handelt. Für ihn bleibt der Patient anonym.

## XIII. Hausarzt und Facharzt bleiben außen vor, bekommen wichtige Informationen nicht.

Der Haus- oder Facharzt erfährt oft nichts von der psychotherapeutischen Behandlung, denn viele Psychotherapeuten lassen sich von den Patienten explizit von der Berichtspflicht an den überweisenden Arzt entbinden oder Patienten gehen direkt – ohne eine Überweisung – mit ihrer Versichertenkarte zum Psychotherapeuten und zahlen die Praxisgebühr dort erneut.

Wird dennoch ein Bericht geschrieben, kann dieser so aussehen:

*»Herr B. kommt regelmäßig zu den Therapieterminen und macht gute Fortschritte.«*

Dieser Bericht gibt so gut wie nichts her und kann dem Patienten sogar Schaden zufügen, denn es leuchtet ein, dass der Hausarzt seinen Patienten nur dann ganzheitlich behandeln kann, auch auf dessen seelische Verfassung eingehen kann, wenn ihm alle erhobenen psychischen Befunde, Diagnosen und biographischen Angaben vorliegen. Abgesehen von dem Schaden, den ein Patient erleidet, wenn seine psychisch bedingten Beschwerden andauernd vom Hausarzt falsch behandelt werden, nur weil der Hausarzt von der psychischen Krankheit nicht unterrichtet wurde, kann der Schaden auch noch anders aussehen. Stellen Sie sich vor, Sie beantragen die Anerkennung eines Grades der Behinderung (GdB) beim Versorgungsamt, wichtig zum Beispiel, wenn Sie abschlagsfrei früher in Rente gehen wollen, und der deswegen vom Versorgungsamt angeschriebene Hausarzt teilt keinerlei psychische Erkrankungen mit, eben weil er sie vom Psychothe-

rapeut nicht erfahren hat.
Das kann sehr nachteilig für Sie sein. Das Gleiche gilt, wenn Sie einen Antrag auf Erwerbsunfähigkeitsrente stellen. Auch hier haben Sie schlechtere Karten, wenn nicht alle Krankheiten bekannt sind. Dies gilt auch deshalb, weil viele Antragsteller vergessen, dem Versorgungsamt oder der Rentenkasse überhaupt mitzuteilen, dass sie in psychotherapeutischer Behandlung waren oder sind. Wird der Psychotherapeut dann doch mal vom Amt oder der DRV angeschrieben, gibt er sich meist mit der Antwort nicht viel Mühe, heraus kommt dann zum Beispiel eine solche Stellungnahme, die so gut wie nichts über die tatsächlichen Einschränkungen oder Behinderungen des Patienten in Alltag und Beruf sagt, sondern hauptsächlich Symptome und Diagnosen auflistet.

## XIV. Vorbild: Berichte der psychosomatischen Rehaklinik.

Es leuchtet ein, dass ein ausführlicher Bericht mehr hergibt als zwei oder drei hingeschriebene Zeilen und dass damit auch der weiteren Behandlung mehr gedient ist. Als Vorbild könnten die psychologischen Berichte der Reha- (Kur-) Krankenhäuser dienen. Als Beispiel für einen sehr guten und aussagekräftigen Reha-Bericht könnte dieser dienen. Hier handelt es sich um eine Seite aus einem zehnseitigen Bericht:

*... Durch das berufliche Eingespanntsein der Eltern habe der Patient schon früh Verantwortung für die ganze Familie übernehmen müssen und dauernd im Haushalt und beim Einkaufen mithelfen müssen. Konflikthaft bleibt nach wie vor die Phase der Individuation und Separation sowie die Loslösung aus dem ödipalen Kontext. Der Fokus der Aufmerksamkeit des Patienten liegt - neben der Berufstätigkeit - nach wie vor im eigenen Familiensystem: der Pflege der früh berenteten Eltern sowie der Erziehung seiner vier Kinder. Doch auch hier erlebt er nur Enttäuschungen, da es in der Schule mit allen nicht so gut läuft. Nach seiner Nierentransplantation habe er das Gefühl, nicht mehr von seiner Frau geliebt zu werden und nicht mehr von ihr gebraucht zu werden. Sie mache ihm Vorwürfe, daß er monatelang krankgeschrieben sei und zeige kein Verständnis für ihn. Auch deswegen sei er schon seit vielen Monaten schwer depressiv und habe keine Lust mehr zu arbeiten und zu leben. Bei fehlender Fähigkeit der Affektdifferenzierung bzw. fehlender Ausdrucksfähigkeit setzt der Patient den Mechanismus der Somatisierung – hier: die schweren chronischen und multikolulären Schmerzen – als Kommunikationsform ein.*
*Diagnose: Somatisierungsstörung bei histrionischer Persönlichkeitsstörung und psychosozialen Belastungssituationen. ...*

Aus einem solchen Bericht kann man erkennen, wie der Patient durch seine (körperliche) und psychische Erkrankung eingeschränkt ist. Aus diesem Bericht kann man sogar als Patient zitieren, wenn es darum geht, dem Versorgungsamt (VA) oder der Deutschen Rentenversicherung (DRV) oder einem anderen Kostenträger gegenüber Ansprüche zu begründen

## XV. Fordern Sie alle Unterlagen an, die Sie betreffen.

Aus allen genannten Gründen sollten Sie nach Abschluss einer Behandlung versuchen, an aussagekräftige Berichte zu kommen. Wenn Ihnen die Psychotherapeutin den Erst- und Verlängerungsantrag nicht in Kopie geben will, sollten Sie um ein möglichst aussagekräftiges Attest über die stattgefundene Behandlung bitten. Oder bitten Sie Ihre Hausärztin oder Ihren Hausarzt um Hilfe. Diese können die Erst- und Verlängerungsanträge oder einen ausführlichen Bericht von der Psychotherapeutin anfordern. Anschließend sollten Sie diese Berichte kontrollieren, bevor diese Teil Ihrer Akte werden und von nachfolgenden Ärzten und Therapeuten unhinterfragt gelesen und verwertet werden. Wenn es geht, sollten Sie das Behandlungsende der Psychotherapie abwarten, um falsche Eindrücke bei der Therapeutin zu vermeiden (»der Patientin geht es nur um die Rente, um den Behindertenausweis, ums Geld, die simuliert doch!«). Wenn Sie im Krankenhaus behandelt werden, verlangen Sie ja auch keinen Krankenhaus-Entlassungs-Bericht vor Ihrer Entlassung.

Wenn die Psychotherapeutin Ihnen die Herausgabe des vorhandenen Erst- und Verlängerungsberichtes verweigert und auch kein ausführliches Attest schreiben will, könnten Sie diese mit Fristsetzung zur Herausgabe auffordern und, wenn das auch nichts hilft, einen Anwalt einschalten.

## XVI. Der Widerstand der Therapeuten.

Bei meinen Versuchen – als Hausarzt betreffender Patienten – an diese Berichte zu kommen, bekomme ich von Seiten der Therapeuten immer wieder allerlei seltsame Ausreden zu hören. Sie teilen mir zum Beispiel mit:

1. Diese PT-Berichte sind so speziell, die verstehen Sie (gemeint bin ich, der Hausarzt!) sowieso nicht.
2. Ich darf Ihnen diese Berichte nicht herausgeben (was glatt gelogen ist, sofern der Patient der Herausgabe zugestimmt hat).
3. Mein Computer ist abgestürzt, seitdem sind alle Berichte verschwunden.
4. Die Berichte könnten dem Patienten schaden, er darf sie auf keinen Fall zu sehen bekommen.

Letzteres stimmt meistens nicht. Aber selbst wenn es stimmen sollte, darf die Psychotherapeutin entsprechende Passagen, die schädlich sein könnten, schwärzen. Das muss sie allerdings rechtsfest begründen können.

Beispiel einer leider fruchtlosen Korrespondenz:
Ich übermittelte der Psychotherapeutin eines Patienten (Herr D.), der bei ihr seit zwei Jahren in Behandlung ist, meine schriftliche Bitte um Zusendung aussagekräftiger Behandlungsberichte zur durchgeführten Psychotherapie. Die Therapeutin schickte mir stattdessen nur den Abschlussbericht einer psychosomatischen Reha des Patienten. Der Bericht war natürlich nicht von ihr geschrieben worden, er lag nur deswegen in der Akte,

weil der Patient ihn ihr gegeben hatte. Sie wollte mir offenbar nicht über die über hundert durchgeführten Psychotherapiesitzungen berichten.
Ich schrieb ihr daraufhin:

*»Sehr geehrte Frau …,*
*danke für die Übersendung des Reha-Berichtes zu Herrn D. Dieser lag mir aber bereits vor, denn ich hatte ihn mir vor einem Monat direkt von der Reha-Klinik faxen lassen und Herrn D. für Sie ausgehändigt.*
*Bitte teilen Sie mir doch noch die von Ihnen erhobenen Befunde und gestellten Diagnosen mit und welchen Verlauf die Behandlung genau genommen hatte. Ich habe den Eindruck, dass Herr D. immer noch krank ist.*
*Sicher haben Sie für die Kasse Anträge und Verlängerungsanträge geschrieben. Diese könnten Sie mir in Kopie zusenden.«*

Sie antwortete mir per E-Mail:

*»Lieber Herr Wettig,*
*die Anträge wurden nur für den Gutachter geschrieben.*
*Ich habe weder körperliche, neurologische noch psychiatrische Befunde erhoben, da Herr D. angab von Ärzten »durch untersucht« worden zu sein. Diese Befunde liegen mir nicht vor.*
*Im Verlauf der Psychotherapie, die sich über etwas mehr als einhundert Stunden erstreckte, kam es erst zu einer leichten Besserung der Symptomatik bei Herrn D. Die Schmerzen wurden eine Zeit lang nicht thematisiert, hingegen waren seine Probleme mit dem Vorgesetzten, der mögliche Verlust seines Arbeitsplatzes und die Konflikte in seinen Beziehungen Gegenstand der Sitzungen. Herr D. klagte gegen Ende der Therapie, als sich die Konflikte häuften, mehr über seine Schmerzen als je zuvor. Es wurde deutlich, dass er – wie er es über lange Jahre gelernt hat – immer dann in die Schmerzsymptomatik ausweicht, wenn ein Konflikt oder ein Problem auftaucht, das er nicht bewältigen kann. Dann erfährt er Kontakt und Zuwendung im Sinne eines sekundären Krankheitsgewinns. Auf dem Hintergrund seiner Persönlichkeitsstruktur ist es für ihn leichter, bei einem Arzt über seine auf die Körperebene verschobenen Äquivalente zu klagen, sich Untersuchungen zu unterziehen und Medikamente einzunehmen, (die dann natürlich nicht helfen) als die schmerzhafte und unlustvolle Auseinandersetzung mit seinen Konflikten zu suchen. Mit Sicherheit ist Herr D. hier noch nicht zum Ziel gelangt und seine innere Not ist spürbar. Nach meiner Einschätzung wäre für ihn eine klassische Psychoanalyse über 250 bis 500 Stunden hilfreicher. Auch dieses Thema wurde im Rahmen unserer Stunden ausführlich besprochen.*
*Falls Sie noch weitere Fragen haben, können wir gerne noch einmal telefonieren.*
*Mit freundlichem Gruß*
*Dr …«*

## XVII. Einsichtnahme in gestellte Anträge wird verweigert.

Es blieb auch nach diesem Schreiben dabei: Die etwa vier Seiten des Erstantrages für Psychotherapie und die weiteren vier oder fünf Seiten des Verlängerungsantrages mit unzähligen Angaben zur Biografie von Herrn D. und mit allen Diagnosen bleiben für mich und Herrn D. ein Geheimnis. Die Therapeutin verstößt damit zwar offen gegen geltendes Recht, aber die meisten Therapeuten verhalten sich so. Der Patient hat keine Chance zu erfahren, was die Therapeutin dem Gutachter mitgeteilt hat. Sie hatte damit auch die Freiheit Angaben einfach zu erfinden. Der Einfachheit halber. Niemand wird es nachprüfen können. In der Hälfte der Fälle dürfte das auch so sein.

## XVIII. Berichte werden von Schreibbüros erstellt oder gleich frei erfunden.

Ein Bekannter, der selbst Psychotherapeut ist, berichtete mir von identischen Textbausteinen, die bei einem seiner Kollegen immer wieder in wechselnder Zusammensetzung Verwendung fänden. Und zwar unabhängig von den tatsächlichen Gegebenheiten. Nur Alter, Geschlecht, Diagnosekategorie (»Depression« oder »Zwang« oder »Essstörung«) wurden entsprechend eingesetzt.
Ein anderer Bekannter berichtete mir davon, dass er und viele andere Therapeuten einem bestimmten Schreibbüro in Süddeutschland nur grobkursorische Angaben zu einen Patienten liefern und das Schreibbüro dann daraus komplette Erst- und Verlängerungs-Anträge fabriziert.

Man fühlt sich an die Pharmaindustrie erinnert, die angeblich große Teile von manchen Studienveröffentlichungen von Ghostwritern erstellen ließ. Nachdem früher die Industrie wissenschaftliche Studien und Veröffentlichungen verdreht hat, um ihre Psychopillen besser loszukriegen, sind es nun die Psychotherapeuten, die mit denselben Tricks arbeiten und sich dann weigern, Unterlagen herauszurücken.
Nun wird auch klar, warum: Sie sind zuweilen frei erfunden.
Psychisch kranken Patienten wird dadurch jede Chance genommen, sich inhaltlich mit dem Antrag oder Verlängerungsantrag ihrer Therapeutin auseinanderzusetzen, was besonders dann ärgerlich ist, wenn ein Antrag oder Verlängerungsantrag abgelehnt wurde. Normalerweise hat man in einem Rechtsstaat die Möglichkeit, Akten einzusehen und zu einem Vorgang, mit dem man nicht einverstanden ist, Stellung zu nehmen. Hier nicht. Sie erfahren nicht, was im Antrag drin steht. Nicht, was der Gutachter dazu geschrieben hat, noch nicht einmal, wie der Gutachter heißt, wo er niedergelassen ist, nichts. Man bekommt auch das Gutachten nie ausgehändigt, hat keine Chance, dagegen zu argumentieren. Ich selbst habe noch nie ein Gutachten zu einem Psychotherapieantrag oder Verlängerungsantrag in die Hände bekommen. Es wird von den Therapeuten so gut wie nie herausgegeben.

Zuweilen werden Anträge frei erfunden, weil der Therapeut auf Grund eines eigenen Drogenproblemes nicht in der Lage ist einen zusammenhängenden wahrheitsgemäßen Bericht zu schreiben:

Eine Umfrage unter 3.000 Ärzten in den USA kommt zu dem Ergebnis, dass viele Ärzte zurückhaltend sind, wenn es darum geht, Kollegen zu melden, die aus irgendwelchen Gründen nicht in der Lage sind ihren Beruf korrekt auszuüben. 17 % berichteten, dass sie in den letzten drei Jahren schon einmal Kontakt zu einem Kollegen hatten, an dessen Kompetenz sie Zweifel hatten, aber nur 2/3 hatten dies den zuständigen Stellen gemeldet *[Abgewandelt und gekürzt zitiert nach »Viele Ärzte decken inkompetente Kollegen«, MMW-FortschrMed., 28-30/2010, S. 1]*. Ich gehe davon aus, dass es in Deutschland nicht besser ist und das die Zahlen ungefähr auch auf die Psychotherapeuten und Apotheker in Deutschland zutreffen. Mir erzählte ein Therapeut, dass er seit Jahren Cannabis raucht und im Rausch auch besser therapieren könne. Seine psychologischen Kollegen in der Gemeinschaftspraxis wussten das, aber keiner tat etwas dagegen.

Das ganze psychotherapeutische Bewilligungsverfahren sollte besser in die Hände des Medizinischen Dienstes der Krankenkassen (MDK) gelegt werden. Wenn Sie mit einem Vorgang beim MDK nicht einverstanden sind, könnten Sie Akteneinsicht begehren und widersprechen. Ja, Sie könnten sich einen Anwalt (z. B. Sozialrecht) nehmen oder sogar selbst klagen und sich dabei selbst vertreten. Denn vor dem Sozialgericht gibt es in der ersten Instanz keinen Anwaltszwang.

## XIX. Psychotherapie ohne Erfolg: ab zur Psychoanalyse!

Herr D., für den ich diese Befunde anfordern wollte, ging es nach den über hundert Sitzungen nicht besser. Warum, blieb völlig unklar. Das Problem des sekundären Krankheitsgewinnes hätte die Therapeutin doch schon in den ersten zwei oder drei Stunden erkennen und angehen können. Nun sollte er es nach der Einschätzung der Therapeutin mit einer klassischen Psychoanalyse versuchen, also schätzungsweise 500 oder mehr Stunden nehmen. Diese Aussage ist beliebt bei »normalen« Psychotherapeuten: Wenn ihre Behandlung nach 50 oder 100 Stunden nicht geholfen hat, werden eben weitere 500 Stunden vorgeschlagen: ab in die Analyse.
Auch das erinnert an die Behandlung mit Psychopharmaka: Wenn dieses oder jenes Medikament nach einem Vierteljahr die Depressionen nicht gelindert oder geheilt hat, dann soll der Patient eben ein noch stärkeres Mittel noch länger einnehmen oder gleich zwei auf einmal.

## XX. Psychoanalyse ohne große Evidenz.

Aber auch die Psychoanalyse krankt seit jeher an mangelnder Wirksamkeits-Evidenz bedingt durch eine fehlende oder sehr dünne objektive wissenschaftliche Datenbasis. Freud stellte Beobachtungen an einem sehr vorselektionierten Klientel an und schloss dann auf die Allgemeinheit außerhalb Wiens. Auch seine Nachfolger gehen offenbar überwiegend so vor. Eine sehr bekannte Psychoanalytikerin beobachtete ihre beiden Söhne und befragte anschließend einige andere Mütter. Dann schrieb sie ein Buch mit grundlegenden psychoanalytischen Erkenntnissen über Kinder. Wissenschaftlich ist das Ganze natürlich nicht.
Psychoanalyse hat in meiner 25-jährigen ärztlichen Erfahrung nicht mehr positive Wirkung als zuwendungsintensive Behandlung beim Hausarzt oder gute Gespräche mit Freunden. Sie ist allerdings wesentlich teurer und zuweilen auch verantwortlich für Selbstmorde. Da das Geld – und wir sprechen hier von zehntausenden Euro pro Patient – aber von anderen erarbeitet werden muss, wird klar, wer hier auf jeden Fall den Nutzen

trägt (die Analytiker) und wer mit Sicherheit einen Schaden hat (die Beitragszahler, die dafür hunderte und tausende Stunden ihren Rücken krumm machen dürfen und ihre Psyche belasten).

## XXI. Also lieber Psychopharmaka? Versuch einer Gesamtbilanz der Behandlung mit Antidepressiva.

Also vielleicht doch Tabletten für unseren depressiven Patienten, Herrn D.? Antidepressiva, z. B. Fluoxetin, Citalopram, Paroxetin, Sertralin, Cipralex®? Ich bin da skeptisch: Die auch in Publikumszeitschriften weit publizierte Metaanalyse von Kirsch et al. führte zu dem Ergebnis, dass allenfalls bei sehr schweren Depressionen das antidepressive Verum (Spritzen oder Tabletten mit echtem Wirkstoff) stärker als Placebo (wirkstofffreie Spritzen oder Tabletten) wirkt. Placebo wirke in etwa 80 % ebenso gut wie die modernen Medikamente, so Kirsch. *[1. http://medicine.plosjournals.org/ Kirsch I, et al. (2008) PLoS Med 5(2): e45 2. http://www.aerzteblatt.de/v4/archiv/artikel.asp?id=59214 3. Schwache Wirkung bei Metaanalyse zu selektiven Serotonin-Wiederaufnahme-Hemmer (SSRI), Was ist von diesen Antidepressiva nun zu halten?, Dr. med. Joachim Feßler, Klaus Hollmann, Kassenärztliche Vereinigung Hessen (KVH), Publikationen, http://www.kvhh.net/media/public/db/media/1/2009/10/113/brennpunkt_arznei_2_2008.pdf].*

Prof. Dr. Müller-Oerlinghausen ergänzt in »Der Hausarzt« (9/09, S. 56) (Zitat zusammengefasst): »Die Untersuchung von Turner et al. nahm auch nicht veröffentlichte Studien zu Antidepressiva (AD) unter die Lupe. Ein Drittel der Studien wurde nämlich zunächst nicht veröffentlicht. Wenn man nun die negativen Studien zu AD mit berücksichtigt, dann errechne sich eine noch geringere Wirksamkeit von AD als bisher angenommen. Und da handele es sich nicht um wenige Prozentabweichungen, sondern um Größenordnungen von rund 20 Prozent.«
Bei einem »Hamilton Rating Scale of Depression«-Wert von unter 20 bieten nach dieser Metaanalyse Antidepressiva im Vergleich zu Placebos keine ausreichenden Vorteile. Die Number Needed to Treat (NNT) liege bei 10. Das heißt, man muss zehn Patienten mit dem Mittel behandeln, damit einer bedeutsamen Nutzen davon hat. Den anderen neun Patienten mag es nach einiger Zeit auch besser gehen, aber das liegt dann nicht an dem (wirkstoffhaltigen) Mittel, sondern an anderen Faktoren. Zum Beispiel hat jede leichte episodische Depression die Tendenz, von selbst weg zu gehen. Gespräche mit Familienangehörigen und Freunden können auch helfen, genau wie Sport oder Meditation oder weniger arbeiten, wenn man überfordert ist.

Ich möchte ergänzen: Bei der Therapie mit AD werden Nebenwirkungen (kardiovaskuläre Schäden, erektile Dysfunktion, Anorgasmie u.v.m.) in Kauf genommen, und zwar bei jedem Zehnten. Das heißt: Die Number needed to Harm (NNH) liegt bei auch etwa 10. D.h., wenn man 10 Patienten antidepressiv behandelt, fügt man einem Patienten durch den Wirkstoff (bedeutsamen) Schaden zu.

Zusätzliches Problem: Beim stationären Einsatz von AD bekommt so gut wie kein Patient den BPZ ausgehändigt. Folgende Informationen werden den Patienten regelmäßig vorenthalten (Auszug aus einer Fachinformation):

Nebenwirkungen:

- Kardiovaskuläre Störungen wie niedriger Blutdruck, Tachykardie, Herzrhythmusstörungen
- Verdauungsstörungen
- Übelkeit
- Schwierigkeiten beim Wasserlassen
- Schlafstörungen
- Zittern
- Erregungszustände
- Mundtrockenheit
- Libidoverlust, Anorgasmie, Erektile Dysfunktion
- Gewichtszu- oder -abnahme
- Lichtempfindlichkeit der Haut (vergleichbar der Anwendung von Johanniskraut)
- Pupillenweitung
- Sensibilitätsstörungen
- Selbstmord oder Tod, z. B. beim Autofahren oder Führen einer Maschine, durch Konzentrationsstörungen, Schwindel, Schläfrigkeit oder Bewegungsstörungen oder Krämpfe durch AD.

Die beispielhaft genannten Nebenwirkungen wiederum können auch depressiv machen und verursachen (sekundär) weitere hohe Behandlungskosten. Erwähnenswert sind auch die enormen Kosten für die Behandlung mittels AD für nicht sehr schwer Depressive, die alleine in Deutschland im Milliardenbereich liegen. Für die bei der Verschreibung anfallenden Facharzt- und Klinikhonorare könnten zusätzlich einige hundert Millionen Euro im Jahr angesetzt werden. Um aber eine Milliarde Euro für AD über die Gesetzliche Krankenversicherung (GKV), Private Krankenversicherung (PKV), Rentenversicherung (DRV), Berufsgenossenschaft (BG) oder als reiner Selbstzahler ausgeben zu können, müssen zuvor etwa 50.000.000 Arbeitsstunden erbracht werden. Welches Ausmaß an Schäden (Burnout, Kraft- und Mutlosigkeit, Erschöpfung, also auch Depression) wird durch 50 Mio. Stunden Arbeit erzeugt? Bei 40 Mio. Beschäftigten in Deutschland sind das 1,2 Stunden pro Person pro Jahr für die Kosten einer Behandlung, die meistens nicht über Placeboniveau herauskommt. 1,2 Stunden Arbeit: Das sind 1,2 Stunden weniger Sport (macht träge und herabgestimmt oder eben depressiv) oder 1,2 Stunden weniger Zeit für die Kinder (erzeugt »frühkindliche Störungen«, später als Depressionen imponierend). Mittlerweile sollen bereits 9 Mio. Menschen in Deutschland an Burnout leiden. *[BILD, 23.9.11, S. 12]*

In diesen 50 Mio. Arbeitsstunden passieren zwangsläufig auch Arbeits- und Wegeunfälle oder treten Berufskrankheiten auf, die ansonsten nicht aufgetreten wären. Deren zusätzliche Kosten schätze ich auf Dutzende Millionen Euro pro Jahr.
Während dieser 50 Mio. Arbeitsstunden ist man zudem Stress und Staub und Lärm und Hektik ausgesetzt, was weitere Krankheiten akut und auf Dauer erzeugt. So erhöht Stress das Risiko für Bluthochdruck, Lärm das Risiko für Schwerhörigkeit, Staub das Risiko für Bronchitis und Lungenkrebs usw. Das dadurch erzeugte Leid blieb in seinem Umfang bisher unerforscht. Die dadurch anfallenden direkten und indirekten Kosten

kann ich nur grob schätzen: 100 bis 200 Millionen Euro pro Jahr.
Eine vollständige Bilanz für AD (so wie eine vollständige Umweltbilanz für ein Produkt, z. B. einen Liter Milch) wäre sehr interessant, ist aber bisher nie ernsthaft angegangen worden.

**Fazit: Ich vermute: das, was Antidepressiva (AD) einigen Menschen an Herabgestimmtheit oder Depression nehmen können, müssen andere Menschen an zusätzlicher Herabgestimmtheit oder Depression ertragen, weil sie für die Kosten der AD arbeiten gehen müssen. Ärzte und Psychotherapeuten, auch Kunst- und Bewegungstherapeuten, die depressive Patienten in geschlossen Räumen von Kliniken und Praxen behandeln, werden dabei selber lust- und antriebslos. Aus diesen Gründen entsteht bei der Behandlung von Depressiven genau so viel neue Depression, wie alte vergeht.**
**Jeder zehnte AD-Patient wird zudem direkt durch AD bedeutsam geschädigt, manche Patienten sterben direkt oder indirekt durch AD.**

AD vom SSRI-Typ sollten deswegen, wenn überhaupt, nur noch bei sehr schweren Depressionen zum Einsatz kommen.
Nebenwirkungen der Antidepressiva sind oft Anlass für eine Behandlung dieser Nebenwirkung: Durch AD verursachte erektile Dysfunktion wird mit Viagra® o.a. behandelt, Anorgasmie vielleicht mit vielen Sitzungen Paartherapie, Herzkreislaufstörungen mit entsprechenden Tabletten, Schlafstörungen mit Schlaftabletten usw.
Jeder dieser Behandlungen kann eine ärztliche oder fachärztliche oder psychotherapeutische Untersuchung vorausgehen, die ansonsten nicht stattgefunden hätte. Die Kosten der Behandlung der Nebenwirkungen können nur geschätzt werden, denn es existieren keinerlei Zahlen dazu. Ich mache folgende Rechnung auf: Bei 4 Mio. behandelten Patienten erleiden 400.000 Nebenwirkungen, die Hälfte davon wird untersucht und behandelt. Dafür setze ich 200.000 mal 50 bis 200 Euro an, mithin 10 bis 40 Mio. Euro pro Jahr, alleine in Deutschland. Da die Behandlung der Nebenwirkungen durch Medikamente oder durch Psychotherapie ihrerseits wieder weitere Nebenwirkungen bei etwa jedem zehnten verursacht, werden für deren Behandlung vielleicht weitere Millionen nötig.
Verschwiegen wird von der Industrie und den verschreibenden Ärzten regelmäßig auch, dass durch die Einnahme von Tabletten den Patienten das Gefühl gegeben wird, etwas Wichtiges oder das Wichtigste gegen ihre Depressionen zu tun und deshalb andere, wichtigere Dinge unterlassen werden:

- Verzicht auf Drogen (Alkohol, Nikotin, Cannabis),
- tägliches Konditionstraining (wirkt antidepressiv),
- Stressreduktion,
- Sinnsuche im Leben.

Ich bin deshalb der Meinung, dass wir Ärzte – sicherlich unbewusst – oft Medikamente verschreiben, mit denen wir die Patienten eigentlich krank halten.
Ärzte müssen für die Behandlung (Untersuchung und Verschreibung der Antidepressiva) zehntausende Stunden Arbeit erbringen. In dieser Zeit sind sie ebenfalls von ihrer

Familie und Kindern getrennt, erleiden Schäden durch diese Arbeit und auf dem Weg von und zur Arbeit, werden selbst depressiv. Patienten wenden ebenfalls zehntausende Stunden auf, um die Behandlung wahrzunehmen und weitere Zeit, um in die Praxis oder Klinik zu fahren und wieder nach Hause, in denen sie eben nichts anderes tun können: zum Beispiel Sport, Entspannen, Familienleben etc.
Die Antidepressiva müssen auch hergestellt und entsorgt werden, so wie alle anderen Medikamente auch, die zur Behandlung der erzeugten Nebenwirkungen eingesetzt werden. Die Kosten der negativen Auswirkungen auf die Umwelt kann ich nur grob schätzen: Vielleicht 10 bis 100 Millionen Euro pro Jahr.

## XXII. Kosten der psychischen Erkrankungen – Versuch einer knappen Gesamtbilanz.

Für die gesamten psychischen Erkrankungen stellen sich die Kosten ungefähr so dar: Die 250 Universitätsprofessuren in den »P«-Fächern verschlingen etwa 60 Millionen Euro im Jahr, alleine in Deutschland *[PDP 2009; 8: S. 57]*. 4 Milliarden kostet die stationäre Psychiatrie, 0,5 Milliarden die stationäre Reha, 0,2 Milliarden die psychosomatischen Krankenhausbehandlungen, 0,5 Milliarden die ambulante psychiatrische Behandlung und etwa 1,5 Milliarden die Richtlinienpsychotherapie, zusammen etwa 6 Milliarden Euro *[a.a.O.]*.
Rechnet man alle Kosten, auch für die Behandlung psychischer Erkrankungen durch Behandler, die keine Psychotherapeuten, sondern Ärzte, Fachärzte, Klinikärzte, Kunsttherapeuten, Bewegungstherapeuten oder Physiotherapeuten sind, außerdem die Kosten für alle Arzneimittel, die Pflege und krankheitsbedingten Arbeitsausfall dazu, kommt man auf 29 Milliarden Euro pro Jahr in Deutschland *[Nach info.doc, Nr. 5, Oktober 2010, S. 52]*. Legt man obige Annahmen (20 Euro Durchschnittsverdienst pro Stunde) zu Grunde, muss dafür 1,45 Milliarden Stunden gearbeitet werden oder 41 Millionen Wochen oder 920.000 Jahre. Fast eine Millionen Menschen arbeiten also jahrein und jahraus nur dafür, um die Behandlungskosten für psychische Krankheiten aufzubringen. Ein Teil der Ausgaben ist sicher notwendig (z. B. Pflege Dementer, Behandlung von Psychosen und sehr schweren Depressionen), ein Teil nicht, weil nutzlos (viele Psychotherapien, viele Antidepressiva und viele andere Psychopharmaka).
Wie viel neue psychische und körperliche Krankheit entsteht alleine dadurch, dass fast eine Millionen Menschen arbeiten gehen müssen um die Kosten der Behandlung psychischer Erkrankungen aufzubringen?

Die Bilanz: Entsteht durch die Behandlung vieler psychischer Krankheiten unter dem Strich wirklich mehr psychische Gesundheit?
Tatsache ist doch: In einer Therapiestunde wird nur manchmal etwas Positives bewirkt, zuweilen auch etwas Negatives, aber um das Honorar für diese eine Stunde aufzubringen, müssen drei Beitragszahler jeweils eine Stunde arbeiten gehen und werden dadurch psychisch geschädigt! Ein Nullsummenspiel!
Bei einer Verschärfung der Finanzsituation der (gesetzlichen) Krankenkassen kommt für manche schon die Streichung der ambulanten Psychotherapie (als GKV-Leistung) in Frage. *[ÄB, 16.9.11, S. A 1893]* So weit sollte es meines Erachtens nach nicht kommen.

## XXIII. Niedergelassene psychologische Psychotherapeuten – immer da, wenn man sie braucht?

Die niedergelassenen Psychotherapeuten müssen im Rahmen ihrer Kassenzulassung (»Vertragstherapeuten«) die ambulante psychotherapeutische Versorgung der gesetzlich krankenversicherten Menschen rund um die Uhr sicherstellen. Sie kommen dieser Verpflichtung aber nicht vollständig nach.
Ein Beispiel aus der Praxis:
Ein 41-jähriger Patient (AOK-versichert) ruft mich aufgelöst am Donnerstag früh an und bittet darum, sofort in meine Sprechstunde kommen zu können. Ich stelle nach seinem Eintreffen fest, dass er in einer akuten und schweren Konfliktsituation ist, dekompensiert ist und unter starker Angst, Depression, Panik und Appetitverlust leidet. Ich schreibe ihn krank, gebe ihm ein Rezept für ein Beruhigungsmittel und Magentabletten und rate ihm umgehend, einen Psychotherapeuten hinzuzuziehen, wofür ich eine Überweisung ausstelle. Ich gebe ihm vier Adressen mir bekannter Therapeuten, und es gelingt ihm einen Termin am Freitag Vormittag zu bekommen, wofür ich sehr dankbar bin, denn eine derart schnelle Terminierung ist bei Psychotherapeuten die ganz große Ausnahme. Der Therapeut empfiehlt die sofortige Klinikaufnahme, kümmert sich aber nicht um einen Klinikplatz, ruft mich aber an und verspricht mir seinen Bericht zu faxen. Der Patient kommt am Freitag Vormittag, nach dem Besuch beim Therapeuten, kurz vor dem Ende der Sprechstunde wieder notfallmäßig zu mir mit der Bitte, ihm einen Klinikplatz zu besorgen. Ich habe noch alle Hände voll mit den einbestellten Patienten zu tun, versuche aber trotzdem, telefonisch einen Platz zu organisieren, was mir nicht gelingt: Eine Klinik ist überbelegt, die andere verlangt zunächst eine Kostenregelung der DRV, die dritte hätte einen Platz für ihn, aber nur  wenn er privat 49,50 Euro am Tag zuzahle. Ich rate dem Patienten, den Therapeuten um Hilfe zu bitten. Er spricht diesem auf den Anrufbeantworter, bekommt aber keinen Rückruf, inzwischen ist Freitag Nachmittag. Über meine Rufweiterleitung erreicht mich der Patient zweimal am Freitag Nachmittag, als ich gerade Hausbesuche mache, und berichtet mir, dass sein Therapeut ihn nicht zurückruft. Ich bestelle ihn für Samstag früh ein und erreiche dann schließlich seine Aufnahme in eine Klinik. Der Bericht des Therapeuten trifft erst Sonntag Abend per Fax ein:

*»... Diagnosen: Schwere depressive Episode ohne psychotische Symptome (F32.2 G), suizidal, agitiert, dekompensiert.*

*...*

*Ich berichte über o.g. Patienten, der sich am xx.09.2011 zum ersten Mal hier vorstellte, Herr A. redete ausführlich über seine derzeitige psychische Belastung durch die Mitteilung seiner Frau, die Beziehung beenden zu wollen. Er habe ca. 8 kg abgenommen, und komme mit der Situation nicht zurecht. Er habe Suizidimpulse, (auf der Autobahn herumlaufen, Überlegung, aus dem Fenster zu springen oder beim Autofahren gegen einen Baum zu fahren). Diese Impulse könne er nur schwer kontrollieren, er wisse nicht, wie er länger dagegen halten kann. Es wurde eine ausführliche Exploration der momentanen Situation erhoben (er lebt mit Frau und Kind noch zusammen), ferner wurden ambulante und stationäre Therapiemöglichkeiten und -grenzen besprochen.*
*Er entschloss sich daraufhin zu einer stationären Behandlung, die ihm im Moment den Halt*

*geben könne, den er benötigt. Eine ambulante Therapie ist auch hochfrequent bei seinem derzeitigen Befinden nicht ausreichend.*
*Im Kontakt wirkt Herr A. deutlich agitiert, innere Spannung und Leidensdruck ist sehr gut nachvollziehbar.*
*Seine Hände zittern bei der Schilderung der momentanen Problematik. Die Konzentrationsfähigkeit ist zwar erhalten, es fallt ihm aber schwer, das Erlebte in Zusammenhänge zu bringen. Er wirkt »wie unter Schock«.*
*Es wurde die Vereinbarung getroffen, sich umgehend beim Hausarzt zu melden, um eine rasche stationäre Behandlung in die Wege leiten zu können. Dies sagte er zu. Aus meiner Sicht ist eine sofortige stationäre Behandlung dringend indiziert. Eine spätere ambulante Weiterbetreuung wurde angeboten.*
*Mit freundlichem, kollegialem Gruß ...«*

Dieses und andere Erlebnisse will ich zum Anlass nehmen, von den psychotherapeutischen Kolleginnen und Kollegen zu fordern:

1. regelmäßig umgehende Termine für Notfallpatienten zu vergeben,
2. Berichte über Notfallbehandlungen umgehend zu übermitteln,
3. sich um Klinikeinweisungen ihrer Patienten auch selbst zu kümmern. Die Möglichkeiten und Formulare dazu müssen ihnen natürlich gestellt werden, nachdem die gesetzlichen Voraussetzungen dafür geschaffen worden sind,
4. Arbeitsunfähigkeitsbescheinigungen bei psychisch bedingten Erkrankungen selbst auszustellen,
5. in psychologisch begründete Anfragen der Kassen, der DRV, des MDK und der Versorgungsämter regelmäßig eingebunden zu werden und diese auch zu beantworten,
6. Haus- und Heimbesuche bei psychisch Erkrankten durchzuführen,
7. Sterbenden mit psychischer (Ko-) Morbidität auch in den letzten Minuten Beistand zu leisten, anstatt sich in den Feierabend oder ins Wochenende zu verabschieden und den unangenehmen und schlechter bezahlten Part dem Hausarzt zu überlassen,
8. Befunde regelmäßig dem Hausarzt zu übermitteln, anstatt sich regelmäßig von der Berichtspflicht vom Patient entbinden zu lassen,
9. am ärztlichen Notfall- und Hintergrunddienst teilzunehmen, um psychisch Kranke rund um die Uhr zu untersuchen und zu versorgen. Z. B. durch Krisenintervention oder Kurzzeittherapie (1-2 Stunden).

## XXIV. Geheime Datenweitergabe durch Psychotherapeuten.

Auch Psychotherapeuten geben bei der Abrechnung ihrer Gesprächs-Leistungen Diagnosen an. Wenn es um eine Kassenpatientin geht, wird elektronisch abgerechnet, dabei werden nicht nur die Personalien und die Behandlungsdaten (Therapiesitzungen, Tests jeweils mit Tagesdatum) online übermittelt, sondern eben auch Diagnosen. Diese werden alphanumerisch codiert (ICD-10 Code: »International Classification of Diseases«). Ein Beispiel eines Datensatzes gebe ich hier:

Ein Quartals-Datensatz zur Abrechnung der psychotherapeutischen Behandlung einer in einer gesetzlichen Krankenversicherung versicherten Patientin konnte in 2008 so aussehen (anonymisiert und Feldkennungen unkenntlich gemacht):

*KVDT-Datei: xxx.KVD xx.10.2007 15:49*
*Patient: xxxx*
*013 vu00 xxxx*
*015 3000 Pat.-Kürzel*
*017 xy01 Name*
*015 xy02 Vorname*
*017 xy03 01011vu0 = Geb.-Datum*
*019 xy05 xxxxxxxxxx 0 Vers.-Nr.*
*030 xy07 xxxx Str. 00 = Straße*
*014 xy12 10xxx = PLZ*
*018 xy13 Wohnort*
*010 xy08 1*
*010 xy10 2*
*014 zj01 xxxx*
*017 zj02 02072007 = Behandlungsdatum*
*014 zj04 xxxx*
*011 zj06 00*
*017 zj09 02072007*
*013 zj10 xxxx*
*016 zj11 xxxx*
*013 zj12 1000*
*010 zj13 1*
*010 zj21 2*
*011 zj22 00*
*025 zj25 01072007xxxx*
*011 4239 00*
*017 rt00 02072007 = Behandlungsdatum*
*014 rt01 0xy11 = Abrechnungsnummer*
*014 rt01 03210 = Abrechnungsnummer*
*014 rt01 0xy20 = Abrechnungsnummer*
*014 abcd xxxx =*
*Diagnose »Sexueller Mißbrauch«*
*010 efgh Z*
*014 abcd xxxx =*
*Diagnose »Z.n. Magersucht«*
*010 efgh Z*
*014 abcd xxxx =*
*Diagnose »Depression«*
*010 efgh Z*
*014 abcd xxxx etc....*
*010 efgh G*
*012 abcd xxxx*
*010 efgh G*
*014 abcd xxxx*
*010 efgh G*
*014 abcd xxxx*
*010 efgh V*
*014 abcd xxxx =*
*»Verdacht auf Selbstverletzung«*
*010 efgh V*
*014 abcd xxxx =*
*»Verdacht auf Drogenmissbrauch«*

Seit Anfang der 90er-Jahre des letzten Jahrhunderts übermitteln Vertragsärzte, Psychotherapeuten und Kinder- und Jugendlichenpsychotherapeuten alle Abrechnungsdaten ihrer Patienten inklusive Diagnosen und Verdachtsdiagnosen elektronisch an zentrale Computer der Kassenärztlichen Vereinigungen (KV), zunächst auf Disketten oder CDs, seit 2011 nur noch online, worüber die Patienten auch von den Psychotherapeuten nicht informiert werden.
Dabei werden Diagnosen nach ICD und Leistungen nach EBM (Einheitlicher Bewertungsmaßstab = Krankenkassen-Gebührenordnung) klassifiziert.

- Die Daten der Privatpatienten werden in vielen Fällen ebenfalls elektronisch an Privatärztliche Verrechnungsstellen übermittelt, nicht selten ohne Zustimmung der Patienten.
- Die privaten Krankenkassen wiederum speichern alle Daten und Diagnosen aller Privatpatienten und privat Zusatzversicherter elektronisch.
- Berufsgenossenschafts (BG)-Ärzte (»Unfallärzte«) melden inzwischen auch alle

Daten und Diagnosen überwiegend elektronisch, meist ohne die Verletzten zu fragen.
- Die Berufsgenossenschaften speichern alle Daten seit Jahrzehnten in ihren Computern ab. Krankenhäuser und Reha-Einrichtungen können auch Abrechnungsdaten, (Verdachts-) Diagnosen an die Zentralcomputer der Leistungsträger übermitteln.
- Praktisch keine dieser Anwendungen ist – auch 2011 – zugriffsgeschützt durch den elektronischen Heilberufsausweis oder eine eGK (Elektronische Gesundheitskarte) mit PIN.
- Auch liegen die Daten praktisch auf allen diesen Rechnern mit Namen der Patienten und nicht – wie bei der eGK geplant – pseudonymisiert.

Jede Versicherte, die auch nur zu einem oder zwei Beratungsgesprächen zu einer Therapeutin geht, sollte sich im Klaren sein, dass diese die Gespräche mit der Krankenkasse (über die Kassenärztliche Vereinigung (KV)) nach dem Quartalsende online abrechnet und dabei mindestens eine Diagnose oder Verdachtsdiagnose angeben muss. Beliebt ist dabei die Diagnose »Anpassungsstörung« oder »Selbstunsichere Persönlichkeit«. Die werden auch dann gerne aufgeschrieben, wenn gar keine Krankheit vorliegt, sondern die Ratsuchende auf Grund widriger Lebensumstände einfach nur psychisch verunsichert war und sich Lebens-Rat holen wollte. Auch wenn nur drei oder vier probatorische ganzstündige Sitzungen durchgeführt worden sind, für die noch kein Genehmigungsantrag bei der Kasse gestellt werden musste und auch, wenn nach diesen Sitzungen die Patientin und ihre Therapeutin zum Ergebnis kommen, dass keine längere, sagen wir 25- oder 50-stündige, Therapieserie durchgeführt werden muss, wird für die probatorischen Sitzungen mindestens eine Diagnose aufgeschrieben und online übermittelt. Die steht dann im Computer der Therapeutin, im Zentralrechner der Kassenärztlichen Vereinigung und – auf Anfrage – kann auch die Kasse sie erfahren.

## XXV. Fallgrube Versicherungsantrag.

Die Hausärztin, die die Überweisung zur Therapeutin ausgestellt hat, hat einen Vermerk im Computer, dass eine solche Überweisung ausgestellt worden ist und wird dies auch einer anfragenden Versicherung mitteilen, wenn die Patientin zum Beispiel eine Berufsunfähigkeitsversicherung, private Krankenversicherung oder Lebensversicherung abschließen möchte. Mit ihrem Versicherungsantrag entbindet sie immer alle vorbehandelnden Ärzte, Zahnärzte, Psychotherapeuten, Heilpraktiker, Physiotherapeuten, Krankenhäuser, Reha-Kliniken usw. von der Schweigepflicht über alle Untersuchungen, Beratungen, Behandlungen oder sonstigen Ereignisse, z. B. ausgestellte Atteste oder Krankmeldungen der letzten Jahre (zuweilen 10 Jahre zurückreichend).

Die Hausärztin teilt dann der Versicherung mit, dass sie vor drei Jahren eine Überweisung zur Psychotherapeutin XY ausgestellt hatte und die Versicherung schreibt die Therapeutin an und bittet um Auskunft über Details. Dabei wird meistens nach den Behandlungsdaten gefragt: Wann, wie lange, welche Diagnose? Nach den Befunden: Was wurde untersucht und mit welchem Ergebnis? Und nach der Behandlung an sich: Die Hausärztin gibt zum Beispiel dann an, welche Spritzen sie gegeben hat oder welche Medikamente sie verschrieben hat, die Psychotherapeutin wird angeben, dass sie tiefenpsychologisch oder verhaltenstherapeutisch oder analytisch soundso lange durch Gespräche behandelt hat.

Das kann dann dazu führen, dass die beantragte Versicherung abgelehnt wird oder nur zu einem Risikozuschlag gewährt wird oder mit Einschränkungen (»Nicht versichert: Alle psychischen und psychosomatischen Erkrankungen und Folgeerkrankungen«). Eine solche Einschränkung kann zum Beispiel sein, dass zwar eine private Krankenversicherung gewährt wird, aber alle psychischen Erkrankungen für fünf Jahre von der Erstattung ausgeschlossen werden.

Ein Ausweg könnte sein, wenn Sie Ihr Problem zunächst mit der Hausärztin besprechen, sich von ihr Rat holen und sie bitten, dazu keinen Befund und keine Diagnose zu erstellen, sondern vielleicht nur eine »Magenschleimhautreizung« aufzuschreiben. Ein anderer Ausweg könnte sein, auf eigene Rechnung, als Selbstzahlerin oder Privatpatientin, die Psychotherapeutin aufzusuchen, das hinterlässt weniger Spuren. Da Sie bei einem Versicherungsantrag aber auch diese Behandlung angeben müssen, der Kostenträger spielt da ja keine Rolle, müssten Sie lügen, wenn sie diesen Kontakt verschweigen. Allerdings ist dieses Verschweigen kaum nachweisbar.

**Fazit: Eigentlich alle medizinischen oder psychotherapeutischen Kontakte hinterlassen Spuren. Diese könnten Ihnen zum Nachteil bei einem Versicherungsantrag werden.**

## XXVI. Psychotherapie: Ist die Therapie evidenzbasiert?

Wenn Patienten unter schweren Depressionen leiden, erhalten sie oft die Empfehlung, sich in Psychotherapie zu begeben, und fragen ihren Arzt dann nach Adressempfehlungen. Dieser gibt dann meistens die Adresse einer ihm bekannten Psychotherapeutin heraus, die nach Möglichkeit auch eine Kassenzulassung haben sollte. Der Patient geht dorthin und begibt sich »in Therapie«. Ob das eine Kurzzeittherapie, eine tiefenpsychologisch orientierte Therapie, eine interpersonelle Therapie oder Psychoanalyse ist, weiß der Patient meistens vorher nicht. Er vertraut seinem Arzt, der muss es schließlich doch wissen. Schließlich ist er dort schon lange in Behandlung und hat Vertrauen zu ihm. Was er nicht weiß und auch nicht ahnt, ist, dass sein Arzt nur eine oder zwei Psychotherapeutinnen mehr oder weniger persönlich kennt, vielleicht noch nicht einmal durch direkten persönlichen Kontakt, sondern oft nur durch ein oder zwei Telefonate und dass auch der Arzt überhaupt nicht darüber nachgedacht hat, welche Art von Therapie denn nun für ihn und seine Erkrankung die bestgeeignete sein könnte. Die Adressempfehlung seines Arztes erfolgte einfach so aus dem Moment heraus, auf die Schnelle, auch um nicht noch mehr Zeit mit diesem Patienten zu verlieren, schließlich saßen im Wartezimmer schon die nächsten Patienten, die – im blinden Vertrauen – auf ein Gespräch mit dem Arzt ihres Vertrauens warteten.

Derartige Empfehlungen von Hausärzten, Nervenärzten und Psychiatern sind oft wenig fundiert und evidenzbasiert. Zuweilen werden auch seltenere Therapieformen empfohlen: Kunsttherapie, Atemtherapie, Bewegungs- oder Tanztherapie. Wenn ein Arzt eine solche Therapieform empfiehlt hat, er sich in aller Regel etwas dazu überlegt. Eine solche Empfehlung hat meistens mehr Hand und Fuß.

## XXVII. Was bedeutet in diesem Zusammenhang evidenzbasiert?

Es bedeutet, dass man die Wirkung einer bestimmten Art der Psychotherapie (zum Beispiel Verhaltenstherapie gegen starke Angst oder schwere Depression) wissenschaftlich getestet hat. In unserem Kulturkreis finden diese Tests meistens an hellhäutigen Studenten oder Berufstätigen statt.
Liest man aber in einschlägigen Übersichtsartikeln nach, so findet man – zum Beispiel im Deutschen Ärzteblatt – folgende Empfehlung:

Die meisten Belege für die Wirksamkeit einer psychotherapeutischen Monotherapie liegen für leichte und mittelgradige Depressionen vor; am besten abgesichert sind hierbei die kognitive Verhaltenstherapie (KVT), die interpersonelle Psychotherapie (IPT) sowie die psychodynamische Kurzzeittherapie (STPP) *[Gloaguen V, Cottraux J, Cucherat M, Blackburn IM: A meta-analysis of the effects of cognitive therapy in depressed patients. J Affect Disord 1998; 49(1): 59–72. – Feijo de Mello M, de Jesus Mari J, Bacaltchuk J, Verdeli H, Neugebauer R: A systematic review of research findings on the efficacy of interpersonal therapy for depressive disorders. Eur Arch Psychiatry Clin Neurosci 2004; 255(2): 75. – Abbass AA, Hancock JT, Henderson J, Kisely S: Short-term psychodynamic psychotherapies for common mental disorders. Cochrane Database Syst Rev 2006; (4): CD004687].*

Daraus kann man den Schluss ziehen, dass außer der KVT, IPT und STPP bisher keine andere Psychotherapieform viele Belege für den Nutzen bei der Behandlung der leichten und mittelgradigen Depression gezeigt hat. Zu den Therapieformen, die keinen durchgängig klaren Nutzen gezeigt hat, zählt aber offenbar die Gesprächstherapie und die tiefenpsychologisch orientierte Psychotherapie über 25 bis 75 Sitzungen, die in Deutschland bei der Depression besonders oft durchgeführt werden.

## XXVIII. Bis zu 40 % der Einwohner Deutschlands, Österreichs und der Schweiz haben einen anderen kulturellen Hintergrund.

Völlig unklar ist, was man empfehlen sollte, wenn der Patient einem ganz anderen Kulturkreis angehört, einer anderen Religion, wie zum Beispiel dem Buddhismus, Hinduismus oder Islam. Was, wenn er oder sie dunkelhäutig ist, aus Afrika eingewandert ist und dort noch seine Wurzeln hat, weil alle Verwandten dort noch leben? Wichtige Fragen angesichts der Tatsache, dass bald 10 % der Patienten Muslime sind und 30 % der Patienten einen Migrationshintergrund haben. Auch Auswanderer aus dem Osten können zwar deutschstämmig sein, haben aber oft über Jahrzehnte eine atheistisch-kommunistische Erziehung genossen, die für sie die Psychotherapie und Psychoanalyse fremd und furchteinflößend erscheinen lässt. Man kann dann eher mit Komplikationen der PT rechnen, bestenfalls mit Unwirksamkeit. PT ist also eher etwas für gebildete Nicht-Migranten. Der Rest zahlt nur die Zeche (und wird davon kränker).

## XXIX. Zurück zu unserem Patienten.

Er geht zu der vom Hausarzt empfohlenen Therapeutin, diese empfiehlt ihm eine tiefenpsychologische Psychotherapie, worunter sich der Patient nichts oder nur wenig vorstellen kann. Schriftliches Informationsmaterial wie vor einer Operation oder wie der BPZ bei einem Medikament erhält er nicht. Stattdessen bitten schon in der ersten Stunde viele Therapeuten darum, diverse Erklärungen zu unterschreiben: So muss sich der Patient oft verpflichten, der Therapeutin 80 Euro aus der eigenen Tasche zu zahlen, wenn er später als 48 Stunden vor einem vereinbarten Termin absagt oder unentschuldigt nicht erscheint. Und der Patient soll auch dem Vorschlag des Therapeuten schriftlich zustimmen, dass dieser dem Hausarzt keinen Quartalsbericht schreiben soll.
Sodann wird ihm erklärt, dass die Therapeutin 25 Stunden Therapie mit ihm anstrebe, die eventuell noch ein oder zweimal um jeweils 25 Stunden verlängert werden könnten. Der Patient richtet sich also auf eine Behandlung seiner Depression ein, die mindestens ein halbes Jahr dauern wird, vielleicht auch anderthalb bis zwei Jahre, wenn man die Urlaubszeiten berücksichtigt.

Damit ist er innerlich gebahnt und ihm wird vor Augen geführt: Meine Depression wird wohl 2 Jahre dauern, bis sie wieder weg ist.

## XXX. Alternative: Kurzzeittherapie.

Eine Kurzzeittherapie von 5 bis 10 Stunden wäre zwar laut wissenschaftlichem Forschungsstand erfolgversprechend *[Gloaguen V, a.a.O., Feijo de Mello M, a.a.O., Abbass AA, a.a.O.]*, aber die bietet hier in Deutschland kaum jemand an. Das ist den Psychotherapeuten zu mühsam, sich bei gleichem Stundenhonorar alle 5 bis 10 Stunden auf einen neuen Patienten einstellen zu müssen und jedes Mal einen neuen Antrag bei der Kasse zu stellen. Nein, dann lieber 50 oder 75 Stunden machen und sich die meiste Zeit davon bequem im Sessel zurücklehnen konnen.

## XXXI. Lange Therapie: Die schlimmen Erinnerungen werden lange wachgehalten.

Letztens erzählte mir ein Patient, dass ihm vor einem halben Jahr hochgekommen sei, dass er vor vierzig Jahren von einem Lehrer seiner Schule missbraucht worden sei. Seit dieser Erinnerung gehe es ihm schlecht und er habe sich in Therapie begeben bei einem Therapeuten, der ihm telefonisch von einer Selbsthilfevereinigung empfohlen worden war. Er sei also seit vier Wochen bei dem Therapeuten X einmal in der Woche für jeweils eine Behandlungsstunde. Und dieser habe ihm gleich gesagt, dass ein Ereignis, das so schwerwiegend sei und so lange zurückliegt, eine lange Behandlungsdauer erforderlich machen würde.
Mir war klar, was jetzt passieren würde: Für mindestens zwei Jahre wird der Patient seinen Missbrauch immer wieder innerlich erleben, denn solange wird die Therapie dauern. Am Ende dieser Zeit werden alle möglichen Facetten seines Lebens beleuchtet worden

sein, die Erinnerung an den Mißbrauch wird nicht weg, sondern verfestigt sein, aber er kann jetzt irgendwie, vielleicht sogar etwas besser, damit umgehen und leidet vielleicht fortan etwas weniger darunter.
Niemand hat ihm eine alternative Strategie vorgeschlagen: Kurzzeittherapie von 5 bis 10 Stunden, die meist das gleiche Resultat bringt, allerdings ohne das ganze Leben beleuchtet zu haben, was anscheinend auch nicht nötig ist. Oder eine Entspannungstherapie, die geeignet sein könnte, die innere Anspannung zu vermindern, jedenfalls so lange, bis die schrecklichen Bilder von selbst etwas nachlassen. Oder eine Trainingstherapie (z. B. Lauftraining).

## XXXII. Trainingstherapie / Aufenthalte im Grünen.

Mit körperlichem Training lassen sich Angstsymptome eindämmen: Bei der Betrachtung der Sportdauer schnitten Übungszeiten von mindestens 30 Minuten am besten ab. Diese nicht-pharmakologische Behandlung eignet sich auch besonders für Patienten, die Medikamente ablehnen *[Matthew P Herring et al., Arch Int Med 2010; 170: 321-31, zitiert nach MT, 12. März 2010, S. 6]*. Körperliches Training erhöht auch die Fitness und taugt zur kardiovaskulären Prävention. Hierbei korrelierte die Intensität des Trainings und nicht die Trainingsdauer invers mit der Sterblichkeit. *[Nach ÄZ, 1.9.11, S. 3]*

Ein 42-jähriger Patient von mir schrieb mir dazu:

*»Die ganzen Jahre habe ich mich vehement gegen die Diagnose »Depressionen« gewehrt. Inzwischen glaube ich aber selbst, dass ich so etwas habe. Wenn ich mir allerdings überlege, wie lange ich schon dieser extrem belastenden Situation in der Fabrik ausgesetzt bin, dann wäre es fast ein Wunder, wenn ich gar keine Auswirkungen davon hätte – zumal seit Monaten noch der Streit mit meinem ehemaligen Chef dazukommt.*
*Was Sie mir geschrieben haben über die Auswirkungen von Sport stimmt bei mir genau.*
*Ich selbst habe immer wieder ein schlechtes Gefühl oder schlechtes Gewissen, wenn ich Sport mache, während ich krank geschrieben bin. Aber: So komme ich am besten wieder auf die Beine und kann mich mit der Zeit auch wieder stabilisieren.*
*Schon seit Jahren merke ich, wie sehr mir regelmäßiger Sport hilft, das alles zu ertragen und jetzt: Wieder auf die Beine zu kommen.«*

Der Aufenthalt im Grünen wirkt sich positiv auf die Psyche aus. In einer Metaanalyse von zehn Studien gingen die Daten von über 1.000 Teilnehmern ein, darunter jugendliche Straftäter, psychisch Kranke, aber auch normale unauffällige Studenten. Die Studienteilnehmer waren, bevor und nachdem sie verschiedenen Aktivitäten im Grünen nachgegangen waren, nach ihrer seelischen Verfassung gefragt worden. Die Aktivitäten, denen die Probanden nachgingen, umfassten Wandern, Gartenarbeiten, Radfahren, Fischen, Bootfahren und Reiten. Diese Aktivitäten fanden in Parks, in der Natur oder in landwirtschaftlichen Gebieten statt. Wie sich zeigte, wirkt Grün auf Frauen und Männer in etwa gleich stark. Ein maximaler Effekt ist bereits nach fünf Minuten aktivem Aufenthalt im Grünen erreicht. Ein gemütlicher Spaziergang in der freien Natur ist genauso effektiv wie anstrengende Übungen im Grünen. Besonders positiv scheint sich die grüne

Umgebung auf psychisch kranke Jugendliche auszuwirken ... Allerdings verstärkt sich der positive Effekt, wenn das Grüngebiet an ein Gewässer grenzt. Nach Meinung der Autoren ist dies die erste Studie, die eine dosisabhängige Beziehung zwischen einem Aufenthalt in der Natur und der psychischen Gesundheit zeigt ... *[J. Barton, J. Pretty, What is the best dose of nature and green exercise for improving mental health? A multi-study analysis. Environ. Sci. Technol. 44 (2010) 3947-3955, abgewandelt und gekürzt zitiert nach MMW-Fortschr. Med. Nr. 22 / 2010 (152. Jg.), S. 25]*

Bewegung bessert offenbar sogar auch den körperlichen und geistigen Zustand von Schizophrenen. Zu diesem Ergebnis kommt ein Cochrane-Review mit drei randomisierten Studien. Zwei davon verglichen den Einfluss körperlicher Aktivitäten im Vergleich zu keiner Bewegung. Dabei zeigte sich eine signifikante Verbesserung negativer mentaler Symptome ... Auch die physische Gesundheit legte in der aktiven Gruppe deutlich zu. Die dritte Untersuchung verglich herkömmlichen Sport mit Yoga. Hierbei schnitten die fernöstlichen Übungen im Hinblick auf die mentale Verfassung und die Lebensqualität erheblich besser ab. Die Autoren kommen zu dem Schluss, dass sich sportliche Ertüchtigungen jedweder Art günstig auf Körper und Seele von Schizophrenen auswirken können ... *[P. Gorczynski und G. Faulkner: Exercise therapy for schizophrenia. In: Cochrane Database Syst Rev 5, 2010, CD004412 PMID 20464730 (Review), abgewandelt zitiert nach MT, 9. Juli 2010, S. 13].*

Radfahren lindert Schizophrenie-Symptome *[ÄZ, 25.11.2010, S. 4].*

Auch interessant: Es gibt Hinweise, dass Patienten in einem frühen Stadium psychotischer Erkrankungen von der Einnahme von Fischöl profitieren können *[Archives of General Psychiatry; 67:146, zitiert nach ÄZ, 8.12.2010, S. 14].* Fischöl wirkt offenbar ähnlich wie Neuroleptika.

Unter Anweisung und Aufsicht eines erfahrenen Arztes: Wachtherapie (Schlafentzug) kann Patienten innerhalb von Stunden aus der Depression holen und kann mit Lichttherapie und Hypericin oder ggf. Lithium kombiniert werden. *[s.a. Wirz-Justice, Anna et al., Schweiz Med Forum 2011; 11:536-41]*

## XXXIII. Zuzahlungen erhöhen.

Aber regelmäßiges körperliches Training spült nunmal nicht so viel Geld in die Taschen der Psychotherapeuten wie eine ordentliche 100-stündige Therapie über zwei Jahre. Ganz selig sind die Psychoanalytiker, die tun es selten unter mehreren hundert Stunden. Ich kenne aus eigener Erfahrung keinen Patienten, der das unbeschadet überstanden hätte. Einigen geht es zwar etwas besser nach 500 Stunden Psychoanalyse, aber das wäre es ihnen vermutlich auch dann gegangen, wenn sie sich nicht in Psychoanalyse begeben hätten, sondern einfach eine Kurzzeittherapie oder tägliches Konditionstraining gemacht hätten. Der Schaden besteht in diesen Fällen darin, dass enorm viel Zeit und Geld für eine Therapie aufgewandt worden sind und das Ziel einfacher, billiger und gesünder (Training stärkt auch den Körper und das Immunsystem) hätte erreicht werden können.

Ich unterstelle deshalb den meisten Therapeuten, die eine Therapie von vorneherein auf mehr als zehn Stunden anlegen, ein überwiegend finanzielles Interesse. Abhilfe könnte hier eine Eigenbeteiligung schaffen, wie sie für viele Privatpatienten schon üblich ist: Auch gesetzlich Versicherte sollten pro Therapiestunde zehn Euro zuzahlen. Das würde das kritische Hinterfragen schlagartig befördern. Sozial Schwache sollten wie bisher von Zuzahlungen ab einer bestimmten Höhe befreit bleiben.

## XXXIV. Weniger wäre mehr.

Wir sind hier offenbar an dem Punkt angelangt, wo wir seit Jahren auch im medizinischen Bereich sind: Die Menschen glauben den Ärzten nicht mehr kritiklos alles, versuchen deren Ratschläge kritisch zu hinterfragen, holen sich eine zweite Meinung bei einem Arzt einer anderen Fachrichtung ein. Es ist mit Psychotherapien so wie mit Schmerz- oder Kortisontabletten in der Medizin: Anfangs eine tolle Sache, richtig »in«, ein neues Wundermittel, das alle Hoffnungen auf sich zieht. Die Sache hat sich dann aber inflationär ausgebreitet und Schaden hervorgerufen. Dann wurden die Leute und auch die Ärzte zunehmend kritischer, u. a. das Erscheinen des Buches »Bittere Pillen« vor dreißig Jahren markierte diesen Wendepunkt für die Pharmakotherapie.
Das fordere ich auch für die Psychotherapie, besonders für die auf mehr als 10 Stunden angelegte Therapie: mehr kritisches Nachfragen. Letzten Endes wird hier weniger auch mehr sein.

Die Psychotherapeuten und ihre Berufsvertreter sind von dieser Erkenntnis noch weit entfernt, momentan werden immer noch mehr Kassenzulassungen für Psychotherapeuten und Kinder- und Jugendlichentherapeuten gefordert. Es gibt Berufsvertreter, die lauthals eine Verdoppelung oder Verdreifachung fordern, schließlich sei die Mehrzahl der behandlungsbedürftigen Menschen in Deutschland ohne psychotherapeutische Versorgung. Das müsse sich schnellstens ändern. Dieses Gejammere kennen wir von Ärzten: mehr ambulante Operationen (aber die stationären Operationen haben deswegen nicht abgenommen, im Gegenteil). Mehr Herzkatheteruntersuchungen! Deutschland ist auch auf diesem Gebiet Weltmeister, aber Insider vermuten, dass die Hälfte dieser Untersuchungen gar nicht indiziert (angezeigt) gewesen ist.
Wider besseres Wissen fahren viele Kardiologen fort, verschlossene Infarktgefäße zu dilatieren … offenbar ohne Nutzen für die betroffenen Patienten *[MT, 26.8.11, S. 9]*. Auch wenn kein Nutzen entsteht, so besteht doch immer das Risiko von Nebenwirkungen und Tod durch den Eingriff. So wurden 1997 478.000 Herzkatheteruntersuchungen gemacht und 2009 schon 865.000. *[DKV impulse 02/11, S. 25]*. Katheterdilatationen (Erweiterung der Herzkranzgefäße) 1999: 166.000 und 2009: 310.000. *[DKV a.a.O.]*
Und so geht das endlos weiter, zum Schaden der Patienten und der Volkswirtschaft, denn ein guter Teil der etwa 300 Milliarden Euro, die jährlich in Deutschland in das Gesundheitswesen fließen, werden für nutzlose Dinge ausgegeben, ein weiterer Teil für Dinge oder Behandlungen, die zwar einen Nutzen bringen, der aber nur marginal ist und nicht der Rede wert. In der somatischen Medizin haben mittlerweile viele Menschen verstanden, dass Behandlungen oft mehr Schaden als Nutzen bringen.

## XXXV. Nutzlose Behandlungen. Erkrankung heilt von selbst.

Das ist zum Beispiel der Fall, wenn man eine unkomplizierte Nasennebenhöhlenentzündung antibiotisch behandelt, aber diese Behandlung nur einem von 15 Patienten hilft, die Erkrankung einen Tag schneller zu überwinden. Den anderen 14 Behandelten bringt eine solche Behandlung keinerlei Nutzen. Der Schaden besteht in der finanziellen Aufwendung von etwa 150 Euro (15 mal 10 Euro für Doxycyclin) bis 300 Euro (15 mal 20 Euro für Roxithromycin). Dafür muss ein Beitragszahler dann 7 bis 15 Stunden arbeiten gehen, um das Geld nur für die Medikation wieder hereinzubringen.

**Fazit: Einer muss ein bis zwei Tage dafür arbeiten gehen, damit ein anderer einen Tag schneller wieder auf die Beine kommt. Der Nutzen? Ich erkenne ihn nicht. Im Gegenteil: Schaden entsteht ja auch dadurch, dass resistente Bakterien gezüchtet werden, das Grundwasser durch die Medikamentenrückstände belastet wird, die Luft durch die Schornsteine der chemischen Industrie verseucht wird.**

Das Marienhospital in Gelsenkirchen hat 560 Planbetten, 75.000 Patienten pro Jahr und 1.200 Mitarbeiter. Dadurch entstehen 200.000 Liter Abwasser *pro Tag*. Also etwa 73 Millionen Liter pro Jahr. Eine Versuchskläranlage holt dort nun Arzneimittelrückstände aus dem Abwasser heraus. Problem: Durch Ozonisierung des Abwassers können neue Gifte entstehen. Wendet man Aktivkohle, an entstehen Reststoffe, die beladene Aktivkohle, die wahrscheinlich (als Giftmüll?) entsorgt werden muss. Wendet man Membranen an, verbleibt ein Konzentrat, das auch (als Giftmüll?) entsorgt werden muss. *[Nach nano (3sat): http://www.3sat.de/webtv/?110919_klinik_nano.rm, http://www.3sat.de/nano/umwelt/142963/index.html]*

Der Wasserverbrauch dieses Krankenhauses entspricht ziemlich genau den 127 Litern Wasser pro Kopf pro Tag, die auch für die deutsche Bevölkerung als persönlicher Verbrauch genannt werden (also ohne industriellen Verbrauch). So kommt man auf 3,8 Billionen Liter Abwasser für die deutsche Bevölkerung (81,7 Mio. Menschen) pro Jahr. 3.800.000.000.000 Liter Abwasser beladen mit Chemikalien und Arzneirückständen, die bisher nicht mit Ozon, Aktivkohle oder Membranen entfernt werden, sondern teilweise in Flüsse, Grundwasser, Trinkwasser oder die Umwelt wandern.

Man könnte auch sagen: Die Kopfschmerzen, die man den Menschen heute durch Schmerzmittel nimmt, sind nur in die Zukunft exportiert worden, denn dann werden sich die nächsten Generationen den Kopf zerbrechen müssen, wie sie mit dem ganzen Dreck klar kommen werden. Oder: Die Infektionen, die man heute mit Antibiotika wegkriegt, sind nur in die Zukunft verlagert worden, denn dann werden die nächsten Generationen unter Infektionen leiden, die durch resistent gewordene Bakterien und das geschwächte Immunsystem der Menschen nahezu ungebremst wüten werden.

Ein vollständiges Fazit oder vollständige Bilanzen solcher Experimente am Lebenden sucht man vergeblich. Ich vermute, der Schaden ist weit größer als der Nutzen, wenn man wirklich alles berücksichtigt. Für einen Liter Milch haben sich da schon viele den Kopf zerbrochen: Besser in der Schlauchverpackung? Im Tetrapak? In der Pfandflasche?

Normal oder Bio? Dazu gibt es komplette Ökobilanzen. Aber in der Medizin und Psychotherapie gibt es sie nicht. Ärzte und Psychotherapeuten haben auch kein Interesse an solchen ausgedehnten Überlegungen. Sie verhageln vermutlich ihre Geschäfte. Und wer wollte es der netten Psychotherapeutin von nebenan verdenken, wenn sie ihren Laden vollkriegen will? Sie ist doch auch nur ein Mensch, hat zwei Kinder und ein schönes großes Haus auf Pump gebaut.

Überflüssige Behandlungen, des Geldes wegen: Das gibt es nicht nur in der Psychotherapie, sondern in allen medizinischen Fächern: Letztens sagte ein bekannter Chirurg, der eine leitende Funktionen in einer deutschen Chirurgenvereinigung hat, dass Chirurgen – und das gilt natürlich auch für Orthopäden und die anderen operierenden Fächer – sowohl Ärzte als auch Geschäftsleute sind, die darauf achten müssen, dass ihre Praxis oder Krankenhausabteilung profitabel läuft, möglichst sogar ein bisschen profitabler als die der Konkurrenz. Daraus erkläre sich, so dieser Chirurg, dass jeden Tag in Deutschland viele unnötige Operationen durchgeführt werden. Einzig zu dem Zweck Geld zu machen. Bei Schönheitsoperationen kann sich das jeder noch zwanglos vorstellen: Viele dieser Operationen dürften völlig überflüssig sein, oft sogar schädlich und grausam. Da muss man sich nur Bilder eines kürzlich verstorbenen Popstars anschauen. Diese Operationen spülen Geld in die Kassen der Chirurgen, sind überflüssig, zuweilen schädlich, aber sie geschehen auf Wunsch und mit Einwilligung der Patienten, die natürlich wissen, dass sie medizinisch nicht notwendig sind. Aber das meinte der Chirurg nicht, er meinte diejenigen überflüssigen Operationen, von denen die Patienten glauben, dass sie medizinisch notwendig und nützlich, quasi unverzichtbar sind, um ihre Leiden zu heilen, ihre Schmerzen zu lindern, damit sie sich wieder besser bewegen können, länger leben. Hier wird Tag für Tag in Deutschland tausenden Kranken ein X für ein U vorgemacht. Um Geld zu machen. Der Schaden ist hier nicht nur ein finanzieller, sondern auch ein körperlicher, denn unnötige Operationen, von denen der Arzt vorher weiss, das sie unnötig sind und nur der Geldmacherei dienen, sind – juristisch gesehen – Körperverletzung.
Beispiel: Die bei Orthopäden jahrelang sehr beliebte Kniegelenksspülung bei Kniearthrose. »In Studien zeigte sich die arthroskopische Therapie der Gonarthrose (Debridement) einer arthroskopischen Placebotherapie (Gelenkspülung) *[Moseley JB, O'Malley K, Petersen NJ, et al: A controlled trial of arthroscopic surgery for osteoarthritis of the knee. In: N. Engl. J. Med.. 347, Nr. 2, Juli 2002, S. 81–8. doi:10.1056/NEJMoa013259. PMID 12110735]* bzw. einer konservativen Therapie *[Kirkley A, Birmingham TB, Litchfield RB, et al: A Randomized Trial of Arthroscopic Surgery for Osteoarthritis of the Knee. In: N. Engl. J. Med.. 359, Nr. 11, September 2008, S. 1097–1107. doi:10.1056/NEJMoa0708333. PMID 18784099]* nicht überlegen. Ein Vorteil der Arthroskopie konnte nicht festgestellt werden. Der Eingriff ist nur dann indiziert, wenn neben der Gonarthrose noch weitere Schäden im Kniegelenk bestehen, die arthroskopisch behoben werden können *[Kirkley A, a.a.O., zitiert nach D.Einecke, MMW]*«.
Mit anderen Worten: Den Kniepatienten wurde eine Wirkung nur vorgegaukelt, die es in Wirklichkeit nie gab. Die Menschen waren regelmäßig von dem aufwändigen und teuren Spülvorgang ihres Knie so beeindruckt, dass sie danach für eine Zeitlang weniger Schmerzen empfanden und besser laufen konnten. Von den Operationsrisiken (auch eine Endoskopie eines Gelenkes ist eine Operation) wie Gelenkvereiterung oder Versteifung wollte keiner etwas wissen, die immensen Kosten trug die Krankenkasse.
Bei der Operation am lebenden Gehirn (Psychotherapie) ist das genauso: Oft wird mehr

Schaden als Nutzen erzeugt, besonders wenn man den gigantischen Aufwand berücksichtigt:

**Da der Stundenlohn eines Psychotherapeuten dreimal so hoch ist wie der durchschnittliche Stundenlohn der Bevölkerung, muss man sich zu jeder Therapiestunde drei arbeitende Menschen vorstellen, die hinter dem Therapeuten stehen und Regale in einem Supermarkt auffüllen, Straßen reparieren oder Baugruben ausheben. Wie viel neues Leid entsteht deswegen zwangsläufig in der Zeit, in der ein Therapeut vielleicht ein kleines bisschen Leid einer Patientin lindern kann?**

## XXXVI. Welche Behandlungs-Alternativen gibt es bei psychischen Erkrankungen?

Studien weisen darauf hin, dass sportliche Personen ein geringeres Risiko haben als Nichtsportler, an einer Depression zu erkranken. Zur antidepressiven Wirkung von Sport bei Depression existieren eine Reihe von Studien. Sport steigert das Selbstwertgefühl und die Produktion von Endorphinen. Schon 1976 wurde das Buch »The joy of Running« veröffentlicht *[Hans-Hermann Dickhut, Gernot Badtke: Sportmedizin für Ärzte Lehrbuch auf der Grundlage des Weiterbildungssystems der deutschen Gesellschaft für Sportmedizin und Prävention (DGSP). Deutscher Ärzteverlag, 2007, ISBN 3769104722 und Thaddeus Kostrubala: The Joy of Running. Lippincott, 1976, ISBN 0397011695].*
Bewegung bessert offenbar auch den Zustand von Schizophrenen *[P. Gorczynski a.a.O., zitiert nach MT, 9. Juli 2010, S. 13].* Weitere Beispiele finden Sie im Kapitel »Trainingstherapie«.
Eine weitere Alternative bei der Behandlung psychisch Kranker ist natürlich die Behandlung durch den Hausarzt, wie die Edinburgh-Studie zeigt:
Die Behandlung depressiver Patienten durch den Hausarzt scheint nicht schlechter zu sein als durch den Psychiater *[Scott AI, Freeman CP: Edinburgh primary care depression study: treatment outcome, patient satisfaction, and cost after 16 weeks, BMJ, 1992 Apr 4;304(6831):883-7] [Psychotherapie bei leichter bis mittelschwerer Depression, Linden, M., MMW-Fortschritte der Med. Nr. 22 / 2008 (150. Jg.), S. 27-30] [Hausärzte behandeln depressive Patienten so gut wie Spezialisten, Psychiater plädiert für eine Behandlung je nach den individuellen Bedürfnissen, Ärzte Zeitung, 08.07.2008].* Eine randomisierte Studie untersuchte die Wirkung verschiedener Behandlungsformen bei Patienten, die die Kriterien für eine schwere Depression erfüllten. 121 Patienten zwischen 18 und 65 Jahren wurden in vier Behandlungsgruppen per Los eingeteilt: Amitriptylinbehandlung (ein Antidepressivum in Tablettenform) durch einen Psychiater, Verhaltenstherapie durch einen Psychotherapeuten, Beratung und Unterstützung durch einen Sozialarbeiter oder Behandlung durch einen Hausarzt. Überprüft wurde der Behandlungserfolg nach 4 und nach 16 Wochen. In allen vier Gruppen war der Behandlungserfolg ungefähr gleich *[Scott AI, a.a.O.].*
Die Edinburgh Study hat gezeigt, was ich schon immer vermutete: Es gibt keinen besonderen Unterschied in der Wirkung bei der Behandlung psychisch Kranker, wenn die Behandlung durch eine Ärztin, eine Psychotherapeutin, eine Psychiaterin oder eine Sozialarbeiterin gemacht wird. Der Kontakt und die gemeinsame Wellenlänge zählt.
Um dem Facharzt und Hausarzt die Behandlung psychisch Kranker zu ermöglichen,

braucht er natürlich mehr Zeit und Geld. Denn bisher ist es so, dass zum Beispiel in Hessen im Jahr 2011 ein Hausarzt für die psychosomatische Grundversorgung (psychosomatische Untersuchung und Verbale Intervention) nur 80 Cent pro Patient im Quartal zusätzliches Honorar bekommt. Das reicht gerade mal für weniger als eine Minute Gespräch pro Patient im Quartal. Früher stand dafür mehr Geld zur Verfügung. Es ist umverteilt worden, zum Beispiel in die Kassen der Psychotherapeuten.
In einer Studie deutscher Forscher erwies sich Lavendelöl (Silexan, Lasea) im Vergleich mit 0,5 mg Lorazepam als ähnlich wirksam *[Woelk, H. Schläfke, S., A multi-center, double-blind, randomised study of the lavender oil preparation Silexan in comparison to Lorazepam for generalized anxiety disorder. Phytomedicine 17 (2010) 94-99]*.
Sonnenlichtmangel begünstigt auch die Entstehung von Depressionen und Angst. Es gibt Hinweise, dass Vitamin D über den Serotinstoffwechsel gegen Depressionen wirken könnte.

## XXXVII. Fehlende Wirksamkeits-Nachweise der Psychoanalyse.

Die Psychoanalyse kann derartige kontrollierte Studien wie zur Sporttherapie oder wie zu vielen Medikamenten (zum Beispiel Antidepressiva) nicht vorweisen: Hier wird exemplarisch das zentrale Problem der psychodynamischen oder analytischen Psychotherapie erkennbar: Es gibt kaum gesicherte Erkenntnisse im Sinne von Evidenz, wie sie sonst in der Medizin wie selbstverständlich gefordert und auch immer mehr beigebracht wird. Natürlich gibt es in der Medizin vergleichende Untersuchungen über die Wirkungen verschiedener Methoden bei der Behandlung von, sagen wir, Kopfschmerzen: Akupunktur, Schmerzmittel, Entspannungsverfahren, Psychopharmaka. Selbst innerhalb der einzelnen Methoden gibt es vergleichende Untersuchungen, wie zum Beispiel bei Psychopharmaka: Antidepressiva, Sedativa oder Neuroleptika wurden alle bereits gegeneinander beim Kopfschmerz ausreichend getestet. Dann hat man valide Grundlagen, um generelle Entscheidungen über Methoden und auch Entscheidungen im Einzelfall treffen zu können.
Nicht so in der Psychoanalyse: Unaufhaltsam werden teils uralte, teils neuere Quellen zitiert, teilweise um-, ja ins Gegenteil, gedeutet. Auf eine spekulative Theorie wird eine spekulative Antwort gegeben und – wie in der Kirche – werden endlos Glaubensbekenntnisse aneinandergereiht und ausgetauscht. Dabei darf dann offenbar so gut wie alles geglaubt und verbreitet werden, auch wenn Patienten ganz offensichtlich geschädigt werden.

## XXXVIII. Schäden durch Psychoanalyse.

Ein bekannter Analytiker leitete aus Freuds Theorie ab, dass eine Grundschülerin, die von ihrem Vater sexuell mißbraucht wurde, diese Situation in »typischer Weise … als einen sexuell erregenden Triumph über ihre Mutter« erlebe, und damit quasi selbst den Grundstein lege für ihre depressive Entwicklung. Aufgabe ihrer Psychoanalyse sei es, ihr zu vermitteln, sie müsse sich »in dem Sieg über die ödipale Mutter zurechtfinden und ihre Schuld tolerieren« *[Zitiert nach Psychodynamische Psychotherapie (PDP), 2009; 8, S. 73]*.

Er habe diese Fallanalyse 1997 bei den Psychotherapiewochen in Lindau vorgetragen und auf einer Tonaufnahme *[Kernberg 1997]* höre man, wie er das Publikum mit seiner Darstellung zu Beifall hinreißt und sogar zum Lachen bringe. Zwei Jahre später seien diese »Lindauer Thesen« publiziert worden *[Kernberg 1999] [PDP, a.a.O.]*. Die Fachwelt sei über diese »Lindauer Thesen« geteilter Meinung, schreibt Schlagmann weiter auf S. 74 a. a. O.

Als Allgemeinarzt, der viele psychisch und psychosomatisch kranke Patienten betreut (»Psychosomatische Grundversorgung«), sträuben sich mir da die Haare. Hier wird nicht nur auf dem Boden einer wackeligen und hochspekulativen Theorie akademisch diskutiert, nein, hier wird ja auch auf diesem Boden behandelt und – das darf man annehmen – Schaden erzeugt. Die Psychodynamische Psychotherapie (Psychoanalyse) wird in Deutschland von einem erheblichen Teil der 27 Tausend approbierten Psychologen und 23 Tausend psychotherapeutisch weitergebildeten Ärzte angewandt *[Zahlen zitiert nach Loew, Psychodynamische Psychotherapie (PDP), 2009; 8, S. 57]*. Mit welchem therapeutischem Nutzen diese das tun, weiß man nicht genau. Allerdings wird immer mehr klar, dass sie wohl auch Schaden erzeugen. Obige Thesen scheinen da nur die Spitze des Eisbergs zu sein. Zur ungeklärten Nutzen-Schaden-Bilanz der Psychodynamischen Psychotherapie kommen deren immense Kosten hinzu, die ja erst mal erarbeitet werden müssen, bevor sie an die Therapeuten als Honorar fließen.

**Fazit: Bei der Psychodynamischen Psychotherapie-Methode oder Psychoanalyse sollte zunächst das Schaden-Nutzen-Verhältnis wissenschaftlich geklärt werden, bevor neue Kassenzulassungen und Therapiebewilligungen ausgesprochen werden. Patienten haben ein Recht darauf, über die Vor- und Nachteile der PDP (ähnlich einem »Beipackzettel«) vor Beginn einer Behandlung umfassend aufgeklärt zu werden. Mir ist kein einziger Fall bekannt, wo das geschah, und ich bin seit 1981 im Beruf. Das ist nicht nur unredlich und ungesetzlich, sondern auch ein weiterer Schaden, der Patienten hier durch Psychodynamische Therapeuten (Analytiker) zugefügt wird.**

## XXXIX. Fallbeispiele aus der Praxis: Behandlungsberichte nicht auffindbar oder verweigert.

1. Frau A. wurde 1986 geboren und hatte eine äußerst schwere Kindheit. Der Vater kümmerte sich kaum um sie, die Mutter war alkoholkrank und fiel oft aus. Sie wurde deshalb vernachlässigt, kam in der Schule nicht richtig mit und wurde von ihren Eltern geschlagen, bedroht und beschimpft. Schon früh entwickelte sie zahlreiche körperliche und psychische Beschwerden, die sie dauernd zum Arzt führten. Der Kinderarzt konnte ihr nicht richtig helfen, das lag auch daran, dass sich die Mutter nicht richtig auf die Behandlung ihrer Tochter einließ. Sie verschwieg familiäre Probleme und log auf Nachfragen des Arztes diesen an.
Der Kinderarzt wurde mehrmals gewechselt, die Behandlung dadurch noch schlechter, weil es keinen roten Faden mehr gab. Weitere Spezialisten wurden hinzugezogen: eine Kinder- und Jugendlichenpschotherapeutin, ein Magen-Darm-Spezialist, eine Orthopä-

din, eine Radiologin. Mutter und Tochter gingen in eine Mutter-Kind-Kur, zahlreiche Blutuntersuchungen wurden durchgeführt, viele Medikamente verschrieben.

Als Frau A. im Alter von 24 Jahren zu mir in die Sprechstunde kam, war sie krank, verzweifelt und arbeitslos. Sie wohnte mit ihrem Freund zusammen und litt unter Schmerzen am ganzen Körper, innerer Unruhe, Schlaf- und Verdauungsstörungen, Selbstunsicherheit und Schwäche. Sie schwankte zwischen Depression und Tatendrang und hatte generell von Ärzten keine gute Meinung. Sie sagte mir, dass sie bereits bei über fünfzig Ärzten und etwa sechs Psychotherapeuten in Behandlung gewesen sei. Arztbriefe und Befunde konnte sie mir nicht vorlegen. Ich regte an, möglichst zu allen Arztbesuchen die Arztbriefe zu besorgen. Sie war auch selbst sehr daran interessiert zu erfahren, welche Diagnosen von all diesen Ärzten und Therapeuten gestellt worden und welche Befunde und Blutwerte erhoben worden waren, welche vielen verschiedenen Medikamente sie in all den Jahren erhalten hatte, was die Kinder- und Jugendpsychotherapeutin und die anderen Psychotherapeuten an Diagnosen gestellt hatten.

Fast alle Untersuchungen und Behandlungen hatten in Wiesbaden stattgefunden, aber sie wusste natürlich nur noch von einem Teil der Behandler die Namen. Sicher könnte man die bei ihrer Krankenkasse erfragen, meinte sie und rief dort an. Die Kasse hatte allerdings keinerlei Unterlagen über alle diese Behandlungen, wusste weder, wer sie behandelt hatte, noch welche Medikamente sie auf Kassenrezept verschrieben bekommen hatte. Sie hatte nichts, außer zwei Krankenhausrechnungen. Die eine Rechnung war drei Jahre alt, die andere sieben. Mehr als die gestellten Diagnosen (Mandel- und Blinddarm-OP) und die abgerechneten Kosten waren diesen Rechnungen, wie fast immer, nicht zu entnehmen. Das ist normalerweise immer so. Die meisten gesetzlich Versicherten glauben, ihre Krankenkasse wisse über alles Bescheid und hätte alle Arztbesuche und Rezepte gespeichert. Das hat die Kasse in aller Regel aber nicht, sondern nur einige Informationen, die sich in der sogenannten Kassenakte befinden. In dieser Akte speichert die Kasse zum Beispiel die Krankmeldungen, von denen sie einen Durchschlag mit den Diagnosen, die zur Arbeitsunfähigkeit führten, erhält und die Rechnungen von Krankenhausbehandlungen, die seit einiger Zeit überwiegend elektronisch übermittelt und gespeichert werden. Ältere Krankenhausrechnungen liegen manchmal in Papierform, gescannt oder mikroverfilmt vor. Wenn sie älter als zehn Jahre sind, existieren auch diese oft nicht mehr oder sind in den Tiefen der EDV oder des Archivs unauffindbar.

Anders sieht es bei privat Versicherten aus, da die Privatversicherung alle eingereichten Arzt- und Krankenhausrechnungen, Krankmeldungen, Rezepte oder Krankengymnastikbehandlungen eine Zeitlang speichert. Davon kann die private Kasse dann manchmal einen Ausdruck erstellen.

**Fazit: Beim Versuch, langjährige und komplexe Krankengeschichten zu rekonstruieren sind Arzt und Patient oft auf das Erinnerungsvermögen und die Auskunftsbereitschaft der Vorbehandler angewiesen. Die Patienten selbst können sich meistens nur noch bruchstückhaft an die oft Jahre zurück liegenden Behandlungen erinnern.**

Ich erklärte Frau A. diese Zusammenhänge, aber trotzdem wollte sie versuchen, die Unterlagen anzufordern. Ich schrieb ihr also zwanzig Befundanforderungsscheine, die sie selbst an diejenigen Ärzte und Therapeuten verschickte, an die sie oder die Mutter sich noch erinnern konnten. Die Rücklaufquote innerhalb von einer Woche war 10 %.

Das heißt, dass zunächst nur zwei Ärzte über die stattgefundenen Behandlungen berichteten. Ein weiterer Arzt schrieb, dass er keine Daten mehr zu ihr im Computer oder im Archiv habe, weil der letzte Kontakt schon länger als zehn Jahre her sei und die Akten nach Ablauf der Aufbewahrungspflicht schon vernichtet worden seien.
Nach vier Wochen sah die Bilanz so aus: Ein Radiologe berichtete über eine Röntgenaufnahme der Lunge vor zwölf Jahren. Ein Orthopäde schrieb, dass er vor 14 Jahren Senk-Spreizfüße bei ihr festgestellt und Einlagen verschrieben hatte, ein Hautarzt, dass er ihr gegen Hautpilz vor sechs Jahren eine Salbe verschrieben hatte.
Im zweiten Monat kamen weitere Arztbriefe: Sechs Praxen meldeten sich und teilten mit, dass keine Unterlagen mehr existierten, ein Drittel der Angeschriebenen, also etwa acht Ärzte oder Psychotherapeuten, reagierte auch innerhalb von zwei Monaten nicht. Alle vier angeschriebenen Heilpraktiker reagierten überhaupt nicht.
Das ist meine Erfahrung aus fast dreißig Jahren ärztlicher Tätigkeit: Manche Ärzte und die meisten Heilpraktiker schreiben keine Behandlungsberichte, auch nicht auf Nachfrage.
Die Kinder- und Jugendpsychotherapeutin, die Frau A. vor zehn Jahren behandelt hatte, reagierte erst nach der zweiten Bitte und weigerte sich dann, mehr als ein kurzes Attest auszustellen. Sie hatte Frau A. über drei Jahre hinweg behandelt, insgesamt über 60 Sitzungen zu je einer Stunde und dafür bei der Krankenkasse sowohl einen umfangreichen Erstantrag als auch zwei mehrseitige Verlängerungsanträge eingereicht. Sie wollte diese aber nicht herausrücken, obwohl alles noch existierte. In diesen Unterlagen mussten wertvolle Informationen zur Biografie der Patientin und zu ihrer medizinischen Geschichte enthalten sein. Begründung der Therapeutin für die Verweigerung der Herausgabe: Wenn Frau A. Kenntnis davon erhielte, könnte sie vielleicht psychischen Schaden nehmen.
Diese Begründung hört man gerade von Psychotherapeuten immer wieder, wenn man die kompletten Behandlungsberichte begehrt und fast nie stimmt die Begründung. Denn wenn die Therapie erfolgreich gewesen war, kann der Patient keinen Schaden mehr nehmen, wenn er seine Unterlagen einsieht. War die Therapie aber nicht erfolgreich, ist es geradezu eine Notwendigkeit für die weitere Behandlung, die kompletten Unterlagen zu erhalten und auszuwerten.
Manche Befunde scheinen einfach nicht stimmig zu sein. Ich mailte dies Frau A. bezogen auf einen Klinikbericht: »Wie Sie wissen, ist es wichtig zu prüfen, ob die Berichte auch den Tatsachen entsprechen, besonders, wenn man sie für Ämter oder Gerichte braucht. Das haben Sie selbst gesehen an dem Klinikbericht einer psychosomatischen Klinik, denn vier Absätze in ihm waren fehlerhaft. Zudem lag dem Bericht ein Blatt bei, das sich auf eine ganz andere Patientin bezog. Das hat die Klinik nun in einem dringlichen Faxschreiben an mich korrigiert. Hätte man es nicht bemerkt, wären diese Informationen unkontrolliert weitergegeben worden: Vielleicht an die Krankenkassen, die Rentenkasse oder an das Versorgungsamt, wenn dieses die Befunde angefordert hätte im Falle einer Antragsstellung zwecks Anerkennung eines Grades der Behinderung.«
Meine Erfahrung zeigt, dass etwa ein Drittel der Berichte von Psychotherapeuten oder psychosomatischen Reha-Kliniken fehlerhaft ist.

Ein Beispiel eines Korrekturschreibens einer Patientin:
*»Stellungnahme zum Abschlussbericht im … - Krankenhaus. Aufenthalt Oktober 2011:*

*Die im Abschlussbericht genannte Diagnose »Borderline-Störung« wurde noch im gleichen Jahr durch Psychologen des … Krankenhauses in … als unzutreffend bezeichnet. Diese Meinung wurde durch später behandelnde Psychotherapeuten bestätigt.*
*Aus dem Arztbericht geht die zuvor erfolgte dreimonatige stationäre Behandlung innerhalb der gleichen Einrichtung nicht hervor. Diese erfolgte vom Mai bis Juni 2010.«*

Weiterer Versuch einer Befundanforderung.
2. Frau F. leidet seit Jahren an psychischen Problemen, die sich hauptsächlich als dauernde Angst vor dem, was kommt (Erwartungsangst), und als Depressionen bemerkbar machen. Außerdem tue ihr alles weh und das schon seit Jahren. Sie fragt mich, ob sie vielleicht an Fibromyalgie leide. Ich erfahre, dass sie vier Kinder hat und geschieden ist, der Ex-Mann zahle nicht den vollen Unterhalt und das Leben sei sehr schwer für sie. Sie berichtet, dass sie bereits vor acht Jahren in einer psychosomatisch orientierten Mutter-Kinder-Kur (MKK) gewesen sei und ihr dort eine ambulante Psychotherapie empfohlen wurde. Welche Diagnosen in der MKK gestellt wurden, wusste sie nicht. Eigentlich wissen 90 % der Mütter oder Väter nicht, welche Diagnosen in einer Eltern-Kind-Kur gestellt wurden, wozu auch, denken sie, schließlich sind sie in erster Linie dorthin gefahren, damit es ihnen und ihren Kindern besser geht. Sie wollen sich erholen. Dass in einer MKK, wie in jeder anderen Reha auch, Befunde erhoben und Diagnosen gestellt werden, wissen viele nicht. Die meisten erfahren es auch nach Abschluss ihrer Kur nicht, denn ein Kur- oder MKK-Bericht, den ihre Hausärztin oder ihr Hausarzt erhält, wird ihnen regelmäßig nicht ausgehändigt. Braucht man ihn dann nach über zehn Jahren, z. B. für einen Versorgungsamts- oder Rentenantrag, ist er oft nicht mehr auffindbar oder nicht mehr vorhanden, weil geschreddert (Aufbewahrungspflicht: 10 Jahre). Bei Frau F. forderte ich deshalb mit Überweisungsscheinen alle Kur- und Psychotherapieberichte an. Per Fax erhielt ich umgehend den MKK-Bericht und einen Bericht über eine ambulante Beratung in 2010. Schwierig gestaltete sich – wie so oft – die Anforderung eines Berichtes über eine stattgefundene Verhaltenstherapie und die zur Zeit laufende tiefenpsychologische Therapie bei einer anderen Therapeutin.
Diese rief mich nach vier Wochen an und kündigte einen Bericht an. Sie sei noch in der Ausbildung und könne das deshalb nicht selbst entscheiden. Deswegen habe sie ihren Supervisor gefragt, der sei einverstanden und nun müsse sie noch den Ausbildungsleiter fragen. Die Antwort stehe noch aus.
Nach weiteren vier Wochen war immer noch kein Bericht gekommen und ich mailte der Patientin:
»Selbstverständlich haben Sie als Patientin das einklagbare Recht Ihre Behandlungsunterlagen einzusehen, ohne dass Sie sich dafür rechtfertigen müssen. Die Gesetzlage dazu lautet ungefähr so:

*»Der Patient hat das Recht, die ihn betreffenden Behandlungsunterlagen einzusehen und auf seine Kosten Kopien oder Ausdrucke von den Unterlagen fertigen zu lassen.*
*Der Patient kann eine Person seines Vertrauens mit der Einsichtnahme beauftragen. Der Anspruch auf Einsichtnahme erstreckt sich auf alle objektiven Feststellungen über den Gesundheitszustand des Patienten … und die Aufzeichnungen über die Umstände und den Verlauf der Behandlung … Das Einsichtsrecht erstreckt sich nicht auf Aufzeichnungen, die subjektive Einschätzungen und Eindrücke des Arztes betreffen. Weitere Einschränkungen des Einsichts-*

*rechts können bestehen im Bereich der psychiatrischen Behandlung und wenn Rechte anderer in die Behandlung einbezogener Personen (z. B. Angehörige, Freunde) berührt werden.«*

3. Immer wieder stößt der Wunsch von Patienten, einen Befundbericht von der Psychotherapeutin zu erhalten, auf Widerstand.

Ein andere frustrierte Patientin schrieb mir: »... Ich finde es wirklich frech von Frau T. (Psychotherapeutin) zu schreiben, ich hätte sie nicht gebeten, Ihnen (mir, dem Hausarzt) einen Befund zu schicken. Ich bin mir bewusst, dass ich eine Erklärung zur Schweigepflicht unterschrieben habe. Ich kann Frau T. jederzeit von der Schweigepflicht entbinden, richtig?«
Ich antwortete ihr: »Natürlich können Sie das und Sie haben es ja auch. Die ausdrückliche Bitte, mir zu berichten, war ja wohl eindeutig genug.«
Die Patientin: »Ich habe ihr gesagt, wenn Sie es wünschen, soll sie Ihnen den Bericht unbedingt schicken. Dass dies so völlig untergegangen sein soll, ist mir absolut unerklärlich.«
Ich: »Das ist nicht untergegangen, sondern Frau T. bewusst gewesen. Sie hatte Ihnen ja auf Ihre Bitte hin gesagt: »Dem Hausarzt Befundberichte zu schreiben ist bei mir nicht üblich.« Wenn sie nun behauptet, von Ihrer Bitte nichts gewusst zu haben, lügt sie. Und das hat einen Grund: Wenn sie nicht berichtet, obwohl der Patient dem Bericht nicht widersprochen hat, darf sie alle bei einem gesetzlich krankenversicherten Patienten erbrachten Leistungen nicht abrechnen. Also leugnet sie jetzt, von Ihrer Bitte gewusst zu haben. Sie macht das vermutlich immer so: Gibt bei allen Patienten an, dass diese einem Bericht widersprochen haben und ist damit die lästige Schreibarbeit los.
Problem: Der oder die Hausärztin erfährt nichts über den Patienten und kann nicht ganzheitlich behandeln, verschreibt aufs Neue Tabletten und Spritzen. Dem Patienten wird dadurch natürlich oft Schaden zugefügt.«
Als nach Wochen immer noch kein Befundbericht gekommen war und die Patientin noch mal bei der Psychotherapeutin deswegen nachfragte, empfahl ihr diese doch einen anderen Arzt statt mich aufzusuchen. Das wollte die Patientin aber auf keinen Fall, denn sie war bei mir seit 19 Jahren in Behandlung.
Sie trennte sich von der Psychotherapeutin und schrieb mir: »... Ich bin auch ein bisschen traurig darüber, dass das alles so gelaufen ist, aber so etwas lasse ich mir nicht bieten, ich lasse mich doch nicht nötigen, einen andern Arzt aufzusuchen.«

4. Frau Müller.

Patientinnen wie Frau Müller (Name geändert) kennt jeder Hausarzt: eine 35-jährige Facharbeiterin, die seit ihrem 18. Lebensjahr Patientin in meiner Praxis ist und von Anfang an über Herabgestimmtheit und Ängste klagte. Sie hat Probleme einen Freund zu finden, und wenn sie einen hat, kommen die beiden schlecht miteinander klar, es gibt immer wieder Streit, die Trennung nach einiger Zeit ist vorprogrammiert. Ihre Arbeit als Elektrikerin in einem staatlichen Betrieb macht ihr Spaß, aber es gibt immer wieder Probleme mit den Kollegen und Vorgesetzten, sie fühlt sich missverstanden, nicht richtig beachtet oder bei der Dienstplanung übergangen. Schließlich kündigt sie, zieht Knall auf Fall zu einem 8 Jahre älteren Mann in eine 120 Kilometer entfernte Stadt und wechselt den Beruf. Der Mann hat bereits zwei Kinder und in ihrer neuen Rolle als Stiefmutter, Teilzeithausfrau und Gartenbauhelferin ist sie schon nach kurzer Zeit überfordert und unglücklich. Die Kinder mag sie eigentlich recht gern, aber es sind nicht ihre eigenen und sie hören auch nicht auf sie. Nach der ersten Euphorie wird klar, das die Kinder die leibliche Mutter, die sie regelmäßig sehen, immer ihr vorziehen und auch für ihren Freund die erste Geige spielen. Sie kommt nur an dritter Stelle. Zu viel für ihr Ego. Nach drei Jahren schmeißt sie hin, zieht zurück nach hier und sucht sich wieder einen neuen Job. Zwar sei sie nicht ganz getrennt von ihrem Freund, aber nun sei es eine Fernbeziehung mit viel Abstand. Sie ist dauertraurig, depressiv, leidet so stark wie früher unter Angst, Schlafstörungen und isst entweder zu viel oder zu wenig. Sie vernachlässigt ihren Sport, ist sehr vergesslich und hat dauernd zu wenig Geld. Die Schlafstörungen sind nun so schlimm, dass sie mich das erste Mal in 17 Jahren nach einem chemischen Schlafmittel fragt. Ich verschreibe ihr 10 Tabletten Oxazepam. Sie hat gerade die achte Stunde Psychotherapie bei einem niedergelassenen Psychotherapeuten beendet, und dieser erklärte ihr nach ihren Worten, dass sie einen großen Redebedarf habe und viel mehr Zuwendung brauche, die er ihr so nicht geben könne. Eine Psychoanalyse mit mehreren Sitzungen pro Woche sei für sie wahrscheinlich besser und sie solle sich doch mal umschauen, ob sie jemanden finde. Als sie bei mir in der Sprechstunde war, um nach den Schlaftabletten zu fragen, bat sie mich deshalb auch um drei Überweisungen zur Psychotherapie, damit sie bei mindestens drei analytisch ausgerichteten Therapeuten Probesitzungen nehmen könne und nicht jedes Mal 10 Euro zahlen müsse. Das lehnte ich ab und bat sie zunächst darum, ihren letzten Psychotherapeuten um einen Arztbrief zu meinen Händen zu bitten. Ich wollte erst mal nachlesen, was dort bisher passiert war und welche Befunde der Kollege erhoben hatte, welche Diagnosen er gestellt hatte und warum er nun eine Psychoanalyse vorschlug. Ich wusste von Frau Müller, dass sie auch früher schon wiederholt in Therapie gewesen war, ohne sichtbaren Erfolg. Meines Wissens waren es bisher vier Serien bei vier verschiedenen Therapeuten zu je 50 bis 150 Stunden gewesen. Vor drei Jahren hatte ich mit ausdrücklicher Zustimmung der Patientin versucht, von diesen Therapeuten Berichte zu erhalten, stieß aber – wie so oft – auf Ablehnung. Nur eine Therapeutin berichtete mir knapp über die Therapieserie, die immerhin über 75 Stunden gegangen war. Die anderen reagierten nicht oder sagten der Patientin, ich könne sie ja anrufen, wenn ich was wissen wollte. Ich hakte nach und bat um schriftliche Berichte, da diese auch deswegen nötig seien, um sie in der Akte ablegen zu können, zum Beispiel für spätere mögliche Maßnahmen, wie die Beantragung eines psychosomatischen Heilverfahrens oder noch später, für einen Grad der Behinderung oder einer Erwerbsunfähigkeitsrente oder Umschulung. Es kam, wie so oft, nichts.

Die Patientin hat sich dann recht erfolgreich selbst geholfen, indem sie die Grübeltherapie durchführte:

»... Grübeln ist häufig Symptom von Depressionen und begünstigt Rückfälle. Das Zentrum für Psychotherapie der Ruhr-Universität Bochum testet deshalb eine neue Behandlungsform gegen das Grübeln. Mit Erfolg: 80 Prozent der bislang behandelten Patienten grübelten demnach auch sechs Monate nach der Therapie weniger und gaben an, sehr zufrieden zu sein ... Gedanken wie »Warum gerade ich?« oder »Warum gelingt es mir nicht, mein Leben in den Griff zu kriegen?«, führten zu keiner Lösung, betonen die Experten. Je länger Betroffene grübelten, desto schlechter werde ihr Selbstwertgefühl, und desto düsterer erschienen Vergangenheit, Gegenwart und Zukunft ... Es gehe darum, Möglichkeiten aufzuzeigen, die Aufmerksamkeit selbst zu lenken und selbst zu entscheiden, worauf man sich konzentrieren will. ... Wir setzen uns im Gegensatz zu anderen Therapien mehr mit dem Prozess des Grübelns selbst auseinander als mit den Inhalten der Grübelei ... Bislang wurden 40 Patienten in die Behandlungsstudie aufgenommen. Erste Analysen zeigen ..., dass sich bei rund 80 Prozent der behandelten Patienten die depressive Symptomatik deutlich gebessert hat ... Die Verbesserung der Stimmung, des Selbstwertgefühls und des Antriebs erwies sich als über das Behandlungsende hinaus stabil. Daneben gaben 78 Prozent der Befragten zum Therapieende und in den Nachuntersuchungen an, dass es zu einer bedeutenden Verringerung grüblerischen Nachdenkens gekommen sei und sie an Kontrolle über ihre Grübeleien gewonnen hätten.« *[Abgewandelt und gekürzt zitiert nach: © 2010 The Associated Press]*

## XL. Aus folgenden Quellen kann man noch Behandlungsdaten beziehen.

- Wenn Ihre Krankenkasse Ihnen auch eine Aufstellung über alle in den letzten Jahren abgerechneten Behandlungen, Diagnosen, Zahlungen (z. B. an Behandler oder Kliniken) machen kann, bitten Sie diese darum (»Ausdrucken der Krankenkassenakte«). Nach § 83 SGB X haben Sie Anspruch auf (kostenlose) Auskunft über die gespeicherten Sozialdaten.
- Falls Sie gesetzlich krankenversichert sind: Rufen Sie die für Sie zuständige Kassenärztliche Vereinigung (KV) an und bitten Sie um Auskunft über sämtliche abgerechneten Leistungen und Diagnosen, die über Sie vorliegen. Es geht hier um diejenigen Leistungen und Diagnosen, die Haus- und (niedergelassene) Fachärzte oder Psychotherapeuten der KV zur Abrechnung per Diskette eingereicht haben. Die KV speichert diese Daten meistens 5 Jahre lang. Auf Wunsch eines Versicherten muss die KV sämtliche verfügbaren Sozialdaten herausgeben, so das Bundessozialgericht (AZ: B 1 KR 12/10 R). Maßgeblich ist auch hier der § 83 SGB X. Die Auskunft ist kostenlos zu erteilen. Sie wird bei manchen KVen nur über die betreffende Krankenkasse erteilt.
- Leistungs- und Kosteninformation (sogenannte Patientenquittung).

Zu Ihrer Information können Sie vom kassenzugelassenen Arzt, Facharzt oder Psychotherapeuten eine Aufstellung über die ärztlichen oder psychotherapeutischen Leistungen, die für Sie erbracht wurden, und über die Behandlungskosten, die als ärztliches oder psychotherapeutisches Honorar geltend gemacht wurden, erhalten. Diese Patientenquittung kostet Sie keine Gebühr. Der Kassenarzt oder Kassen-Psychotherapeut ist verpflichtet sie auszustellen.
Beispiel einer Patientenquittung:

*Herrn 10.04.2011*
*A. X.*
*... -Str. 4*
*65199 Wiesbaden*
*BKK ... Versicherten-Nr.: ...*
*Leistungs- und Kosteninformation**

*Liebe Patientin, lieber Patient,*
*zu Ihrer Information erhalten Sie nachstehend eine Aufstellung über die ärztlichen Leistungen, die für Sie im unten genannten Zeitraum erbracht wurden, und über die Behandlungskosten, die als ärztliches Honorar voraussichtlich geltend gemacht werden können. Die Behandlungskosten sind durch Zahlungen Ihrer Krankenkasse abgegolten. Dies ist keine Rechnung. Der unten stehende Betrag für die von mir erbrachten ärztlichen Leistungen wird wegen der Krankenkassenbudgets nur zum Teil an mich bezahlt. Die Bezahlung wird im Nachhinein von der Krankenkasse soweit vermindert, dass das von Ihrer Krankenkasse zur Verfügung gestellte Geld ausreicht.*

*Behandlungszeitraum: 01.01.2011 bis 10.02.2011*
*TAG / GNR** / KURZBESCHREIBUNG / HONORAR*
*14.01.11 03112 Versichertenpauschale ab 60. LJ.: 35.75 Euro*
*14.01.11 03212 Zuschlag zu den Versichertenpauschalen für die Behandlung von Patienten mit schwerwiegender chronischer Krankheit: 17.35 Euro*
*17.01.11 35100 Differentialdiagnostische Klärung psychosomatischer Krankheitszustände: 15.07 Euro*
*22.01.11 01410 Hausbesuch: 15.42 Euro*
*22.01.11 40220 Fahrtkosten-Pauschale für Besuche im Kernbereich, bis zu 2 km: 3.07 Euro*

## XLI. Die marxistisch geprägte Psychotherapie in der DDR.

Die marxistisch geprägte Psychotherapie in der ehemaligen DDR hatte nichts Besseres zu bieten, sondern nur Ideologie:
»... Freuds eindeutig biologistische These, die Aktivität der Persönlichkeit werde ausschließlich durch sexuelle Triebe hervorgerufen, ist übrigens auch bei vielen bürgerlichen Psychologen auf Widerspruch gestoßen ...
Die sowjetische Psychologie untersucht das Problem der Persönlichkeit aus marxistisch-leninistischer Sicht. Danach äußert sich die Aktivität der Persönlichkeit in ihrer Wechselwirkung mit der Umwelt, also in der Tätigkeit. Quelle der Aktivität der Persönlichkeit sind ihre Bedürfnisse. Sie regen den Menschen an, in einer bestimmten Weise und einer bestimmten Richtung zu handeln. ... Die Tiefenpsychologie, deren Grundideen auf den Wiener Psychiater Freud zurückzuführen sind, ist neben dem Behaviorismus die einflussreichste Strömung in der bürgerlichen Psychologie des 20. Jahrhunderts ... Die Tiefenpsychologie gehört zu den reaktionärsten Ausgeburten der bürgerlichen Ideologie in der Epoche des Imperialismus ... In ihr verkörpert sich die Furcht des Bourgeois vor sozialen Erschütterungen und sein Misstrauen gegenüber dem Bewusstsein. Sehr eindeutig entlarvte Lenin im Jahre 1920 ... den Klassencharakter der Freudschen Lehre: »Die Freudsche Theorie ist jetzt auch solch eine Modenarrheit. Ich bin misstrauisch gegen die sexuellen Theorien der Artikel, Abhandlungen, Broschüren usw., kurz, gegen die Theorien jener spezifischen Literatur, die auf den Mistbeeten der bürgerlichen Gesellschaft üppig emporwächst. Ich bin misstrauisch gegen jene, die stets nur auf die sexuelle Frage starren wie der indische Heilige auf seinen Nabel. Mir scheint, dass dieses Überwuchern sexueller Theorien, die zum größten Teil Hypothesen sind, oft recht willkürliche Hypothesen, aus einem persönlichen Bedürfnis hervorgeht, nämlich das eigene anormale oder hypertrophische Sexualleben vor der bürgerlichen Moral zu rechtfertigen und von ihr Duldsamkeit zu erbitten. Dieser vermummte Respekt vor der bürgerlichen Moral ist mir ebenso zuwider wie das Herumwühlen im Sexuellen. Es mag sich noch so wild und revolutionär gebärden, es ist doch zuletzt ganz bürgerlich« (11, S. 134). ... Die sowjetische psychologische Wissenschaft und ihre Hauptprinzipien. Als Gegenpol zur reaktionären bürgerlichen Psychologie entwickelte sich die sowjetische psychologische Wissenschaft im Kampf um eine marxistische, dialektisch-materialistische Auffassung ihres Gegenstandes ... Schon im Jahre 1923 forderte Kornilow auf dem Ersten Psychoneurologischen Kongress, eine marxistisch begründete Psychologie zu schaffen. In der »ideologischen Auseinandersetzung, die im Zusammenhang mit dem Bemühen marxistischer Psychologen um die Schaffung einer dialektisch-materialistischen Psychologie geführt wurde, ..., wissenschaftliche Auffassung über Gegenstand und Methoden der Psychologie heraus, wurden die wichtigsten Prinzipien und Grundprobleme der psychologischen Forschung erarbeitet. ...« *[Gekürzt zitiert aus: Allgemeine Psychologie, Herausgegeben von A. W. Petrowski, Fünfte Auflage, Volk und Wissen, Volkseigener Verlag Berlin, 1986]*

## XLII. Zur fortschreitenden Psychologisierung der Gesellschaft.

Motiv: Die Psychotherapiepraxen müssen voll sein, damit der Rubel rollt.

1. Pseudo-Diagnose »Anpasssungsstörung«:

Zunehmend öfter sieht man Patienten, die von ihrer Psychotherapeutin mit der Diagnose »Anpassungsstörung« (ICD-10: F43.2) bedacht werden. Einmal fragte ich die Psychotherapeutin eines etwa 50-jährigen Patienten, ob dieser denn arbeitsfähig sei. Ich hatte ihn bereits seit einigen Wochen krank geschrieben und er musste zum Medizinischen Dienst (MDK) zur Beurteilung seiner Arbeitsfähigkeit. Dazu wollte ich ihm einige Befunde zusammenstellen und für den MDK mitgeben, unter anderem auch den psychotherapeutischen Befundbericht. Die Psychotherapeutin wich aus, schrieb mir keinen schriftlichen Bericht, sondern rief mich an und erklärt mir, dass sie nun nach etwa 7 oder 8 Sitzungen zu je 50 Minuten sich noch kein verlässliches Bild davon gemacht habe, woran der Patient leide. Sie könne mir auch nicht sagen, ob aus ihrer Sicht der Mann arbeitsfähig sei oder nicht. Er leide an einer Anpassungsstörung. Welche Befunde genau sie denn erhoben habe und was denn in diesem Zusammenhang eine Anpassungsstörung sei, wollte ich in diesem Telefonat wissen. Aber sie konnte mir nicht sagen, welche Befunde vorliegen würden, schließlich habe sie sich ja nur 7 bis 8 mal mit ihm für jeweils 50 Minuten unterhalten. Auch die genaue Diagnose und Arbeitsfähigkeit könne sie erst nach 20 bis 30 Sitzungen beurteilen.
Ich hielt das für ein Trauerspiel: Der Hausarzt, so auch ich, stellt in den meisten Fällen die Diagnose (hier: Depressive Episode und Schlafstörungen nach Trennung) innerhalb von zehn bis zwanzig Minuten und beurteilt genau so schnell auch die Arbeitsfähigkeit (hier zunächst drei Wochen arbeitsunfähig). Geht der Patient zum MDK, weil die Kasse oder der Arbeitgeber dies beantragt hatte, wird dort die Arbeitsfähigkeit nach Erheben des körperlichen und / oder psychischen Befundes von einem Arzt oder einer Ärztin in nur wenig mehr Zeit beurteilt: Typischerweise nehmen sich Ärzte dort etwa 10 bis 30 Minuten Zeit.
Nicht nur, dass Psychotherapeuten – und ich meine meistens die *psychologischen* Psychotherapeuten – oft nicht in der Lage sind nach der ersten Sitzung psychische Befunde anzugeben, sie sind auch oft nach vielen Sitzungen nicht in der Lage, eine Diagnose zu stellen. Oft bleibt es monate-, ja jahrelang bei der Diagnose »Anpassungsstörung«. Wer ist eigentlich nicht in irgendeiner Form anpassungsgestört? Trifft diese (Pseudo-) Diagnose nicht auf jeden Menschen dieser Welt zu?
Eine solche »Diagnose« begründet aber schon eine Zahlungspflicht der gesetzlichen und der meisten privaten Krankenversicherungen. Denn eine Anpassungsstörung mit dem ICD-10-Code F43.2 ist eine »Psychische Krankheit«, und die darf dann auch behandelt werden. Zu Lasten der Solidargemeinschaft mit 25 bis 50 Sitzungen zu je 50 Minuten und Kosten von etwa 80 Euro pro Sitzung. Macht 2.000 bis 4.000 Euro. Dafür müssen Beitragszahler etwa 100 bis 200 Stunden arbeiten gehen. Denn diesen Aufwand braucht es, um bei einem durchschnittlichen Stundenlohn von 20 Euro das Geld für 25 bis 50 Psychotherapiesitzungen zu erarbeiten.
Ich behaupte: In den meisten derartigen Fällen liegt überhaupt keine ernstzunehmende und psychotherapiepflichtige Erkrankung vor, die diesen Aufwand rechtfertigt, sondern eine seelische oder psychische Befindlichkeitsstörung, die keiner besonderen Behandlung bedarf. Ausruhen, Krankschreiben, Konditionstraining oder gute Gespräche mit Freunden helfen bei diesen – in der Regel zeitlich begrenzten – »Psychischen Erkrankungen« meistens genauso gut oder besser als 25 oder 50 Stunden Psychothe-

rapie bei einer Ärztin oder Psychologin. Diese Selbsthilfemaßnahmen sind nicht nur sehr effektiv, sondern auch wesentlich billiger und deshalb regelmäßig zu bevorzugen. Dass es sich nicht um ernsthafte Erkrankungen handelt, wenn Psychologen eine Anpassungsstörung diagnostizieren, geht auch schon daraus hervor, dass diese keine besonderen Befunde in der ersten Stunde erheben können. Denn es gibt keine besonderen oder ernstzunehmenden Befunde, außer den vorübergehenden Symptomen wie Niedergeschlagenheit und Schlafstörungen, wenn man bei meinem obigen Fall bleibt.
Derartige »Patienten« mit »Anpassungsstörungen« sind aber bei Therapeuten sehr beliebt: Man kann sie ohne großen Aufwand viele Stunden lang behandeln. Erstantrag und Verlängerungsantrag bei der Krankenkasse werden oft problemlos durchgewunken und auch deren Ausfertigung ist kein großes Problem, dafür hat jeder, der schon etwas länger im Beruf ist, viele passende Textbausteine. Es gibt einige kommerzielle Anbieter von Praxis-Computer-Programmen für psychotherapeutische Praxen, die schon programmseits alles für derartige Bausteinanträge eingerichtet haben. Patienten mit »Anpassungsstörungen« sind beliebt, weil sie in der Regel keine großen Probleme in der Therapie machen, nicht von Brücken springen oder mit Selbstmord drohen, sondern nach 25 bis 50 Stunden mehr oder weniger normal die Therapie beenden. Nämlich so mehr oder weniger normal, wie sie auch schon vorher waren, und so normal, wie sie nach 50 Wochen auch ohne jede Psychotherapie geworden wären. Vielleicht geht es ihnen etwas besser, aber das wäre es ihnen auch ohne Psychotherapie gegangen, denn alleine die Bereitschaft, sich in Therapie zu begeben, ist für fast alle Patienten bereits ein kleiner Meilenstein in ihrem Leben und signalisiert die Bereitschaft, sich zu verändern. Regelmäßig führen die Therapeuten diese Veränderungen auf ihre therapeutischen Bemühungen zurück und übersehen dabei die vielfältigen anderen Einflüsse, die zum Tragen gekommen sind: Die Bereitschaft sich zu verändern bringt oft auch ein anderes Sozial- und Sportverhalten mit sich, vielleicht eine Ernährungsumstellung oder eine Umstellung bei der Arbeit oder Arbeitszeitverkürzung, eine Aussprache mit dem Partner oder den Eltern usw. Eine Psychotherapie braucht es da regelmäßig nicht.

### 2. ADHS

Wahrscheinlich tragen in den USA fast eine Million Kinder das Etikett ADHS zu Unrecht. Der Grund könnte sein: Die betroffenen Kinder sind in der Schule oder im Kindergarten einfach die jüngsten ihres Jahrgangs und schaffen es nicht, sich adäquat zu benehmen. So hatten die jüngsten Mitglieder eines Kindergartenjahrgangs ein um 60 % höheres Risiko, als ADHS-krank eingestuft zu werden, als die ältesten *[MT, 3.12.2010, S. 5]*.

### 3. Therapieoptimierung mittels EDV.

Es gibt fertige Praxis-Verwaltungsprogramme für Psychotherapeuten. Diese kennen die gängigen Formulare für die Beantragung und Verlängerung von Psychotherapien und haben meistens weitere Funktionalitäten. So gibt es die Möglichkeit mit ausgefeilten Textbausteinen auch seitenlange Begründungen schnell schreiben zu können oder mit Hilfe eines »Psychotherapeutischen Sitzungsplans« alle abrechnungsrelevanten Angaben mit Mechanismen zur Leistungskontrolle und Leistungsabrechnung zu steuern. Weitere

Bestandteile dieser Software sind Kontrollfunktionen zur genauen Überwachung noch nicht erbrachter Sitzungen *[Abgewandelt und gekürzt zitiert nach »Psychotherapiemodul«, ÄB Praxis, 5/2010, S. 13]*.
Derartige Programme ermöglichen das »bestmögliche« Ausnutzen aller bewilligten Therapiestunden und helfen dabei noch weitere Stunden beantragen zu können. So werden auch per EDV-Optimierung Abhängige gezüchtet: Leute, die auch beim nächsten Kummer davon überzeugt sind, einen Therapeuten aufsuchen zu müssen, weil sonst der Kummer nicht überwunden werden könnte. Statt die Fähigkeit zur Selbsthilfe und Selbstorganisation zu fördern, wird Abhängigkeit von den Therapeuten gezielt geschaffen. Denn die Therapeuten leben von diesen Patienten ganz gut und recht bequem. Dieser antiemanzipatorische Ansatz ist das Gegenteil dessen, was die Aufklärung und Psychotherapie ursprünglich mal wollten.

## XLIII: Risiken und Schäden durch Psychotherapie.

1. Klaus Dörner gibt in seinem Beitrag »Ist Irren Menschlich? Strukturwandel im Gesundheitswesen« *[Hessisches Ärzteblatt, 4/2009, S. 246ff]* ein Beispiel (»Profi-Irrtümer«) von einem Großschaden, den Ärzte und Psychologen 435 Gütersloher lebenslänglich und austherapiert untergebrachten Großheimbewohnern zugefügt haben:

»Zwar lebten alle diese Langzeitpatienten nach 17 Jahren in eigenen Wohnungen ... Aber alle von uns Profis eingeleiteten Schritte auf diesem Weg erwiesen sich als profizentrische Irrtümer, die mühsam genug von diesen chronisch psychisch Kranken korrigiert werden mussten. Ich habe in unserer katamnestischen Nachuntersuchung »Ende der Veranstaltung« *[Neumünster: Paranus 2002]* zwölf solcher Profi-Irrtümer aufgelistet. Hier nur ein Beispiel: Es dauerte einige Zeit, bis wir verstehen konnten, dass wir an diese chronisch psychisch Kranken nicht mit der für akut Kranke üblichen therapeutischen oder auch rehabilitativen Haltung herangehen durften, sondern wir zu lernen hatten, dass es jetzt darauf ankam, statt dessen die Menschen um sie herum, ihren Sozialraum, auf sie hin zu verändern. ...«

Hier zeigt Dörner eine Weiterentwicklung auf, die zu einer Verbesserung der Versorgung von psychisch Kranken geführt hat. Vorher war also etwas schief oder falsch gelaufen und dadurch wurde den Kranken Schaden zugefügt. Damit wird klar, dass allein dadurch psychisch Kranken geschadet werden kann, weil veraltete Methoden angewandt werden oder Methoden, die nie richtig evaluiert wurden. Man hat einfach so weitergemacht, wie immer, wie gewohnt, und offenbar jahrelang den gewohnten Standpunkt nicht reflektiert. Wie auch in der Medizin, findet man in der Psychotherapie das Problem vor, dass durch Beharren auf das Alte den Patienten eine bessere Versorgung oder Therapie vorenthalten werden kann.
Weiter schreibt Dörner auch zur Zunahme der durchgeführten psychotherapeutischen Behandlungen in Deutschland:
»... eine solche wundersame Patientenvermehrung bei psychisch Kranken, weil kaum noch kontrollierbar, geradezu nach Belieben – bis irgendwann die ganze Gesellschaft erfassend und so überzeugend, dass nicht mal die Krankenkassen sich trauen, der schon

von Karl Jaspers befürchteten »Psychifizierung« des Krankheitsverständnisses eine Grenze zu setzen.» *[Dörner, a.a.O., S. 247]*.

Und weiter:

»Und in diese Dynamik des Marktes als Doping-Mittel reiht es sich ganz organisch ein, dass nach dem Psychotherapeutengesetz die Vermehrung der Psychotherapeuten auch zu einer Vermehrfachung der Psychotherapie-Verbraucher, der als psychisch krank anerkannten Neo-Psychisch-Kranken geführt hat, erst mit der Welle der verschiedenen, neu-erfundenen Angst-Krankheiten, jetzt mit der Depressionswelle, obwohl jeder Psychiatrie-Historiker weiß, dass zumindest schwer kranke Depressive kaum zunahmefähig sind, zumal wenn in derselben Zeit die Zahl der Suizide sich halbiert, während nach Ausschöpfung des Depressions-Marketing sich als nächste Kampagne die Traumawelle sich abzeichnet.« *[Döring, a.a.O., S. 248]*.

»Damit Sie mich recht verstehen: Von jeder Kranken-Rekrutierungswelle profitieren immer auch etliche, die wirklich in hohem Maße psychotherapiebedürftig sind. Aber in der Breite überwiegen mit jeder Welle immer gesündere psychisch Kranke, die wir im Namen der Marktnorm des isolierten, selbstbestimmten Individuums experten-abhängig machen, was deren Chance verringert, eine Krise selbst zu durchleiden und daran ein Stückchen erwachsener zu werden«. *[Dörner, a.a.O., S. 248]*.

»... Deutschland immer noch so viele psychotherapeutisch-psychosomatische Betten hat wie der Rest der Welt, deren Reduktion auch nur auf europäisches Normalmaß die Mehrzahl unserer Finanzierungsprobleme als selbst gemachte erkennbar machen würde, was wir alle aber nicht hinreichend wollen können«. *[Dörner, a.a.O., S. 248]*.

»... jeder Mensch braucht seine Tagesdosis an Bedeutung für andere. ... Während es früher umgekehrt war, mangelt es heute eher an Gelegenheiten, auf seine Tagesdosis an Bedeutung für andere zu kommen. Das dadurch bedingte Unwohlsein wird heute fast nur noch als »psychisch krank« gedeutet und entsprechend als Psychotherapiebedarf interpretiert.» *[Dörner, a.a.O., S. 248]*.

»Die Psychotherapie-Ikone meiner Generation, Ruth Kohn, hat irgendwo mal einen Satz geschrieben, der mich in seiner Brutalität lange empört hat, dessen Sinn sich mir aber mit zunehmender Erfahrung eher erschließt; der Satz lautet: »Wenn ich einem Menschen, der zu mir kommt, weniger gebe, als er braucht, dann ist das Diebstahl; wenn ich ihm aber mehr gebe, als er braucht, dann ist das Mord«. *[Dörner, a.a.O., S. 249]*.

2. Immer wieder wird auch von Psychotherapeutinnen die Meinung vertreten, dass Psychotherapie überwiegend nur Nutzen bringe, aber keinen Schaden.

Allerhöchstens, so wird behauptet, kommt nichts dabei heraus, also weder Nutzen noch Schaden. Manche sagen auf Nachfragen, dass in sehr seltenen Fällen sich mal jemand umbringt, aber das sei sicher die ganz große Ausnahme.

Es gibt aber zunehmend Hinweise, dass die »Schadensquote«, die für die Medizin im Allgemeinen gilt, auch auf die von Ärzten oder Psychologen ausgeübte Psychotherapie zutrifft: Diagnosen können falsch gestellt und dadurch psychisch kranke Patienten geschädigt werden oder – auch bei richtiger Diagnose – kann die Behandlung falsch sein. Dazu einige Zitate (A, B) aus einem Artikel von Prof. Dr. med. Sachsse aus der Zeitschrift »Persönlichkeitsstörungen« *[Persönlichkeitsstörungen, 2009; 13: S. 55-69]*:

A. »Ich selbst habe 1997 folgenden Therapieauftrag angenommen: »… ich verstehe mich mit meinem alten Vater heute gut. Ich verstehe heute, warum er mich als Jugendliche so behandelt hat, wie er es getan hat. Ich möchte von Ihnen so behandelt werden, dass Sie meine Traumatisierungen in der Jugendzeit gründlich aufarbeiten, ohne dass dies mein gutes Verhältnis zu meinem Vater heute irgendwie tangiert. Können Sie das? Sonst lasse ich es lieber.«
Und ich habe geantwortet: »Da sind Sie bei mir ganz genau richtig. Ich habe inzwischen Techniken erlernt, mit denen vergangene Erfahrungen sehr erfolgreich aufzuarbeiten sind, ohne dass dies die Gegenwart wesentlich erschüttert. Ich bin sicher, wir werden genau in der Art, die Sie wünschen, gut und erfolgreich zusammenarbeiten.«
Es wurde eine der problematischsten, schwierigsten und längsten traumazentrierten Psychotherapien, die ich je gemacht habe. Immer dann, wenn die Patientin spürte, dass ihre Sichtweise des Vaters brüchig wurde, und dass ihr gegenwärtiges Verhältnis durch ihren jugendlichen Hass belastet wurde, wich sie innerlich zurück. Andererseits war sie soweit anbehandelt, dass ihre Erinnerungen deutlicher und klarer geworden waren. Die konnte sie nicht einfach wieder wegpacken. Sie konnte nicht vor und nicht mehr zurück. Es war für uns beide quälend. *[Sachsse, a.a.O., S. 6]*.

B. Im Einzelnen: »Traumazentrierte Psychotherapie hat eine lange Geschichte, die ihre Wurzeln im Arbeitskreis um Jean Martin Charcot in Paris hat *[Sachsse, Venzlaff et al., 1997, 100 Jahre Traumaätiologie. Persönlichkeitsstörungen Theorie und Therapie PTT; 1 (1): 4-14]*. Charcots Mitarbeiter Pierre Janet war es, der vertrat, dass die schweren Hysterikerinnen alle unter Traumafolgestörungen litten. Er entwickelte ein Vorgehen, das später von Judith Herman *[Herman JL (1994). Die Narben der Gewalt. Traumatische Erfahrungen verstehen und überwinden. München: Kindler]* wieder aufgegriffen wurde: Die Patientinnen bedürften zunächst einer Stabilisierung, dann einer gesteuerten Begegnung mit dem Trauma in Form einer Traumaexposition, anschließend sei Trauer und Neuorientierung erforderlich. Bis 1897 arbeite auch Sigmund Freud mit diesem Denken und diesem Vorgehen *[Freud S, 1896, Zur Ätiologie der Hysterie. In: Gesammelte Werke I: Studien über Hysterie. Frühe Schriften zur Neurosenlehre. Frankfurt am Main: S. Fischer Verlag; 423-459]*. In seinem Werk »Studien über Hysterie« *[Freud S, 1895, Studien über Hysterie. In: Gesammelte Werke. Frankfurt am Main: Fischer; I: 75-312]* ist ein ausführliches Therapiekapitel enthalten. Sein therapeutisches Vorgehen ist in vielem deckungsgleich mit dem, was heute als hypnotherapeutische Regressionstherapie angewendet wird. Aufbauend auf diesem Grundmuster wurden verhaltenstherapeutische und psychodynamische Traumatherapieverfahren entwickelt, deren Wirksamkeit inzwischen empirisch belegt ist *[u. a.: Foa EB, Keane TM et al. (eds) (2000). Effective Treatments for PTSD. Practice Guidelines from the International Society for Traumatic Stress Studies. New York, London: The Guilford Press]*. … Technisch arbeitete die Psychoanalyse anfangs so, dass die Regression in der Übertragung verstanden und dann gedeutet wurde. Damit waren die klassischen Übertragungsneurosen mit ihrem strengen Über-Ich und ihren starren Abwehrmechanismen besser zu verändern als mit jeder anderen Therapieform, insbesondere besser und dauerhafter als mit hypnotischen Methoden. Auf der Basis der festen Überzeugung, dass Pathologie stets Regression ist, strebten die amerikanische psychiatrische Psychoanalyse und die »Londoner Schule« an, Regression in frühkindliche, evtl. sogar präverbale Prägungsphasen durch langfristige, hochfrequente Psychoanalysen zu ermöglichen. Durch solche

Regressionen sollte an die Ursprünge de Entwicklungsstörung herangegangen werden. … Erforderlich geworden war dieser Schritt, weil mit der traditionellen Deutungstechnik Persönlichkeitsstörungen, psychosomatische Erkrankungen und psychotische Erkrankungen unbehandelbar waren. Dieses Behandlungsexperiment war in den 50er-, 60er- und 70er-Jahren uneingeschränkt indiziert und sinnvoll. Es ist bei großen Krankheitsgruppen aber gescheitert. Dies gilt sicherlich für die Psychosomatosen und Psychosen, meiner Überzeugung nach auch für die komplexen posttraumatischen Störungen. Inzwischen ist es das Ziel fast aller psychotherapeutischer und Psychiatrischer Behandlungsverfahren und -methoden, die Arbeitsebene in einem so erwachsenen Zustand (State) wie irgend möglich so lange wie irgend möglich aufrechtzuerhalten *[Sachsse U, Faure H (2006). Von der therapeutischen Gemeinschaft zum Patienten-Coaching – Zur Gestaltung der therapeutischen Beziehung in Psychiatrie und Psychotherapie. In: Forensische Psychiatrie – Entwicklungen und Perspektiven. Ulrich Venzlaff zum 85. Geburtstag. Duncker H, Koller M, Foerster K. Lengerich, Berlin, Bremen, Miami, Riga, Viernheim, Wien, Zagreb: Pabst Science Publishers; 33-57].* In der Gestaltung der Arbeitsbeziehung gilt für die meisten Therapieempfehlungen für unterschiedlichste Störungsbilder inzwischen übereinstimmend, dass die Arbeitsebene eher antiregressiv zu gestalten, aufrechtzuerhalten und gegen regressive Tendenzen zu verteidigen ist. *[Prof. Dr. med. Sachsse aus der Zeitschrift »Persönlichkeitsstörungen« (2009; 13: S. 55-69)]*

Ein Patient schrieb mir:

*»… Bezüglich einer psychologischen Behandlung, die Sie mal angesprochen haben: Ich hatte früher in den 70iger Jahren schon mal psychologische Behandlungen und ein paar Stunden Einzelsitzungen. Hier wurde ein gewisser Hass gegen meine Mutter geschürt und angestachelt. Einer hat mir sogar empfohlen mir eine Strohpuppe herzustellen, die eine ähnliches Aussehen wie meine Mutter hat, und dann mit dem Messer darauf rumzustechen. Das hätte letzten Endes nur dazu geführt, dass ich sie wahrscheinlich wirklich umgebracht hätte. Ich habe diesen Rat nicht befolgt und es ist auch nichts passiert. Ein anderer hat mir während der Einzelsitzung gesagt, dass meine Familie mich zum geistigen Krüppel gemacht hat. Das sind Aufstachelungen höchsten Grades. Das sind in meinen Augen keine Behandlungen, das ist Scharlatans Arbeit. Ich werde nie wieder eine psychologische Behandlung in Anspruch nehmen.«*

Lambert und Barley (2002) gewichteten die Wirkfaktoren der Psychotherapie ungefähr so:
*»40 % Veränderungen, die außerhalb der Psychotherapie ablaufen, z. B. in der Familie … ; 30 % unspezifische Wirkfaktoren, z. B. wenn Patienten die Therapeut(in) mögen, »die therapeutische Beziehung«, gute Therapeuteneigenschaften, wie zum Beispiel Einfühlungsvermögen; 15 % ist der Erwartungshaltung (geschuldet), man könnte es auch Placebo nennen; vielleicht 15 % sind Therapietechniken geschuldet, wie Verhaltenstherapietechnik, Analysetechnik, Gesprächstechnik, Kunsttherapietechnik, Körpertherapietechnik. Diese Prozentangaben stellen keine absoluten und festen Zahlen dar …«*

Das würde ich so sehen: 40 % außerhalb (also vielleicht die Bereitschaft, überhaupt etwas verändern und anpacken zu wollen) und 30 % unspezifisch (also vielleicht die stundenlange gute Zuwendung), 15 % Erwartung (also vielleicht die Kraft der positiven

Gedanken und des Wünschens in eine bestimmte Richtung), 15 % Therapie-Techniken. Das deckt sich in etwa mit der von mir bereits früher mehrfach geschätzten Number-Needed-to Treat (NNT) von etwa fünf bis sieben. Keine Aussage findet sich in obigem Zitat, die zu einer Number-Needed-to-Harm (NNH) führen würde. Ich schätze sie immer noch auf etwa zehn. Keine Aussage wird in dem Zitat zu den Kosten der Behandlung und den dafür notwendigen Arbeitsstunden getroffen, die meist andere leisten müssen, um die Beiträge für die Krankenkassen aufzubringen.

Sachsse schreibt in »Persönlichkeitsstörungen« *[Persönlichkeitsstörungen, 2009, 13, 55-59]*:
»Traumazentrierte Psychotherapie musste sich aufgrund der hohen gesellschaftlichen Relevanz von Traumatisierungen im Kindesalter schon früh mit ihrer Wirksamkeit und ihrer potenziellen Schädlichkeit befassen.
Schaden kann eine insuffiziente Gestaltung der therapeutischen Beziehung, die kein Handlungsrepertoire erarbeitet, Regressionen zu steuern.
Schaden kann eine Traumaexposition ohne Stabilisierung. Schaden kann die Aufhebung von Amnesien und dissoziativen Copingstrategien.
Schaden kann eine Kreation von »false memories«.
Schaden kann eine unreflektierte Anzeige.
Nutzen wird eine traumazentrierte Psychotherapie, die diese Schädigungen verhindert.«

Rüdiger schreibt in »Persönlichkeitsstörungen« *[Persönlichkeitsstörungen, 2009, 13, 31-41]*:
»Allerdings ist zu unterschieden zwischen:

- Behandlungsfehler (z. B. Ansprechen von Widerstandsphänomenen zum falschen Zeitpunkt einer analytischen Psychotherapie),
- haftungsrelevantem Kunstfehler (z. B. regressionsförderndes Vorgehen bei struktureller Fragilität eines Patienten mit entsprechender Psychosegefährdung),
- strafrechtlich relevantem Verhalten (z. B. sexueller Missbrauch einer Patientin durch einen Therapeuten).«

Rüdiger gibt an dieser Stelle *[a.a.O.]* auch drei Beispiele:
1. »Wie Reimer und Rüger (2003) berichten, musste eine Patientin mehrjährige Anstrengungen unternehmen, um sich nach langjähriger Psychoanalyse endlich von ihrer Behandlerin lösen zu können. Die ledige, kinderlose Analytikerin bombardierte die Patientin auch nach Weggang etwa noch ein Jahr lang mit Briefen, in denen sie ihre ehemalige Patientin ultimativ aufforderte, in die Analyse zurückzukommen, da noch Wesentliches unbearbeitet sei (S. 411).«
2. »Eine 21-jährige Frau mit einer Anorexia nervosa zeigt nach initialer stationärer Behandlung und nachfolgender ambulanter Behandlung nach etwa einem Jahr deutliche Besserungstendenzen. Sie lebt allerdings nach wie vor bei ihrer alleinstehenden Mutter, deren einzige Bezugsperson sie ist. Der Therapeut möchte in der weiteren Behandlung »die Autonomie der Patientin fördern« und legt ihr einen Auszug aus ihrem »Mutterhaus« nahe. Der recht intelligenten Patientin fällt es nicht schwer, diesen Schritt »für meine weitere Entwicklung« zu begrüßen. Sie überfordert sich damit aber und es kommt kurz nach Einzug in die eigene Wohnung zu einem massiven Rezidiv der Anorexie. Idealvorstellungen des Therapeuten über die Autonomie-Entwicklung junger Men-

schen hatten die Patientin überfordert; sie geriet unter Anpassungsdruck und erlitt einen schweren Rückfall ihrer Erkrankung.«

3. »Als klassischer Fall kann hier die Beziehung zwischen C. G. Jung und Sabina Spielrein gelten. Die junge Medizinstudentin war von 1904 an zunächst stationär im Burghölzli/Zürich und danach dann in ambulanter Psychoanalyse bei Jung. 1909 kommt es zu einem Eklat, nachdem in Zürich und Wien Gerüchte über eine Affäre Jungs mit seiner Patientin zirkulieren. Von der Klinikdirektion wird Jung nahegelegt, seinen Dienst zu quittieren, und er sucht demnach mit Schreiben vom 07.03.1909 um Entlassung. Gleichzeitig berichtet Jung Freud ausführlich über seine Sicht der Dinge. Freud beruhigt in seinem Antwortschreiben seinen designierten Nachfolger: »Verleumdet und mit der Liebe, mit der wir operieren, versengt zu werden, das sind unsere Berufsgefahren, deretwegen wir den Beruf wirklich nicht aufgeben werden.« *[zitiert nach Richebecher, 2000]*. Auch als Jung schließlich Freud gegenüber mit der Sprache herausrückt, werden seine Verstrickungen mit Sabina Spielrein zunächst rationalisiert, und schließlich entfaltet sich ein »schäbiges Manöver, worin Freud und Jung … im Bestreben, jeden öffentlichen Skandal um die Psychoanalyse zu vermeiden, gemeinsam ein Damenopfer planen.« *[Richebecher 2000, S. 163]*. Damit steht der sexuelle Missbrauch in der Psychotherapie bereits am Anfang der Geschichte der Psychoanalyse und war Thema zwischen den beiden frühen Hauptprotagonisten der Bewegung.«

Hilgers schreibt in »Persönlichkeitsstörungen« *[Persönlichkeitsstörungen, 2009, 13, 15-30]*:
»Je wirksamer Psychotherapie ist, desto erheblicher können auch ihre Nebenwirkungen und Schäden sein. Borderline-Patienten, Patienten mit Posttraumatischer Belastungsstörung, körperlich Kranke oder Ich-strukturell schwache Patienten benötigen spezielles Vorgehen, um nicht durch die Therapie selbst Schaden zu erleiden. Doch das Bewusstsein über Risiken und Schäden von Psychotherapie ist bei Therapeuten nur gering ausgeprägt.«

Weiter schreibt Hilgers *[a.a.O.]*:
»Unter den Praktikern ist die Unkenntnis über Schäden und Nebenwirkungen nicht nur verbreitet, man gewinnt sogar den Eindruck aktiver Leugnung solcher Negativ-Outcomes. »Vielleicht wird Psychotherapie wegen der Abwesenheit von Skalpellen und Pillen als eine Verabreichung reinen menschlichen Balsams betrachtet, so dass sich die Frage nach ihren Kosten und problematischen Aspekten (z. B. zeitliche Dauer und Kosten, Gefahrenpotenziale für die Klienten, Eingriff in die Autonomie des Klienten/ der Klientin und seines/ihres Bezugssystems geradezu verbietet« *[Märtens und Petzold 2002, S. 22]*. Möglicherweise konnten wegen dieser naiven Idealisierung von Psychotherapie 20,2 % der befragten Therapeuten in einer Untersuchung derselben Autoren *[Märtens und Petzold 2002, S. 21]* mit der Frage, ob bei erfolgreichen Therapien Nebenwirkungen auftreten, und wenn ja, welche, nichts anfangen. Ärger als dieses Ergebnis ist jedoch die Ignoranz typischer Negativeffekte des eigenen Verfahrens. Lediglich ein Drittel der befragten Therapeuten machte hierzu Angaben, 43 % verweigerten die Antwort und 13 % verkehrten die Frage sogar in ihr Gegenteil, indem sie stattdessen positive Effekte schilderten *[Märtens und Petzold 2002, S. 22]*: Ein großer Prozentsatz der Behandler sieht Anzeichen einer negativen Entwicklung der Behandlung entweder überhaupt nicht oder deutet sie um. Das ist insofern auch kein Wunder, als dass das Thema in der Psychothe-

rapieausbildung meist fehlt.«

3. Psychiater klagt: Noch mehr Psychotherapeuten wären kontraproduktiv.

Der Psychiater Dr. Melchinger schreibt in einem Beitrag für die ÄZ: »Psychotherapeuten schaffen sich ihren Bedarf selbst, sie behandeln hauptsächlich junge und leicht Erkrankte, viele arbeiten nur Teilzeit, sie bieten fast nie Gruppentherapien an, schöpfen fast immer das erlaubte Stundenkontingent aus, Bewilligungsanträge werden fast immer durchgewunken.« *[ÄZ, 26.27. August 2011]*

4. Checkliste Nebenwirkungen PT.

Dr. Barbara Lieberei et al. geben in der MMW *[MMW 392011 (153. Jg.), S. 35 ff]* folgende Checkliste für unerwünschte Ereignisse bei einer Psychotherapie:

- Ungenügende Behandlungsergebnisse …
- Verlängerung der Therapiedauer
- Non-Compliance des Patienten, Wunsch nach Abbruch der Therapie
- Auftreten neuer psychischer Symptome oder Verschlechterung bekannter Symptome
- Konflikte und Spannungen im Patienten-Therapeuten-Verhältnis
- Besonders gutes Patienten-Therapeuten-Verhältnis mit »Beraterfunktion« des Psychotherapeuten
- Konflikte und Spannungen im familiären Bereich oder am Arbeitsplatz
- Negative Veränderungen im familiären Bereich oder am Arbeitsplatz
- Krankschreibung des Patienten
- Probleme im sozialen Netzwerk

So stelle sich z. B. die Frage, wie eine Trennung vom Partner während einer PT einzuordnen ist: Als völlig unabhängiges Lebensereignis? Oder gar als unerwünschte Nebenwirkung? *[MMW, a.a.O.]*
Ein Beispiel für eine … Fehlbehandlung ist die Fokussierung der therapeutischen Bemühungen auf ein externes Problem (z. B. Arbeitsplatzkonflikt) statt auf die psychische Grunderkrankung (z. B. generalisierte Angsterkrankung mit erheblichem Sorgeverhalten in allen möglichen Lebensbereichen). Dies kann nicht nur den Behandlungserfolg gefährden, sondern sogar zur Pathologisierung von Alltagsereignissen führen, die gar nicht das eigentliche Problem darstellen *[Barbara Lieberei et al., MMW 392011 (153. Jg.), S. 35 ff]*.
Zu großen Fehlentwicklungen in der PT kann es dann kommen, wenn auch durch den Psychotherapeuten der Lebenspartner oder eine Lebenssituation fälschlicherweise als Krankheitsursache angeschuldigt wird und es zu kritischen irreversiblen Lebensentscheidungen wie Trennung vom Lebenspartner oder Kündigung eines sicheren Arbeitsplatzes kommt, die den Patienten in Folge schwer beeinträchtigen *[Lieberei et al.,a.a.O]*. Eine korrekt durchgeführte Expositionsbehandlung … kann rasch hilfreich sein …, wohingegen eine Exposition mit angstauslösenden Stimuli im Sinne von »Mutproben« (Stimulusexposition) oft das Gegenteil bewirkt und Patienten nachhaltig ängstigen, überfordern

und schädigen kann *[Lieberei et al.,a.a.O]*. Auch in Gruppentherapien können Sensitivierungsprozesse zu erheblichen Fehlentwicklungen führen *[Lieberei et al.,a.a.O]*.
Nicht immer ist es hilfreich, nach erlebten Katastrophen und schwer wiegenden Ereignissen »darüber zu reden«. Hier können wohlgemeinte Hilfsangebote von Therapeuten zum falschen Zeitpunkt und mit der falschen Technik zum Gegenteil führen, nämlich dass nicht Distanz zum Erleben aufgebaut werden kann, sondern Katastrophenphantasien, sich aufdrängende innere Bilder, emotionale Entgleisungen und Anspannung erheblich verstärkt werden *[Lieberei et al.,a.a.O]*. Es gibt jedoch auch weniger auffällige Formen des psychischen Missbrauchs von Patienten durch Therapeuten. Hierzu gehört beispielsweise die Förderung von Abhängigkeit zum Therapeuten, indem die PT zeitlich unverhältnismäßig verlängert wird, nicht selten, indem der Patient die Kosten aus eigener Tasche übernimmt. Der Therapeut kann somit zum »Lebensberater« mutieren, ohne den der Patient keine Entscheidung treffen möchte und sein Leben nicht mehr strukturiert bekommt, was der Kernaufgabe von PT widerspricht *[Lieberei et al.,a.a.O]*. Ähnlich verhält es sich, wenn Psychotherapeuten … es beispielsweise versäumen, nach erfolglosen Bemühungen andere Behandlungsformen in Erwägung zu ziehen wie z. B. eine Pharmakotherapie oder den Wechsel des Therapieverfahrens *[Lieberei et al.,a.a.O]*.

5. Weitere Beispiele zu unerwünschten Wirkungen von PT.

Ein befreundeter Arzt erzählte mir, daß er vier Jahre lang mit seiner Frau bei einem Psychotherapeuten im Rhein-Main-Gebiet in einer Paartherapie gewesen sei. Der Therapeut habe ihm (dem Arzt und Klienten) auch Patienten zur medizinischen Untersuchung geschickt. Als die Ehefrau des Arztes dahinter kam, war sie schwer getroffen und sagte, sie habe kein Vertrauen mehr zu dem Therapeuten, weil der hinter ihrem Rücken mit ihrem Mann zusammengearbeitet habe und offenbar eine kollegiale Beziehung zu diesem aufgebaut habe, bei der sie außen vor geblieben sei und von der sie nichts gewusst habe. Sie wolle weder mit dem Therapeuten weiter zusammen arbeiten noch mit ihrem Mann weiter eine Paartherapie machen. Als das heraus kam, hatten beide bereits über 28.000 Mark an den Therapeuten gezahlt.

Ein Patient erzählte mir, dass er an einer Gruppentherapie in Frankfurt teilgenommen habe. Während einer dieser Therapiewochenenden habe sich die eine der beiden Therapeutinnen auf ihn gelegt und ihren Unterleib an seinem gerieben. Er sei wie erstarrt gewesen und habe gewartet bis sie wieder von ihm heruntergestiegen sei. Nach dem Wochenende habe er sie angerufen und gesagt, dass er nicht mehr kommen wolle, weil er Angst habe und kein Vertrauen mehr in sie, weil ihr Verhalten übergriffig gewesen sei und gegen die Abstinenzregel verstoßen habe. Am nächsten Tag riefen die Therapeutin und der Co-Therapeut meinen Patienten an und bedrängten ihn weiter zu kommen, denn er sei offenbar krank und benötige unbedingt weitere Therapie. Die Abstinenzregel gelte für sie nicht so, denn sie würden ja Bioenergetik machen.

57,4 % der Berufsunfähigkeitsrenten für Ärzte im Bereich der Ärzteversorgung Westfalen-Lippe wurden Ende 2010 auf Geistes- und Suchterkrankungen zurückgeführt. Zum Vergleich waren im Bereich der Deutschen Rentenversicherung Westfalen nur bei 33,4 % der Männer und 45,6 % der Frauen Erwerbsunfähigkeitsrenten auf psychische

Störungen zurück zu führen *[ÄZ, 6.10.11, S. 1]*. Offenbar sind Ärzte nicht nur starken psychischen Beanspruchungen ausgesetzt, die zur Frühberentung führen, sondern offenbar haben sie selbst auch wenig Zutrauen in die ärztliche und psychotherapeutische Kunst, sonst würden sie sich ja (erfolgreich) behandeln lassen.

**Problem: Weder in der ambulanten noch in der stationären psychotherapeutischen Behandlung bekommen die Patienten vorher einen »Beipackzettel«, der ihnen die beabsichtigte Wirkung und die Risiken und Nebenwirkungen der PT ausführlich erklärt. Die Therapeuten selbst sind sich offenbar nicht über die erheblichen Gefahren Ihrer Arbeit im Klaren.**

**Fazit: Der inflationäre Einsatz der Psychotherapie im Rahmen der Krankenversicherung sollte neu überdacht werden.**

**Etwa die Hälfte aller unerwünschten Arzneiwirkungen ist vermeidbar, ihr Auftreten somit ein Behandlungsfehler.** *[MMW, 39/2011, S. 30, Müller-Oerlinghausen, B.]*
**Dies gilt meines Erachtens auch für die Psychotherapie: Die Hälfte aller Fehler ist vermeidbar und sollte als Behandlungsfehler eingestuft werden.**

**Eine reelle Einschätzung der Häufigkeit und Bedeutsamkeit unerwünschter Wirkungen ist nur durch systematische, ggf. behördlich regulierte Erfassung und Auswertung möglich.** *[MMW, 39/2011, S. 30, Müller-Oerlinghausen, B.]*
**Dies gilt meines Erachtens auch für die Psychotherapie: Unerwünschte Therapiewirkungen sollten gemeldet werden, auch alle Verdachtsfälle.**

**Meldungen: Da dazu noch keine offizielle Meldestelle existiert, könnten sich Patienten an die jeweilige Psychotherapeutenkammer wenden (in Hessen: http://www.ptk-hessen.de/web/), sofern die Therapie von einer psychologischen Psychotherapeutin durchgeführt wurde oder an die Ärztekammer (in Hessen: http://www.laekh.de/), falls eine Ärztin Sie therapierte. In beiden Fällen kommt auch die jeweilige Kassenärztliche Vereinigung in Frage (in Hessen: www.kvhessen.de), sofern Sie Kassenpatient sind. Privatpatienten können sich direkt an ihre private Kasse wenden.**

## XLIV. Burnout.

Die Zahl der Krankschreibungen wegen Erschöpfungssymptomen, z. B. Burnout, hat sich laut AOK von 2004 bis 2010 verneunfacht *[Nach STERN, 40/2011, S. 104 ff.]*. Danach seien bis zu 30 % der Bevölkerung von einer schweren Erschöpfung betroffen. Menschen mit Überlastungssyndrom fallen im Schnitt fünf Wochen aus. Etwa 10.000 Euro kostet ein einziger Fall, wenn man durchschnittliche Krankheitskosten, zu denen auch der Produktivitätsausfall gehört, von 400 Euro pro Tag zu Grunde legt *[Nach STERN a.a.O.]*. Etwa 9 Mrd. Euro kostet es Unternehmen jedes Jahr in Deutschland, wenn Ausgebrannten Fehler unterlaufen und sie weniger arbeiten als sie könnten, wenn sie gesund wären *[STERN a.a.O., nach Rheinisch-Westfälisches Institut für Wirtschaftsforschung]*. Freudenberger veröffentlichte 1982 sein Buch »Ausgebrannt. Die Krise der Erfolgreichen – Gefahren erkennen und vermeiden« *[Kindler Verlag, 1982]* und beschrieb Symptome, die er an sich selbst beobachtete: Verausgabung, Müdigkeit, Schlaflosigkeit, Infektanfälligkeit, Denkblockaden und emotionale Ausbrüche *[STERN a.a.O.]*. Die Symptomliste könnte ergänzt werden um Aggressionen, Depressionen, chronische Schmerzen (oft am ganzen Körper), Atemnot, Magen-Darmbeschwerden, Tinnitus, Hypertonie. Der Psychoanalytiker Erich Fromm beschrieb schon 1976 in seinem Buch »Haben oder Sein« *[Dtv 1998]* die unguten Zustände, die zu Anpassungsstress und auch Burnout führen können: »Der Mensch kümmert sich nicht mehr um sein Leben und sein Glück, sondern um seine Verkäuflichkeit ... Das oberste Ziel des Marketing-Charakters ist die vollständige Anpassung, um unter allen Bedingungen des Persönlichkeitsmarktes begehrenswert zu sein.« *[Nach STERN a.a.O.]* Es ist klar, daß sich derart Überforderte entlasten müssen, weniger arbeiten, mehr Freizeit und Erholung brauchen. Da muss man nicht gleich eine Psychotherapie über 50 Stunden machen, die ja ihrerseits wieder viel Zeit des gestressten Patienten verschlingt und den Therapeuten und die Beitragszahler 200 Stunden Lebenszeit kostet (was deren Burnout fördert), sondern oft reicht es, sich vom Hausarzt beraten und krankschreiben zu lassen und dem Leben mehr Achtsamkeit zu widmen. Dabei können Achtsamkeitsübungen helfen: Man lernt sich Dinge oder Situationen anzuschauen, lernt evtl. zu meditieren oder eine sogenannte Reise durch den eigenen Körper zu unternehmen (auch Phantasiereise) und die Achtsamkeit in den Alltag zu übernehmen *[Nach STERN a.a.O., s. a. www.mbsr-verband.org]*.

Die typische Symptomtrias bei Burnout laut Bergner sei *[Bergner, Th., in MMW, 40/2011, S. 6]*:

Emotionale Erschöpfung. Übliche Sätze seien: »Ich kann nicht mehr. Was tu ich hier eigentlich?«
Der gesellschaftliche Rückzug: Man gebe Kontakte, Ehrenämter oder Vereinstätigkeiten auf, versuche sich in sein Schneckenhaus zurückzuziehen.
Leistungsabnahme, die nicht offen erkennbar sein muss. Die Frage sei vielmehr, ob die Betroffenen mehr Willenskraft brauchen, ob sie sich mehr dazu zwingen müssen, um die übliche Leistung zu bringen *[Bergner, a.a.O.]*

16% der in einer Studie befragten Lehrer gaben an, dass sie nicht glauben, bis zur normalen Pensionsgrenze durchhalten zu können. Weitere 44% waren sich nicht sicher. In 2009 erreichten nur 40% der Lehrer die Regelaltersgrenze von 65 Jahren. Am stärksten leiden die Lehrer der Studie zufolge darunter, dass sie nach der Arbeit nicht abschalten können. Jeder dritte fühle sich wie ein Nervenbündel oder reagiere ungewollt gereizt *[ÄZ, 5.10.11, S. 20]*.

Tipps:

- Bearbeiten Sie berufliche E-Mails, Post und Anrufe nach Feierabend, an Wochenenden und im Urlaub nur noch in Notsituationen.
- Lassen Sie Ihren Computer nicht dauernd an, sondern nur noch zu gewissen Zeiten. Ich selbst hatte meinen Computer 80 Stunden pro Woche an und habe zwischendurch immer wieder E-Mails gecheckt und Arbeiten erledigt. Das hat mich immer

wieder runtergezogen und gedanklich beschäftigt, auch wenn ich nur für eine Viertelstunde dran war. Als ich den Computer nur noch halb so lange an hatte, schlief ich plötzlich wieder bis der Wecker klingelte. Mir wurde das erst einige Tage später klar.

- Entsorgen Sie Werbung nicht nur im Papiermüll, sondern mailen Sie dem Absender, dass Sie keine Werbung, Rundbriefe oder Kataloge mehr wollen.
- Tragen Sie sich aus E-Mailinglisten aus. Ich hatte fast einhundert solche Listen abonniert und habe sie bis auf wenige abbestellt: Ohne jeden Informationsverlust. Wichtiges lässt sich auch so einfach im Internet recherchieren.
- Jede Woche sollten Sie einen Termin haben, der unumstößlich ist: Spieleabend, Sport, Tanzen, Kino, was auch immer.

Eine Gruppe von Chefärzten empfiehlt: Nehmen Sie sich eine »Seelenzeit«, eine bewusste kleine Auszeit vom Alltagsstress. Das könne ein kurzer Spaziergang sein, einfach mal rumstehen und nichts tun, eine Weile verträumt aus dem Fenster gucken oder ohne Zeitung oder iPhone auf der Parkbank sitzen *[ÄB, 30.9.2011, S. A 1999; http://www.kiss.stadtmission-chemnitz.de/cms/news_details.php?lang=de&SUBNID=&NID=12&ID=94]*.

# Naturheilverfahren

Naturheilverfahren stehen im deutschsprachigen Raum seit langem hoch im Kurs und werden von vielen Ärzten angewendet. Diese wissen in der Regel, welche Verfahren wirksam sind, und welche Mittel, Methoden oder Verfahren Schaden anrichten können. Allerdings gibt es auch Ärzte oder Heilpraktiker, die unnütze Methoden anwenden oder sogar Methoden, die Ihnen schaden können.
Zudem werden viele Mittel im Internet angepriesen, ohne dass dem Käufer vom Verkäufer objektive Informationen vor dem Kauf geboten werden. Manche im Internet angepriesene Produkte sind sogar schädlich.
Aber auch der Kauf in der Apotheke schützt nicht immer vor dem Einkauf nutzloser oder gefährlicher Dinge. Eine wichtige Einnahmequelle von Apotheken ist das nichtverschreibungspflichtige Sortiment (»Over the counter«, OTC-Produkte).
Dieses Kapitel will nur einige Beispiele bieten, die Ihnen Anregungen geben sollen zur selbständigen Recherche oder um gezielt beim Hausarzt nachzufragen, wenn Sie ein bestimmtes Naturheilverfahren in Erwägung ziehen.

## I. Leberschaden durch Nahrungsergänzungsmittel.

Mit Nahrungsergänzungsmitteln werden in Deutschland Milliardenumsätze gemacht. In der letzten Zeit häufen sich jedoch die Hinweise, dass solche Nahrungsergänzungsmittel nicht nur unnütz, sondern sogar schädlich sein könnten.
»(Manche Mittel) stehen im Verdacht, Leberschäden zu verursachen. Nach meist mehrmonatiger Anwendung mancher Produkte klagten Patienten über Müdigkeit, Appetit- und Gewichtsverlust, bis schließlich eine Gelbsucht … nachweisbar war. In den Jahren 1998 bis 2004 sei es zu mindestens 22 Vorfällen mit erheblichen Folgen gekommen … Aber auch die Einnahme anderer Präparate, die in Online-Shops als harmlose Nahrungsergänzungsmittel aus Kurkuminextrakt beworben werden, können zu erheblichen Leberschädigungen führen. Manche Präparate enthalten die Substanz Nimesulide, die schwere Leberschädigungen auslöst und deshalb in Europa nicht zugelassen ist. Bei neu aufgetretenen Symptomen einer Lebererkrankung sollte auch an Nahrungsergänzungsmittel als mögliche Auslöser gedacht werden. Beim geringstem Verdacht auf einen Leberschaden sollte die Einnahme eines solchen Nahrungsergänzungsmittels gestoppt werden.« *[Abgewandelt und gekürzt zitiert nach MMW-Fortschr. Med. Nr. 43 / 2010 (152. Jg.), S. 2, dort angegebene Quelle: Kongress Viszeralmedizin 2010, 16. September 2010 in Stuttgart].*

Die Vitamin E Einnahme verringert laut Studien nicht die Sterblichkeit, kann aber zu einem erhöhten Schlaganfallrisiko führen. Wer hochdosiertes Vitamin E einnimmt, kann dadurch vorzeitig sterben.
Wenn Ihnen also ein Nahrungsergänzungsmittel angeboten wird, sollten Sie zunächst auf einem offiziellen deutschen Produkt-Beipackzettel (BPZ) bestehen. Das Produkt sollte hier zugelassen und geprüft sein. Sie können den Produktnamen auch googeln

oder Informationen unter www.wikipedia.de zu »Nahrungsergänzungsmitteln« nachlesen.

## II. Schwermetalle in Ayurveda-Produkten.

Amerikanische Forscher haben 193 Ayurveda-Produkte aus dem Internet untersucht. Knapp 17 % davon waren Rasa-shastra-Medikamente, in denen Pflanzen mit Metallen kombiniert werden. Dabei ging es darum, die Prävalenz schwermetallhaltiger Präparate (Blei, Quecksilber, Arsen) zu ermitteln, Unterschiede zwischen indischen und amerikanischen Produkten herauszufinden und Rasa-shastra- mit Nicht-Rasa-shastra-Medizin zu vergleichen. Insgesamt wurden bei 20 % aller Erzeugnisse Metalle nachgewiesen, am häufigsten fand sich Blei ... Fast alle auffälligen Artikel wurden über US-Webseiten vertrieben und insgesamt hatten drei Viertel aller Hersteller angegeben, nach strengen Richtlinien zu produzieren. Erwartungsgemäß lag der Metallanteil bei Rasa-shastra-Substanzen deutlich höher (knapp 41 vs. 17 %). Besonders auffällig war hier – vor allem in indischen Produkten – neben einem mittleren Bleigehalt von 11,5 µg/g der hohe Quecksilberanteil von durchschnittlich 20 800 µg/g. Die Blei- und Quecksilber-Werte einiger Rasa-shastra-Produkte lagen 100- bis 10 000-fach über dem Limit *[Zitiert nach MT Deutschland, Ausgabe 39 / 2008 S.37, Quelle: Robert B. Saper et al., JAMA 2008; 300: 915–923].*

Hier gilt das Gleiche: Wenn Ihnen jemand Ayurveda Produkte anbietet, sollten Sie nach deren Quelle fragen und zunächst auf einem offiziellen deutschen Produkt-BPZ bestehen. Das Ayurvedamittel sollte in Deutschland oder der EU zugelassen und geprüft sein. Sie können den Produktnamen auch googeln oder Informationen unter www.wikipedia.de zu »Ayurveda« nachlesen.

Jedes zweite im Internet gekaufte Medikament ist laut Schätzungen der WHO eine Fälschung *[ÄZ, 6.10.11, S. 6]*

## III. Selbst die indische Regierung ist vorsichtig bei Ayurveda-Produkten.

Selbst in Indien ist die Regierung skeptisch, was Ayurveda angeht, und setzt bei der Prävention auf allgemeine Hygienemaßnahmen, die mit den internationalen Hygienerichtlinien abgestimmt sind. Diese wiederum haben nicht viel mit den Reinheitsvorschriften des Ayurveda gemeinsam. Wenn es um die Verbesserung der Ernährung von Kleinkindern und Jugendlichen geht, empfiehlt das indische Gesundheitsministerium auch nicht ayurvedische Ernährungsrichtlinien, sondern solche, die von wissenschaftlichen Fachgesellschaften weltweit anerkannt sind. Gleiches gilt für die Vorbeugung gegen Tetanus, Polio und andere Infektionskrankheiten. Hier hat Ayurveda eigentlich nichts zu bieten und die indische Regierung empfiehlt außer Allgemeinmaßnahmen natürlich die Impfung nach westlichem Vorbild und bezahlt diese den Leuten in staatlichen Gesundheiszentren auch komplett.

## IV. Akupunktur gegen chronische Schmerzen (Kreuzschmerzen, Knieschmerzen bei Arthrose).

Akupunktur dagegen ist mittlerweile in Deutschland, Österreich und der Schweiz ein vielfach angewandtes Verfahren zur Linderung chronischer Schmerzen und sehr sicher. Es ist zudem in einigen Fällen oft wirksamer als Standardtherapie. Das haben die beiden weltgrößten kontrollierten Akupunkturstudien GERAC *[1. Ann Intern Med. 2006 Jul 4;145(1):12-20. 2. Arch Intern Med. 2007 Sep 24;167(17): 1892-8]* und ART *[1. ÄB 103/2006, S.A-187/B-160/C-159. 2. ÄB 103/2006, S.A-196/B-169/C-167]* ergeben.
Eine Übersicht zu Gefäß-Verletzungen, die durch Akupunktur erzeugt wurden und in der Weltliteratur dokumentiert wurden, fand nur 21 Fälle, einige davon mit ernsten Komplikationen. Mithin sind diese Akupunktur-Komplikationen extrem selten *[Abgewandelt zitiert nach: Bergqist, D., Vascular injuries caused by acupuncture. Eur. J. Vasc. Endovasc. Surg. 36 (2008) 160-3]*.
Seriöse Quellen zu Akupunktur und anderen Methoden finden Sie zum Beispiel in www.wikipedia.de. Beachten Sie dort auch die Querverweise zu den fremdsprachigen Wikipedia-Ausgaben, die teilweise noch weitergehende Informationen liefern. Insbesondere die englisch- und spanischsprachige Wikipedia ist oft weitaus umfassender als die deutsche.

## V. Traditionelle Chinesische Medizin (TCM).

Bis heute gibt es keine wissenschaftlichen Beweise für die Wirksamkeit der TCM, die hauptsächlich Kräuter, tierische Produkte, aber auch mineralische Substanzen und anderes anwendet. Dies im Gegensatz zur Akupunktur, die nachweislich gegen bestimmte chronische Schmerzen besser hilft als Standardtherapie (Physiotherapie, Schmerzmittel). Es existiert keine einzige wissenschaftlichen Kriterien standhaltende Studie, in der TCM als wirksam befunden wurde (Ausnahme: Akupunktur, s. o.)
Viele Studien, die positiv ausgefallen waren, mussten zurückgezogen werden, da sie manipuliert waren.

Die aktuelle TCM ist auch nicht Jahrtausende, sondern gerade einmal (einige) hundert Jahre alt *[Dawkins, Richard, The Enemies of Reason]*. Die TCM wurde von Mao begrüßt und gefördert und sollte die westliche Medizin teilweise und zeitweise ersetzen.
Die TCM hat es noch nie geschafft, Infektionskrankheiten wie Ruhr, Diphtherie, Kinderlähmung oder Hepatitis, Bluthochdruck, Herzinfarkt, Schlaganfall oder Krebserkrankungen zu verhüten, geschweige denn zu heilen oder in Schach zu halten. Dies kann eigentlich nur Hygiene und die westliche Medizin relativ zuverlässig.

## VI. Weißdorn bei Herzschwäche.

Herzinsuffizienzkranke profitieren oft von einer Weißdorn-Behandlung, denn kardiologische Meßwerte verbessern sich und die Behandlung ist nur mit geringen Nebenwirkungen behaftet *[Pittler, Max H. et al, The Cochrane Library 2008, Issue 4]*.

## VII. Gingko-Tees können gefährlich sein.

Auch pflanzliche Zubereitungen können gefährlich sein: Lebensmitteltees mit Ginkgo können erhebliche Mengen gesundheitsschädlicher Ginkgolsäuren enthalten. Die BfArM-Grenzwerte wurden um das 40- bis 80-fache überschritten *[Zitiert nach: ÄZ, 27. November 2008, S. 4]*. Informationsquellen: www.aerztezeitung.de oder www.medical-tribune.de oder www.wikipedia.de (jeweils in 2009 dort gelesen).
Ginseng-Präparate sollen das Leben verlängern, bewiesen ist davon rein gar nichts.

## VIII. Der Wellness-Wahnsinn.
## Oft unnütz, richtet er manchmal sogar Schaden an.

Beispiel Ayurveda-Behandlung in Indien (z. B. im Bundesstaat Kerala): Ein Flug von Deutschland und zurück für zwei Passagiere entspricht einer Klimawirkung von etwa 10.440 kg $CO_2$. Um diese Menge zu kompensieren könnte man 242 Euro in ein Klimaschutzprojekt von atmosfair (www.atmosfair.de) einzahlen. Aber wer tut das schon?
Emissionen für nur einen Passagier auf einem Hin- und Rückflug von Deutschland nach Indien (zitiert nach dem Emissionsrechner von »atmosfair«)
5220 kg $CO_2$

Zum Vergleich:

- Betrieb eines Kühlschranks für ein Jahr, durchschnittlicher Strommix: 100 kg $CO_2$
- Jahresemissionen eines indischen Menschen: 900 kg $CO_2$
- Ein Jahr Autofahren (Mittelklassewagen, 12.000 km): 2.000 kg $CO_2$
- Klimaverträgliches Jahresbudget eines Menschen: 3.000 kg $CO_2$

Man sieht: Um zwei Wochen Wellness in Indien (oder Sri Lanka, 5.600 kg) genießen zu können, setzt eine Person alleine für den Flug so viel $CO_2$ frei (5.220 kg), wie ein Inder in 5-6 Jahren emittiert. Die deutsche Wellness-Reisende emittiert nur für den Flug soviel $CO_2$ wie in 2,5 Jahren durchschnittlichen Autofahrens. Sie liegt nur für den Flug um 70 % über dem klimaverträglichen Jahresbudget eines Menschen.
Selbstverständlich ist der Erholungseffekt einer solchen Wellness-Reise oft gleich Null, weil alleine der Stress des Hin- und Rückfluges und die Mühsal der Zeitumstellungen Erholungseffekte wieder ausradieren.
Der krasse Klimawechsel tut ein Übriges, um die Erholungssuchenden zu schwächen und die durchfallträchtige Ernährung (salmonellenverseuchte Eier, Salat, Eiswürfel in Getränken, Obst, das man nicht schälen kann) kommt als Krankheitsquelle noch hinzu.

## IX. Sonne tanken: Ein beliebtes Naturheilverfahren.

Gleiches gilt auch für die Mutter mit der 12-jährigen Tochter. Im Herbst 2012 sind beide für vier Tage nach Ägypten geflogen: Noch mal Sonne tanken, bevor der deutsche Winter kommt. Ich halte das für groben Unfug.

## X. Die Gegenfinanzierung und der Tod der anderen.

Für den 2-wöchigen Wellness Trip nach Indien muss man ungefähr 2.800 Euro ausgeben. Dafür muss man vorher 140 Stunden arbeiten, wenn man einen Stundenlohn von 20 Euro zu Grunde legt.
Selbst wenn man nicht von Flug und Zeitumstellung erschöpft und gebeutelt zu Hause wieder ankommt, sondern tatsächlich einen gewissen Wellnesseffekt verspüren sollte: Wiegt der nicht viel geringer als die 140 Stunden Arbeit, die dafür nötig gewesen waren? Dazu kommt: Durch Flugzeugabgase sterben etwa 8.000 Menschen nach einer neuen Studie jedes Jahr früher als nötig. Im Mittel verlieren die Opfer 7,5 Lebensjahre durch Feinstaub und Stickoxide *[Environmental Science and Technology, Bd. 44, S. 7736, 2010, zitiert nach SZ, Schadstoffe im Sinkflug, 30. September 2010, S. 16]*. Wegen Luftverschmutzung sterben laut WHO jährlich mehr als 2 Mio. Menschen vorzeitig an Atemwegserkrankungen. *[Environmental Science and Technology, a.a.O.]*

Mit anderen Worten: Die Wellness der einen ist der Tod der anderen. Völlig überdreht! Aber auch für die Passagiere selbst ist Fliegen schädlich: Die Höhenstrahlung addiert sich zum Strahlenrisiko jedes Einzelnen hinzu, im Blut von Passagieren ließ sich das Nervengift Trikresylphosphat (TCP) nachweisen, offenbar stammt es aus den Triebwerken und gelangt über die Aircondition in den Innenraum. *[Nach ÄZ, 20.9.11, S. 4, dort nach SPIEGEL]*

## XI. Überdrehtheit auch im konventionellen Gesundheitssystem.

Und so ist es auch mit vielen Dingen im überdrehten Gesundheitssystem Deutschlands: Um teure Untersuchungen und Behandlungen finanzieren und durchführen zu können, wird so viel Aufwand getrieben, dass der vielleicht positive Effekt auf die Gesundheit der Versicherten oft wieder zunichte gemacht wird durch: Arbeiten für die Kassenbeiträge, Umweltschäden bei der Herstellung, Durchführung und Entsorgung der Medikamente, Geräte und sonstigen Gesundheitsleistungen. Niemand hat bisher eine ehrliche Bilanz dafür erstellt. Die negativen Effekte werden auf die nachfolgende Generation verschoben (Abfall, Giftmüll, Geräte, selbst Häuser für Praxen und Kliniken müssen gebaut, gewartet und irgendwann abgerissen und entsorgt werden).

## XII. Echinacea zur Vorbeugung und Behandlung von Erkältungen.

In mehreren hundert Studien, etwa 12 davon waren randomisiert, wurde die Wirkung von Echinacea auf Erkältungen untersucht. Echinacea verkürzte die Erkältungsdauer nicht signifikant und auch nur um etwa einen halben Tag *[Barett B et al., Ann Intern med 2010; 153: 769-77, zitiert nach ÄB, 28.1.2011, S. A163 f.]*. Dem fraglichen Effekt stehen Kosten und Nebenwirkungsrisiko entgegen. Lassen Sie Echinacea sein, Inhalationen und Ausruhen reicht meistens aus und stärken das Vertrauen in Hausmittel und Selbstheilungskräfte.

## XIII. Arthrosetherapie mit Hyaluronsäure.

Eine Patientin mailte mir: »Mir ist wegen meiner schlimmen Kniearthrose empfohlen worden, Hyaluronsäure in das Kniegelenk spritzen zu lassen. Nach allem, was ich nun im Internet finden konnte, überzeugt mich dieser Vorschlag nicht. Wie sehen Sie das?«
Ich mailte ihr einige Infos dazu aus der deutschen Wikipedia (gekürzt und abgewandelt, abgerufen 2010):
»Hyaluronsäurepräparate werden in arthrosegeschädigte Gelenke gespritzt, um das Gelenk zu schmieren ... Derzeit verfügbare Hyaluronsäuren unterscheiden sich in der Anzahl der notwendigen Injektionen (je nach Produkt 1 bis 5) ... Sie wirken vergleichbar wie NSAR-Einnahme (Zum Beispiel Diclofenac) oder Cortison-Injektionen, jedoch war die Wirksamkeit in verschiedenen Studien unterschiedlich, oft war die Nutzen-Schaden-Bilanz negativ. Ein therapeutischer Stellenwert bei Arthrose ist nach dem Stand der Metaanalyse 2003/4 nicht belegt. Die gesetzlichen Krankenkassen übernehmen die Behandlungskosten in der Regel nicht.«
Die Patientin antwortete mir schon am nächsten Tag: »Vielen Dank für Ihre Info. Meine Skepsis ist nur noch bestärkt worden gegenüber der Hyaluronsäure-Einspritzung. Auch das Präparat X, das mir vom Orthopäden empfohlen wurde, ist ein Medizinprodukt und umgeht das Arzneimittelgesetz.«
Weitere Informationsquellen dazu finden Sie auch unter www.aerztezeitung.de oder www.medical-tribune.de.

## XIV. Homöopathie.

1989 wurde mir von der Ärztekammer die Zusatzbezeichnung »Homöopathie« verliehen, nachdem ich den vorgeschriebenen Ausbildungsgang absolviert hatte. 1993 erhielt ich von der Ärztekammer die Weiterbildungsermächtigung für Homöopathie, durfte also Ärztinnen und Ärzte in diesem Fach ausbilden.
1. Es ist egal, welches homöopathische Hochpotenz-Mittel Sie anwenden.
Meine Erfahrung als langjähriger (ehemaliger) Homöopath ist: Sie können getrost die Etiketten der Hochpotenz-Globuli oder -Tropfen nach Belieben austauschen: Es funktioniert genau wie vorher. Es ist nämlich egal, welche hochpotenzierten Mittel dieses reinen Plazebosystems Sie einsetzen. Ausnahme: niedrige Potenzen mit Wirkstoffgehalten ähnlich der Phytotherapie. Übrigens ist es bei Rhinitis oder Sinusitis oder Otitis oft auch egal, ob Sie ein Antibiotikum nehmen oder nicht: Diese Erkrankungen heilen meistens auch von selbst. Der unnötige Einsatz von Antibiotika kann aber schaden. Falsch ist aber die Annahme, mit Homöopathie könne man bei akuten Krankheiten keinen Schaden anrichten: Obwohl man entsprechende homöopathische Mittel z. B. gegen akute Borreliose, Pneumonie bei Kranken und Schwangeren, Meningitis oder Brechdurchfall bei Kleinkindern schnell repertorisieren (bestimmen) könnte, sollte man das doch lieber lassen, weil die Mittel keine echte Wirksamkeit haben und man nur kostbare Zeit verliert. Es gibt hier wirksame (chemische) Medikamente. Diese können lebensrettend sein.
2. Unnötige Medikalisierung durch Homöopathie – Menschen verlernen auch dadurch Hilfe zur Selbsthilfe (z. B. Hausmittel).
Leider stimmt es, dass banale Dinge oft und unnötig medikalisiert werden mit Mitteln,

die bestenfalls Plazeboeffekte erzielen, z. B. Homöopathie, Schüssler-Salze oder Bach-Blüten. Das trifft nicht nur auf Kinder zu, die Medikamente bekommen, obwohl auch Schonen, Hausmittel und Abwarten genau so gut helfen würden, sondern es trifft natürlich auch auf die Behandlung von Erwachsenen zu.
Selbstverständlich würde die Anwendung von Hausmitteln zum Beispiel durch die umsorgende Mutter auch einen Plazeboeffekt auslösen. Dieser allerdings wäre dann nicht an einen professionellen Behandler (Arzt, Psychotherapeut, Apotheker, Heilpraktiker, Physiotherapeut, Hebamme) gebunden, sondern hausgemacht, was die Eigenständigkeit und das Vertrauen in die Selbstheilungskräfte fördert.

Hebammen legen den Grundstein zu dieser Entwicklung, wenn sie jeden harmlosen Pups, den Mutter und Kind lassen, homöopathisch »behandeln«, Kinderärzte setzen das dann fort und verschreiben tonnenweise Hustensaft, homöopathische Halsmittel gegen Wehwehchen, die noch nicht einmal einen Arztbesuch erfordern würden.
Das Ergebnis sind abhängig gemachte Patienten und neue Gesundheitsschäden, die dadurch auftreten, dass für die vielen unnötig aufgebrachten Kosten Beitragszahler arbeiten gehen müssen und dabei ihre Knochen und ihre Psyche verschleissen.

## XV. Beispiele guter Naturheilverfahren:

- Bewährte Hausmittel
- Ausruhen
- Ausreichend viel Trinken
- Nicht-Rauchen
- Wenig oder keinen Alkohol trinken
- Täglich raus ins Freie
- Täglich trainieren, wenn Ihr Zustand es zulässt
- Siehe dazu auch Kapitel »Psychische Beschwerden«, Abschnitte XXXII. und XXXVI.

Siehe auch:
http://de.wikipedia.org/w/index.php?title=Hausmittel&oldid=81145555
http://de.wikipedia.org/w/index.php?title=Selbstmedikation&oldid=79385217
http://en.wikipedia.org/w/index.php?title=Home_remedy&oldid=409325897

Zum Training: An mindestens drei Tagen der Woche sollten Sie trainieren, besser fünf mal oder sogar täglich. Dabei sollten Sie sich auch für kurze Zeit mal rannehmen. Das bringt mehr als nur gemächliches Training. Faustregel: Puls sollte bei 180 minus Alter liegen. Vor Trainingsbeginn und bei Problemen: Arzt fragen.

## XVI. Kritische Naturheilverfahren.

Alle naturheilkundlichen Methoden, die Sie an einen Behandler (Arzt, Heilpraktiker usw.) binden, sind kritisch zu sehen. Das ist die ganze Palette der alternativen Gerätemedizin, die meistens nichts taugt (nicht evidenzbasiert ist), viel Geld kostet und sie abhängig vom Behandler macht:

- Elektroakupunktur
- Eigenblutbehandlung
- Körperfeldmessungen: Bioresonanz, Multiresonanz und vieles mehr

Siehe auch:
http://de.wikipedia.org/w/index.php?title=Alternativmedizin&oldid=85062036

# Röntgen

## I. Röntgen kann auch krank machen und einen früheren Tod bedingen.

Wer sagt schon den Patienten, die beim Orthopäden, Radiologen, Lungenarzt oder im Krankenhaus geröntgt werden vor der Untersuchung, welche Strahlendosis sie abbekommen werden? So gut wie nie wird nach der Aufnahme ein Röntgen- oder Strahlenpass ausgestellt.
Einen Patienten von mir plagten nach einer CT-Untersuchung seines Herzens Zweifel, ob es denn nicht zu viel des Guten mit der Röntgenstrahlung bei dieser Untersuchung gewesen sei. Er mailte dem Radiologen und erhielt einen Tag später die Antwort: 1,1 mSievert. Er machte sich dann doch Sorgen, weil das der natürlichen Strahlenbelastung von immerhin etwa 5 Monaten entsprach und ihm das keiner vorher gesagt hatte.

## II. Retrospektive Untersuchungen.

Amerikanische Forscher bestimmten retrospektiv die effektive Dosis von 1.119 Patienten nach den häufigsten CTs. Aus den mittleren Dosen schätzten sie das alters- und geschlechtsspezifische Lebensrisiko für Krebserkrankungen ab *[Rebecca Smith-Bindmann et al., Arch Intern med 2009; 169: 2078-86, zitiert nach MT, 5. März 2010, S. 12]*. Von 270 Frauen, die im Alter von 40 Jahren eine CT-Koronarangiographie erhielten, droht künftig einer (dadurch) ein Krebsleiden, bei Männern errechnete sich eine Ratio von 1:600. Beim Schädel-CT lauten die Zahlen: Eine von 8.100 Frauen bekommt dadurch Krebs, bei Männern einer von 11.080 *[Rebecca Smith-Bindmann a.a.O., zitiert nach MT, a.a.O.]*. Für 20-jährige kann man das Risiko verdoppeln, für 60-jährige halbieren. Im Jahr 2007 seien in den USA etwa 70 Mio. CT-Untersuchungen durchgeführt worden und man könne dadurch zukünftig mit 29.000 Krebserkrankungen rechnen *[Amy Berrington de Gonzalez et al., Arch Intern med 2009; 169: 2071-77, zitiert nach MT, a.a.O.]*.
In einer retrospektiven Studie wurden in einigen amerikanischen Regionen zwischen Januar 2005 und Dezember 2007 die Strahlendosen fast einer Million erwachsener Menschen errechnet. In diesem Zeitraum unterzogen sich etwa 650.000 Versicherte (68,8 %) mindestens einem bildgebenden medizinischen Verfahren mit Röntgenstrahlen. Die durchschnittliche Dosis betrug 2,4 mSv pro Versicherten und Jahr.
Einer moderaten effektiven Dosis zwischen 3 und 20 mSv waren 193,8 pro 1000 Versicherten und Jahr ausgesetzt. Dies entspricht der Größenordnung, wie sie bei berufsmäßig strahlenexponierten Personen im Gesundheitswesen und in der Nuklearindustrie, die sich unter laufender Kontrolle befinden, erreicht werden darf.
Hohe Strahlenbelastungen zwischen 20 und 50 mSv wurden bei 18,6 und sehr hohe Belastungen über 50 mSv bei 1,9 pro 1000 Versicherten und Jahr errechnet. Man beobachtete eine Zunahme der Strahlendosis mit dem Lebensalter, wobei Frauen stärker belastet waren als Männer. CT-Untersuchungen und nuklearmedizinische Untersuchungen trugen zu 75,4 % zur Dosis bei. 81,8 % der gesamten Strahlendosis entstand

bei ambulanten Untersuchungen.
Nachdem die Studie nur auf Abrechnungsdaten einer Krankenversicherung fußt, könnte es durchaus sein, dass die tatsächliche medizinische Strahlenbelastung der Bevölkerung noch viel höher ist. Es wurde nämlich nur die Dosis von Standarduntersuchungen errechnet, die bei optimalen technischen Voraussetzungen erreicht wird. Nachdem bekannt ist, dass die Strahlenbelastung beim CT in Abhängigkeit von zahlreichen technischen Details variieren kann, könnte die Wirklichkeit noch ungünstiger aussehen. *[Abgewandelt und gekürzt zitiert nach Füeßl, H. S., Strahlenbelastung durch Bildgebung nicht ohne, MMW-Fortschr. Med. Nr. 51-52 / 2009 (151.Jg.), S. 25, dort zitiert nach R. Fazel et al., Exposure to low-dose ionizing radiation from medical imaging procedures. New Engl. J. Med. 361 (2009) 9,849-857]*

## III. Strahlendosis bei Herzkatheteruntersuchungen – wie im Atomkraftwerk.

Kommt ein Patient mit Herzinfarkt in die Klinik, wird ihm oft eine diagnostische Strahlendosis (Katheteruntersuchung) von insgesamt 14,52 mSv verabreicht. Das ist so viel wie bei 725 Röntgen-Thorax-Bildern. Diese Dosis entspricht etwa einem Drittel der erlaubten Menge, die Arbeiter in Atomkraftwerken abbekommen dürfen – im ganzen Jahr.
In einer groß angelegten Studie hatten Forscher die Daten von über 60.000 Patienten ausgewertet, die zwischen 2006 und 2009 in den USA wegen eines Herzinfarktes behandelt worden waren. Insgesamt wurden in diesem Zeitraum fast 300.000 Untersuchungen mit Röntgenstrahlen bei diesen 60.000 Patienten durchgeführt. 83 % der Herzinfarktler erhielten Röntgenaufnahmen des Thorax, 77 % Katheteruntersuchungen. Zwar sollten laut Meinung des Referenten notwendige Untersuchungen, die ionisierende Strahlen beinhalten, nicht unterbleiben – man sollte aber sicher sein, dass diese angemessen sind.
Jedes Jahr werden weltweit mehrere Milliarden Bilder mithilfe von Strahlentechnik angefertigt, ungefähr ein Drittel dieser Aufnahmen bei Patienten mit Myokardinfarkt. Zwischen den Jahren 1980 und 2006 ist die jährliche Dosis um schätzungsweise 700 % angestiegen *[Abgewandelt und gekürzt zitiert nach MT, 27. November 2009, S. 3]*.
In den Jahren 2002 bis 2004 wurde jeder Einwohner in Deutschland pro Jahr durchschnittlich 1,7 Mal geröntgt. Bei der daraus resultierenden effektiven Strahlenbelastung liegen die Deutschen mit einer effektiven Dosis von 1,8 Millisievert »im internationalen Vergleich im oberen Bereich«, heißt es im Bericht des BfS. 50 Prozent der kollektiven effektiven Dosis gehen allerdings auf Röntgenuntersuchungen (hauptsächlich CTs) durch Vollgebietsradiologen (das sind die Fachärzte für Radiologie) zurück (Orthopäden: zwölf; Internisten: zehn; Chirurgen: zwei Prozent) *[Zitiert nach: Ärzte Zeitung, 21. August 2008, Teilradiologen röntgen in drei von vier Fällen]*.

## IV. Die Kostenexplosion.

Die jährlichen Kosten der Strahlendiagnostik sind in Deutschland von etwa 4 Milliarden Euro im Jahr 1992 auf mehr als 7 Milliarden Euro im Jahr 2008 angestiegen *[Statistisches Bundesamt 2010, zitiert nach Apotheken-Umschau, 1. Juli 2010, S. 57]*. Auch hier gilt: Keiner ist deswegen gesünder geworden, aber das Geld fehlt dann woanders, zum Beispiel im hausärztlichen Bereich.

## V. Deutschland ist Weltmeister im Röntgen: Die Ersten sterben schon daran!

Sie meinen: Es ist doch gut, wenn alles untersucht und jeden Beschwerden nachgegangen wird. Nicht nur das Knie, sondern auch gleich die Hüfte röntgen! Das kann ja nichts schaden! Stimmt aber nicht: Röntgen richtet natürlich auch einen Schaden an. Jede Medaille hat auch eine Kehrseite und beim Röntgen ist ein gesundheitlicher Preis für die immense Strahlenbelastung zu zahlen:
Deutschland nimmt beim Röntgen einen Spitzenplatz ein: etwa 1,7 Röntgenaufnahmen pro Jahr und etwa 1,8 mSv pro Einwohner und Jahr. Auf diese Strahlenbelastung lassen sich theoretisch 1,5 % der jährlichen Krebsfälle zurückführen *[de Gonzalez und Berry, Lancet 2004; 363: 345-51]*. Ärzte unterschätzen sehr oft die Strahlenbelastung bei der Computertomographie: Diese machten im Jahr 2003 gut 6 % aller Röntgenuntersuchungen aus, waren aber für mehr als 50 % der medizinischen Röntgenstrahlung verantwortlich *[RöFo, 2007, 179 (3): 261-7 zitiert nach »Der Allgemeinarzt« 8/2007, S. 18]*.

## VI. Reduktion der Strahlenbelastung durch Aufklärung und Selbstbeteiligung.

Ein Drittel oder die Hälfte weniger Strahlenbelastung durch Röntgenaufnahmen sollte man anstreben. Warum muss die Seniorin jährlich ihre Hüfte röntgen lassen, nur weil sie und ihr Arzt wissen wollen, ob die Hüftarthrose weiter fortgeschritten ist? Das macht meistens keinen Sinn, denn ob die Hüftarthrose schlimmer geworden ist, kann die Patientin einfach spüren: Es tut dann mehr weh und sie kann sich schlechter bewegen. Das Gleiche gilt für die meisten anderen Arthroseformen auch. Warum die Halswirbelsäule röntgen nach einem einfachen Schleudertrauma? Wer hat etwas davon? Der Patient regelmäßig nicht, auch nicht von der Halskrause (Schanz´sche Krawatte), die mittlerweile bekannt dafür geworden ist, dass sie die Heilung oft aufhält, weil der Hals in einer unnatürlichen Zwangspostion gehalten wird.

Ein Screening auf Bronchialkarzinom mittels normaler Computertomographie bewirkt zwar, dass man mehr Bronchialkarzinomfälle entdeckt, die Sterblichkeit sinkt dadurch aber nicht, selbst wenn man Karzinome früher als sonst entdeckt *[Zitiert nach MMW, Nr. 4 / 2011, S. 16]*. Dem stehen enorme Kosten, Zeitaufwand und eine hohe Strahlenbelastung auch der Gesunden entgegen.

Eine angemessene Selbstbeteiligung (etwa 5 Euro) bei der Überweisung zum Röntgenarzt oder Orthopäden würde bewirken, dass die Patienten ihren Hausarzt vorher fragen, ob die Überweisung wirklich nötig ist. Eine weitere Selbstbeteiligung beim Facharzt pro Röntgenaufnahme würde dazu führen, dass auch dort genauer nachgefragt wird, ob die Aufnahme wirklich nötig ist und ob es Alternativen dazu gibt.

Laut Barmer-GEK »Arztreport 2011« wurde im Jahr 2009 etwa jeder achte Deutsche mittels CT (Computertomographie mit Röntgenstrahlen) oder MRT (Kernspintomographie mit Magnetwellen) Diagnostik untersucht. International liegt Deutschland mit 97 MRT-Untersuchungen pro 1.000 Einwohner pro Jahr an der Spitze. Die Kosten für diese CT- und MRT-Untersuchungen gehen auf die Zwei-Milliarden-Grenze zu. Der Nutzen dieser Untersuchungen lässt sich nur schwer quantifizieren *[Abgewandelt zitiert nach ÄZ, 2.2.2011, S. 1]*. Dazu kommen die Kosten für nicht-gesetzlich versicherte Patienten, also Privatpatienten, BG- und Unfall-Versicherte, Beihilfe-Versicherte und Selbstzahler. Die hohe Inanspruchnahme von CT- und MRT-Untersuchungen kann kein Ausweis des hohen Standards des deutschen Gesundheitswesens sein, denn in Australien werden weniger als ein Viertel MRT-Untersuchungen und weniger als 90 % CT-Untersuchungen pro Kopf und Jahr durchgeführt. Aber die Menschen dort sind auch nicht kränker als hier. Mit Sicherheit entstehen durch diese vielen Untersuchungen immense Kosten, aber nicht unbedingt ein Zugewinn an Gesundheit. Ein Kernspintomographiegerät kostet bis zu 750.000 Euro und muss rentabel arbeiten, also dauernd ausgelastet sein.

**Fazit: Lassen Sie sich vor jeder Röntgenaufnahme, auch beim Zahnarzt, erklären, ob die Aufnahme wirklich notwendig ist. Oft gibt es bereits Aufnahmen, die nicht so alt sind und herangezogen werden können. Oder man kann einfach mal abwarten. Oder durch Abtasten untersuchen (das wird oft sein gelassen, denn eine Röntgenüberweisung ist viel schneller ausgestellt und als Arzt ist man den Patienten erst mal wieder los). Oder man kann vielleicht per Ultraschall untersuchen.**

## VII. CT-Frühdiagnose des Lungenkrebs: Das Umdenken beginnt.

Mit dem Niedrig-Dosis-CT kann man zwar bei Personen mit hohem Lungenkrebsrisiko (z. B. Raucher) Todesfälle verhindern, es ist aber ein enormer Aufwand notwendig. Es müssen nämlich 320 Patienten (etwa je dreimal) untersucht werden, um einen Todesfall zu verhindern. Das kostet etwa 400.000 bis 450.000 Euro pro verhindertem Todesfall nur für die CT-Untersuchungen alleine. Dazu kommen die Kosten für die weitere Abklärung der (auch falsch positiven) Befunde und für die Behandlung. Diese weiteren Kosten dürften auch immens sein, da pro 100 CT-Untersuchungen in diesem Fall 23 falsch positiv sind und einer weiteren Untersuchung unterzogen werden mussten. Bei dieser weiteren Untersuchung (Ausschlussdiagnostik) wurden in 0,4 % der Fälle Komplikationen verursacht und in 0,1 % der Fälle endeten diese tödlich. *[Nach MMW, 36/2011, S.22, dort zitiert nach NEJM 365 (2011) 395-409]*. Da muss man schon nachdenklich werden, meint der Autor des MMW-Artikels und stellt die Frage, wie es wäre, wenn man diesen Aufwand in Aufklärung und Raucherentwöhnung investieren würde. *[Holzgreve, H., MMW, 36/2011, S.22]*
Hunde sind da wohl effektiver und billiger: Speziell ausgebildete Hunde erkannten (durch Schnüffeln) in 71 von 100 Fällen Lungenkrebs, in 372 von 400 Fällen entschieden sie zudem richtig, dass Probanden keinen Lungenkrebs hatten *[ÄZ, 18.8.11., S. 4 nach European Respiratory Journal]*.

# Effektives Senken von Übergewicht

Übergewicht ist eine Epidemie und diese Epidemie hat mittlerweile alle reicheren Länder der Erde im Würgegriff. Mehr als 1,5 Milliarden Menschen weltweit sind übergewichtig; 500 Millionen Fettleibige kommen hinzu, außerdem 170 Millionen Kinder, die entweder übergewichtig oder fettleibig sind *[BILD, 26.8.11, S. 1]*. Klar ist: Die Menschen essen zu viel und treiben zu wenig Sport. Übergewicht vermeidet man also, indem man weniger isst und sich mehr bewegt. Das spart außerdem Geld, denn spezielle Diät-Lebensmittel muss man dafür zunächst nicht kaufen, sondern einfach nur insgesamt weniger Lebensmittel. Sport ist ebenfalls kostenlos, keiner muss dafür in ein verschwitztes Sportstudio gehen oder einem Verein beitreten. Sport kann darin bestehen, täglich um den Block zu laufen und mit Laufen meine ich Dauerlauf oder Rennen oder Joggen und nicht Gehen, auch nicht Nordic-Walking. Wenn Sie krank oder behindert sind, sollten Sie vielleicht schwimmen gehen oder einfach im Zimmer auf dem Boden trainieren: Binden Sie sich rechts und links je eine Packung Milch an die Knöchel und heben Sie 20 mal Ihr rechtes und linkes Bein in die Höhe.
Zu lange haben Ärzte Unfug geredet, wenn es um Bewegung ging. Wochenlange Bettruhe bei unkomplizierten Rückenschmerzen: Hat alles nur viel schlimmer gemacht, weil die Muskulatur rapide abgebaut hat. Ruhigstellung des Halses mit Schanz`scher Halskrause nach unkompliziertem Schleudertrauma: Die Heilung dauerte oft viel länger und war schmerzhafter. Wochenlange Bettruhe nach Herzinfarkt: Erhöhte das Risiko zu sterben erheblich, weil die Patienten oft zu ihrem Herzinfarkt noch eine Lungenentzündung und Thrombose bekamen. Trainingsverbot bei Arthrose von Knien und Hüften: Macht die Sache noch schlimmer, weil die Muskulatur abbaut.
Schließen Sie sich einer Selbsthilfegruppe an
*[http://de.wikipedia.org/w/index.php?title=Selbsthilfegruppe&oldid=91050831, Auskunft über Selbsthilfegruppen in Hessen: http://www.kvhessen.de/Patienten/Selbsthilfe/Kooperationsberatung+Selbsthilfe gruppen+und+ %C3 %84rzte+(KOSA)-.html]*

Essen Sie mit links: Wenn Sie Rechtshänder sind sollten Sie mit links essen. Essen mit der nicht dominanten Hand ändert das Essverhalten. *[Personality and Social Psychology Bulletin; online 22.8.11, nach MMW, 37 / 2011, S. 1]*

Teilnahme an einem Weight-Watchers-Programm wirkt besser als eine Beratung durch den Arzt … Auch unter Einbeziehung der Studienabbrecher waren die WW-Teilnehmer doppelt so viele Kilos losgeworden wie die Vergleichsgruppe. *[ÄZ, 15.9.11, S. 1, nach Lancet 2011, online 8.9.11]*

# Versorgungsamt

Wenn Sie chronisch krank sind, können Sie beim Versorgungsamt (Amt für Soziale Angelegenheiten) einen Antrag auf Anerkennung eines Grades der Behinderung (GdB) stellen. Das kann Ihnen Steuervorteile bringen oder mehr Urlaubstage, sofern Sie Arbeitnehmer sind. Ggf. können Sie auch mit weniger Abschlägen früher in Rente gehen, falls Sie gesetzlich rentenversichert sind. Der Kündigungsschutz kann sich dadurch verbessern.

Um einen solchen Antrag oder Änderungs- oder Verschlimmerungsantrag (falls sich Ihre Krankheiten verschlimmert haben) zu stellen, empfiehlt sich eine gute Vorbereitung. Vertrauen Sie nicht einfach darauf, dass das Amt alle Fakten selbst ermitteln wird, indem es Ihre Ärzte anschreibt und um Befunde bittet, sondern werden Sie selbst vorher aktiv.

## I. Beispiel:

Seit Jahren haben Sie Rückenschmerzen und können nicht mehr richtig zupacken, heben oder tragen. Weder zu Hause, in der Freizeit noch auf der Arbeit können Sie deswegen die Leistung bringen wie früher.
Ihr bester Freund hat Ihnen deswegen geraten: »Stelle einen Antrag beim Versorgungsamt, und wenn du Glück hast, kriegst du so viel »Prozente«, dass Du Steuern sparen und mit weniger Abschlägen früher in Rente gehen kannst.«
Sie stellen also den Antrag auf »Anerkennung einer Behinderung« beim zuständigen »Amt für Versorgung und Soziales« (»Versorgungsamt«), geben die Adresse Ihrer Hausärztin an und vertrauen darauf, dass diese schon alles tun wird, um Ihnen zu Ihrer Anerkennung zu verhelfen, wenn sie vom Versorgungsamt um eine Stellungnahme gebeten wird.
Umso größer die Enttäuschung nach vier Monaten, nachdem der amtliche Bescheid endlich gekommen ist: Mehr als ein »Grad der Behinderung« (»GdB«) von zwanzig ist nicht dabei herausgekommen. Davon haben Sie rein gar nichts. Sie legen Widerspruch ein, das kostet Sie nichts, und schreiben dem Amt, dass ein GdB von 20 Ihrer Meinung nach zu niedrig sei, es gehe Ihnen nämlich nicht besonders gut, immer Schmerzen, das habe die Hausärztin doch sicher auch schon geschrieben. Nach zwei Monaten kommt die Antwort: Ihr Widerspruch wird zurückgewiesen.

Nun suchen Sie einen Fachanwalt für Sozialrecht auf und der reicht Klage beim Sozialgericht ein, beantragt auch die volle Akteneinsicht in Ihre Akte beim Versorgungsamt. Die Akteneinsicht fördert auch die Stellungnahme der Hausärztin zutage und Sie sind am Boden zerstört:

Die von Ihnen so geschätzte Hausärztin hat so gut wie nichts geschrieben, außer den Diagnosen »Chronische Lendenwirbelsäulen-Schmerzen« und »Fehlhaltung der Wirbelsäule«. Dann hatte sie noch den Bericht eines Radiologen über eine Röntgenaufnahme der Lendenwirbelsäule von vor fünf Jahren beigelegt. Mehr hatte sie nicht getan.

Der Anwalt sagte, das habe einfach nicht ausgereicht für einen höheren GdB, weil die Stellungnahme äußerst dünn war. Der Akteneinsicht entnehmen Sie weiterhin, dass die Ärztin 21 Euro Honorar plus Portoersatz für diese Stellungnahme bekommen hatte. Nicht gerade viel, denken Sie, alleine der Anwalt wird ja jetzt etwa 300 Euro nehmen.

## II. Vorbereiten der Antragstellung.

Deswegen sollten Sie einen Antrag beim Versorgungsamt (VA) selbst systematisch vorbereiten. Eine solche systematische Vorgehensweise empfiehlt sich auch bei der Antragstellung bei

- der Pflegekasse
- der Deutschen Rentenversicherung (DRV, früher: BfA o. LVA)
- dem Medizinischen Dienst der Krankenkassen (MDK)
- einem Berufsständischen Versorgungswerk (Freie Berufe)

Um Ihren Antrag, Änderungsantrag oder Widerspruch bestmöglich begründen zu können, sollten Sie außer den ärztlichen Stellungnahmen auch eigene Angaben machen:

- Subjektive Schilderung (Beschwerde-Ebene) und
- historische Angaben zur Krankengeschichte (Chronologie).

Dazu gebe ich Ihnen weiter unten Beispiele.

Wichtig:
Fordern Sie von Ihrer Krankenkasse eine Aufstellung über die Arbeitsunfähigkeitszeiten der letzten 5 bis 10 Jahre an.

- Wenn Ihre Krankenkasse Ihnen eine Aufstellung über alle in den letzten Jahren abgerechneten Behandlungen, Diagnosen, Zahlungen (z. B. an Behandler oder Kliniken) oder Arbeitsunfähigkeitszeiten machen kann, bitten Sie auch darum (»Ausdrucken der Krankenkassenakte«). Nach § 83 SGB X haben Sie Anspruch auf Auskünfte über die über Sie gespeicherten Sozialdaten.
- Falls Sie in physiotherapeutischer Behandlung waren (Massagen, Lymphdrainagen oder Krankengymnastik) könnten Sie die Physiotherapeutin um Kopien der Berichte bitten, die diese an die verordnenden Ärzte geschickt hatte.
- Wenn die Arbeitsagentur oder Ihre eigene Krankenkasse Sie durch den MDK untersuchen und beurteilen ließ, sollten Sie die Arbeitsagentur oder die Krankenkasse um eine Kopie des Berichtes bitten. Um diese Berichte zu erhalten, können Sie auch Akteneinsicht bei der Arbeitsagentur oder Ihrer Krankenkasse beantragen, wenn die einfache Bitte um Zusendung der Kopien nicht zum Erfolg führen sollte. Auch hier können Sie sich auf den § 83 SGB X berufen.
- Sicher waren Sie bereits bei Fachärzten zur Untersuchung oder Behandlung. Evtl.

liegen die Facharztberichte bereits bei Ihrem Hausarzt oder Ihrer Hausärztin in Ihrer Akte. Bitten Sie diese um Kopien. Falls Facharztberichte fehlen, können Sie diese direkt beim Facharzt anfordern. Denken Sie auch an psychotherapeutische Berichte, falls Sie schon mal ambulant oder stationär psychotherapeutisch behandelt wurden.

- Wenn Sie jemals einen Kur- oder Reha-Antrag, egal, ob stationär oder ambulant, gestellt hatten, sollten Sie Ihre Rentenkasse um eine Kopie des Antrages und der ärztlichen Beurteilung bitten. Evtl. liegt beides schon bei Ihrem Hausarzt oder Ihrer Hausärztin in Ihrer Akte.
- Wenn Sie jemals betriebs- oder arbeitsärztlich untersucht oder begutachtet worden sind, sollten Sie versuchen, auch an diese Unterlagen zu kommen.
- Wenn Sie Probleme mit der Anforderung aller dieser Unterlagen haben, sagen Sie Ihrem Hausarzt oder Ihrer Hausärztin Bescheid und bitten ihn oder sie um Unterstützung.

## III. Krankenakten müssen oft rekonstruiert werden.

Tatsächlich kommt es oft vor, dass große Teile der Krankengeschichte (der Krankenakte) nicht mehr ohne Weiteres auffindbar sind. Wenn zum Beispiel Ihr Hausarzt wichtige Krankenhaus- oder Facharztbefunde nicht hat, müssen diese mühsam und in detektivischer Kleinarbeit von den Fachärzten und Krankenhäusern einzeln angefordert werden. Das dauert oft mehrere Monate. Bitten Sie Ihren Hausarzt, Ihnen dabei zu helfen und bieten Sie ihm dafür ein kleines Extrahonorar an (20 bis 50 Euro).

## IV. Beispiel einer Tabelle, die Angaben zur Chronologie Ihrer Erkrankungen macht.

Fertigen Sie eine chronologische und tabellarische Aufstellung Ihrer Krankengeschichte an.

| Nr. | Datum Arztbesuch | Name des Arztes | Anschrift | Diagnose |
|---|---|---|---|---|
| 1 | ... | ... | ... | ... |
| 2 | .... | .... | .... | .... |
| 3 | ... | ... | ... | ... |
| 4 | .... | .... | .... | .... |
| ... | ... | ... | ... | ... |

Wenn Sie bei einem Arzt seit Jahren in Behandlung sind, reicht eventuell die summarische Aufzählung in nur einer Tabellenzeile.

## V. Fiktives Beispiel einer subjektiven Beschwerde-Schilderung.

Bitte maximal zwei DIN A4 Seiten schreiben:

1. Beschwerden nach der Unterleibsoperation: Nach der Gebärmutterentfernung sind bei mir anhaltende Beschwerden wie Dauerschmerzen im Unterleib und beim Geschlechtsverkehr aufgetreten. Dies konnte bisher von keinem Arzt erfolgreich behandelt werden. Außerdem habe ich seitdem Schmerzen beim Heben und Tragen. In meinem Beruf als Altenpflegerin führt das oft zu Problemen bei der Pflege von alten Menschen.

2. Beschwerden durch Migräne/Kopfschmerzen/HWS-Syndrom, Coxitis, Kreuzschmerz: Eingeschränkte Körperbeweglichkeit: Morgens komme ich nur sehr schlecht aus dem Bett, weil mein ganzer Körper steif ist und jegliche Bewegung sehr stark schmerzt. Sogar das Waschen und Zähneputzen fällt mir schwer, weil das Bücken über das Waschbecken unmöglich ist. Viele Tätigkeiten im Haushalt kann ich nur eingeschränkt oder gar nicht ausüben. Das Putzen ist deswegen unmöglich. Beim Einkaufen kann ich keine Einkaufstasche tragen, die mehr als 4 oder 5 kg wiegt. Das Treppensteigen im Haus macht mir besonders viele Probleme.

3. Beschwerden wegen Unterfunktion der Schilddrüse, Bluthochdruck: Andauernde Müdigkeit und Antriebsmangel führt bei mir zum Desinteresse an praktisch allem. Ich bin geneigt, immer liegen zu bleiben und mich so wenig wie möglich zu bewegen. Eine starke Gewichtzunahme und dauernde Muskelkrämpfe verstärken meine Steifheit.

4. Beschwerden wegen der Brust-OP: Es sind zwei hässliche Narben geblieben die beim Anfassen schmerzen (beim Waschen, beim Tragen von BHs).

5. Beschwerden wegen Einnahme verschiedener Medikamente: Ich nehme täglich folgende Medikamente: L-Thyroxin 150, Micardis 80, Torem 5, Amitriptylin, Arcoxia, Durogesic 25. Davon habe ich Nebenwirkungen, die ich aber den einzelnen Medikamenten nicht genau zuordnen kann: Schwindel, Müdigkeit, Muskelkrämpfe, Kopfschmerzen, Übelkeit, Erbrechen, Verstopfungen, manchmal Durchfall.

6. Beschwerden wegen Arthrose: Starke Gelenkschmerzen verhindern fast jede körperliche Tätigkeit zu Hause und im Beruf.

Wichtig: Wie Sie sehen, kommt es auf die genaue Schilderung Ihrer Ausfallerscheinungen an, nicht nur auf das Nennen einer medizinischen Diagnose.
Beispiel: Es ist nicht so wichtig, ob Ihre Lungenkrankheit »Asthma« oder »Bronchitis« oder »COPD« oder anders heißt, sondern ob sie eine Lungenfunktionsstörung bedingt und eine das gewöhnliche Maß übersteigende Dyspnoe (Atemnot) bereits bei leichten Alltagsbelastungen wie Spazierengehen, Treppensteigen, leichter Arbeit mit sich bringt. Diese das gewöhnliche Maß übersteigende Belastung oder Einschränkung oder Behinderung sollten Sie dann auch detailliert schriftlich dem Amt schildern!

## VI. Medikation.

Beispiel einer Aufstellung der eingenommenen Medikamente:

*Auflistung meiner Medikamente seit November 2010:*

*Allobeta 300 1x1*
*Tilidin-N dura 100mg/8mg 1x1*
*Ibuprofen 800 mg 2x1*
*Tetrazepam 50 mg 1x1*

*Voltaren Resinat: Bei Bedarf*
*Voltaren Dispers: Bei Bedarf*
*Voltaren Schmerzgel: 2 x täglich*

## VII. Blutdrucktabelle.

Wenn Sie unter hohem Blutdruck leiden, sollten Sie dem Versorgungsamt Ihre Blutdruckwerte in Form einer Tabelle vorlegen, sofern der Blutdruck trotz Medikation erhöht sind:
Beispiel einer Blutdrucktabelle unter Word:

| Datum | Systole | Diastole | Puls |
|---|---|---|---|
| 11.11.2011 | 175 | 89 | 56 |
| 12.11.2011 | 184 | 91 | 68 |
| 13.11.2011 | 162 | 92 | 59 |
| 13.11.2011 | 196 | 92 | 63 |
| (...) | (...) | (...) | (...) |

## VIII. Blutzuckertabelle.

Wenn Sie unter hohem Blutzucker (Diabetes) leiden, sollten Sie dem Versorgungsamt Ihre Blutzuckereigenmesswerte in Form einer Tabelle vorlegen, sofern der Blutzucker trotz Medikation erhöht ist:

| Datum | Zeit | Glucose |
|---|---|---|
| 30.09.2011 | 21:05 | 132 |
| 01.10.2011 | 10:49 | 194 |
| 01.10.2011 | 12:40 | 191 |
| 01.10.2011 | 15:40 | 122 |
| (...) | (...) | (...) |

## IX. Befunde und Antragsformular.

Alle diese Angaben und alle Befunde, die Sie bekommen konnten, sollten Sie dem offiziellen Antrag beilegen. Das Antragsformular selbst können Sie sich vom Versorgungsamt schicken lassen oder im Internet herunterladen. Zum Beispiel unter http://www.lsjv.rlp.de/service/

## X. Sollten Sie alle Befunde vorlegen, insbesondere Reha- (Kur-) Berichte?

Überlegen Sie sich vorher, welche Befunde Sie dem Versorgungsamt zugänglich machen wollen und welche nicht. Letztens mailte mir ein Patient:

*Sehr geehrter Herr Doktor,*
*Ich sende Ihnen heute den Bericht von der Operation der li. Schulter. Da ich die Schulter 3 Wochen nicht weiter belasten soll, wird die Reha für den Rücken erst nach dem 4.10.2011 erfolgen.*
*...*
*Auf die Beurteilung der Reha brauchen wir nicht warten, denn das Resultat steht schon fest, denn die Reha wird sich sicherlich nicht selber »schlecht« machen und wird deshalb den vierwöchigen Reha-Aufenthalt als erfolgreich beurteilen. Dies kenne ich von der letzten Reha schon ...«*

Eine andere Patientin erhielt diesen Reha-Abschlussbericht:

*»... Im Rahmen unserer psychologischen Testverfahren führten wir mit Frau M. den SCL-90-R und das BDI durch. Im SCL-90-R fand sich belastetes Selbsterleben in den Bereichen Somatisierung (69), Zwanghaftigkeit (75), Unsicherheit im Sozialkontakt (72), Depressivität (74), Ängstlichkeit (76), Aggressivität / Feindseligkeit (72) sowie phobische Angst (69) und Psychotizismus (79) bei ausgeprägter grundsätzlicher Belastung (GSI: 72). Das BDI verweist mit einem Rohwert von 25,1 (% Rangwert von 80) auf eine klinisch relevante depressive Symptomatik.*
*Im Abschlussgespräch äußert sich Frau M. zufrieden über das von ihr während ihres Aufenthaltes Erreichte: »Mein Schmerz ist zwar noch etwas vorhanden, aber meine Konzentration ist wieder da. Ich bin viel weniger herabgestimmt, habe weniger Angst und grüble weniger. Mein Schlaf ist jetzt prima.«*
*Auch das testpsychologische Verfahren des SCL-90-R belegt eine Besserung der Symptomatik bei Frau M.*
*Alle noch zu Beginn der Behandlung erhöhten Werte sanken bei erneuter Testabnahme gegen Ende der Behandlung in den Normbereich.*
*Wir bedanken uns für die Überweisung der Patientin und verbleiben ...«*

Ein solcher Reha-Bericht ist für den Wunsch nach einer sachgerechten Einstufung beim VA eher hinderlich, denn auch hier hat die Klinik den Zustand der Patientin schöngeredet, um als Klinik nicht schlecht da zustehen.

**Den meisten Menschen geht es nach vier Wochen Reha besser. Das sagt aber so gut wie nichts über die Beschwerden aus, die sich dann im Alltag und Beruf wieder einstellen könnten. Derartige Rehaberichte sind aber willkommenes Material für das VA oder die Rentenversicherung, um Ihren Antrag auf Anerkennung einer Behinderung oder früheren Rente abzulehnen.**

## XI. Vorladung zum Sachverständigen (Gutachter).

Wenn Sie zu einem Gutachter einbestellt werden, was eher selten vorkommt in VA-Angelegenheiten, sollten Sie alle Unterlagen in Kopien dabei haben und vorlegen können, sonst geht es Ihnen so wie dieser Patientin. Sie mailte mir:

*Sehr geehrter Herr Doktor,*
*... auffällig war, dass beiden Gutachtern KEINERLEI aktuelle Befunde vorlagen, sondern nur die alten Rentengutachten von 2007 und 2008, ohne das für mich sehr günstige orthopädische Gutachten von 2007, aber seltsamerweise war das für mich ungünstige Gutachten von Dr. X dabei!*

## XII. Zum Schluss: Die Stellungnahme des Hausarztes.

Wenn Sie nun im Besitz aller Unterlagen sind, die Sie dem VA vorlegen möchten, könnten Sie Ihren Hausarzt bitten, eine Stellungnahme für Sie zu schreiben, die alle Unterlagen mit einbezieht und diese nach der

»Verordnung zur Durchführung des § 1 Abs. 1 und 3, des § 30 Abs. 1 und des § 5, Abs. 1 des Bundesversorgungsgesetzes (Versorgungsmedizin-Verordnung – VersMedV) VersMedV Ausfertigungsdatum: 10.12.2008 – Stand: Zuletzt geändert durch V v. 14.7.2010 (oder eine jüngere Version)«

detailliert würdigt.

Diese Stellungnahme geht weit über das hinaus, was der Hausarzt normalerweise für das VA schreibt, wenn er von diesem dazu aufgefordert wird und dafür nur 21 Euro erhält. Für seine detaillierte Arbeit mit dem Zusammenstellen und Auswerten aller Ihrer Befunde und für diese ausführliche und begründete Stellungnahme sollten Sie dem Hausarzt ein Honorar nach den Ziffern 85 und 95 der Privaten Gebührenordnung für Ärzte (GOÄ) anbieten. Rechnen Sie mit 65 bis 400 Euro.

## Gibt es überhaupt Evidenz für den Nutzen der gängigen Osteoporosetherapie? Kann sie sogar schaden?

Viele Patienten glauben, dass das, was der Doktor ihnen zur Behandlung rät, auch Hand und Fuß hat. Mit anderen Worten: Die Behandlung durch Ihren Arzt sei geeignet, ihre Beschwerden oder Krankheit zu beseitigen. Aber das stimmt leider oft nicht! Viele Vorschläge, die in hausärztlichen Praxen gemacht werden, beruhen nur auf spekulativen Annahmen, aber nicht auf einer soliden wissenschaftlicher Basis. Beispiel: Sie leiden unter Osteopenie oder Osteoporose (Knochenschwund) und sind als Frau noch nicht in der Menopause oder Sie sind ein Mann. Zum Glück ist es bei Ihnen dadurch noch nicht zu einem Knochenbruch (Fraktur) gekommen, aber genau das würden Sie gerne verhindern. Alle, die deswegen bereits eine Fraktur erlitten haben, möchten erst recht verhindern, dass es wieder dazu kommt. Aber wie? Sie gehen zu Ihrem Hausarzt, Internisten oder Orthopäden und fragen um Rat. Wahrscheinlich werden Sie die Praxis verlassen mit einem Rezept in der Hand für Tabletten mit dem Inhaltsstoff Alendronsäure 70 ohne weitere Empfehlungen. Der Arzt hat Ihnen kurz erklärt, dass dies die beste Therapie für Ihre kranken Knochen für die nächsten zehn Jahre sei, und Sie glauben ihm das gerne: Wie schön, es gibt eine Tablette, die muss ich lebenslang nehmen und die Sache kommt wieder in Ordnung. Ich bekomme wieder schöne feste Knochen, die nicht so schnell brechen.

Sie werden erstaunt sein, dass das nicht stimmt! Es gibt keine Evidenz (keinen Beweis) für die Behauptung, dass Alendronsäure 70 in Ihrem Fall (Mann oder nichtmenopausale Frau) die beste Therapie für Ihre Knochen für die nächsten 10 Jahre ist. Die einzige Substanz zur Osteoporosetherapie – ausgenommen vielleicht nur die Hormonersatztherapie und das sehr billige Vitamin D, das deswegen meistens nicht beworben wird – die ihre Wirksamkeit über fünf Jahre unter Beweis gestellt hat und die alles abdeckt, ist wahrscheinlich Strontiumranelat.

Was den Patienten oft nicht gesagt wird: Krafttraining ist unverzichtbar. Eine Mindestverformung der Knochen, etwa 800 Microstrain, wird als Richtgröße angesehen und kann Knochenaufbau bewirken. Messungen an Athleten, die 80 oder sogar 90 Jahre alt waren, haben soviel Muskelkraft ergeben wie bei 30 bis 40 Jährigen.

Zudem hatte Sie weder der Arzt noch später die Apothekerin über die Risiken des Medikamentes vollständig aufgeklärt. Hier nur ein kleiner Auszug aus der Fachinformation:

*Erkrankungen des Immunsystems: Selten: Überempfindlichkeitsreaktionen einschließlich Urtikaria und Angioödem.*
*Stoffwechsel- und Ernährungsstörungen: Selten: Symptomatische Hypocalcämie*
*Erkrankungen des Nervensystems: Häufig: Kopfschmerzen.*
*Augenerkrankungen: Selten: Uveitis, Skleritis, Episkleritis.*
*Erkrankungen des Gastrointestinaltraktes: Häufig: Bauchschmerzen, Dyspepsie, Verstopfung, Durchfall, Blähungen, ösophageales Ulkus, Dysphagie, aufgetriebenes Abdomen, saures Auf-*

*stoßen.*
*Gelegentlich: Übelkeit, Erbrechen, Gastritis, Ösophagitis, ösophageale Erosionen, Meläna.*
*Selten: Ösophagusstriktur, oropharyngeale Ulzerationen, Perforationen, Ulzera und Blutungen im oberen Gastrointestinaltrakt*
*Alendronsäure kann lokale Irritationen an den Schleimhäuten des oberen Gastrointestinaltraktes verursachen. Aufgrund der möglichen Verschlechterung der zugrunde liegenden Erkrankung sollte Alendronat bei Patienten mit aktiven gastrointestinalen Erkrankungen wie Dysphagie, Erkrankungen des Ösophagus, Gastritis, Duodenitis, Ulzera oder mit kürzlich aufgetretenen schweren gastrointestinalen Erkrankungen (innerhalb des letzten Jahres) wie z. B. peptisches Ulkus, aktive gastrointestinale Blutungen oder chirurgische Eingriffe im oberen Gastrointestinaltrakt außer Pyloroplastik nur unter besonderer Vorsicht verabreicht werden.*

Richtig wäre also der Rat gewesen: Nehmen Sie zunächst keine Alendronsäure 70, sondern fangen Sie ein regelmäßiges Trainingsprogramm an, das Ihre Knochen fordert und in diesen einen Wachstumsreiz auslöst. Die Knochen werden zwar nicht wieder wie bei kleinen Kindern wachsen, aber die Knochenbälkchen in den Knochen werden wachsen und dicker werden und der Knochen dadurch wieder stärker und widerstandsfähiger. Gleichzeitig wird ihre Muskelmasse durch das Training aufgebaut.

Stärkere und trainierte Muskeln werden eher in der Lage sein, Sie auf den Beinen zu halten, und durch das Training wird auch Ihre Reaktionsgeschwindigkeit und Ihr Koordinationsvermögen besser. Beides trägt dazu bei, dass Sie nicht so leicht hinfallen. Sollten Sie doch mal fallen, können Sie sich dann besser abfangen, weil sie kräftiger sind. All das erreichen Sie nicht nur durch die Tabletteneinnahme. Wenn ein Vitamin-D-25-OH-Mangel besteht, müssten sie diesen durch längere Aufenthalte in der Sonne und gegebenenfalls durch die Einnahme von Vitamin-D-Tabletten ausgleichen. Das Problem ist nur: Auch das hat Ihnen Ihr Arzt nicht gesagt und in der letzten Blutuntersuchung kam der Vitamin-D-25-OH-Spiegel nicht vor, weil der Arzt Laborbudgetprobleme befürchtete. Kalzium (500–1.000 mg/Tag) kommt in Betracht.

**Fazit: Die Empfehlung zur Langzeit-Einnahme von Alendronsäure 70 basiert oft nicht oder nur wenig auf harten Fakten. Sie basiert vielmehr auf der Tatsache, dass Ihr Arzt Sie gerne schnell wieder los werden will, weil das Wartezimmer voll ist, weil er keine Lust hat den widerspenstigen Patientinnen zum hundertsten Mal zu erklären, dass Gewichtsreduktion und täglicher Sport viel wichtiger für die Gesundheit im Allgemeinen und für die Muskeln und Knochen im Speziellen ist als die Einnahme von Alendronsäure. Oder weil er gerade von einer Pharmaberaterin einer der vielen Firmen, die diese Präparate herstellen, ein kostenloses Muster mit Alendronsäuretabletten bekam und sich nun verpflichtet fühlt, das auch zu verschreiben. Oder weil ihm die Pharmaberaterin sagte, dass die Alendronsäuretabletten ihrer Firma 25 % billiger seien als die von der Konkurrenz und der Arzt deshalb mit jeder Verschreibung richtig sparen könne.**

**Wenn zu Alendronsäure gleichzeitig PPI-Mittel (bestimmte Säureblocker) gegeben werden, halbiert sich der Schutzeffekt der Alendronsäure sogar.** *[MT, 2.9.11, S. 13]*

**Viele Ärzte klären ihre Patienten über diesen Zusammenhang nicht auf. Sie als Patient müssen also immer auf der Hut sein und Wechselwirkungen selbst überprüfen. Für alle Osteoporosepatienten aber, die ihr Leben in die eigene Hand nehmen und aktiv gestalten möchten, sei gesagt: Es führt kein Weg an körperlichem Training und mehr Aufenthalt in der Sonne und an der frischen Luft vorbei. Auch die Gewichtsreduktion bei Übergewicht nimmt Ihnen niemand ab, das müssen Sie letzten Endes selbst hinkriegen.**
**Wenn Sie nicht wissen, welches Training für Sie gut ist, könnten Sie Ihren Arzt um ein Rezept für Krankengymnastik bitten und sich von der Krankengymnastin ein Eigenübungsprogramm zum Muskel- und Knochenaufbau zeigen lassen. Dazu reichen drei bis sechs Sitzungen zu je 20 bis 30 Minuten. Schreiben Sie sich nach jeder Sitzung ein Memo und führen Sie dann selbständig die Übungen täglich durch. Das geht auch im Wohnzimmer auf dem Teppich oder auf dem Sofa. Wenn Sie joggen oder schwimmen können und dürfen, dann machen Sie auch das, am besten täglich. Fakt ist doch, dass so gut wie keiner mehr Zeit und Lust hat, Sie über alle Aspekte eines verschriebenen Medikamentes zu informieren. Außerdem kennt kein Arzt und kein Apotheker diese ganzen Informationen auswendig. Und wenn ich sage »keiner«, dann meine ich das auch: Kein Arzt oder Apotheker hat alle Aspekte der gängigen Medikamente im Kopf. Selbst die zehn oder zwanzig häufigsten Medikamente, die ein Arzt verschreibt oder die ein Apotheker abgibt, kennt dieser nicht in- und auswendig, sondern nur teilweise. Und auch diese Teilinformationen verrät er Ihnen meistens nicht: keine Zeit, Wartezimmer voll; im Krankenhaus: Stress und Hektik auf Station oder nicht geschlafen im Nachtdienst. Keine Lust, kurz vor Feierabend, Stress mit der Freundin oder Frau, mit den Gedanken ganz woanders oder schon im Urlaub. Ihrer fabelhaften Ärztin oder Apothekerin geht es nämlich so wie den meisten Menschen: Halte mir bitte, wenn möglich, alle Probleme und Belastungen vom Leib, und bitte: Mach's kurz.**

Was also tun?

Bitten Sie in der Sprechstunde ausdrücklich um eine eingehende Beratung zu einem verschriebenen Medikament (in diesem Fall zu Alendronsäure 70), insbesondere, wenn Sie es noch nicht kennen. Bitten Sie den Arzt, in seinen Computer zu schauen, denn dort hat er ein Medikamenteninformationssystem, dem er alle Angaben entnehmen kann. Dieses Medikamenteninformations- und Verschreibungssystem kann auch automatisch Wechselwirkungen prüfen. Bitten Sie Ihren Arzt um diese computerisierte Prüfung, falls Sie noch andere Medikamente einnehmen. Nennen Sie ihm alle, vielleicht weiß er von den anderen Medikamenten nichts, weil sie von Ihrer Frauenärztin, von Ihrem Augenarzt, Ihrem Psychiater oder naturheilkundlichen Ärztin verschrieben wurden, oder weil Sie sie rezeptfrei nach eigenem Gutdünken in der Apotheke, im Reformhaus oder beim Discounter (zum Beispiel Magnesium, Johanneskraut, Baldrian) gekauft haben. Wenn der Arzt dann die Prüfung anklickt, kommt zuweilen Erstaunliches und Erschreckendes zu Tage.
Fragen Sie ausdrücklich danach. Lassen Sie sich vom Arzt oder Apotheker das Rechercheergebnis ausdrucken.
Fragen Sie Ihren Arzt, ob er Ihnen die Fachinformation zu dem verschriebenen Medika-

ment als PDF per E-Mail schicken kann. Machen Sie sich Notizen und besprechen Sie Unklarheiten mit Ihrem Arzt oder Ihrem Apotheker.
Lesen Sie selbst zum Thema Osteoporose und den erwähnten Medikamenten in Wikipedia nach.

**Fazit: Vielleicht sollten Sie, nach Rücksprache mit Ihrem Arzt, ein Medikament lieber nicht nehmen, wenn es**
**1. keine echte Evidenz für einen Nutzen gibt,**
**2. bei Ihnen kontraindiziert ist,**
**3. negative Wechselwirkungen auslösen könnte,**
**4. Bedeutsame Nebenwirkungen haben könnte,**
**5. andere Methoden (FDH, Sport) viel besser wirken könnten,**
**6. auch durch die horrenden Kosten Schaden angerichtet werden könnte.**

# Der Medizinische Dienst der Krankenkassen (MDK)

**Alleine der MDK Hessen führte in 2009 462.043 Begutachtungsleistungen im Auftrag der gesetzlichen Krankenkassen durch, darunter 129.054 Begutachtungen von Arbeitsunfähigkeitsbescheinigungen. 136.933 Begutachtungen wurden in 2009 in Hessen im Auftrag der gesetzlichen Pflegekassen durchgeführt. 724 Pflegeeinrichtungen wurden in 2009 vom MDK Hessen geprüft. Der MDK Hessen beschäftigte im Januar 2010 161 Ärzte, 88 Pflegefachkräfte, insgesamt 529 Personen** *[Der Medizinische Dienst der Krankenversicherung in Hessen im Profil, Hessisches Ärzteblatt, 5/2010, S. 309 ff., auch unter www.laekh.de].*

## I. Tätigwerden des MDK.

Der MDK wird regelmäßig von den gesetzlichen Kassen eingeschaltet, wenn es um die Klärung medizinischer Fragen geht. Oft geschieht die Beurteilung durch den MDK nach Aktenlage. Zum Beispiel bei der Frage, ob ein Kurantrag für eine von der Kasse (und nicht von der Rentenversicherung) zu bezahlende Kur bewilligt werden kann. Geht es um einen Reha- oder Kurantrag, der bei der Rentenkasse gestellt wird, ist der MDK meistens nicht zuständig, sondern die Rentenkasse selbst prüft und schaltet ggf. den eigenen ärztlichen und psychologischen Dienst ein. Oft wird auch bei Fragen zur Arbeitsunfähigkeit eines Versicherten durch den MDK rein aktenmäßig entschieden.

## II. Untersuchung beim MDK.

Manchmal werden Patienten aber auch vom MDK zur persönlichen Untersuchung einbestellt.
In diesem Fall sollten Sie gut vorbereitet dorthin gehen:
Sie können davon ausgehen, dass der Ärztin beim MDK bereits eine Akte über Sie vorliegt, aber Sie können nicht unbedingt davon ausgehen, dass diese Akte auch alles Wichtige enthält. Denn es ist falsch anzunehmen, die gesetzliche Krankenkasse wisse alles über Sie, habe alle Befunde, Diagnosen, Medikamente, Labordaten oder Krankengymnastikverordnungen im Computer gespeichert. Das stimmt nicht. Was Sie an Medikamenten verschrieben bekommen haben, weiß Ihre Kasse meistens nicht. Und selbst wenn sie es wüsste, wäre ihr unbekannt, was Sie sich noch alles selbst – rezeptfrei – besorgt hatten. Rezeptfrei bekommen Sie heutzutage vieles, was früher zuweilen noch rezeptpflichtig war: Magensäureblocker (zum Beispiel Ranitidin 75), Cortisonsalben (Hydrocortison 0,5 %), Aciclovir (Salbe gegen Lippenherpes), Diclofenac Gel, Diclofenac Tabletten (12,5 und 25 mg), Ibuprofen 200 oder 400 mg, manche Migränemittel. Außerdem könnte Ihnen Ihr Arzt auch rezeptpflichtige Medikamente auf Privatrezept verordnet haben mit dem Argument: »Die Kasse zahlt das nicht!«, was dann selbstverständlich auch nicht zu Lasten Ihrer Kasse von der Apotheke abgerechnet wird. Auch

über solche Medikamente sollten Sie dem MDK Auskunft gegen, wenn Sie einbestellt werden.
Alle Arzt-, Facharzt- und Krankenhausberichte, die Ihr Hausarzt der Kasse für den MDK nicht für die Begutachtung vorgelegt hat, hat der MDK logischerweise auch nicht vorliegen, es sei denn, der MDK hat Kenntnis von diesen anderen Ärzten und Krankenhäusern und schreibt diese wegen Ihnen an und würde diese um Auskunft bitten. Die Krankenkasse hat diese Berichte normalerweise nicht, denn Ärzte, Fachärzte und Kliniken berichten der Kasse regelmäßig nichts Inhaltliches. Die Kliniken bilden nur insofern eine Ausnahme, dass sie den Krankenkassen mit der Behandlungsrechnung über erbrachte stationäre Leistungen auch die Behandlungsdiagnosen mitteilen. Sie teilen mit der Rechnung aber regelmäßig keine weiteren Details mit, wie Laborwerte, erhobene Befunde, Röntgen- oder Sonographiebefunde. Das unterliegt i. d. R. der Schweigepflicht und dem Datenschutz. Viele Berichte mögen auch dem Hausarzt nicht vorliegen, weil sie ihm nie geschickt wurden, obwohl er Sie zum betreffenden Facharzt überwiesen hatte und obwohl der Facharzt zur Erstellung eines Quartalsberichtes bei gesetzlich Versicherten verpflichtet ist. Das wird oft missachtet, in etwa der Hälfte der Fälle schreiben insbesondere Augen- und Frauenärzte keinen Bericht an den überweisenden Hausarzt. Ärztliche und psychologische Psychotherapeuten noch viel seltener, nur bei etwa 5 bis 10 % der überwiesenen Patienten.

## III. Befundlage klären.

Sorgen Sie also vor einem Begutachtungs- oder Untersuchungstermin beim MDK dafür, dass Ihnen alle relevanten Berichte vorliegen und bitten Sie Ihren Hausarzt um Hilfe dabei. Er kann fehlende Berichte für Sie anfordern. Das ist Extraarbeit für ihn, die Sie ihm auch extra bezahlen sollten. Fragen Sie vorher nach der Höhe seines Extrahonorares. Lassen Sie sich vom Hausarzt Ihre gesamte Akte ausdrucken, also auch alle Befunde, die nur er bei Ihnen erhoben hat (zum Beispiel Untersuchung des Rückens, der Gelenke, Abhören von Herz und Lunge usw.), alle Diagnosen, die er gestellt hat (zum Beispiel »Chronische Schmerzen der LWS«), alle Medikamente, die er Ihnen verschrieben hat, auch die rezeptfreien und die kostenlosen Muster. Nehmen Sie dann alle diese Unterlagen mit nach Hause und ordnen Sie diese chronologisch. Wenn Ihr Arzt Ihnen nur Kopien aushändigen möchte, ist das vollkommen o.k., bieten Sie ihm dann Geld für seine Kopierkosten an.
Je umfassender und gründlicher Ihre Befundsammlung ist, umso höher ist ihre Chance, dass der MDK zu einem umfassenden und fairen Urteil kommt.

## IV. Chronologische Aufstellung anfertigen.

Fertigen Sie dann eine Tabelle an, die Ihren Krankheitsverlauf chronologisch wiedergibt, wenn es sich um chronische Erkrankungen handelt. Und um langjährige, chronische Erkrankungen handelt es sich ja oft, wenn der MDK eingeschaltet wird.

| Nr. | Datum Arztbesuch | Name des Arztes | Anschrift | Diagnose |
|---|---|---|---|---|
| 1 | 12.1.2010 | Dr. Müller Orthopäde | Kaiserstraße 1, Berlin | Osteochondrosen und Spondylarthrosen, L4/5, L5/S1 |
| 2 | 20.2.2010 | Dr. Maier Pulmologe | Leibnizstraße 2, Berlin | Atemnot, Allergisches Asthma |
| 3 | 4.6.2010 | Dr. Schmidt HNO-Arzt | Goetheplatz 3, Berlin | Hörsturz rechts, Schwerhörigkeit |
| 4 | 8.8.2010 | Dr. Becker HNO-Arzt | Dorfstraße 4, Berlin | Tinnitus beidseitig, Schwerhörigkeit rechts |
| 5 | Seit 1998 | Dr. Lang Hausarzt | Mainzerstraße 5, Berlin | Rückenschmerzen, Allergie, Asthma, Hörsturz, Schwerhörigkeit, Tinnitus |

## V. Beschwerdeschilderung.

Schreiben Sie dann eine kurze eigene Schilderung Ihrer Beschwerden. Dort können und sollten Sie auch subjektive Eindrücke festhalten, also zum Beispiel Schmerzen oder worin Sie in Alltag oder Beruf durch Ihre Krankheit behindert sind. Ein Beispiel dazu finden Sie im Kapitel über das Versorgungsamt.

## VI. Bilder besorgen.

Besorgen Sie außer den oben erwähnten Befunden auch alle Röntgen-, CT-, MRT- und Ultraschallbilder, wenn es solche gibt und die mit Ihren zu beurteilenden Krankheiten zu tun haben. Wenn Ihnen die Ärzte keine Originalbilder aushändigen wollen, sondern nur Kopien, sollten Sie ihnen dafür einen Unkostenersatz anbieten.

## VII. Der Untersuchung-Termin beim MDK.

Alle diese Aufstellungen und Unterlagen sollten Sie nun zum MDK-Termin mitnehmen. Da Sie dort vielleicht untersucht werden, sollten Sie frisch gewaschen und frisiert oder gekämmt sein und saubere Kleidung tragen, Finger- und Fußnägel säubern und ggf. schneiden. Jeder zweite tut das tatsächlich nicht und hat deswegen schon seine Chancen auf ein faires Gutachten etwas gemindert.
Im MDK-Termin sollten Sie auf alle Fragen knapp und wahrheitsgemäß antworten und darauf hinweisen, wenn Sie zu diesem Thema Unterlagen dabei haben, die dem MDK gegebenenfalls noch nicht vorliegen. Vermeiden Sie ausschweifende Antworten und Ausschmückungen. Zeit ist Geld und Zeit haben MDK-Ärzte nicht viel, außerdem sind sie oft genervt von den ganzen Kranken, von denen ihrer Meinung nach die Hälfte mehr oder weniger simuliert, um länger krank geschrieben zu werden oder eine ambulante oder stationäre Reha zu Lasten der Kasse zu bekommen usw. Also nerven Sie die Ärztin oder den Arzt nicht und beschränken Sie sich auf das Wesentliche. Das sollten Sie dann

aber auch belegen können durch entsprechende Befunde. Zum Schluss können Sie die chronologische Aufstellung überreichen und Ihre knapp gefasste Schilderung. Ärzte sind meistens glücklich, wenn sie so etwas bekommen, denn sobald Sie draußen sind, muss der Arzt die ganze Geschichte diktieren, hat aber wie jeder Mensch schon wieder die Hälfte vergessen. Da ist es gut, wenn er nun Ihre Chronologie und Schilderung vorliegen hat, die er abdiktieren und mit den entsprechenden vorgelegten Befunden belegen kann.
Alle diese Ratschläge gelten natürlich auch für die Begutachtung bei Rentenanträgen oder bei Untersuchungen durch die Berufsgenossenschaft, die aber normalerweise nicht beim MDK stattfinden, sondern bei anderen benannten Sachverständigen.

## VIII. Begutachtung nach Aktenlage.

In den meisten Fällen, in denen der MDK Ihre Erkrankung nur nach Aktenlage beurteilt, werden Sie nicht persönlich geladen, sondern nur Ihr Arzt wird angeschrieben und um Beantwortung eines Fragebogens gebeten. Natürlich kann auch der mit behandelnde Facharzt (zum Beispiel Orthopäde oder Psychotherapeut) angeschrieben werden. Meistens wird derjenige zuerst angeschrieben, der sie krank schreibt, wenn es um die Beurteilung Ihrer Krankmeldung (»Arbeitsunfähigkeit«) geht. Wenn es um die Beurteilung einer verordneten Maßnahme geht (zum Beispiel ambulante oder stationäre Reha zu Lasten Ihrer Kasse, oder Hilfsmittel wie Rollstuhl) wird meistens zuerst der Verordner angeschrieben, oft ist das der Hausarzt oder Orthopäde.
Denken Sie daran, dass Haus- oder Fachärzte oft so vorgehen, wenn sie um einen Befundbericht für den MDK gebeten werden: Sie fotokopieren alle Facharzt- und Krankenhausberichte, die in der Patientenakte liegen, drucken die Laborwerte aus, die sie selbst erhoben haben, und schreiben noch einige Diagnosen dazu, die über Sie im Arztcomputer vermerkt sind. Das kommt in einen Umschlag und wird an den MDK geschickt. Der Arzt bekommt dafür nur einige Euro und die Fotokopierkosten. Dafür reißt sich kein Arzt in Deutschland ein Bein aus, denn es ist ein Minusgeschäft, schließlich hat er hohe Personal- und Mietkosten. Das geht regelmäßig zu Ihrem Nachteil, denn Ihre Chancen sind um so schlechter, je weniger der Arzt schreibt, je weniger aussagekräftige Befunde und Nachweise er beilegt.
Aber normalerweise erfahren Sie nicht, dass nichts oder wenig Aussagekräftiges in Ihrer Sache vom Hausarzt geschrieben wird. Die allermeisten Patienten vertrauen Ihrer Ärztin oder Ihrem Arzt (»Mein Arzt ist gut. Der kümmert sich und wird alles tun, damit mein Kur-Antrag – oder was auch immer – Erfolg hat«) und sind enttäuscht, wenn der MDK dann zu Ungunsten des Patienten entscheidet. Die »Schuld« geben Patienten und deren Ärzte dann dem »bösen« MDK, oft zu Unrecht.

## IX. Reden Sie vor einer MDK-Entscheidung mit Ihrem Arzt.

Wenn eine MDK-Entscheidung oder -Untersuchung ins Haus steht, sollten Sie deshalb mit Ihrem Arzt reden und diesen bitten, Sie zu verständigen, wenn eine Krankenkassen- oder MDK-Anfrage kommt. Sie sollten dann Ihren Arzt aufsuchen und mit diesem den ihm zugeschickten Fragebogen durchgehen. Wenn Ihr Arzt meint, dass das von der Kasse für das Ausfüllen des zuweilen mehrseitigen Fragebogens und dem Zusammenstellen und Aufbereiten aller Befunde angebotene Honorar nicht reicht, um seinen zeitlichen Aufwand zu decken, sollten Sie ihm ein Extrahonorar anbieten. Das könnte in der Größenordnung von 50 bis 100 Euro liegen und sollte Ihnen nach der Gebührenordnung für Ärzte (GOÄ) privat in Rechnung gestellt werden. In Frage kommen die GOÄ-Ziffern 85 und 95.

## X. Beispiel für eine Stellungnahme Ihres Arztes.

Eine akzeptable Stellungnahme Ihres Arztes für den MDK könnte so aussehen (Gekürzter Auszug aus einer fiktiven Schilderung):

*1. Knieschmerzen bds., links mehr als rechts bei mehrmaligen arthroskopischen Meniskusresektionen bds.*
*2. Chronisches Wirbelsäulen-Syndrom bei spondylarthrotischen Veränderungen im HWS- und LWS-Bereich*
*3. Polyarthrose der meisten Fingergelenke*
*4. Chronischer Tinnitus bei Zustand nach Hörsturz im April 2010*
*5. Psychophysischer Erschöpfungszustand bei Mehrfachbelastung als berufstätige Mutter von zwei Kindern, von denen eines chronisch krank ist; außerdem Betreuung des pflegebedürftigen Vaters.*
*6. Jetzige Beschwerden und Funktionseinschränkungen:*
*Psychophysischer Erschöpfungszustand mit rezidivierenden Oberbauchschmerzen bzw. Herzrhythmusstörungen, besonders unter Stress. Diese Beschwerden treten seit 2 Jahren täglich auf. Durch die chronische Erkrankung ihres Kindes besteht eine zusätzliche Belastung. Im April 2011 erlitt sie einen Hörsturz; seitdem chronischer Tinnitus mit Konzentrationsstörungen. Die Patientin leidet außerdem unter starken Knieschmerzen. Das linke Kniegelenk ist stark geschwollen (alle Bilder anbei!) bei schmerzhaft eingeschränkter Beweglichkeit. Es bestehen chronische Nackenschmerzen, mit Kopfschmerzen und Ausstrahlungen in beide Arme sowie tiefe Rückenschmerzen mit Ausstrahlung in beide Beine. Morgens schmerzen die Fingergelenke und sind angeschwollen und steif.*

*Fazit: Ich befürworte deswegen den Antrag für eine ambulante Badekur des Patienten. Alle Fremdbefunde, Laborberichte, Röntgen-, CT- und MRT-Bilder, Krankenhausentlassungsbriefe und Krankmeldungen der letzten zehn Jahre lege ich kopiert bei.*
*Ebenso beigefügt ist eine chronologische Aufstellung über den Krankheitsverlauf des Patienten und dessen eigene, subjektive Beschwerdeschilderung sowie eine Aufstellung der Medikation der letzten Zeit.*

(Beispiele für Aufstellungen der Medikation finden Sie in den Kapiteln über Kur- und Reha-Anträge (DRV) und im Kapitel zum Versorgungsamt. Eine solche Tabelle könnten sie selbst anfertigen und Ihrem Arzt vorlegen).

## XI. MDK wird von der Krankenkasse bezahlt und berichtet der Kasse.

Bedenken Sie: Der MDK wird von Ihrer Krankenkasse bezahlt und ist vielleicht schon deshalb nicht immer völlig neutral in seinen Beurteilungen. Für den MDK arbeiten auch oft externe Gutachter, die andernorts selbst als Fachärzte niedergelassen sind, aber dort möglicherweise auf keinen grünen Zweig kommen. Sie sind mitunter sehr auf den stundenweisen Zusatzverdienst beim MDK angewiesen und liefern auch deshalb zuweilen Stellungnahmen ab, von denen sie wohl hoffen, dass sie der Leitung des MDK genehm sind. Mit anderen Worten: Da könnte unter Umständen auch Krummes geradegebogen werden.

## XII. Die sogenannte Kassenakte.

Kaum ein Arzt und so gut wie kein Patient weiß, dass bei der gesetzlichen oder privaten Krankenkasse über die Versicherten-Akten mit intimen medizinischen Inhalten existieren, für die zumindest die gesetzlich versicherten Patienten ein Einsichtsrecht haben. Nach § 83 SGB X haben gesetzlich Versicherte nämlich Anspruch auf Auskünfte auf die über sie gespeicherten Sozialdaten.
Einmal kam ich in den Besitz einer etwa 50 Seiten starken Kassenakte eines in einer Ersatzkasse versicherten Patienten. Anlass war eine Beurteilung der Arbeits- und Erwerbsfähigkeit des Patienten durch den MDK, mit dessen Ergebnis der Patient nicht einverstanden war. Im Gegensatz zum MDK war der Patient der Meinung, dass er nicht ohne Einschränkungen vollschichtig auf dem allgemeinen Arbeitsmarkt vermittelbar sei. Weiterhin war er der Meinung, dass seine Erwerbsfähigkeit gefährdet sei.
Sein Hausarzt erläuterte ihm zwar das MDK-Gutachten kurz, machte aber weiter nichts, außer seine Krankmeldung zu verlängern. Der Patient wandte sich ratsuchend an mich und ich legte zunächst frist- und formgerecht Widerspruch gegen das Gutachten ein und gab eine vorläufige Begründung. Erkannt hatte der MDK die AU (Arbeitsunfähigkeit) bezogene Dauer-Diagnose:

*»ICD-10 = F43.22 Anpassungsstörung mit Angst und depressiver Reaktion«*

und bezog sich dabei auf die dem MDK von der Kasse vorgelegte Kassenakte und den vom Hausarzt in sehr dünnen Worten ausgefüllten Fragebogen.
In der dann von mir angeforderten und auch erhaltenen Kassenakte fand ich allerdings folgende aufschlussreiche Informationen:

- Alle Krankmeldungen der letzten 15 Jahre,
- Alle Anfragen der Krankenkasse an den Hausarzt und einige Fachärzte und deren Antworten,
- Aufzeichnungen über alle Krankentagegeldzahlungen,
- Zwei vollständige Reha-Berichte der DRV einschließlich der Beurteilung der Arbeits- und Erwerbsfähigkeit, die der Hausarzt dem MDK übermittelt hatte.

Aus allem konnte ich folgende weitere Dauerdiagnosen entnehmen:

- Anhaltende affektive Störung
- Posttraumatische Belastungsstörung
- Chr. ischämische Herzkrankheit
- Dissoziative Störung
- Nichtrheumatische Mitralklappenstenose
- Neurodermitis
- Knorpelschaden Knie
- Ein- und Durchschlafstörungen
- Hypertonie, z. Z. wohl medikamentös kompensiert

Damit konnte ich einen Widerspruch gegen den MDK-Bescheid gut und erfolgreich begründen. Der Patient musste nicht mehr arbeiten gehen. Gleichzeitig waren die Informationen der Akte auch hilfreich und zielführend beim Beantragen eines Grades der Behinderung (GdB) von Fünfzig beim Versorgungsamt. Damit konnte der Patient früher in Rente gehen, bekam außerdem Steuervergünstigungen und mehr Urlaubstage.

## XIII. Bei der Kassenärztlichen Vereinigung (KV) gespeicherte Sozialdaten.

Rufen Sie die für Sie zuständige Kassenärztliche Vereinigung (KV) an und bitten Sie um Auskunft über sämtliche abgerechneten Leistungen und Diagnosen, die über Sie vorliegen. Es geht hier um diejenigen Leistungen und Diagnosen, die Haus- und (niedergelassene) Fachärzte der KV zur Abrechnung per Diskette eingereicht haben. Die KV speichert diese Daten meistens 5 Jahre lang. Auf Wunsch eines Versicherten muss die KV sämtliche verfügbaren Sozialdaten herausgeben, so das Bundessozialgericht (AZ: B 1 KR 12/10 R). Ggf. ist dieser Antrag über die Krankenkasse zu stellen.

## XIV. Widerspruch.

Gegen eine MDK-Entscheidung können Sie Widerspruch einlegen. Beachten Sie die Fristen (meist 2 bis 4 Wochen) und beantragen Sie vor Abgabe Ihrer Begründung komplette Akteneinsicht in Form von Fotokopien zu Ihren Händen per Post. Beantragen Sie eventuell eine Fristverlängerung von einem Monat, um den Widerspruch in Ruhe begründen zu können. Ziehen Sie alle relevanten Befunde bei, die Sie erhalten können. Eine Widerspruchsbegründung sollte auch eine eindrucksvolle Schilderung Ihrer Probleme enthalten und Sie sollten sich mit einem erfahrenen Arzt zusammensetzen, der den medizinischen Teil für Sie ausformuliert. Fragen Sie deswegen zunächst Ihren Hausarzt.

Beispiel einer Schilderung eines Patienten (Auszug):

*»... zunächst möchte ich Ihnen die Verschlimmerung meiner gesundheitlichen Situation seit dem letzten Antrag auf Erteilung der Pflegestufe II schildern ... Meine Erkrankung hat sich seit April 2011 drastisch verschlimmert. Ich bin seitdem vom Bauch abwärts gelähmt. Es besteht also vollständige Bewegungslosigkeit der Beine und des Beckens. Die meiste Zeit verbringe ich liegend im Bett, zwischendurch sitzend in meinem Rollstuhl. Da dies aber mit*

*großen Anstrengungen verbunden ist, kann ich nur 3 mal am Tag je 2 Stunden im Rollstuhl verbringen. Dabei bin ich auf Hilfe meiner Angehörigen, die mich pflegen, angewiesen. Zusätzlich erschwert wird das Ganze durch zunehmende Kraftlosigkeit in den Armen. Da es sich um eine spastische Lähmung handelt, habe ich ständige Muskelschmerzen in den Beinen und im unteren Rücken. Einfachste Arbeiten (z. B. in den Rollstuhl setzen, Anziehen, Waschen, auf Toilette Gehen etc.) kann ich nicht verrichten, diese sind ausschließlich mit fremder Hilfe möglich und sind mit großen Anstrengungen verbunden.*
*Durch die mangelnde Bewegung haben sich 2 Dekubitus – Geschwüre an meinem Rücken entwickelt: eine ca. 2 cm groß und eine am Kreuzbein von ca. 5 mm Durchmesser.*
*Zusätzlich erschwert wird mein Zustand durch Atemprobleme (Atemnot): Ich bin ständig auf ein Sauerstoffgerät angewiesen, bekomme durch kleinste Anstrengungen, wie z. B. schon beim Essen, Atembeschwerden und muss sehr häufig Pausen machen, um wieder halbwegs normal atmen zu können. Dies führt dazu, dass für alle Arbeiten (z. B. Aufstehen, Essen, Hinlegen) viel mehr Zeit benötigt wird, da diese ständig durch Atemnot unterbrochen werden müssen. Dies ist wahrscheinlich darauf zurückzuführen, dass die Bauchmuskeln, die zum Atmungsprozess beitragen, durch die Lähmung inaktiv sind.*
*Auf Grund der o. a. verschlimmerten Beschwerden leide ich an Depressionen und Ängsten. Das zeigt sich in Antriebslosigkeit, Lustlosigkeit, Traurigkeit, ständigen Sorgen um die Zukunft und beeinflusst zudem negativ mich umgebende Menschen (vor allem meine Mutter) …«*

Damit – und unter Beilegung einer Vielzahl von ärztlichen Befundberichten – begehrte der Patient eine höhere Einstufung der Pflegestufe durch den MDK und war erfolgreich: Stufe III statt II.

# Krebsvorsorge

## I. Screening auf Prostatakrebs mittels des PSA-Tests.

Senkt das Screening auf Prostatakrebs mittels des PSA-Bluttestes die Prostatakrebs-Mortalität (Sterblichkeit)?

Beim PSA-Screening sieht die Schaden-Nutzen-Bilanz nicht besser aus als beim Mammographie-Screening: In 2009 veröffentlichte das New England Journal of Medicine Ergebnisse der beiden umfangreichsten Studien zu Massenscreenings. Die amerikanische Studie zeigte, dass PSA-Untersuchungen die Lebensrate von Männern im Alter ab 55 Jahren über einen Zeitraum von sieben bis zehn Jahren hinweg nicht erhöht. Die europäische Studie erkannte eine leichte Abnahme der Sterblichkeitsrate, aber sie belegte auch, dass 48 Männer (auch operativ) behandelt werden mussten, um das Leben eines Mannes zu retten. Das macht jeweils 47 Männer, die mit höchster Wahrscheinlichkeit kein Sexualleben mehr haben und sich nicht mehr weit von der nächsten Toilette entfernen können. »PSA sollte keinesfalls genutzt werden, um alle Männer über 50 regelmäßig zu testen«, schrieb der Entdecker des PSA-Testes 2010 in der New York Times *[Richard Ablin. Der Autor ist Professor für Immunbiologie und Pathologie an der University of Arizona und hat vor 40 Jahren PSA entdeckt. 2010, The New York Times, zitiert nach SZ, Der große Prostata-Irrtum, 12. März 2010, S. 16]*.
Die Kosten des Screeningprogramms betragen alleine in den USA viele Milliarden Dollar pro Jahr *[SZ, Richard Ablin. a.a.O.]*.
Auch hier ist für mich unter dem Strich keinerlei Nutzen erkennbar, denn dieser gewonnenen Lebenszeit steht gleich viel Zeit gegenüber, die aufgewandt werden muss, um das Prostatakrebs-Screening und die anschließende Therapie durchzuführen, sowie diejenige Zeit, die gearbeitet werden muss, um die Kosten für alles dies aufzubringen.

**Fazit: Das PSA-Screening-Programm erzeugt keinen Nutzen und sollte nicht mehr von den Krankenkassen finanziert werden. Wer die Tests haben will, soll selbst dafür zahlen. Das sollte aber nicht verwechselt werden mit der indikativen Prostatauntersuchung, die dann zu Lasten der Kasse durchgeführt werden kann, wenn ein konkreter Verdacht auf eine Prostataerkrankung besteht.**

Von vielen wird behauptet, dass der PSA-Test die Sterblichkeit an Prostatakrebs reduziere. Dafür werden verschiedene Zahlen genannt, aber so gut wie immer werden die Gesamtkosten nicht berücksichtigt. Wenn man die berücksichtigt, wird klar, dass hier nicht nur kein medizinischer Nutzen durch das Screening entsteht, sondern durch die unerwünschten Wirkungen und die erheblichen Kosten des Screenings sogar erheblicher Schaden angerichtet wird.
»Warum also wird der Test noch benutzt? Weil Pharmafirmen weiterhin damit hausieren und Lobbygruppen die »Wachsamkeit vor Prostatakrebs« propagieren und Männer zum Test ermuntern. Die Amerikanische Urologische Gesellschaft empfiehlt die Untersuchung noch immer (2010), während das Nationale Krebsinstitut (USA) in dieser Frage

vage bleibt und von unklarer Evidenz sprach. Das Gremium, das Krebsuntersuchungen in den USA bewertet, die Preventive Services Task Force, sprach sich kürzlich bei Männern über 75 gegen PSA-Tests aus, eine Empfehlung für jüngere Männer stehe bislang aus. *[SZ, Richard Ablin. a.a.O.]*
Der Test auf Prostata-spezifische Antigene hat durchaus seinen Platz. Nach einer Krebsbehandlung beispielsweise können rapide steigende Werte auf eine Rückkehr des Tumors hinweisen. Und familiär vorbelastete Männer sollten sich womöglich regelmäßig testen lassen. Wenn ihr PSA-Wert plötzlich in die Höhe schießt, könnte es Krebs bedeuten. Aber diese Anwendungen sind überschaubar. PSA sollte keinesfalls genutzt werden, um alle Männer über 50 regelmäßig zu testen, wie es jene wollen, die wahrscheinlich davon profitieren.« *[SZ, Richard Ablin, a.a.O.]*

Wie hoch der Anteil verunsicherter und verängstigter Männer ist, bei denen falscher Alarm ausgelöst wurde, zeigt folgende Untersuchung:
»Laut einer finnischen Studie wurde Männern, die dreimal im Abstand von vier Jahren am PSA-screening teilnahmen, in 12,5 % der Fälle ein falsch positiver Befund mitgeteilt. In den drei verschiedenen Screening-Runden schwankte der Anteil der falsch positiven Ergebnisse zwischen 3,3 und 12,1 %. Zwischen einem Viertel und einem Drittel der Männer wollte nach einem falsch positiven Ergebnis nichts mehr vom PSA-Test wissen *[British Journal of Cancer (online), zitiert nach SZ, 12.1.2010, S. 16].*

## II. Darmkrebsvorsorge mittels Darmspiegelung.

Die Darmkrebsvorsorge durch die Dickdarmspiegelung würde ich aber jedem empfehlen:
Unter 270.000 Teilnehmern einer Studie in 280 Praxen zur Koloskopie waren Männer mit 44 Prozent in der Minderzahl, aber sie hatten fast doppelt so häufig (Darm-) Krebs wie Frauen. In der Altersgruppe von 55 bis 64 Jahre wurden bei 0,67 Prozent der Männer und bei 0,36 Prozent der Frauen Karzinome gefunden. Die Gesamtzahl der entdeckten Karzinome betrug 575, bei jenen 399 mit komplettem Staging waren zwei Drittel in den prognostisch noch günstigen Anfangsstadien I und II.« *[Zitiert nach ÄZ, 4.11.2008 und Screening Colonoscopy for Colorectal Cancer Prevention, Bokemeyer B, Rambow A, Hüppe D, Düffelmeyer M, Tacke W, Koop H, http://gastromed-bng.de/upload/poster/PosterDDW2008.pdf]*

Es sei sinnvoll bei der Darmkrebsvorsorge ein Einladungswesen einzurichten. *[Söder laut ÄZ, 27.9.11, S. 7]*

## III. Effektive Krebsvermeidung.

Was man tun kann, um Krebs zu vermeiden:

- Nicht rauchen! Wenn Sie bereits rauchen, versuchen Sie es sich abzugewöhnen, evtl. mit Champix® (Wirkstoff: Vareniclin), das Ihnen Ihre Ärztin / Ihr Arzt verschreiben kann, sofern keine Gegenanzeigen vorliegen. Es ist ein Nikotinrezeptoren-

Agonist und blockiert die Nikotinwirkung im Körper. Dadurch bekommen Sie kein richtiges Wohlgefühl mehr, wenn Sie trotzdem rauchen. Versuche mit Hypnose oder anderen Psychotherapieverfahren bringen meines Erachtens weniger als Champix® und sind oft teurer und langwieriger. Aber auch Champix ist nicht frei von potenziellen Nebenwirkungen.

- Nicht passiv rauchen: Bitten Sie jeden aus Ihrer Wohnung oder dem Büro, der raucht. Das Rauchverbot in Kneipen und Gaststätten ist eine gute Idee und der erste Schritt in die richtige Richtung. Rauchen sollte auch auf öffentlichen Plätzen und vor öffentlichen Gebäuden verboten werden.
- Treiben Sie täglich etwas Sport, das reduziert Ihr Krebsrisiko, auch das Risiko für Darmkrebs sinkt durch regelmäßigen Sport.
- Meiden Sie die Sonne nicht zu sehr, denn Sonnenmangel ist eine von vielen Krebsursachen. Besonnung kann – auch die Haut – vor Krebs schützen. Allerdings darf nie Sonnenbrand entstehen.
- Achten Sie darauf, dass Ihr Vitamin-D-25-OH-Spiegel in einem optimalen Bereich liegt.
- Lassen Sie sich und Ihre Kinder gegen Hepatitis B impfen und reduzieren Sie so Ihr Leberkrebsrisiko. Unter 18 Jahren ist die Impfung für gesetzlich und privat Versicherte in Deutschland in der Regel kostenlos, über 18 wird's – zumindest für gesetzlich Versicherte – teuer.
- Essen Sie weniger Fleisch und Wurst, denn auch das sind schwache Krebsauslöser, wenn im Übermaß genossen.
- Essen Sie fünf mal am Tag Obst und Gemüse, denn das gibt einen gewissen Schutz gegen viele Krebsarten.
- Trinken Sie nicht mehr als 20 Gramm Alkohol am Tag, denn Alkohol erhöht Ihr Krebsrisiko etwas.

Alle Krebsvorsorgeuntersuchungen zusammen bringen längst nicht so viel wie oben genannte Maßnahmen, erzeugen im Übrigen durch die immensen Kosten aber auch großen Schaden, denn andere müssen dafür arbeiten gehen und werden dadurch krank, erhöhen dadurch ihr Krebsrisiko. Ein Nullsummenspiel.

## IV. Hautkrebsvorsorge: Sollten Sie hingehen oder nicht?

In 2008 wurde das Hautkrebsscreening als Leistung für gesetzlich Versicherte in Deutschland eingeführt. Alle ab einem bestimmten Alter können nun alle paar Jahre zum Hausarzt oder Hautarzt gehen, um sich ihre Haut auf Krebs oder Krebsvorstufen untersuchen zu lassen.

Am Sinn des nunmehr kostenlosen Hautkrebsscreenings wird allerdings massiv gezweifelt: Es gebe gar keine Beweise, dass dieses Screening was bringe. Ein Kritiker meinte sogar, dass dadurch nur die Arztpraxen, die sowieso schon mehr als voll genug seien, weiter verstopft würden. Im Kern behaupten die Kritiker, dass durch das Screening Hautkrebs kaum erkannt werde.

Möglicherweise hat das Screening nicht nur keinen Vorteil, sondern erzeugt sogar Schaden! Wie so oft bei medizinischen Maßnahmen wird dadurch den Patienten das Gefühl gegeben, alles oder doch zumindest das Meiste getan zu haben, um das Übel Hautkrebs abzuwenden. Aus diesem Gefühl heraus fällt es doch nicht schwer trotz Sonnenbrand die Extra-Stunden in der prallen Sonne in Tunesien einzulegen (»war doch alles o.k. mit der Haut beim Screening«) oder regelmäßig im Zehnerabo unter der Röhre im Solarium zu verbringen. Die Verantwortung für die Haut hat man nun abgegeben und kann sich sicher und gut fühlen: noch ein Thema im allumfassenden Vorsorgekatalog, das man wieder für zwei Jahre abhaken kann. Auch zum PSA-Test war man, die Gesundheitsuntersuchung hat man gerade absolviert, frau war beim Mammographiescreening: Das Rundumwohlfühlpaket gibt einem Sicherheit und es kann so weitergehen wie bisher.

**Fazit: Man glaubt nach diesen Vorsorgeuntersuchungen, dass man so weitermachen kann wie bisher, vielleicht sogar noch eine Schippe drauflegen. Irgendeine Evidenz, dass all diese Vorsorgeleistungen wirklich etwas in Richtung gesünderem und vorbeugenden Verhalten bringen, gibt es nicht. Wenn jemand mit dem Rauchen tatsächlich aufhört, dann nicht, weil es die freundliche Hausärztin anlässlich einer Gesundheitsuntersuchung oder einer Krebsfrüherkennungsuntersuchung (Haut, Darm, Brust- oder Prostatakrebs) empfahl. Dann müssten die meisten schon aufgehört haben zu rauchen, schließlich werden jedes Jahr Millionen Patienten durch die Vorsorgemaschine der gesetzlichen Krankenkassen gedreht und ihnen bei der Gelegenheit von krankheitsförderndem Verhalten wie Rauchen abgeraten.**
**Kurios: Für Privatversicherter gibt es derartige Vorsorgeprogramme in Deutschland nicht: Niemand von ihnen bekommt regelmäßig Bonushefte, niemand geht da alle zwei Jahre zu einer »Gesundheitsuntersuchung«. Nachteile für die Privatpatienten sind trotzdem nicht bekannt geworden. Nein, wenn sich jemand das Rauchen abgewöhnen will, dann deswegen, weil Zigaretten schon wieder teurer geworden sind, das Rauchen in Kneipen und Gaststätten verboten wurde oder ein Angehöriger Lungenkrebs bekommen hat und man irgendwie geschockt ist. Manche kommen auch allmählich zu der Einsicht, dass sie selbst aktiv etwas tun müssen für ihre Gesundheit. Zuweilen müssen sie dafür 50 Jahre alt werden und lassen sich auch mal mit Tabletten unter die Arme greifen, aber irgendwelche Krebsfrüherkennungen oder Gesundheitsuntersuchungen haben mit dem Rauchverzicht nichts zu tun. Im Gegenteil: Diese bestärken die Leute nur im Gefühl, alles getan zu haben und weitermachen zu können wie bisher. Durch die immensen Kosten dieser Vorsorgeleistungen wird unter dem Strich sogar Schaden angerichtet, denn diejenigen, die die Beiträge durch ihre Arbeit aufbringen müssen, werden durch die Arbeit selber krank.**

## V. Warum machen viele deutsche Kassenärzte bei der »Hautkrebsvorsorgeuntersuchung« eigentlich mit?

Die Antwort findet man in populären Ärzte-Zeitschriften wie der ÄZ oder der MT. Dort werden Abrechnungstipps gegeben, dort äußern Ärzte in Leserbriefen ihre Meinung. Und das liest sich so: »Kollegen, macht so oft wie möglich Vorsorge! Da gibt es das Honorar noch in Heller und Pfennig und nicht in der »Punktwährung«. Da kann man noch unbudgetiert Geld verdienen! Schult eure Arzthelferinnen, damit diese jeden in Frage kommenden Patienten auf die Vorsorge ansprechen und bietet euren Arzthelferinnen ein Erfolgshonorar, zum Beispiel einen Bonus für jeden Patienten, den sie zur Vorsorge überreden.«

## VI. Brustkrebsscreening.

1. Außer Spesen nichts gewesen.

Eine Vergleichsstudie zum Brustkrebs- (Mammo-) Screening aus Norwegen ergab, dass 2.500 Frauen über einen Zeitraum von 10 Jahren gescreent werden müssen, um einen Todesfall zu verhindern. Ohne Screening würden 90,2 % der Frauen zehn Jahre überleben, mit Screening 90,25 %. Das mache im Mittel einen gewonnenen Extratag in 10 Jahren pro Frau aus.
Dazu muss man anmerken, dass es beim »Mammoscreening« oder »Mammografiescreening« um die Vorsorgeuntersuchung der weiblichen Brust mittels Röntgenstrahlen (Mammografie) geht. Es werden zu dieser Reihenuntersuchung alle Frauen bestimmter Jahrgänge einbestellt, völlig unabhängig davon, ob diese Frauen krank sind oder nicht. Das Mammoscreening darf nicht verwechselt werden mit der indikativen Mammografie der weiblichen Brust, also der wegen einer Krankheit (zum Beispiel eine aufgetretene Entzündung oder ein Tumor der Brust) oder eines Krankheitsverdachtes (zum Beispiel unklare tastbare Verdickung in der Brust) ärztlich angeordneten Mammografie.
Alleine aber um die Screeningtermine wahrzunehmen, muss eine Frau in zehn Jahren etwa einen ganzen Tag Zeit aufwenden, wenn man auch die Wege- und Wartezeiten mitrechnet. Die Menschen, die das Screening durchführen (Radiologinnen und ihre Helferinnen) wenden pro gescreenter Frau in zehn Jahren etwa einen Achtel bis einen viertel Tag Zeit auf, um die Frau einzubestellen, zu röntgen, Berichte zu schreiben, alles zu organisieren, sich fortzubilden usw. Und die Menschen, die arbeiten, um über ihre Beiträge oder Steuern die Kosten des Programms zu tragen, müssen dafür pro gescreenter Frau in 10 Jahren etwa 8 bis 10 Stunden arbeiten. Dazu kommt der Zeitaufwand, um die unnötigen Kontroll-Operationen (Gewebeentnahmen, Amputationen) bei den falsch positiv diagnostizierten Frauen durchzuführen und gegenzufinanzieren. Dem gewonnen Extratag stehen ein bis zwei verlorene Tage gegenüber.
Bilanz: Der Nutzen ist offensichtlich geringer als der Schaden. Ähnliche Zeitbilanzen kann man auch für das PSA-Screening (auf Prostatakrebs) aufstellen. Ich finde, man sollte diese Programme nicht mehr betreiben. Außer Spesen nichts gewesen. Natürlich gibt es aber trotzdem Leute, die immer davon profitieren: Die Röntgenärzte, deren Helferinnen, die Geräte-Industrie und die Verwaltung. Dorthin fließt das ganze Geld.

Dieses Geld, es geht um viele Milliarden Euro, steht dann aber nicht mehr für dringend benötigte andere ärztliche Leistungen zur Verfügung, wie zum Beispiel zuwendungsintensive Medizin im hausärztlichen Bereich (eingehende Beratungen zu chronischen Krankheiten, zur Selbsthilfe, für Medikamentenanalysen bei Multimedikation, für Hausbesuche oder medikamentenfreie Methoden wie Akupunktur).

Die bundesweite Teilnehmerrate am Mammografiescreening liegt bei 54 % *[ÄZ, 5.10.11,*

*S. 6].* Man könnte vermuten, dass es sich hierbei um diejenigen Frauen handelt, die eher gesundheitsbewusst sind und die auch am ehesten selbst Veränderungen ihrer Brust oder ihres Gesundheitszustandes wahrnehmen. Alle angeblichen Erfolge des Mammoscreenings könnten m.E. auch nur auf diese positive Vorauswahl zurück geführt werden.

3. Auch in den USA: mehr Schaden als Nutzen.

Nach einer neuen US-Studie scheint es optimal zu sein, das Mammoscreening nicht jährlich, sondern alle zwei Jahre durchzuführen. Der Nutzen sei dann am größten. Leider wurde auch da der medizinische Nutzen nicht gegen die Kosten abgewogen. Um einen Todesfall zu vermeiden, mussten laut Essermann *[»USA: Enttäuschende Screening-Bilanzen«, Dtsch Arztebl 2009; 106(44): A-2170 / B-1862 / C-1822]* 838 Frauen über sechs Jahre am bisher jährlichen (!) Screening teilnehmen, was tausende von Röntgenaufnahmen mit der entsprechenden Strahlenbelastung, Hunderte von Biopsien und viel unnötige Krebsoperationen zur Folge hat, bei der Tumoren entfernt wurden, die ohne Operation niemals das Leben der betroffenen Frauen gefährdet hätten. Das kostete in den USA 20 Mrd. US Dollar nur für das Screeningprogramm. Nicht enthalten sind darin wiederum die Kosten für das Aufsuchen der Radiologenpraxen (Wegekosten, Verdienstausfall), die Kosten für die weiteren Untersuchungen an zehntausenden von Frauen bei falsch positiven Befunden (und deren Angst und Leid), die Verwaltungskosten der Versicherungen. Lassen wir alles zusammen 230 Mrd. Dollar in zehn Jahren betragen oder die Hälfte bei Screening alle zwei Jahre. Bei einem durchschnittlichen Stundenlohn von 23 Dollar muss dafür erstmal 5 Mrd. Stunden gearbeitet werden. Das sind etwa 100.000 ganze Arbeitsleben bei 40 Arbeitsjahren pro Leben. In dieser Zeit verschleißen durch diese Arbeit die Knochen, ist man oft drinnen und nicht an der frischen Luft und in der Sonne, nicht bei seiner Familie, wird gestresst und gemobbt, bekommt davon unter anderem auch Krebs.

**Fazit: Unter dem Strich entsteht durch das Mammo-Screening offenbar auch in den USA erheblich mehr Schaden als Nutzen.**

4. Unklar, ob überhaupt Krebstodesfälle durch das Screening verhindert werden.

Der Arzt Dr. Beyerle schreibt in der ÄZ vom 4. September 2008, dass das Mammo-Screening für 1.000 Frauen über 10 Jahre (6.000 Untersuchungen) etwa 360.000 Euro nach der Gebührenordnung für Kassenärzte (»EBM«) koste. Dazu kommen etwa 50.000 Euro für die aufwändige Organisation der Serienuntersuchungen und der Fahraufwand und Zeitverlust der Patientinnen für die Wahrnehmung der Termine.
Im Ergebnis würden dadurch laut Beyerle bei 1.000 Frauen (nur) 2 Frauen profitieren und nicht an Brustkrebs versterben. Bei vielen weiteren Frauen wird zwar durch das Mammascreening Brustkrebs entdeckt, aber bei ihnen ändert das trotzdem nichts am Verlauf der Erkrankung: Sie (über-)lebten trotzdem ihren Brustkrebs oder sterben trotz Screenings trotzdem daran. Bei weiteren Frauen besteht Brustkrebs, aber die Mammographie entdeckt ihn nicht. *[Zitiert nach ÄZ, 4.9.2008]*
Der Nutzen, wenn man alle Faktoren in Betracht zieht: Zwei Frauen, denen der Tod durch Brustkrebs erspart bleibt. Allerdings gebe es laut Dr. Beyerle keinen Beweis, dass

bisherige Screening-Programme die Sterblichkeit an Krebs oder die Gesamtsterblichkeit senken könnten, weshalb die beiden Frauen des betrachteten 1.000er-Kollektivs möglicherweise rein kosmetischen oder statistischen Gründen geschuldet sein könnten. Mit anderen Worten: Es steht in den Sternen, ob das Massenscreening durch Mammographie Brustkrebstodesfälle vermeiden könne. *[Zitiert nach ÄZ, 4.9.2008]*

Im Jahr 1980 traten weltweit 641.000 neue Brustkrebsfälle auf, im Jahr 2010 waren es schon 1,6 Millionen neue Fälle. 1980 starben weltweit 250.000 Frauen an Brustkrebs, 2010 425.000 *[Murray, Chr. et al., Lancet (online), 15.9.11, nach SZ, 15.9.11, S. 24 und ÄZ 15.9.11, S. 4]*. Das Geld, das hierzulande unsinnigerweise für das Brustkrebsscreening ausgegeben wird, wäre meines Erachtens in den armen Ländern der Dritten Welt besser angelegt, um dort Frauen mit Brustkrebs zu behandeln.

5. Neue Krebsfälle durch das Screening.

Diese Betrachtung versucht eine Gesamtbilanz des Mammographie-Screenings zu ziehen, ist aber noch nicht komplett: Denn durch die Strahlenbelastung können neue Krebsgeschwüre oder auch andere Krankheiten entstehen, die sonst nicht entstanden wären. Wir nehmen in Deutschland beim Röntgen einen Spitzenplatz ein: etwa 1,3 – 1,7 Röntgenaufnahmen pro Jahr und etwa 2 mSv pro Einwohner und Jahr. Auf diese Strahlenbelastung lassen sich etwa 1,5 % der jährlichen Krebsfälle zurückführen *[Risk of cancer from diagnostic X-rays: estimates for the UK and 14 other countries, de Gonzalez, Sarah Darby, Lancet 2004; 363: 345-51, DOI:10.1016/S0140-6736(04)15433-0]*.
»Our results indicate that in the UK about 0,6 % of the cumulative risk of cancer to age 75 years could be attributable to diagnostic X-rays. This percentage is equivalent to about 700 cases of cancer per year. In 13 other developed countries, estimates of the attributable risk ranged from 0,6 % to 1,8 %, whereas in Japan, which had the highest estimated annual exposure frequency in the world, it was more than 3 %.« *[a. a. O.]*
Aufgrund von Daten historischer Untersuchungen wird die Größenordnung des Risikos, durch Mammographie Krebs zu erzeugen, auf 0,01 %, d.h. einen zusätzlichen Krebstodesfall unter 10.000 Screeningteilnehmerinnen geschätzt *[Nekolla EA, Griebel J, Brix G: Einführung eines Mammographiescreeningprogramms in Deutschland. Erwägungen zu Nutzen und Risiko. Radiologe 2005 (45):245 254 http://www.bfs.de/ion/papiere/Mammographiescreening.pdf]*.

6. Falsche Diagnosen, unnötige Eingriffe.

Tatsächlich kommt es aber noch dicker, denn – wie Dr. Beyerle schreibt *[a.a.O.]* – es kommen auf eine Krebsdiagnose etwa fünf Fehlbenachrichtigungen (Frauen werden benachrichtigt, dass bei ihnen Brustkrebs bestehen könnte, obwohl sie gar keinen Brustkrebs haben), die neben den üblichen Interventionskomplikationen (Komplikationen beim Entnehmen von Gewebeproben bei Frauen mit Krebsverdacht) auch psychische Schäden (Aufregung, Schlafstörungen, Depressionen, Panikattacken, Angst und dadurch bedingte Arbeitsunfähigkeit) bei fehlalarmierten Patientinnen nach sich ziehen können. Etwa jede zweite Frau, die regelmäßig zur Mammografieuntersuchung geht, bekommt irgendwann einen Verdachts-Befund, obwohl sie gar keinen Brustkrebs hat *[Nach Kerlikowske, 2000]*.

Viele Karzinome der Brust können auch schwach oder gar nicht weiterwachsen und das Leben unbeeinträchtigt lassen. In diesen Fällen haben die Frauen von einem Screening keinen Vorteil und nur Nachteile: Massive psychische Belastungen und oft invasive Therapien (Brustoperationen) und/oder Chemotherapien oder Bestrahlungen mit Röntgenstrahlen. Ihre Lebensqualität wird verschlechtert.
Welcher materielle und zeitliche Schaden dadurch entsteht, weiß ich nicht, er muss hoch sein. Tatsächlich ist vollkommen unbewiesen, dass durch das Mammographie-Screening unter dem Strich Lebenszeit oder Lebensqualität gewonnen wird.
Deshalb bin ich der Meinung, dass die durch das Mamma-Screening gewonnen Lebensjahre, wenn es diese denn überhaupt gibt, mehr als aufgewogen werden durch diejenigen Lebensjahre, die andere dafür opfern: Arbeit, um die Kosten des Screenings aufzubringen, (bezahlte) Arbeit der Radiologen, Helfer und Verwaltungskräfte, Wegezeiten aller Beteiligten, Arbeitszeit, um die dabei entstehenden Unfall- und Verletzungsfolgen und (auch psychischen) Nebenwirkungen der Diagnostik zu behandeln.

Wichtig: Das gilt nicht für Mammographien mit individueller Indikationsstellung, zum Beispiel, weil eine Frau Knoten oder verdächtige Strukturen in ihrer Brust getastet hat und deshalb durch Mammographie untersucht werden soll. Hier ist ein Nutzen gegeben.

7. Studien aus Dänemark bestärken Zweifel am Mammoscreening.

Auf dem 29. Deutschen Krebskongress urteilte P. Götzsche aus Kopenhagen kritisch über das Mammoscreening, denn in Dänemark werde es in einigen Regionen durchgeführt, in anderen nicht. In beiden Gebieten ging aber die Brustkrebsmortalität zurück, in Regionen ohne Screening sogar etwas stärker. In einem Cochrane-Review kam man in Bezug auf die Effektivität des Mammoscreenings zum Ergebnis, dass man einen Brustkrebstodesfall verhindert, wenn man 2.000 Frauen über zehn Jahre screent. Im gleichen Zeitraum wird es zehnmal zu einer Überdiagnose kommen, die in sechs Fällen zu einer Mastektomie (Brustamputation) führt. Hinzu kommen 200 Frauen, die auf Grund einer unklaren Diagnose in Angst und Schrecken versetzt werden. Anders ausgedrückt: Ohne Screening werden 90,2 Prozent der Frauen zehn Jahre überleben – mit Screening 90,25 Prozent. Das mache im Mittel einen gewonnenen Extratag pro Frau aus *[Abgewandelt zitiert nach: »Ist das Brustkrebs-Screening etwa völlig sinnlos?«, MT, 12.3.2010, S.12].*

8. Tumore kommen – und gehen auch manchmal wieder von selbst weg.

Zum natürlichen Verlauf von Brustkrebs gehört es anscheinend auch, dass einige invasive Tumorarten nicht weiter wachsen, sondern wieder verschwinden *[Zahl, Per-Henrik, Archives of Internal Medicine,, Bd. 168, S. 2311, 2008, abgewandelt zitiert nach »Voreilige Diagnose«, SZ, 25. November 2008, S. 16].* In einer Studie wurden etwa 100.000 Frauen in Norwegen, die sich alle zwei Jahre untersuchen ließen, mit ähnlich vielen Frauen verglichen, die noch nicht am Screening teilgenommen hatten. Nach sechs Jahren Beobachtungszeit nahmen alle Frauen an einem Abschlussscreening teil. Dabei hätte man erwarten können, dass in den sechs Jahren in beiden Gruppen gleich viele Tumore entdeckt worden wären. Bei denjenigen, die nicht am Screening teilgenommen hatten, wurde am Studienende jedoch nur bei 1.564 (von 100.00 Frauen) ein Brustkrebs entdeckt. Im Screeningprogramm diagnostizierten die Ärzte im gleichen Zeitraum bei 1.909 Frauen einen Tumor. »Unsere Ergebnisse belegen aber den größten Schaden, der mit der Reihenuntersuchung einhergeht«, sagte Zahl. »Hier wird Krebs entdeckt und behandelt, der nie Beschwerden verursacht und sich zurückgebildet hätte.« *[Zahl, Per-Henrik, a.a.O].*

**Fazit: Das Mammamassenscreening sollte umgehend abgeschafft werden, weil es unter dem Strich mehr Schaden als Nutzen stiftet. Die Frauen sollten ihre Brust selbst abtasten oder abtasten lassen. Bei Verdacht auf eine Veränderung sollten sie zu ihrer Ärztin gehen, die kann dann mammographieren lassen.**

9. Brustkrebs vorbeugen.

1. Nicht rauchen
2. Normalgewicht halten
3. Täglich Sport machen
4. Auf ausreichenden Vitamin-D-Spiegel achten:

Brustkrebs tritt bei Vit.-D-Mangel häufiger auf. Außerdem: Frauen mit niedrigem Vitamin-D-Spiegel haben bei Brustkrebs ein erhöhtes Risiko für Fernmetastasen. Bei Frauen mit einem verminderten Vitamin-D-Spiegel war das Risiko für eine Fernmetastasierung nahezu verdoppelt im Vergleich zu Frauen mit ausreichender Vitamin-D-Versorgung. Und die Sterberate war 1,73-fach erhöht. Die schlechte Prognose bei zu niedrigem Vitamin-D-Spiegel war unabhängig von den Faktoren Alter, Body Mass Index (BMI), Tumorstadium *[In/Fo/Onkologie 2009, 12 (8): 18, zitiert nach ÄZ, 4. Mai 2010, S. 12].* Ausreichender Spiegel: Über 72 nmol/l.
Übrigens: Bei Männern tritt bei Vitamin-D-Mangel Prostata-Krebs eher auf *[Bodiwala D et al., Susceptibility to prostate cancer: studies on interactions, Carcinogenesis. 2003;24(4):711-7 – http://www.ncbi.nlm.nih.gov/pubmed/12727800].*

10. Neuroblastomscreening eingestellt – es erzeugte sogar Todesfälle

Das deutsche Neuroblastomscreening war ein Reinfall *[MT, 7.10.11, S. 29].* Zwischen 1995 und 2000 bot man den Eltern von mehr als 2,5 Mio. einjährigen Kindern eine gezielte Suche nach dem Kindertumor an. 1,5 Mio. Kleinkinder nahmen an dem Screening teil, in 149 Fällen wurde dieser Krebs festgestellt *[MT, a.a.O.].* Allerdings sank dadurch nicht die Rate fortgeschrittener, metastasierter Stadium-IV-Tumore und auch nicht die Todesrate. Das Screening steigerte nur die Rate früher Neuroblastomdiagnosen und von Interventionsaktivitäten, also »Überdiagnosen«. Es starben sogar Kinder an Therapiefolgen und nicht an der Krankheit selbst *[MT, a.a.O., dort auch nach Lauer, Michael S., Arch Int Med 2011, online first].*

# Krebs

## I. Chemotherapie: mehr Nutzen als Schaden?

Es gibt einige Tumorarten bei Kindern, Jugendlichen und jungen Männern, die durch Chemotherapie mit hoher Wahrscheinlichkeit geheilt werden können. In vielen anderen Fällen wird die »Chemo« nur palliativ eingesetzt, das heißt, man versucht das Tumorwachstum zu verlangsamen oder den Tumor zum Schrumpfen zu bringen, ohne dass jedoch eine große Aussicht auf Heilung besteht. Es besteht also beim palliativen Einsatz der Chemo von vorne herein kaum Aussicht auf Heilung, man will das Leben verlängern und das Leiden verringern. Klar ist aber von Anfang an, dass die Chemo Nebenwirkungen am schon sehr kranken und meist geschwächten Patienten entfalten wird. Über diese mit großer Sicherheit eintretenden Nebenwirkungen werden die Patienten aber meistens gar nicht oder nicht vollständig aufgeklärt.

Über 80 Prozent meiner Krebspatienten, die ich seit 1989 hausärztlich mitbetreue und die im Krankenhaus oder in einer onkologischen Praxis chemotherapeutisch behandelt wurden, haben den Beipackzettel (BPZ) des chemotherapeutischen Mittels, das ihnen als Infusion oder Spritze vom Arzt oder einer Helferin verabreicht wurde, nie zu Gesicht bekommen. Oft werden Chemo-Infusionen von einer Apotheke hergestellt. Diese bekommt vom Arzt ein Rezept und mischt dann nach dessen Angaben den oder die Wirkstoffe aus Ampullen in eine Infusionsflasche, in der schon eine wässrige Trägerlösung ist, zum Beispiel physiologische Kochsalzlösung. Die Infusionsflasche ist verschlossen und wird mit einem Etikett versehen, auf dem steht, was enthalten ist und für wen es bestimmt ist. So wird es dann in die Praxis oder auf die Krankenhausstation geliefert und dort vom Personal dem Patienten verabreicht. Meistens wurde die Infusionsflasche ohne die BPZ der Ampullen und der Flasche ausgeliefert.

Dazu muss man wissen, dass Infusionsflaschen vom Grossisten oder Hersteller meist in Zehnerkartons an die Apotheke oder das Krankenhaus geliefert werden. Meist liegt nur ein einziger BPZ im Karton. Dieser wird beim Auspacken oft gleich weggeworfen, weil sich keiner dafür interessiert (»Wissen wir alles schon«). Chemotherapeutika selbst kommen oft als Ampulle oder Durchstechflasche (Beispiel Cisplatin), aus der eine bestimmte Menge abgemessen herausgezogen wird. Die Flasche kann so für einige Patienten reichen. Richtig wäre: Alle BPZ werden dem Patienten vor Verabreichung der Chemo zur Lektüre ausgehändigt – und zwar vor jeder Verabreichung. Nach ein oder zwei Tagen hat man bekanntlich mehr als die Hälfte wieder vergessen.

Bei Impfstoffen, die in Zehnerpackungen geliefert werden, ist das übrigens genauso: Patienten bekommen keine beiliegenden Medikamenteninformationen.

Nach Aushändigung der BPZ sollten dann die Patienten auch genug Zeit haben, diese zu lesen und Fragen zu stellen. Ich habe noch nie erlebt, dass so was geschieht. Denn dann müssten die Patienten Gelegenheit haben, sowohl den Apotheker, der verpflichtet ist, Auskunft zu den abgegebenen Mitteln zu geben, befragen können als auch den Arzt. Den Krankenhausapotheker, der die Infusionen für die Station mischt, bekommt aber fast nie ein Patient zu Gesicht. Die meisten Patienten wissen noch nicht mal, dass das

Krankenhaus, in dem sie behandelt werden, eine eigene Apotheke hat. Entsprechende Bemerkungen von mir rufen bei meinen Patienten nur Kopfschütteln hervor (»Nie gehört«).

Oft ist es auch so, dass die Spritzen oder Infusionen von Schwestern oder Arzthelferinnen verabreicht werden und der Arzt nicht zu sprechen ist. Selbst wenn Patienten vor einer Chemo vom Arzt mündlich und schriftlich über die Chemo aufgeklärt werden, was oft nicht oder nicht richtig geschieht, ist diese Aufklärung oft unzureichend und ersetzt auch meistens nicht den BPZ, der ausführlichere Informationen hat.
Am Beispiel des verbreiteten Chemotherapeutikums Cisplatin will ich einige Anwendungsgebiete dieses Mittels und einige häufige Nebenwirkungen aufzeigen:

Anwendungsgebiete von Cisplatin als Infusion (gekürzt):

- *Hodentumore;*
- *fortgeschrittene Eierstocks- (Ovarial-) Karzinome*
- *kleinzellige Bronchialkarzinome;*
- *fortgeschrittene Speiseröhre- (Ösophagus-) Karzinome;*
- *Muttermundkrebs (bei Lokalrezidiven oder Fernmetastasierung);*
- *metastasierende und lokal rezidivierende Gebärmutterschleimhautkarzinome;*
- *Plattenepithelkarzinome des Kopf-Hals-Bereiches:*
- *fortgeschrittene Harnblasenkarzinome;*
- *adjuvante Therapie von Osteosarkomen*

Nebenwirkungen (kleiner und gekürzter Auszug aus der Fachinformation):

- *Erkrankungen des Blutes und des Lymphsystems: Sehr häufig:*
  *Einschränkung der Knochenmarkfunktion mit Abfall der Zahl der Leukozyten, Thrombocyten und Erythrozyten; normochrome Anämie in 9 – 40 % nach zumeist längerer Therapie*
- *Erkrankungen des Nervensystems:*
  *Häufig: periphere Polyneuropathien mit Parästhesien, Abnahme der tiefen Sehnenreflexe, Muskelschwäche, Krämpfen, Verlust der Bewegungsfunktionen, Verlust des Tast- und Geschmackssinns; Hörverlust und Sehstörungen infolge Nervenschädigung*
- *Erkrankungen des Ohrs und des Gleichgewichtsorgans:*
  *Sehr häufig: Hörstörungen im Sprechbereich (250 – 2000 Hz), Hörstörungen außerhalb des Sprechbereichs (über 2000 Hz) mit Hörverlust im hohen Frequenzbereich (4000 – 8000 Hz), Tinnitus (Ohrgeräusche)*
  *Häufig: Taubheit, Schwindel*
- *Erkrankungen der Nieren und Harnwege:*
  *Sehr häufig: Nierenschädigung mit Beeinträchtigung der Nierenfunktion; akute Einschränkung der Urinproduktion in den Nierenkörperchen; Erhöhung des Serumharnstoffs und des Serumkreatinins*
- *Allgemeine Erkrankungen und Beschwerden am Verabreichungsort:*
  *Häufig: schmerzhafte Venenreizungen, Ödeme, Erythem, Hautulzerationen und Venenentzündungen an der Einstichstelle; Schwäche und Unwohlsein*

Regelmäßig wird den Patienten verschwiegen, dass die Chemo oft selbst krebserregend sein kann und – außer bei bestimmten Tumoren – meist nicht zur Heilung führt, sondern nur zur Eindämmung, das heißt, sie wird »palliativ« angewendet und nicht heilend (»kurativ«). Wenn der Krebs aber nur eingedämmt werden kann, stellt sich die Frage, ob der Nutzen den Schaden wirklich überwiegt, wenn man alles in Betracht zieht:
Nutzen: z. B. Lebensverlängerung, -verbesserung,
Schaden: z. B. Nebenwirkungen, aufgebrachte Zeit und Kosten, um die Termine wahrzunehmen, Umweltschäden durch Herstellung der Chemotherapeutika, gequälte Tiere, an denen erst alle Chemotherapeutika ausprobiert werden mussten, andere gesunde Menschen, die für die Finanzierung der Chemo über die Krankenkassenbeiträge arbeiten gehen müssen. Schließlich werden jährlich einige Milliarden Euro alleine in Deutschland nur für palliative Chemo ausgegeben.

Das ist natürlich auch eine politische Entscheidung. Aber wenn es so ist, dass die Zeitspanne der Lebensverlängerung der palliativ mittels Chemotherapie behandelten unheilbaren Krebspatienten in bestimmten Fällen in etwa der Zeit entspricht, die andere arbeiten müssen, um die Kosten der Chemo aufzubringen, dann sollte die Politik entscheiden, die Kosten der Chemo innerhalb der gesetzlichen und privaten Krankenversicherungen dafür nicht mehr zu erstatten. Das gilt nicht für diejenigen Krebserkrankungen, bei denen mittels Chemo eine Heilung möglich ist oder wenn die Chemo einer heilenden Prozedur (zum Beispiel dem anschließenden Operieren oder Bestrahlen) vorausgehen muss.
Angesichts der hohen Jahresbehandlungskosten neuer Krebsmittel empfehlen einige Experten über Kriterien einer expliziten Rationierung »nachzudenken«, um Ärzte vom Zwang einer stillen Rationierung zu entlasten *[Abgewandelt und gekürzt zitiert nach ÄZ, 11.1.11. Das zugehörige Gutachten: http://www.aerztezeitung.de/pdf/Gutachten_Sicherstellung_einer_effizienten_Arzneimittelversorgung_in_der_Onkologie.pdf].*

## II. Jeder Krebspatient muss schon jetzt selbst entscheiden.

Aber es ist auch eine Frage, die sich jeder Krebspatient stellen sollte:

»Will ich vielleicht einige Wochen oder Monate länger leben (was mir natürlich niemand garantieren kann, denn das ist nur eine statistische Aussage), aber in dieser Zeit habe ich vielleicht schlimme Nebenwirkungen (auch das kann keiner mit Sicherheit vorhersagen, einige vertragen eine Chemo erstaunlich gut) oder verzichte ich auf die Chemo und versuche noch einige gute Wochen und Monate, vielleicht Jahre zu leben? In dieser Zeit muss ich ja nicht ohne Behandlung sein: Aufenthalte in Licht und Luft, im Freien, vielleicht ein paar schöne Ausflüge im Kreise meiner Lieben, Schmerzmittel, Morphium, Massagen oder Wellnessanwendungen: All das kann mein Leben noch verschönern und mir ein angenehmes Sterben ermöglichen.«
Leiden und Sterben unter Chemo sieht aber oft anders aus. Was haben Sie davon, ausgezehrt und mit ausgefallenen Haaren, Nierenversagen, Schwindel, Konzentrationsstörungen und Ohrensausen sich durch die Klinikbetten zu quälen? Und das auch noch einige Wochen länger als ohne eine Chemo!

## III. Die Kosten der Chemotherapie.

Vor 30 Jahren habe eine onkologische Behandlung noch 100 Mark im Monat gekostet. Heute fielen bis zu 6.000 Euro an *[Nach ÄZ, 24.1.2011, S. 2]*. Das ist also der einhundertzwanzigfache Betrag.
Der SPIEGEL nannte in der Ausgabe 41/2004 die Summe von 1,8 Milliarden Euro jährlich für Chemotherapeutika alleine in Deutschland. Darin waren noch nicht alle notwendigen Arzt- und Krankenhauskosten enthalten. Lassen wir alles zusammen mittlerweile (Ende 2011) 3 Milliarden Euro kosten. Dafür muss dann bei einem durchschnittlichen Stundenlohn von 20 Euro von Beitragszahlern 150 Millionen Stunden gearbeitet werden. Das sind 4,3 Millionen Arbeitswochen, wenn diese 35 Stunden hat (und das hat die durchschnittliche Arbeitswoche in Deutschland etwa) oder etwa 9.000 Arbeitsjahre.
Häufig müssen 10 oder gar 20 Patienten eine Pille schlucken, damit sie einem einzigen tatsächlich hilft *[SPIEGEL, 32/2011, S. 128]*.

Mit anderen Worten:

Die Zeit, die ein palliativ Krebskranker durch die Chemo gewinnt, ist die Summe aus der Zeit, die andere aufgebracht haben, um das Geld für die Behandlung zu verdienen und der Zeit, die andere aufbringen, um die Behandlung durchzuführen (Ärzte, Helferinnen, Techniker, Verwaltung).

Für die USA gibt es Schätzungen, dass es 440 Mrd. $ kosten würde, um das Leben der 550.000 Amerikaner, die jährlich an Krebs sterben, um ein Jahr zu verlängern. 440 Mrd. $ sind über 310 Mrd. Euro. Das entspricht, legt man 20 Euro Bruttoverdienst pro Stunde zu Grunde, 900.000 bis einer Million Arbeitsjahren. Lässt man dafür 550.000 gesunde Menschen arbeiten, muss jeder von ihnen 1,6 bis 1,8 Jahre arbeiten gehen. Man sieht, grob gerechnet, dass die ganze Sache keinen richtigen Sinn macht:
Damit ein Krebskranker ein Jahr länger leben kann, muss ein anderer Mensch 1,6 bis 1,8 Jahre länger arbeiten.
Kosten von 50.000 Euro pro (Krebs-)Patient würde der Berliner Krebsarzt Dr. Ludwig durchaus akzeptieren – vorausgesetzt, ein Präparat verlängert das Leben wirklich *[Nach SPIEGEL, 32/2011, S. 128]*
Die individuelle medizinische Entscheidung ist aber natürlich eine sehr schwierige Entscheidung, und um sie treffen zu können, braucht man als Patient zunächst alle verfügbaren medizinischen Informationen. Wenn Patienten schon beim Anblick des BPZ von Aspirin® (ASS) sagen: »Das nehme ich nicht. Schauen Sie mal, Herr Doktor, was da alles drauf steht!« sollten sie erst recht bei gravierenden Erkrankungen, die mit weitaus stärkeren Mitteln behandelt werden, das Recht auf Lektüre des BPZ oder der Fachinformationen haben. Aber man gewährt es Ihnen oft nicht. Infusionsflaschen werden angehängt, Tabletten ausgeteilt, aber der BPZ ist nirgends in Sicht.
Bestenfalls sagt eine Helferin Ihnen: »Das verstehen Sie doch gar nicht richtig! Das beunruhigt Sie nur und das wäre noch viel schlimmer als die möglichen Nebenwirkungen! Dafür haben wir keine Zeit! Das wollte bisher noch nie jemand sehen und das ist auch besser so!«

**Fazit: Die Entscheidung zur palliativen Chemotherapie muss jeder Betroffene selbst treffen. Das setzt allerdings vollständige Aufklärung voraus, die man meistens aktiv einfordern muss. Vollständige Aufklärung beinhaltet auch Aufklärung über Alternativen. Zum Beispiel könnte man sich gegen eine Chemo entschließen und um Hilfsmaßnahmen bitten wie Schmerzmittel, wohltuende Massagen, Entspannungsübungen und Gespräche mit den Menschen, die einem etwas bedeuten. Dabei könnten Ärzte, Sozialarbeiter, Kunst- (Mal-, Gestaltungs-) TherapeutInnen und Physiotherapeuten helfen. Selbst wenn diese zu Hausbesuchen kommen, wäre die Behandlung preiswerter als eine oder mehrere Chemotherapien inklusive deren Nebenkosten.**
**»Solange die neuen (Krebs-) Arzneien aber keinen klaren Überlebensvorteil bieten und gleichzeitig so viel Geld verschlingen, finde ich sie ethisch nicht vertretbar«, so der Krebsarzt Dr. Ludwig.** *[SPIEGEL, 32/2011, S. 128]*
**Das viele Geld wäre auf andere Weise viel besser eingesetzt: für eine bessere Schmerztherapie oder eine bessere Versorgung zu Hause, damit Tumorpatienten nicht im Krankenhaus sterben müssen** *[SPIEGEL, a.a.O.].*

## IV. Alternativen.

Dabei gibt es interessantere und viel einfachere und preiswertere Möglichkeiten, das Leben von Krebskranken zu verlängern, zu denen es wissenschaftliche Untersuchungen gibt. Hier ein Beispiel: Frauen mit Brustkrebs haben eine schlechtere Prognose, wenn Sie unter Vitamin-D-Mangel leiden.
Frauen mit niedrigem Vitamin-D-25-OH-Blut-Spiegel haben bei Brustkrebs ein erhöhtes Risiko für Fernmetastasen. In einer Studie wurden insgesamt 512 Frauen mit einem Mammakarzinom im Frühstadium untersucht ... Die Frauen waren im Durchschnitt 50 Jahre alt. 192 Frauen hatten einen Vitamin-D-Mangel (unter 50 nmol/l) und 197 Frauen einen verringerten Vitamin-D-Spiegel (50 bis 72 nmol/l). Einen ausreichenden Vitamin-D-Spiegel (über 72 nmol/l) hatten nur 123 der Studienteilnehmerinnen. Frauen mit höhergradigen Brusttumoren (G3) hatten signifikant niedrigere Vitamin-D-Spiegel als Frauen mit G1-Tumoren. 116 der 512 Frauen erlebten während der etwa 11-jährigen Beobachtungszeit eine Fernmetastasierung. 106 Frauen starben in diesem Zeitraum. *[In/Fo/Onkologie 2009, 12 (8): 18, zitiert nach ÄZ, 4. Mai 2010, S. 12].*
Der Vitamin-D-Spiegel war ein bedeutsamer Vorhersagefaktor sowohl für das fernmetastasierungsfreie Überleben als auch für das Gesamtüberleben. Bei Frauen mit einem verminderten Vitamin-D-Spiegel war das Risiko für eine Fernmetastasierung nahezu verdoppelt im Vergleich zu Frauen mit ausreichender Vitamin-D-Versorgung. Und die Sterberate war 1,73-fach erhöht. Die schlechte Prognose bei zu niedrigem Vitamin-D-Spiegel war unabhängig von den Faktoren Alter, Body Mass Index (BMI) oder Tumorstadium *[In/Fo/Onkologie 2009, 12 (8): 18, zitiert nach ÄZ, 4. Mai 2010, S. 12].*
An diesen lebensverlängernden Maßnahmen verdient allerdings die pharmazeutische Industrie weniger: Vitamin-D-Tabletten sind patentfrei und kosten nicht viel. Der Jahresbedarf kostet zwischen 30 und 120 Euro *(Bezogen auf Vigantoletten® 1000 N3)*
*(Siehe dazu auch das Kapitel »Bedeutung und Rolle des Vitamin D«).*

## V. Darmkrebs vermeiden.

Das Risiko, an Darmkrebs zu erkranken, nimmt ab, wenn folgende Punkte erfüllt werden:

- Rauchverzicht,
- mindestens 30 Minuten Bewegung pro Tag,
- Beschränkung des Alkoholkonsums (weniger als sieben alkoholische Getränke pro Woche für Frauen und weniger als 14 alkoholische Getränke pro Woche für Männer),
- Bauchumfang für Frauen unter 88 cm und unter 102 cm für Männer,
- gesunde, ballaststoffreiche Ernährung.

Wenn alle 5 Punkte konsequent befolgt werden, kann das Darmkrebsrisiko um 23 % sinken *[BMJ 2010;341:C5504 doi:10.1136/bmj.c5504]*.

## VI. Frau J. ist krebskrank und wird gequält – man führt bei ihr eine Studie durch.

Frau J. lernte ich schon als kleiner Junge von fünf Jahren kennen, denn sie war eine Bekannte meiner Tante. Sie war Bauersfrau und auf ihrem Hof im Hunsrück, den sie zusammen mit ihrem Mann und dessen Mutter bewirtschaftete, gab es einige Milchkühe. Im Stall stand ein Pferd und im Hof war ein großer Misthaufen. Man könnte sagen: Ökobauern, jedenfalls solange, bis auch bei ihnen zwanzig Jahre nach Kriegsende die Chemie Einzug hielt. Sie hatten auch einen kleinen Weinberg und machten ihren eigenen Wein. Im Weinkeller standen Holzfässer, jedes fasste 500 Liter und hatte oben ein Loch, das mit einem Holzpflock verschlossen war. Zum Schwefeln wurde das Loch geöffnet und die brennende Schwefelfahne hinein gehalten. Es tötete die Bakterien und Pilze im Fass ab und stoppte den Reifungsprozess des Weins.
Ich erinnere mich also noch gut an die Zeit in der Küche in jenem besagten Bauernhof: Es gab immer etwas zu essen mit Fleisch. Entweder war es aus eigener Schlachtung oder beim Dorfmetzger gekauft. Auf das Butterbrot gehörte Wurst und nicht Käse. Ich war mittlerweile Medizinstudent und immer wieder mal zu Besuch bei ihnen. Ich dachte mir, dass so viel Fleisch auf Dauer nicht gesund sein könne, aber es stand täglich mehrmals auf ihrem Speiseplan. Mittlerweile war die Bewirtschaftung der Felder und des Weinberges nur noch Nebenbeschäftigung und die meisten Flächen waren verpachtet. Denn schon Ende der siebziger Jahre war klar, dass der Hof die Familie nicht mehr ernähren konnte. Der Bauer ging jetzt in eine Fabrik arbeiten, die Bäuerin blieb zu Hause und war fortan Hausfrau. Es war eine Arbeit überwiegend im Haus, in der Fabrik, in geschlossenen Räumen und nicht mehr draußen auf dem Feld, bei den Tieren. Die Zeit verging und mittlerweile war ich fünfunddreißig und hatte seit 1989 meine eigene hausärztliche Praxis in Mainz. Ich war schon lange nicht mehr auf dem Bauernhof gewesen, hörte aber, dass beide in Rente gegangen seien. Ende 2008 hörte ich, dass Frau J. Darmkrebs habe. Ich dachte an das viele Fleisch und die Berge von Wurst, das Leben in der Küche und im Haus, jedenfalls nicht draußen, so wie früher, als sie noch Landwirtschaft betrieben

hatten. Der Darmkrebs wurde zu spät entdeckt, denn er hatte bereits kurz nach seiner Entdeckung metastasiert. Es begann dann offensichtlich ein Kampf gegen den Krebs mit allen Mitteln: Ich hörte, dass sie mehrmals operiert wurde, mehrmals wurde ein Stück Darm entfernt und Teile der Leber. Immer wieder Krankenhausaufenthalte, Infusionen, Antibiotika gegen die Bauchfellentzündungen, gegen Lungenentzündungen. Eine ganze Apotheke mit Medikamenten gegen Bauchwasser, erhöhten Blutdruck, erhöhten Blutzucker und gegen vieles mehr. Sie hatte keine Chance, den Krebs noch mal loszuwerden, und ahnte das auch. Jeder in der Familie ahnte es, aber die Ärzte sagten es ihr nicht. Stattdessen bot man ihr eine vierte und fünfte Chemotherapieserie an, ohne ihr zu sagen, dass diese nur palliativ eingesetzt werden würde, also um den Verlauf der metastasierten Krebserkrankung etwas aufzuhalten, aber keineswegs um zu heilen. Heilung war nämlich nicht mehr zu erwarten.
Stattdessen sagte man ihr nur die halbe Wahrheit: »Mit dieser neuen Chemotherapie wollen wir Ihnen helfen. Der Krebs und die Metastasen sollen »ausgetrocknet« werden.« Das war im Großen und Ganzen die Aufklärung, mehr erfuhr sie über die einzusetzenden Mittel nicht. Sie bekam von allen Infusionen, Chemotherapeutika, Tabletten, Tropfen und Salben, die sie im Krankenhaus verabreicht bekam, keinen einzigen BPZ zu Gesicht. Selbstverständlich hätte sie auch verstanden, wenn man ihr gesagt hätte, dass man durch diese vierte oder fünfte Chemotherapieserie im Mittel zwei bis drei Wochen länger leben kann als ohne, dass einem dafür aber die Haare ausfallen und man schlimme Übelkeit, Hautausschlag und andere Scheußlichkeiten erleiden muss. Sich verdammt schwach und depressiv fühlt und dauernd nur mit dem Organisieren und Durchführen der Behandlung beschäftigt ist: Wer fährt mich wann zur Chemo, wer holt mich ab, pflegt mich zu Hause, stützt mich, wenn ich über dem Eimer gebeugt bin und mich erbrechen muss usw.

Auszug aus der Fachinformation von Cisplatin®:

- *Sehr häufig: Einschränkung der Knochenmarkfunktion mit Abfall der Zahl der Leukozyten, Thrombozyten und Erythrozyten;*
- *Sehr häufig: Appetitlosigkeit, Übelkeit, Erbrechen, Durchfall, Bauchschmerzen, Flüssigkeitsverluste (infolge Erbrechen und Durchfall) (Was man ihr auch nicht sagte: Die Chemotherapie selbst kann Krebs auslösen):*
- *Gelegentlich: akute nicht-lymphatische Leukämie*

Ihre Lebensqualität ging durch die dritte Chemo gegen Null. Als sie dann total depressiv wurde, bekam sie starke Antidepressiva verschrieben, erneut ohne vorherige Aufklärung. Sie hätte es schon verstanden, wenn man ihr zu dem Antidepressivum gesagt hätte, dass man damit zehn Patienten behandeln muss, damit es nur einem deutlich besser geht. Hat man ihr aber nicht gesagt, sondern einfach ein Rezept ausgestellt. Fortan war sie zwar nicht weniger depressiv, hatte aber davon Sehstörungen und Kopfschmerzen. Sie hätte auch verstanden, wenn man ihr erklärt hätte, dass von zehn mit einem Antidepressivum behandelten Patienten einer davon erheblichen Schaden nimmt.
Frau J. verfiel immer mehr. Als ich sie 2011 im Krankenhaus besuchte, konnte sie schon lange nicht mehr aufstehen, lag als Dauerpflegefall im Bett. In die Armvene lief eine Infusion (»Ich kann nichts mehr essen und trinken, werde künstlich ernährt«), aus

dem Bauch kam ein Schlauch (»Der zieht das Bauchwasser raus«) und auf dem Bauch klebte ein Beutel (»Das ist mein künstlicher Darmausgang. Die haben nochmal operiert, denn ich hatte einen Darmverschluss und jetzt muss sich da drin alles einen neuen Weg suchen.«) Sie sah fürchterlich aus, eingefallen und hatte dunkle Ringe um die Augen und ich dachte, dass man ihr und ihrer Familie keinen Gefallen mit der neuen Chemo getan hatte.

Warum, sagte man Frau J. nun: »Wir führen gerade eine Studie mit einem neuen Chemotherapeutikum durch. Es kostet Sie nichts, im Gegenteil, Sie haben nur Vorteile dadurch, denn wir werden Sie behandeln wie eine Privatpatientin. Der Chef selbst wird nach Ihnen schauen und wir machen oft umfangreiche große Blutbilder, die in einem Speziallabor analysiert werden.«

»Ja fein«, dachte sich die ehemalige Bäuerin, »als Privatpatientin möchte ich nun wirklich gerne und sofort behandelt werden.« Sie unterschrieb die Aufklärung über die Behandlung mit dem neuen Mittel. Vier Seiten Text, viele Fremdwörter. Durchlesen konnte sie das nicht mehr, ihr Mann auch nicht, der nahm gerade starke Schmerzmittel: Das Kreuz, man hatte ihm dort eine Metallplatte eingesetzt, aber es war nicht besser, sondern schlimmer geworden. Auf längere Texte konnte er sich wegen seiner Schmerzen nicht konzentrieren. Erläutert hatte ihnen den Text auch niemand, geschweige denn wie beim Notar Wort für Wort vorgelesen und erklärt. Ich glaube übrigens, dass man die Aufklärung über wichtige Dinge wie Operationen oder Chemotherapie tatsächlich wie beim Notar machen sollte: Wort für Wort vorlesen und erläutern. Als ich sie besuchte, entdeckte ich sofort, dass sie nicht wie eine vollwertige Privatpatientin behandelt wurde, denn sie lag in einem Mehrbettzimmer. Den Chefarzt habe sie zuletzt bei der Chefarztvisite gesehen, so wie alle anderen Kassenpatienten auch. Sie tat mir leid, und als sie mir ihren Bauch unter der Bettdecke zeigte (»Willst du mal meinen Bauch sehen?«) wurde mir schlecht. Ich überspielte das natürlich professionell und ließ mir nichts anmerken. Ich stellte mir vor, wie sie all die letzten 18 Monate mit Ärzten, in Ambulanzen, Krankenhäusern und Praxen zugebracht hatte, zu Hause penibel damit beschäftigt, ihre Apotheke einzunehmen. Wie sie brav vom Ehemann das Eimerchen gereicht bekam, wenn sie sich wieder mal übergeben musste.

## VII. Es ginge auch anders: Streicheleinheiten statt Chemotherapie.

Wie schön wäre es für Frau J. gewesen, statt einer Chemo mit allen ihren Nebenwirkungen in der ihr verbleibenden Zeit Folgendes zu tun:

Wenn die Sonne scheint, mal raus in den Garten gebracht zu werden und Seite an Seite mit ihrem Mann die wärmende Sonne genießen. Wenn der Rücken oder der Bauch weh tat nicht nur Novalgin zu nehmen, sondern Besuch von einer Physiotherapeutin zu bekommen, die sanft ihren Rücken und Bauch massiert und der Familie zeigt, wie auch sie das bei Mama oder Oma machen könnten. Die Voraussetzungen dafür waren optimal, denn einer ihrer Söhne hatte gegenüber gebaut und wohnte dort mit seiner Frau und seinen Kindern. Zwei weitere Kinder von Frau J. wohnten bei ihr im ehemaligen Bauernhaus und auch zwei von deren Kindern.

Herrlich, als die Masseurin ihr dann auch noch warmes Arnikaöl am Rücken und Bauch einmassierte und wie schön, als auch ihr Mann abends das Gleiche tat. Sie war der festen

Überzeugung, dass sie das schon mal im Fernsehen in einem Bericht über Indien gesehen hatte. Nannte man das nicht Ayurveda?
Egal: So nah war ihr Mann ihr schon seit zwanzig Jahren nicht mehr gekommen. Ein Wunder geschah, als ihr ältester Sohn von seinem Haus gegenüber kam. Ihr Sohn nahm das Massageöl und massierte ihr die Oberarme, die hatten schon seit Monaten weh getan. Tatsächlich: Die Schmerzen in den Armen hatte sie seitdem bis zu ihrem Tod im Kreise ihrer Lieben nie mehr gespürt. Untergehakt bei ihrem Mann oder Sohn besuchte sie noch mal alle Freunde und Nachbarn und plauderte mit ihnen. Sogar Frau X., die sich doch vor vierzig Jahren so sehr über sie geärgert hatte wegen dem Güllegeruch vom Misthaufen, der bei einer bestimmten Windrichtung zu ihr durchs Wohnzimmerfenster wehte, war irgendwie ganz nett, als sie bei ihr klingelte und ihr einen Strauß selbstgepflückter Feldblumen brachte. Es war ihr klar: Diese Krebserkrankung war ihr letztes Abenteuer auf Erden, das konnte keiner mehr wegzaubern, aber irgendwie machte sie noch mal ganz tolle Erfahrungen. Mit sich. Mit ihren Lieben. Mit ihren Feinden. Mit dem Leben. Mit dem Sterben.

## VIII. Zurück in die harte Realität.

Tatsächlich gestorben ist Frau J. dann alleine und alleingelassen im Krankenhaus (als »Privatpatientin«), die Zimmernachbarin hat davon nichts mitbekommen, es muss nachts gegen drei Uhr gewesen sein. Die Kraft zum Drücken des Alarmknopfes hatte Frau J. gefehlt. Es war dunkel, bis auf die blinkenden Lampen der Geräte, die die Chemie in sie rein pumpten. Auf dem Flur schepperte etwas, aber vielleicht bildete sie sich das auch nur ein. Sie spürte einen tiefen Schmerz und seufzte noch einmal auf. Sterbende tun das tatsächlich manchmal. Für manche ist es vielleicht Ausdruck einer plötzlichen Erleuchtung, manchmal bedeutet es aber nur: »Scheiße, das war's. Und keiner hält mich im Arm!«. Bei ihr war es vermutlich Letzteres. Natürlich weinten alle Angehörigen, als die Klinik an diesem Morgen anrief und sie über das Ableben informierte.

## IX. Menschlicher und finanzieller Schaden.

Nun wird klar, worin der Schaden für die Familie bestand: Durch diese überwiegend überflüssigen und schädlichen Chemotherapien und Dritt-, Viert- und Fünftoperationen am Bauch ihrer lieben Mutter und Großmutter wurde ihnen falsche Hoffnung gemacht. Ihnen wurde die Zeit und die Gelegenheit genommen, in Liebe und Würde mit ihrer Ehefrau, Mutter und Großmutter umzugehen und langsam Abschied von ihr zu nehmen. Geschadet hat man natürlich auch den Beitragszahlern ihrer Krankenkasse, denn die dauernden teuren Behandlungen und Klinikaufenthalte kosteten etwa das Doppelte dessen, was eine achtsame Behandlung durch die Hausärztin mit Hausbesuchen, durch eine Physiotherapeutin, auch mit Hausbesuchen, die Pflegestation mit einer Rund-um-die-Uhr-Pflege, alle Schmerzmitteln und Massageöle gekostet hätten.

# Impfen

Manche Eltern meinen, dass es natürlicher sei, wenn die Kinder alle Kindererkrankungen durchmachten, statt gegen sie durch Impfungen geschützt zu werden, und bringen die Kinder auf Masernparties mit an Masern erkrankten Kindern zusammen. Dort sollen sich die gesunden Kinder anstecken und dann die Masern durchmachen, um gegen sie immun zu werden. Das ist Blödsinn, denn Masern können tödlich sein. In Amerika führten sie fast zur Ausrottung der Eingeborenen. Europäer schleppten Masern ein, die Einheimischen hatten keine Abwehrkräfte dagegen, weil die Masern dort noch nicht vorkamen, und starben wie die Fliegen. Das ist in Europa derzeit nicht zu befürchten, weil viele Menschen durch Impfungen Abwehrstoffe gegen die Masern haben und deshalb eine große Epidemie unwahrscheinlich ist. Aber einzelne ungeimpfte Kinder können durch eine Masernerkrankung schwere Schäden, auch Gehirnschäden, davontragen. Die Sterblichkeit beträgt (in den USA) bis zu 1:1.000. Aber welche Schäden kann die Masernimpfung anrichten? Welche Number needed to harm hat sie? Im BPZ des Impfstoffes, den sich die Eltern vor der geplanten Impfung aushändigen lassen sollten, steht für die kombinierte Masern-Mumps-Röteln-Impfung sinngemäß: Nach MMR (Masern-Mumps-Röteln)-Impfung: Abgeschwächtes Exanthem (Hautausschlag) bei 5 % der Impflinge, Fieber 3 bis 15 %, Abfall der Blutplättchen bei jedem 30.000-sten bis 50.000-sten Impfling, Enzephalitis bei weniger als einem von 1.000.000 Impflingen. Die Letalität der MMR-Impfung ist 0 (Null), das heißt, keiner stirbt an der MMR-Impfung.

Es ist deshalb wichtig, den BPZ genau durchzulesen, weil dieser mehr Informationen enthält als viele übliche Aufklärungsbögen, die die Kinder- oder Hausärzte den Eltern zur Lektüre und zur Unterschrift vorlegen.

Wer es noch genauer wissen möchte, kann sich vom Arzt die Fachinformation zum Impfstoff geben lassen. Diese Fachinformationen werden – ähnlich wie BPZ – regelmäßig aktualisiert und sind viel umfangreicher und genauer. Sehr problematisch finde ich, dass in einer Zehnerpackung Impfstoff nur ein BPZ beiliegt und dieser dem Impfling oder den Eltern so gut wie nie ausgehändigt wird. Und wenn doch, dann ist er weg und steht für die nächsten neun Patienten nicht mehr zur Verfügung. So wird das Recht auf Aufklärung unterlaufen.

In vielen Arztpraxen wird aber vor Impfungen überhaupt nicht aufgeklärt, weder mündlich (fast unmöglich, viel zu umständlich und langdauernd) noch schriftlich.
In manchen Praxen wird sowohl die Aufklärung als auch die Impfung selbst von Arzthelferinnen durchgeführt, ohne dass ein Arzt dabei ist. Eine Aufklärung nur durch eine Arzthelferin dürfte aber gegen das Gesetz verstoßen. Eine Impfung durch eine Helferin ohne anwesenden Arzt kann rechtlich problematisch sein. Mir gestand mal ein Kinderarzt, er habe eine große gutgehende Praxis und habe schon seit Jahren weder mit der Impfaufklärung noch mit der Impfung selbst zu tun gehabt, weil er das alles an eine Arzthelferin delegiert habe.

Kassenärzte bekommen für Impfungen Vergütungen außerhalb des Budgets. Diese Vergütung betrug in Hessen in 2010 etwa 8,50 Euro pro Grippeimpfung zusätzlich zur Quartalspauschale (dem sogenannten Regelleistungsvolumen (RLV)), die im vierten Quartal 2010 in Hessen für Hausärzte etwa 40 Euro pro Patient pro Quartal betrug. Zum Vergleich: Hausärzte in Hamburg erhielten im vierten Quartal 2011 nur 31,81 Euro RLV pro Patient. »Normale« Injektionen bringen dem Arzt bei einem gesetzlich Versicherten kein zusätzliches Honorar, weil es dafür keine gesonderte Vergütung gibt. Diese Leistung ist mit der Quartalspauschale abgegolten. Genauso mit dieser Pauschale sind die meisten Hausbesuche, Beratungen und Untersuchungen abgegolten und werden nicht zusätzlich bezahlt. Das nennt man auch Honorar-Budgetierung. Die extrabudgetäre Vergütung von Vorsorge- und Impfleistungen in der gesetzlichen Krankenversicherung in Deutschland ist also ein Anreiz, möglichst viele Vorsorge- und Impfleistungen durchzuführen. Die Kosten der Impfstoffe, die der Arzt aus der Apotheke seiner Wahl bezieht, unterliegen ebenfalls keiner Begrenzung (Medikamenten-Budgetierung).

# Kurantrag – Rentenantrag

## I. Kur- oder Reha-Antrag.

Sie sind krank und möchten in Kur gehen oder – wie man auch sagt – in eine Rehabilitationsmaßnahme. Da diese bei Berufstätigen meistens dazu dient, die Arbeitskraft zu erhalten oder wieder herzustellen, ist in der Regel die Rentenkasse als Kostenträger zuständig (in einem kleineren Teil der Fälle kann die Krankenkasse zuständig sein). In Deutschland ist dies meistens die DRV (Deutsche Rentenversicherung), aber auch die Rentenkasse der Knappschaft oder ein berufsständisches Versorgungswerk kommt in Betracht, zum Beispiel die Bayerische Ärzteversorgung für Ärztinnen und Ärzte in Bayern und Süddeutschland oder ein Versorgungswerk der Architekten oder Anwälte oder psychologischen Psychotherapeuten.

## II. Vorbereitungen.

Alle nachfolgenden Bemerkungen beziehen sich nicht nur auf einen Kur- oder Rehaantrag, sondern auch auf einen Rentenantrag. Sehr wichtig ist der Fragebogen der Rentenversicherung oder des Versorgungswerkes, den Ihre Hausärztin oder Ihr Hausarzt beantworten muss. Um Ihren Arzt bei der Beantwortung des Fragebogens zu unterstützen, sollten Sie sich vorher unbedingt folgende Fragen stellen:

1. Warum will ich in Reha?
2. An welchen Krankheiten leide ich seit wann?
3. Welche Behandlungen wurden deswegen bereits wann und von wem durchgeführt? Dazu zählen nicht nur Medikamente, die der Arzt verschrieben hat, sondern auch Medikamente, die er (evtl. auf Privatrezept) empfohlen hat oder Medikamente, die Sie sich selbst (rezeptfrei) gekauft haben (zum Beispiel Johanniskraut gegen Depressionen oder Schmerzmittel).
4. Welche weiteren Behandlungen wurden bisher durchgeführt? Krankengymnastik? Ergotherapie? Logopädie? Koronarsportgruppe? Ambulante Rehamaßnahmen, zum Beispiel in einem medizinischen Fitneßzentrum? Wann und wo?
5. Wurde Psychotherapie, Kunsttherapie oder Bewegungstherapie durchgeführt?
6. Wurde bereits stationär oder ambulant operiert?
7. Erhielten Sie von einem Arzt oder einer Ärztin Behandlungen wie Akupunktur, Injektionen, Bestrahlungen, Chirotherapie oder sonstige Behandlungen?
8. Stellte ein Versorgungsamt einen »Grad der Behinderung« bei Ihnen fest? Wurde einem Gleichstellungsantrag stattgegeben?
9. Wurden früher schon mal Kuren oder Rehabilitationsmaßnahmen durchgeführt?
10. Wurden Laboruntersuchungen oder Abstrichuntersuchungen oder zytologische Tests oder feingewebliche Untersuchungen durchgeführt?
11. Wurden Sie geröntgt, ein CT oder MRT durchgeführt?
12. Wurden Ultraschalluntersuchungen gemacht?

13. Wurden Sie endoskopiert? Zum Beispiel Magen- oder Darmspiegelung?
14. Wurden Zahnbehandlungen, insbesondere große Eingriffe oder kieferchirurgische Eingriffe durchgeführt?
15. Wurden sonst irgendwelche Untersuchungen oder Eingriffe oder Behandlungen durchgeführt?
16. Manchmal kann die private Krankenkasse eine Aufstellung aller stattgefundenen Behandlungen der letzten Zeit ausdrucken, zu denen Rechnungen oder zu erstattende Rezepte eingereicht wurden.
17. Die gesetzliche Krankenkasse ist im Besitz der sogenannten »Kassenakte«, um die Sie Ihre Kasse bitten sollten (Herausgabe in Form von Fotokopien, ein Anspruch darauf besteht nach § 83 SGB X.
18. Falls Sie gesetzlich krankenversichert sind: Rufen Sie die für Sie zuständige Kassenärztliche Vereinigung (KV) an und bitten Sie um Auskunft über sämtliche abgerechneten Leistungen und Diagnosen, die über Sie vorliegen.

Um Ihrem Arzt beim Ausfüllen des Arztfragebogens zu helfen, sollten Sie ihm alle obigen Fragen vorher beantworten.

## III. Befundlage klären.

Sie sollten sich deswegen zunächst alle Befunde, Arztbriefe, Krankenhausentlassungsberichte, Behandlungsberichte von Psychotherapeuten, Physiotherapeuten und allen anderen Behandlern von Ihrem Hausarzt aus dessen Akte geben lassen. Denken Sie auch daran, dass Ihre Akte beim Hausarzt nicht nur aus diesen (externen) Befunden besteht, sondern das dieser auch selbst Befunde erhoben, Diagnosen gestellt und Medikamente oder Behandlungen verschrieben hat. Lassen Sie sich deshalb auch einen kompletten Ausdruck Ihrer vom Hausarzt erstellten Akte geben. Heutzutage wird die Akte meistens im Computer geführt, und alle Praxis-EDV-Programme haben eine Funktion, um die Akte komplett auszudrucken. Vergessen Sie auch nicht die Laborwerte, die der Hausarzt erhoben hat.

Alle wichtigen Berichte, Befunde und Briefe, die Ihr Hausarzt nicht in seiner Akte hat, weil sie ihm nicht von den betreffenden Fachärzten, Psychotherapeuten, Physiotherapeuten oder Krankenhäusern zugeschickt worden waren, müssen Sie bei diesen Stellen anfordern.

## IV. Krankheits-Chronologie und Medikation.

Fertigen Sie nun eine chronologische Aufstellung aller Behandlungen an. Ein Beispiel dazu finden Sie im Kapitel über den MDK und im Kapitel über das Versorgungsamt.
Fertigen Sie nun eine Aufstellung aller Medikamente der letzten Jahre an, soweit Sie diese noch erinnern können. Denken Sie auch an alle nichtverschreibungspflichtigen Mittel aus der Apotheke, der Drogerie, dem Internet oder dem Supermarkt.

| Lfd. Nummer | Medikament | Dosierung | Einnahmezeitraum |
|---|---|---|---|
| 1. | Cetirizin | Bei Bedarf | Seit Oktober 2011 |
| 2. | Nexium Mups 20 | 1x1 | Seit Oktober 2010 |
| 3. | Ciprofloxacin | 2x1 | Im September 2011 |
| 4. | Dexamethason Injektion | 1 Amp. | Seit Juli 2010 Alle 2-8 Wochen b. B. |
| 5. | Citalopram | 60 mg 1x1 | Seit Februar 2010 |
| 6. | HCT | 25 mg 1x1 | Seit April 2000 |
| 7. | Lisinopril | 10 mg 1x1 | Seit April 2008 |
| 8. | Nitrolingual | 1 Hub | Seit 2000 bei Bedarf |
| 9. | Prednisolon | 5 mg 1x1 | August 2007 bis Ende 2010 |
| 10. | Salbutamol | 4 x tgl. 1 Hub | Seit Mitte 2005 |
| 11. | Symbicort | 2 x tgl. 1 Hub | Seit Mitte 2009 |
| 12. | Tavor | 2 mg | Seit Anf. 2007 bis Ende 2009 |
| 13. | Amlodipin | 5 mg 1x1 | Seit Ende 2007 |
| 14. | Prostagutt forte Tr. | 4 x 40 Tr. | Seit Mitte 2005 |
| 15. | Provas | 80 mg 1x1 | Bis Ende 2010 |

In einer weiteren chronologischen Aufstellung führen Sie alle sonstigen Dinge auf, die relevant sein könnten, zum Beispiel Anerkennung eines Grades der Behinderung, Arbeitsunfähigkeitszeiten oder Arbeits- oder Wegeunfälle.

## V. Subjektive Beschwerdeschilderung.

Nun fehlt noch eine subjektive Schilderung Ihrer Beschwerden: Schildern Sie Ihrem Arzt und dem Kostenträger (zum Beispiel die DRV) so deutlich wie möglich, an was Sie leiden und wie sich das im Alltag und Beruf behindernd auswirkt. Ein Beispiel dazu finden Sie im Kapitel über das Versorgungsamt.

## VI. Blutdruck- und Blutzuckermesswertetabellen.

Sollte der Blutdruck oder der Blutzucker erhöht sein, ist es vorteilhaft, dies mit einer kleinen Tabelle zu belegen. Beispiele finden Sie ebenfalls im Kapitel über das Versorgungsamt.

## VII. Fallgruben.

Sie werden denken: Das weiß doch meine Hausärztin alles bestens, warum soll ich als Patient und medizinischer Laie ihr das aufschreiben?
Die Antwort ist, dass Ihre Hausärztin noch hunderte weiterer Patienten hat und sich

weder jede Kleinigkeit in der Akte oder im Computer notiert, noch alles auf Abruf im Gedächtnis parat hat. Sie müssen sie dabei so gut wie möglich unterstützen.
Die zweite Antwort ist: Die Hausärztin hat meistens keine Lust, Fragebögen zu beantworten, denn das geschieht oft nach Schluss der Sprechstunde oder am Wochenende und soll so schnell wie möglich über die Bühne gehen. Keiner will hier mehr als das Allernötigste schreiben. Zumal dafür nur ein Hungerlohn winkt: Die DRV zahlt nur wenige Euro für das Ausfüllen der mehrseitigen Fragebögen (siehe unten). Dafür nimmt sich kaum ein Arzt mehr als fünf bis zehn Minuten Zeit. Und so sieht dann auch oft der Bescheid der DRV aus: Reha abgelehnt!

## VIII. Bieten Sie Ihrer Ärztin oder Ihrem Arzt ein Zusatzhonorar an.

Gehen Sie nun mit allen Unterlagen und Aufstellungen, die Sie gemacht haben, zu Ihrem Hausarzt und geben Sie ihm dies alles in Fotokopie. Geben Sie nie Originale aus der Hand. Wenn jemand unbedingt Originale haben will, geben Sie nur beglaubigte Kopien heraus! Letztens erzählte mir ein Patient, wo seine seit Jahren vermisste Original-Krankenakte zufällig wieder gefunden wurde: In einem Verbindungsgang im Keller des Klinikums!
Überlegen Sie zusammen mit Ihrer Hausärztin, welche Rehaklinik für Sie in Frage kommt, dabei sollten Sie auch offen für psychotherapeutische oder psychosomatische Behandlung sein, wenn dies Ihre Ärztin anregt.
Ein Zusatzhonorar von 50 bis 100 Euro für Ihren Arzt halte ich für diesen Aufwand für angemessen, sofern Sie alle Unterlagen fix und fertig dabei haben und vorlegen. Wenn Ihre Ärztin erst alle zusammensuchen und – bei Fachärzten oder Kliniken – anfordern muss und selbst Tabellen und Schilderungen für Sie anfertigen muss, könnten Sie ihr dafür 100 bis 400 Euro bieten. Diese Gebühren folgen der Gebührenordnung für Ärzte (GOÄ), Ziffern 85 und 95. Eine entsprechende und spezifizierte Rechnung sollte Ihnen ausgestellt werden.

## IX. Der Arztfragebogen

Einen Arztfragebogen erhält Ihr Hausarzt, wenn Sie einen Kurantrag stellen. Bei der Beantwortung der Fragen fassen sich Ärzte wegen des sehr geringen angebotenen Honorars meistens sehr kurz, fügen oft nur wenige handschriftliche Zeilen ein.
Das sollten Sie vermeiden und eine ausführliche und fundierte Antwort von Ihrem Hausarzt erbitten. Wie man das macht, habe ich oben geschildert.

Auszug aus einem Arztfragebogen:

Ärztlicher Befundbericht zum Rentenantrag
bzw. zur Nachprüfung der weiteren Rentenbrechtigung

Patient (Name, Vorname, Geb.-Datum, Anschrift):

Diagnosen in der Reihenfolge ihrer med. Bedeutung:

1. ...
2. ...
3. ...
4. ...

Jetzige Beschwerden:

Funktionseinschränkungen:

Krankheitsvorgeschichte:

Bisherige und derzeitige Therapie:

...

## X. Fallgruben Teil 2.

Wie Patienten hingehalten und angelogen werden.

Eine Patientin von mir war in psychosomatischer Reha (»Kur«) gewesen und hat nach ihrer Entlassung den Reha-Kurzbericht von Ihrer Psychiaterin nicht bekommen, obwohl sie sie darum bat. Sie bekam zur Antwort, dass dieser nicht vorliege. Die behandelnde Psychologin der Rehaklinik wiederum sagte ihr auf Nachfrage, dass sie den Kurzbericht am Tage ihrer Entlassung an die Psychiaterin gefaxt habe.
Die Patientin bat dann die Psychiaterin nach zwei Monaten alle in der Akte vorliegenden Berichte an mich zu faxen, weil ich eine Stellungnahme für das Versorgungsamt für sie schreiben wollte. Sowohl der Reha-Kurzbericht als auch der ausführliche Bericht kamen dann tatsächlich per Fax. Dem Reha-Kurzbericht konnte man entnehmen, dass er am Tage der Entlassung von der Klinik an die Psychiaterin übermittelt worden war. Darüber war die Patientin einerseits sehr erfreut, weil der Bericht nun auftauchte, und andererseits enttäuscht, weil man sie das erste Mal offensichtlich angelogen hatte. Hintergrund: Keiner hatte Lust gehabt ihr den Bericht zu erklären.
Mit dabei war auch ein Bericht Ihres Schmerztherapeuten an Ihre Psychiaterin. Der Bericht erstaunte sie, denn er war fehlerhaft. Einige der aufgeführten Behandlungen hatten gar nicht stattgefunden und andere, die sie erhalten hatte, waren nicht erwähnt. Ich erklärte ihr, dass eine solche fehlerhafte Berichterstattung problematisch sein könnte, wenn es später mal zu weiteren Untersuchungen und Behandlungen kommen sollte und dann auf falschen Diagnosen oder Therapieangaben aufgebaut würde. Auch ist ein fehlerhafter Bericht nachteilig, wenn es zu einem Antrag auf einen Grad der Behinderung

beim Versorgungsamt oder einem Rentenantrag kommen sollte. Nach Jahren ist es meist sehr schwierig oder unmöglich, solche Fehler wieder zu korrigieren.

## XI. Akteneinsicht und Widerspruch.

Sollte Ihr Antrag abgelehnt werden, haben Sie das Recht, Widerspruch einzulegen. Sie könnten dem Kostenträger unter Angabe des Aktenzeichens per Einschreibebrief mit Rückschein schreiben:

*»Gegen den Bescheid vom … lege ich hiermit Widerspruch ein und bitte zunächst um komplette Akteneinsicht in Form von Fotokopien zu meinen Händen. Erst dann kann ich meinen Widerspruch begründen und bitte deswegen um entsprechende Fristverlängerung.«*

Spätestens zur Begründung des Widerspruchs sollten Sie alle medizinischen Unterlagen besorgen und auswerten, so wie oben geschildert. Außerdem sollten Sie sich mit Ihrem Hausarzt zusammensetzen und dessen Rat einholen.
Die Formulierung eines Widerspruchsschreibens kann ohne Weiteres mehrere Stunden Zeit des Hausarztes in Anspruch nehmen. Dabei sollte der Arzt die einschlägigen Bestimmungen des Sozialgesetzbuches und des Kostenträgers genau kennen und berücksichtigen.
Mitglieder einer entsprechenden Organisation (z. B. VdK) werden sagen: »Das machen die doch alles für mich.« Aber überlegen Sie mal: Wer reißt sich denn ein Bein für Sie aus bei vielleicht 8 Euro Mitgliedsbeitrag und setzt sich dann stundenlang hin und brütet über Ihrer Akte?

# Bedeutung und Rolle des Vitamin D zur Erhaltung Ihrer Gesundheit

In Deutschland haben etwa 60 % der Menschen (besonders Menschen, die viel in geschlossenen Räumen sind und Senioren, deren Haut bis zu 75 % weniger Vitamin D bildet) zu wenig Vitamin D im Körper *[MT Deutschland, 2.10.2009, S. 21; Europ J Clin Nutr 62, 2008, 1079; Nicolai Worm: Heilkraft D – Wie das Sonnenvitamin vor Herzinfarkt, Krebs und anderen Zivilisationskrankheiten schützt, Systemed Verlag 2009 nach Ärzte Zeitung, 26.10.2009, Seite 11]*.

Im Winter hat jede dritte Frau einen schweren Vitamin D Mangel (unter 10 ng/ml) *[ÄZ, 12.10.2010, S. 4]* und drei Viertel aller Frauen einen Mangel bei Blutspiegeln von unter 20 ng/dl *[ÄZ, 4.11.2010, S. 12]*. 30-50 % der Gesamtbevölkerung in Deutschland weisen zu niedrige Vitamin D Spiegel auf *[MT, 10.12.2010, S. 12]*. Noch vor einigen Jahren hätte diese Bemerkung nicht sehr viel Aufregung ausgelöst, heute löst sie Bestürzung aus, weil Vitamin D nun als Schlüsselvitamin zur Vermeidung oder Behandlung vieler Erkrankungen gilt.

Risikofaktoren für Vitamin D Mangel sind: Hohes Alter, Leben im Pflegeheim, dunkel pigmentierte Haut, dunkle Jahreszeit, hoch geschlossene Kleidung, Luftverschmutzung, Rauchen, Übergewicht, Malabsorption, Nieren- oder Lebererkrankung, Antikonvulsiva, Steroide, Immunsuppressiva, AIDS-Mittel *[MT, 10.12.2010, S. 12]*.

In sonnenarmer Zeit (Wintermonate) werden meist niedrigere Werte als im Hochsommer gemessen. Unterhalb 30 ng/ml wird ein Mangel festgestellt: Im Hinblick auf eine ausreichende Vitamin-D-Versorgung ist ein 25-Hydroxy-Vitamin-D-Spiegel von über 30 ng/ml anzustreben (oder (andere Einheit: nmol/l !) von über 75 nmol/l *[Clin Lab. 2006;52(7-8):335-43; Ringe, J. D.: Osteoporosetherapie, Georg-Thieme Verlag, Stuttgart 1999; ÄZ, 18. Mai 2010, S. 2 und 4, International Osteoporosis Foundation (IOF) (Osteoporosis Int Online)]*.

1. Autoimmunkrankheiten (wie z. B. Multiple Sklerose, Morbus Crohn (Entzündung des Dickdarmes), Zuckerkrankheit (Diabetes mellitus Typ 1), Systemischer Lupus erythematodes) treten bei Vitamin-D-Mangel deutlich häufiger auf.
2. Infektionskrankheiten wie Tuberkulose treten bei Vitamin-D-Mangel häufiger auf.
3. Hypertonie (Bluthochdruck) und Diabetes mellitus treten bei Vitamin-D-Mangel häufiger auf. Umgekehrt gilt: Vitamin D erhöht offenbar den Schutz der Koronargefäße des Herzens vor Verengungen. *[Arch Int Med 168, 2008, 1174, http://archinte.ama-assn.org/cgi/content/abstract/168/11/1174]*
4. Vitamin D und Calcium erhöhen den Schutz gegen Dickdarmkrebs
5. Brustkrebs tritt bei Vit.-D-Mangel häufiger auf. Außerdem: Frauen mit niedrigem Vitamin-D-Spiegel haben bei Brustkrebs ein erhöhtes Risiko für Fernmetastasen. Bei Frauen mit einem verminderten Vitamin-D-Spiegel war das Risiko für eine Fernmetastasierung nahezu verdoppelt im Vergleich zu Frauen mit ausreichender Vitamin-D-Versorgung. Und die Sterberate war 1,73-fach erhöht. Die schlechte Prognose bei zu niedrigem Vitamin-D-Spiegel war unabhängig von Faktoren Alter, Body Mass Index (BMI), Tumorstadium *[In/Fo/Onkologie 2009, 12 (8): 18, zitiert nach ÄZ, 4. Mai 2010, S. 12]*.

Hier wird ein ausreichender Spiegel mit über 72 nmol/l definiert.
Bei Männern tritt bei Vitamin D Mangel Prostata-Krebs wohl eher auf *[Bodiwala D et al., Susceptibility to prostate cancer: studies on interactions,Carcinogenesis. 2003;24(4):711-7]*.
6. Osteopenie und Osteoporose, Osteomalazie und Rachitis treten bei Vitamin-D-Mangel viel häufiger und schwerer auf. Ab dem 20. Lebensjahr verliert der Mensch jährlich 0,4 % seiner Knochenmasse. Dem kann auch durch ausreichende Vitamin-D-Versorgung (und tägliches Ausdauer- und Kraft-Training) entgegengewirkt werden. Siehe dazu auch das Kapitel über Osteoporose.
7. Herzkreislauferkrankungen treten bei Vit.-D-Mangel häufiger auf *[Arch IntMed 168, 2008, 1340, http://archinte.ama-assn.org/cgi/content/abstract/168/12/1340]*.
8. Allgemein erhöhte Sterblichkeit bei Vit.-D-Mangel! *[Arch IntMed 168, 2008, 1340; Arch Intern Med. 2007;167(16):1730-1737; Vitamin-D-Mangel verkürzt die Lebenserwartung, ÄZ, 20.12.2010, zitiert nach »Association of serum 25-hydroxyvitamin D with the risk of death in a general older population in Finnland« http://www.springerlink.com/content/p2wm183l80281lj8/]*.
In Vilcabamba in Ecuador leben viele Hundertjährige, die 90, 100, gar 120 Jahre alt werden, ohne sichtliche Anzeichen des Alters. Ihre Haare sind dicht, ihre Zähne gesund, sie können ohne Brille lesen, klettern Berge hoch und arbeiten wie Jose Medina täglich im Garten oder auf dem Feld. *[Abgewandelt zitiert nach ÄZ, 30.11.2010, S. 16]* Dort oben sind die Menschen täglich der Sonne ausgesetzt, ohne jedoch Sonnenbrand zu bekommen. Sie bilden vermutlich sehr hohe Vitamin D Spiegel aus.
Postmenopausale Frauen haben eine geringere Krebswahrscheinlichkeit bei guter Vitamin D Versorgung *[American Journal of Clinical Nutrition, Vol. 85, No. 6, 1586-1591, June 2007]*.
Gute Vitamin D Versorgung verringert die Krebswahrscheinlichkeit auch bei Männern *[Am J Public Health. 2006 Feb;96(2):252-61. Epub 2005 Dec 27]*.
9. Ferner ist das Vitamin-D-System wichtig für die Entwicklung und Funktion des Nerven- und Muskelsystems. Mangel kann das Entstehen von Muskelschwäche und -schmerzen und Fibromyalgie begünstigen. In einer Studie aus dem Jahr 2003 konnte gezeigt werden, daß 93 % der Patienten zwischen 10 und 65 Jahren, die aufgrund von Muskel- oder Knochenschmerzen mit unterschiedlichen Diagnosen wie z. B. Fibromyalgie, Fatigue-Syndrom und Depressionen stationär aufgenommen wurden, ursächlich einen Vitamin-D-Mangel aufwiesen *[Mayo Clin Proc. 2003; 78: 1463-70]*.
Vitamin D Mangel scheint das Auftreten von chronischem Muskel- und Knochenschmerz zu begünstigen *[Ann Rheum Dis 2010;69:1448-1452, Published Online First: 24 May 2010, doi:10.1136/ard.2009.116053]*.
Vitamin D Mangel begünstigt das Auftreten von chronischem Schmerz, zeigte auch eine andere retrospektive Untersuchung *[Pain Med. 2008 Nov; 9(8):979-84. Epub 2008 Mar 11; Ann Rheum Dis 2010;69:1448-1452 Published Online First: 24 May 2010, doi:10.1136/ard.2009.116053]*.
10. Menschen mit hohen Vitamin-D-Spiegeln im Blut leiden wesentlich seltener unter Infektionen der Atemwege. Von der Vitamin D Gabe profitieren wahrscheinlich am ehesten Patienten mit Asthma bronchiale, Chronisch obstruktiver Lungenerkrankung und anderen Atemwegserkrankung (sofern vorher ein Mangel bestand) *[Adit A. Ginde et al., Arch Int Med 2009, 169 (4): 384-390]*. Patienten mit schwerer COPD haben oft einen Vitamin D Mangel und profitieren möglicherweise von einer Supplementation *[ÄZ, 12.10.2010, S. 10 nach*

*Thorax 2010; 65:215-220, doi:10.1136/thx.2009.120659].*
11. Hohe Vitamin D Werte im Blut gehen mit guten Gedächtnisleistungen einher. Gerade bei den über 60-Jährigen ist der Effekt besonders groß *[ÄZ, 25.5.2009, S. 4, zitiert nach JNNP online].*
12. Je höher der Vitamin-D-Spiegel, um so dünner die Läsionen bei Melanom-Patienten. Auch Rückfälle kamen seltener vor. Seit einigen Jahrzehnten nehme der Vitamin-D-Mangel immer mehr zu. Die Blutwerte bei 75 % der Amerikaner seien zu niedrig. Ein Mangel werde mit mehr Krebs, Osteoporose, Herzkranzgefäßverkalkung und Infektionen in Verbindung gebracht *[J Clin Oncol Online, zitiert nach ÄZ, 29.9.09, S. 4].*
13. Ein Vitamin-D-Mangel bei Frauen in jungen Jahren erhöht deren Langzeitrisiko im mittleren Lebensalter einen Bluthochdruck zu entwickeln *[M.F.R. Sowers, C.A. Gadegbeku, Vitamin D deficiency in younger women is associated with increased risk of high blood pressure. American Heart Association, Abstract P253K, Chicago, September 2009].*
14. In Deutschland leiden 7,8 Mio. Menschen an Osteoporose, überwiegend Frauen. Viele von ihnen (etwa 4-5 % pro Jahr) erleiden Frakturen. Für Patienten mit Frakturen müssen pro Jahr 10.000 Euro aufgebracht werden. Eine Osteoporosebehandlung ohne Knochenbrüche kostet 280 Euro jährlich, die Osteoporosevorbeugung durch genug Sonnenlicht ist kostenlos. Die Einnahme von täglich einer Vitamin D Tablette kostet etwa 32 Euro pro Jahr *[Abgewandelt zitiert nach ÄZ, 20.10.2009, S. 10].*
15. Aktuelle Osteoporose-Leitlinien empfehlen eine tägliche Sonnenlichtexposition von mindestens 30 Minuten *[ÄZ, 5.11.09, S. 12].*
Die neuen Leitlinien zu Osteoporose geben neue Empfehlungen zu Kalzium und Vitamin D. Empfohlen wird jetzt eine mindestens 30-minütige Sonnenlichtexposition der Arme und des Gesichts zur Bildung von Vitamin D3 oder die Supplementierung mit 800 bis 2.000 IE Vitamin D3 oral täglich, die Kalziumgesamtzufuhr sollte nicht mehr als 1.500 mg pro Tag betragen und es sollten nicht mehr als 1.000 mg supplementiert werden *[Zitiert nach ÄZ, 20. April 2010, S. 12 und www.dv-osteologie.org/osteologe-dvo; ÄZ, 18. Mai 2010, S. 2 und 4, International Osteoporosis Foundation (IOF) (Osteoporosis Int Online)].*
16. Ein hoher Vitamin-D-Spiegel geht mit einem halbierten Diabetesrisiko einher. Auch die Gefahr von Herzkrankheiten sinkt um ein Drittel. Forscher der Uni Warwick hatten 28 Studien mit zusammen fast 100.000 Teilnehmern ausgewertet. Das metabolische Syndrom war bei Probanden mit hohem Vitamin-D-Spiegel ebenfalls nur halb so häufig wie bei Teilnehmern mit wenig Vitamin D im Blut *[Maturitas, 2010 Mar;65(3):225-36. Epub 2009 Dec 23].* Interventionsstudien zeigen positive Effekte *[ÄZ, 17./18.12.2010, S. 14].*
17. Vitamin D reduziert die Sturzrate bei Menschen über 65 Jahren. Serumspiegel von unter 60 nmol/l hatten allerdings keinen Schutzeffekt *[BMJ. 2009 Oct 1;339:b3692. doi: 10.1136/bmj.b3692; ÄZ, 4.11.2010, S. 12].*Vitamin D stärkt Muskel in Mangelsituationen *[ÄZ, 4.11.2010, S. 12].*
18. Kinder profitieren von Vitamin D, weil es Rachitis vorbeugt und das spätere Diabetesrisiko verringern könnte *[Arch Dis Child. 2008 Jun;93(6):512-7. Epub 2008 Mar 13].*Vitamin D Mangel im ersten Drittel einer Schwangerschaft begünstigt das spätere Auftreten von MS beim Kind, wenn es erwachsen ist *[ÄZ, 10. Mai 2010, S. 10].*
52 % der Kleinkinder im Alter von 8 bis 24 Monaten hatten in einer US-Studie Vitamin-D-Blutspiegel, die zum Teil deutlich unter dem empfohlenen Mindestwert lagen. ... Bei 40 % der untersuchten Kinder unterschritten der Vitamin-D-Blutspiegel 30 ng/ml. Weitere 12 % hatten einen starken Vitamin-D-Mangel mit Werten unter 20 ng/ml.

Besonders stark betroffen waren u. a. gestillte Kinder *[gekürzt und abgewandelt zitiert nach http://www.3sat.de/page/?source=/nano/news/125041/index.html (abgerufen am 10.11.2010)].*
Von den Kindern mit Vitamin-D-Mangel hatte jedes dritte Hinweise auf eine verringerte Knochendichte, bei 8 % fanden sich Hinweise auf Rachitis ... *[a.a.O.].*
In einer anderen Studie wurden 85 Kinder untersucht, bei denen häufige Knochenbrüche Hinweise auf Osteoporose oder Osteopenie lieferten. 80 % dieser Kinder waren unzureichend mit Vitamin D versorgt. *[»Pediatrics«, gekürzt und abgewandelt zitiert nach http://www.3sat.de/page/?source=/nano/news/125041/index.html (abgerufen am 10.11.2010)].*
19. Sonnenlichtmangel begünstigt auch die Entstehung von Depressionen und Angst. Es gibt Hinweise, daß Vitamin D über den Serotinstoffwechsel gegen Depressionen wirken könnte.
20. Vitamin D Mangel begünstigt häufige Erkältungen. Teilnehmer einer Studie mit Vitamin D 25 OH Spiegeln über 30 ng/ml waren zu einem Drittel seltener erkältet als jene mit Werten unter 10 ng/ml *[ÄZ, 4./5. Juni 2010, S. 8].* Frauen mit einer Vitamin D Therapie gegen Osteoporose berichteten dreimal seltener über Atemwegsinfekte (»Erkältungen«) *[a.a.O.].*
21. Viele Rheumakranke haben Vitamin D Mangel *[ÄZ, 4.11.2010, S. 12].*
Falls der Vitamin-D-Spiegel zu niedrig ist, empfiehlt sich folgendes: Vitamin D wird in der Haut aus Cholesterin unter der Einwirkung von Sonnenlicht (UV-Strahlung) gebildet und dann im Körper gespeichert. 80 % des Vitamin-D-Bedarfs des Menschen wird durch die Sonne gebildet, nur 20 % kommt aus der Nahrung. Deshalb: Besonders im Winter mehr in die Sonne gehen. Als Minimum empfohlen wird Gesicht und Arme täglich 30 Minuten dem Sonnenlicht auszusetzen. Sonnenbrand darf nicht auftreten! Bei jungen Menschen reichen oft im Sommer 10-20 Minuten Aufenthalt im Freien. Mit dem Alter läßt die Fähigkeit zur Eigensynthese aber deutlich nach (minus 75 %), weshalb Vitamin-D-Mangel bei Senioren sehr verbreitet ist *[St. Scharla, internist. praxis 2009; 49: 355-362].*
Ein Kurzbericht in der »MT« Deutschland sagt: »....In deutschen Altenpflegeheimen sind 11 % der Senioren nicht ausreichend ernährt und etwa 50 % von Mangelernährung bedroht. Dies zeigt eine aktuelle Studie..... Die aufgenommenen Folsäure- und Vitamin-C-Mengen lagen ca. 50 % unter den Referenzwerten, die empfohlene Vitamin-D-Zufuhr wurde von 90 % der Heimbewohner nicht erreicht. Die Senioren selbst bevorzugten süße Lebensmittel wie Kuchen, Backwaren und süße Milchprodukte. ...« *[MT Deutschland, 2.10.2009, S. 21]*
In der sechsten Auflage des Buches »Labor und Diagnose« werden folgende Referenzbereiche für Vitamin D 25 OH genannt: Alter bis 50 Jahre: 50 bis 175 nmol/l, Alter ab 50 Jahre: 63 bis 175 nmol/l *[Labor und Diagnose (Hrsg.: L. Thomas, TH-Books), 2005].*
Vitamin D ist in folgenden Nahrungsmitteln enthalten: Eier, Seefisch (Kabeljau, Hering), Steinpilze. In Obst und Gemüse fehlt es, in Fleisch ist es kaum vorhanden. Die durchschnittliche Aufnahme von Vitamin D mit der Nahrung betrug in einer repräsentativen Studie bei Männern 2,8 ug / Tag und bei Frauen 2,3 ug / Tag *[Europ J Clin Nutr 62, 2008, 1079].* Das ist zu wenig: 81 % der Männer und 89 % der Frauen erreichten so nicht die empfohlene tgl. Zufuhr von 5 ug (200 IE) bzw. 10 ug für über 65-jährige. Entleerte Vitamin D Speicher durch die Nahrung auffüllen zu wollen, wird kaum gelingen: Mit täglich 100 IU Vitamin D zusätzlich (so viel ist in einer halben Dose Thunfisch) würde der Blutspiegel in 2 Monaten gerade mal um 1 ng/ml steigen *[MT, 10.12.2010, S. 12].*

Bei einem UV-Index von 6 (Sommertag in Deutschland) muss sich ein hellhäutiger Mensch mit Hauttyp II circa 16 Minuten der Sonne aussetzen (wenn 6 % der Hautoberfläche exponiert werden), um 400 IU Vitamin D zu synthetisieren *[Zeeb, Hajo; Greinert, Rüdiger, Bedeutung von Vitamin D in der Krebsprävention: http://www.aerzteblatt.de/v4/archiv/artikel.asp?src=suche&p=vitamin+d&id=78328].*

Aus *[Aus ÄP, Prävention 5 / September – Oktober 2009 Seiten 12 und 13]*: »Vitamin D gilt als eigenständiger Risikofaktor für zahlreiche Zivilisationskrankheiten ... Es gibt fast keinen Bereich in unserem Organismus, der nicht auf das VD angewiesen ist. Und: Der Bedarf ist nicht über die Nahrung zu decken, auch nicht bei gesündester und ausgewogenster Vollwertkost. ... Vitamin D ist bislang fast nur im Hinblick auf seine Bedeutung für die Knochengesundheit diskutiert worden... Aber vor einigen Jahren hat man entdeckt, dass Vitamin D in fast allen Geweben und Organen Gene spezifisch aktiviert. Bei schlechtem Vitamin-D-Status sind Funktionsstörungen zu erwarten. Die Epidemiologie bestätigt das: Die Vitamin-D-Versorgung gilt als unabhängiger Risikofaktor unter anderem für Osteoporose, Diabetes, Herzinfarkt, Krebs, Multiple Sklerose, Depressionen u. a.«

Aus *[Aus ÄP, Prävention 5 / September – Oktober 2009 Seiten 14 und 15]*: »... Die aktuellen Empfehlungen: Nicht nach den neuesten Erkenntnissen. »Inzwischen weisen immer mehr führende Forscher daraufhin, dass bei Werten unter 30 ng/ml bereits manche Funktionen des Körpers nicht mehr optimal ablaufen und folglich gesundheitsschädlich wären«, erklärt Worm....Viele Experten gehen davon aus, dass 40 bis 50 ng/ml als unterer Vitamin-D-Spiegel betrachtet werden sollten. Für die Prävention von Zivilisationskrankheiten werden Serumwerte von 50 bis 70 oder sogar 80 bis 90 ng/ml diskutiert ... Einer Hochrechnung zufolge wiesen unsere naturverbundenen Vorfahren einen 25D-Spiegel von zirka 60 ng/ml auf. Dieser Wert dürfte früher die Norm gewesen sein. In den meisten westlichen Industrienationen wird heute kaum mehr ein Drittel davon erreicht.«

Aus *[Nicolai Worm: Heilkraft D – Wie das Sonnenvitamin vor Herzinfarkt, Krebs und anderen Zivilisationskrankheiten schützt, Systemed Verlag 2009, nach Ärzte Zeitung Verlags-GmbH, 26.10.2009, Seite 11]*: »....Gemäß einer zwischen 2005 und 2008 vorgenommenen repräsentativen epidemiologischen Studie des Max-Rubner-Instituts in Karlsruhe hatten im Jahresdurchschnitt knapp 60 Prozent der untersuchten Männer und Frauen im Alter von 18 bis 79 Jahren 25-Hydroxy-Vitamin-D (25VitD)-Spiegel unterhalb des offiziell als kritisch erachteten Schwellenwertes von 20 ng/ml im Blut. Legt man den inzwischen von vielen Experten präferierten neuen Schwellenwert von 30 ng/ml für diese Speicherform des Vitamin D zugrunde, bestünde demnach wohl bei rund 90 Prozent der Bevölkerung ein interventionsbedürftiger Mangelzustand, betonte Worm bei der vom Unternehmen Sandoz unterstützten Veranstaltung....«

# Vorschläge

## I. Es gibt viele Gründe, Sport zu treiben.

Für etwa 25 Leiden konnten in der Primär- und Sekundärprävention die Vorteile einer vermehrten körperlichen Aktivität nachgewiesen werden. So senkt Sport das Risiko für die Koronare Herzkrankheit und für den Schlaganfall. Das Risiko für bestimmte Krebserkrankungen sinkt: Eine halbe Stunde täglich Laufen oder Radfahren hat bereits einen Effekt. Auch die Wahrscheinlichkeit an Osteoporose, Diabetes Typ II, Depression, Adipositas oder Hypertonie zu erkranken sinkt. Das Demenzrisiko sinkt ebenso wie die Wahrscheinlichkeit an Erektiler Dysfunktion (Potenzstörung) zu erkranken. Alterserscheinungen werden länger in Schach gehalten *[Abgewandelt zitiert nach MMW, 47/2010, S. 6, dort nach: Alford J., Int J Clin Pract 2010;64:1731-4].*
Bei Testosteronspiegeln unter 15 nmol/l ist ein Libidoverlust wahrscheinlicher, bei Spiegeln unter 10 nimmt die Wahrscheinlichkeit für Depressionen und Schlafstörungen zu, Hitzewallungen und erektile Dysfunktion werden meist erst unter 8 beobachtet. Bei Werten unter 8,7 ist in einer Studie ein erhöhtes Sterberisiko festgestellt worden *[ÄZ, 28. April 2010, S. 15].*

Regelmäßiges Training lässt den Testosteronspiegel steigen.
Das Sterberisiko steigt durch ungesunde Lebensweise innerhalb von 20 Jahren um 56 %, wenn man sich wenig bewegt, um 52 % durch Rauchen, um 31 % durch schlechte Ernährung und um 26 % durch viel Alkohol *[Arch Intern Med 170, 2010, 711, zitiert nach ÄZ, 28. April 2010, S. 2].*

## II. Stressabbau durch Entschleunigung.

Die Arbeitswelt mit ihrer Hetze und ihrem Druck ist für die Menschen eine dauernde Quelle von Stress. Das schädigt die Gesundheit. Vorhandene Krankheiten werden dadurch eher schlechter statt besser. Laut einer Forsa-Umfrage aus dem Jahr 1997 hat jeder zweite Berufstätige dauernden Stress. Das äußerte sich in Termindruck, Doppelbelastung durch Beruf und Familie, Angst vor Arbeitsplatzverlust, Mobbingproblemen oder im Kampf mit neuen Techniken und Computerprogrammen am Arbeitsplatz und zu Hause.
Das zeigt sich auch in der Statistik der Frühberentung. Die Zahl der mit psychischen Krankheiten wie Angst und Depression begründeten Frühberentungen ist von 1993 bis 2006 angestiegen. Inzwischen belegen sie mit über 30 Prozent den ersten Rang unter den Ursachen des vorzeitigen Rentenbeginns.
2007 klagten auch zwei Drittel der schweizer Erwerbstätigen über Stress am Arbeitsplatz. Die Folgekosten werden dort auf 4,2 Milliarden Franken im Jahr geschätzt.
In den USA gaben etwa 60 Prozent der Erwachsenen an, mindestens einmal pro Woche unter starker Stressbelastung zu sein. Man schätzt, dass fast zwei Drittel der Gesund-

heitsprobleme erwachsener Amerikaner durch Stress ausgelöst sind oder von Stress unterhalten werden. Stress verursacht in den USA einen volkswirtschaftlichen Schaden von etwa 300 Milliarden Dollar pro Jahr.

Jeder sollte versuchen, sein Leben und seine Arbeit zu entschleunigen.

Natürlich ist dazu auch politisches Handeln notwendig. Beispiele: Keine Post mehr am Samstag zustellen. Keine Briefkastenleerungen samstags und sonntags. DHL-Pakete nur an 2 oder 3 Tagen zustellen, also zum Beispiel montags, mittwochs, freitags; durch die Bündelung wird die Zustellung rationeller. Ein konkurrierender Paketdienst kann ja die übrigen Tage bedienen. Pakete sollten an Packstationen noch billiger als bisher aufgegeben werden können und bei Abgabe am Schalter noch teurer werden. So werden Post- und Paketmitarbeiter von der Annahme von Paketen entlastet und können weniger arbeiten. Ihre Bankauszüge werden auch nicht mehr wie früher von Hand oder mit der Schreibmaschine geschrieben, sondern kommen aus dem Kontoauszugsdrucker oder gleich online. Stellen Sie sich vor, 100.000 Menschen würden bei den Banken sitzen und Auszüge tippen. Absurd! Keiner will dahin zurück.

Kein Ausbau des Straßen- und Schienennetzes mehr. Es gibt genug Autobahnen und Schienen und auf ihnen wird sowieso zu viel gefahren. Beispiel: Die Grünentalbrücke soll ab 2017 ICEs zwischen Bamberg und Erfurt mit etwa 300 km/h sausen lassen. Dann fährt man von München nach Berlin in 4 Stunden. Für die Fundamente der Brücke wurden 65.000 m3 Erde ausgehoben, etwa 50.000 m3 Beton wurden verbaut. »Wirtschaftswachstum« wird mit solchen Mitteln wie der Grünentalbrücke erzielt: Man setzt ungeheure Mengen Erde in Bewegung, verbaut Unmassen von Beton und gibt dafür Milliarden aus. Welche negativen Auswirkungen haben diese Mengen an Erdbewegungen auf die Umwelt? Schließlich wird dafür sehr viel Energie benötigt und Equipment, was erstmal aus Rohstoffen, die teilweise von der anderen Seite der Erde kommen, hergestellt werden muss. Welche Auswirkungen haben 50.000 m3 Beton? Und wie lange wird eine solche Brücke halten? Momentan werden viele Betonbrücken schon wieder nach 40 Jahren abgerissen und haben bis dahin enorme Mittel zur Instandhaltung verschlungen. Wohin dann mit dem Abrissschutt und welche Auswirkungen hat der auf Mensch und Natur? Und warum müssen überhaupt Züge 300 km/h fahren? Das bringt nur ein paar Minuten, kostet aber überproportional mehr Energie, mithin noch mehr $CO_2$ Ausstoß und erhöht den Stress für die Menschen, in deren Arbeitstag nun noch ein weiterer Termin gepackt werden konnte.

Wie viel neue Krankheit entsteht dadurch und wie viel alte Krankheit kann deswegen nicht ausheilen?
Derartige Dinge solle man nicht mehr tun, sondern die nächste baufällige Eisenbahn- oder Autobahnbrücke, die wie die Grünentalbrücke verzichtbar ist, einfach nicht ersetzen, sondern die Sache nach Möglichkeit wieder ebenerdig gestalten.

Entschleunigung bedeutet auch: weniger geleckte Hausfassaden, bei denen alles unter Putz liegen muss, wie in Deutschland, Schweiz und Österreich so üblich. Fahren Sie nach Italien und schauen Sie sich dort die Fassaden an: Kabel liegen über Putz, Rohre laufen aus der Erde über die Fassade nach oben und zweigen durch nachträglich gebohrte Löcher in die Wohnungen ab. Der Putz ist eigentlich nirgends perfekt und die Farbe deckt nicht überall. In den meisten Wohnungen sieht es innen so aus wie außen: Keine Tapeten, sondern eher ein einfacher Wandanstrich, Möbel meist einfach und spartanisch, die Lackierung der Tür hat Nasen auf die Glasfüllung der Tür gezogen, aber es stört niemanden. Die Stereoanlage ist oft nur ein einfaches tragbares Gerät, teure Teppiche oder sauber verlegte Teppichböden sind meistens Fehlanzeige. Alles ist etwas schmutziger als im Norden Europas und in vielen Ecken findet man belebte Spinnweben.

Das vereinfacht das Leben ungemein: Weniger Arbeit und Geld ist aufzuwenden beim Bau und Instandhalten solcher Häuser und Wohnungen, mehr Zeit und Geld steht für Freizeit und Entspannung zur Verfügung. In Italien kann man das an jeder Ecke bestaunen: Die Leute sitzen draußen und trinken Espresso und unterhalten sich. In Deutschland sind sie drinnen, räumen auf und putzen, reparieren endlos an ihren Wohnungen und Häusern herum und vertikutieren ihren Rasen, um die Wurzeln besser mit Luft zu versorgen. Unfug! In Italien wird sogar vor Luxushotels nur selten oder nie der Rasen aufwändig vertikutiert.
Ökonomen sehen das natürlich anders: Die Zusatzausgaben für, sagen wir, Wandfarbe alle 10 Jahre oder eine Vertikutiermaschine und die Zusatzarbeit, die diese erfordern, steigern das Bruttosozialprodukt. Das Ganze nennt man dann Erfolge der tüchtigsten Nation der Welt. Das ist Unfug und solle abgestellt werden!

Setzen Sie sich lieber in einen Garten oder Park und legen Sie die Beine hoch! Glauben Sie mir: Auf Dauer haben nicht nur Sie, sondern wir alle mehr davon!
Jedes Auto in Italien, auch das fast noch fabrikneue, hat mindestens eine Macke an der Karosserie. Der Beweis dafür ist leicht anzutreten: Schlendern Sie in einer beliebigen italienischen Stadt durch die Straßen und versuchen Sie auch nur ein einziges Auto ohne Delle, Kratzer oder Blechschaden zu finden! Das gibt es nicht! Ganz im Unterschied zu Deutschlands Autos. Vorteil der italienischen Lösung: Man spart sich eine Menge Stress bei kleineren Unfällen, weil man das oft mit ein paar Euro in bar regelt. Versicherungen werden dann gar nicht erst in Anspruch genommen und Gutachter müssen nicht tätig werden. Regelt man einen Schaden doch über die Versicherung, behält man das Geld oft, ohne reparieren zu lassen. Man spart sich den Ärger mit Werkstatt, Leihwagen und dem Bezahlen von Rechnungen und macht sich ein paar schöne Stunden von dem Geld oder leistet sich einen kleinen Urlaub davon. Hier wird der Unterschied zu Deutschland besonders deutlich: In Italien führt der Unfallschaden zu einem Gewinn an Freuden oder Urlaub, in Deutschland zu Zusatzstress, des glatten Lackes wegen, auf den man genau so gut pfeifen könnte. Für den Kraftfahrzeugmechaniker oder Lackierer führt das zu mehr Arbeit, mehr Gelenk- und Atemwegsbelastungen. Man sollte ihm das ersparen.
Entschleunigung in der Medizin: Warum so viel Schmerzmittel wie Diclofenac? Ohne Weiteres wäre das auf ein Drittel oder ein Zehntel zu reduzieren, wenn man als Ärztin die Indikationen oder Kontraindikationen korrekt beachten würde und ein Rezept nur nach vollständiger schriftlicher Aufklärung ausstellen würde.

Wozu so viel Magensäureblocker wie Omeprazol? Röntgen? Herzkatheter? Operationen? Laboruntersuchungen? Alle diese Leistungen sollten mit einer höheren Selbstbeteiligung belegt werden, damit die Leute wieder nachfragen: »Warum soll das eigentlich durchgeführt werden, Frau Doktor?«

## III. Wie lese ich medizinisch-wissenschaftliche Artikel?

Um einen raschen Überblick über eine bestimmte Krankheit oder Therapiemethode zu bekommen, kann man sich im Internet bei www.wikipedia.de orientieren. Dort finden sich am linken Rand auch die direkten Links zu den englischen, spanischen oder französischen Artikeln zum selben Thema. Wer diese Sprachen beherrscht, findet dort oft Informationen, die im deutschen Wikipedia-Artikel (noch) fehlen. Insbesondere die englische Wikipedia enthält mehr Artikel und generell viel mehr Informationen und Quellen als die deutsche.

Im Großen und Ganzen ist Wikipedia weitaus informativer als Lexika oder große Enzyklopädien. Die Informationen sind detaillierter und umfangreicher, in der Regel auch viel aktueller. Die Verlinkung mit anderen Artikeln ist sehr gut gelöst und die zitierten Quellen sind in aller Regel verlässlich und zitierfähig. Das macht Wikipedia für mich zur ersten Anlaufstelle, wenn ich Informationen, egal zu welchem Thema, suche. Dass sich die hohe Relevanz von Wikipedia auch beim Googeln zeigt, beweist die Tatsache, dass Wikipedia dort regelmäßig ein hohes Pageranking aufweist und meistens oben auf der ersten oder zweiten Trefferseite erscheint.
In Wikipedia zitierte Quellen kann man oft direkt aufrufen, sofern es Links zu öffentlich zugänglichen Internetseiten sind, manchmal allerdings muss man zahlen, um in den Genuss ihrer Lektüre zu kommen.
Beispiel kostenloser Quellen zur Akupunktur: Öffentlich und kostenlos zugängliche Quellen, wie zum Beispiel die Artikel.

- http://www.aerzteblatt.de/v4/archiv/artikel.asp?src=suche&id=49984
- http://www.aerzteblatt.de/v4/archiv/artikel.asp?src=suche&id=49981

Auch viele sogenannte Übersichtsartikel (zum Beispiel zur Behandlung bestimmter Erkrankungen) findet man in Wikipedia, weil zu diesen verlinkt ist. Übersichtsartikel sind besonders geeignet, um sich einen ersten Überblick zu einem bestimmten Thema zu verschaffen.
Kostenpflichtige Artikel bezahlt man meistens mit Kreditkarte und kann sie dann herunterladen und auf dem eigenen Computer speichern. Zeitungsartikel, auch wissenschaftliche Zeitungsartikel, können für Nichtabonnenten dieser Zeitungen meistens gegen Zahlung einer kleinen Gebühr zugänglich werden.

## IV. Fragen Sie Ihren Arzt, welche Probleme Sie lösen müssen, um wieder gesund zu werden.

Im Rahmen einer Durchuntersuchung und Laboranalyse teilte ich einer Patientin per E-Mail mit:

Labor: Ausgang: xx.11.2011 18.52 Uhr

XY Eva xx.yy.1956

| | | | |
|---|---|---|---|
| Gamma-GT | 67 + | U/l | ( – 40 ) |
| Eiweiß | 74 | g/l | ( 57 – 82 ) |
| Albumin | 63.1 | rel. % | ( 55.8 – 66.1 ) |
| Alpha-1-Globuline | 3.6 | rel. % | ( 2.9 – 4.9 ) |
| Alpha-2-Globulin | 9.0 | rel. % | ( 7.1 – 11.8 ) |
| Beta-1+2-Globuline | 12.1 | rel. % | ( 7.9 – 13.7 ) |
| Gamma-Globuline | 12.2 | rel. % | ( 11.1 – 18.8 ) |
| Glucose | 134 + | mg/dl | ( 74 – 106 ) |
| Ferritin | 38 | µg/l | ( 10 – 291 ) |
| Vitamin D 25 OH | 23 | ng/ml | ( 17.5 – 116.0) |

unzureichende Versorgung : 10 – 30 ng/ml

| | | | |
|---|---|---|---|
| Selen | 81 | µg/l | ( 50 – 120 ) |

50-120 Hinweis: Neuer Referenzbereich ab 01.09.2011
Literatur: L. Thomas, Labor und Diagnose, 7 (2008)

| | | | |
|---|---|---|---|
| C-reaktives Protein wide range | 1.79 | mg/l | ( – 5.00 ) |

CRP gilt als zusätzlicher, unabhängiger Risikofaktor für kardiovaskuläre Erkrankungen. Ein CRP-Wert zwischen 1.00 – 3.00 mg/l spricht für ein geringes Risiko. Das Risiko kann positiv beeinflusst werden durch gesunde Lebensweise mit Verringerung des Übergewichts, Einstellung des Nikotinkonsums, sportlicher Betätigung und durch zusätzliche Gabe von Aspirin oder Statin-Therapie.

*Sehr geehrte Frau …,*
*hier Ihre Laborwerte. Zum Abnahmezeitpunkt war der Nüchtern-Blutzuckerspiegel erhöht. Es liegt eine Zuckerkrankheit vor, wie Sie bereits wissen. Der Leberwert GGT ist erhöht. Es liegt eine Fettleber vor und Sie trinken jeden Tag 3 Gläser Rotwein, wie Sie mir sagten. Der Eisenvorrat Ferritin o.k. Der Vitamin D (VD) Spiegel ist nicht optimal und sollte in Ihrem Fall eher 2-3 mal so hoch liegen, insbesondere auch deswegen, weil Sie vor 8 Jahren eine Brustkrebserkrankung hatten, an Depressionen, Ganzkörperschmerzen und unter Hypertonie leiden. Im Sommer können Sie dies evtl. durch häufige Sonnenbäder erreichen, in der dunklen Jahreszeit müssen Sie Vitamin D täglich nehmen. Ich werde Ihnen ein Rezept dafür schreiben. Der Vitamin D Spiegel, Calcium und Phosphat sollte im März 2012 wieder überprüft werden. Der Selenspiegel ist in Ihrem Fall nicht optimal und sollte bei 110 liegen, auch wegen dem Zustand nach Brustkrebs. Auch dafür werde ich Ihnen Ernährungsempfehlungen geben und ein Rezept schreiben. Der Selenspiegel sollte dann ebenfalls im März 2012 wieder*

*kontrolliert werden. Der Entzündungswert CRP ist mit 1.79 zu hoch und sollte gesenkt werden.*

*Zehn medizinische Probleme müssen in Ihrem Fall gelöst werden, damit Sie wieder gesund werden. Vitamin D, Selen, CRP und die Leberwerte sind vier davon. Diese lösen Sie so:*

*1. Täglich nicht mehr als ein Glas Rotwein trinken,*
*2. Gewicht von 84 kg (Größe 164 cm) auf zunächst 74 kg reduzieren durch weniger Essen,*

*3. Mehr in die Sonne gehen, Vitamin D Tabletten (2000 IE pro Tag) nehmen,*

*4. Mehr selenhaltige Nahrungsmittel essen und Selentabletten nehmen. Selen ist u. a. in folgenden Lebensmitteln enthalten: Kokosnuss, Steinpilz, Bückling, Weizenkeime, Eiernudeln, Sojabohne, Vollkornbrot, Kohlrabi, Rotbarsch, Rinderfilet.*

*Über die nächsten sechs Probleme reden wir beim nächsten Mal.*

## Abkürzungssverzeichnis

| | |
|---|---|
| **ÄB** | Deutsches Ärzteblatt |
| **ÄZ:** | Ärzte-Zeitung |
| **ÄP:** | Ärztliche Praxis |
| **BPZ:** | Beipackzettel |
| **DRV:** | Deutsche Rentenversicherung |
| **EBM:** | Einheitlicher Bewertungsmaßstab (Kasse) |
| **eGK:** | Elektronische Gesundheitskarte |
| **FI:** | Fachinformation |
| **GdB:** | Grad der Behinderung |
| **GKV:** | Gesetzliche Krankenversicherung |
| **GOÄ:** | Gebührenordnung für Ärzte (Privat) |
| **MDK:** | Medizinischer Dienst der Krankenkassen |
| **MMW:** | Münchner medizinische Wochenschrift |
| **VA:** | Versorgungsamt |

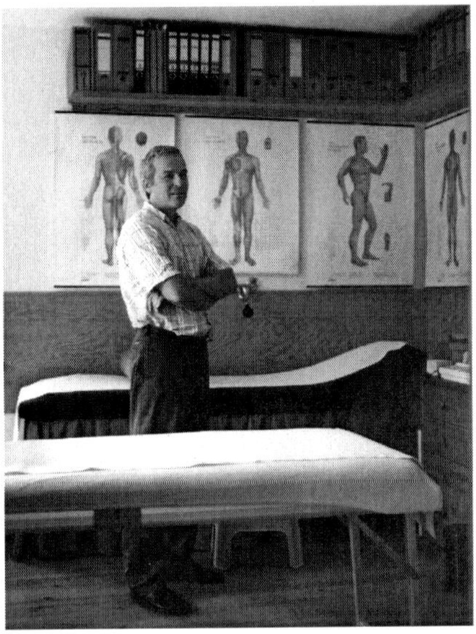

## Über den Autor

Dr. med. Dieter Wettig (Jahrgang 1955) erlangte die Approbation als Arzt 1981 in Mainz. Auf eine Akupunktur-Ausbildung in Sri Lanka folgte ein Entwicklungshilfe-Einsatz für Ärzte für die Dritte Welt in Kalkutta, bevor sich Dr. Wettig 1991 in Mainz mit einer auf Naturverfahren und Akupunktur spezialisierten Kassenpraxis niederließ. Nach neun Jahren als niedergelassener Allgemeinarzt mit einer florierenden Praxis beschloss Dr. Wettig sein Unternehmen zu verkleinern – gesund zu schrumpfen – er richtete sich im Anbau seines Privathauses eine Einmann-Praxis mit den Schwerpunkten Psychosomatik und Schmerztherapie ein. Das funktioniert sehr gut. Auch weil er früh, als einer der ersten Ärzte Deutschlands, auf die papierlose Praxis setze und Patienten ermuntert per E-Mail mit ihm zu kommunizieren.

Wettig lebt und praktiziert in Wiesbaden.

www.wettig.de